동의수세보원 가이드

東醫壽世保元

장현수 지음

군자출판사

동의수세보원 가이드

첫째판 1 쇄 인쇄 | 2018 년 12 월 1 일
첫째판 1 쇄 발행 | 2018 년 12 월 10 일

지 은 이   장현수
발 행 인   장주연
출 판 기 획   김도성
책 임 편 집   배혜주
편집디자인   서영국
표지디자인   이상희
발 행 처   군자출판사
　　　　　　등록 제 4-139 호 (1991. 6. 24)
　　　　　　본사 (10881) **파주출판단지** 경기도 파주시 회동길 338(서패동 474-1)
　　　　　　전화 (031) 943-1888   팩스 (031) 955-9545
　　　　　　홈페이지 | www.koonja.co.kr

ISBN 979-11-5955-388-2

정가 30,000 원

황민우

경희대학교 한의과대학 사상체질과 교수

장현수 선생이 집필한 『동의수세보원 가이드』의 출간을 축하함과 동시에, 사상의학의 원전이라 할 수 있는 동의수세보원을 해설하는 이론서적이 발간되어 매우 기쁩니다.

동의수세보원은 동무 이제마 선생님께서 저술하신 의학서로, 그 내용상 크게 서론, 본론 및 결론으로 구성되어 있습니다. 서론에 해당하는 성명론, 사단론, 확충론 및 장부론에서는 사상의학에서 바라보는 인간관을 설명하고 있습니다. 본론에 해당되는 의원론 이하 사상인 병증약리에서는 사상인의 병증 및 약리에 관한 내용을 설명하고 있습니다. 마지막 결론에 해당하는 광제설에서는 투현질능하지 않고 호현낙선하는 인간의 도덕적 완성을 강조하고 있습니다. 또한 사상의학은 그 철학적 배경이 유학이며, 사상인과 그 병증약리 체계가 기존의 한의학과는 별개입니다. 처음 사상의학을 입문할 때, 용어와 체계에 대한 선지식이 없어 상당한 어려움을 겪게 됩니다.

본 책은 동의수세보원 내용 하나하나를 직역하고 해설하는 방법으로 서술되어 있습니다. 동의수세보원은 '동의수세보원 사상초본권', '동의수세보원 갑오구본' 그리고 '동의수세보원 신축본'의 3가지 판본이 있습니다. 동의수세보원 신축본이 완성되기까지 세 번에 걸쳐 개초 및 증책이 이루어졌습니다. 이번 장현수 선생은 동의수세보원 신축본을 중심으로 해설하면서 용어에 대한 상세한 설명뿐만 아니라 중요 부분에서 3가지 판본의 동의수세보원을 입체적으로 고찰하고 있습니다. 사상의학에 관심 있거나 사상의학에 입문하는 사람들이 용어와 체계에 대해서 좀 더 쉽게 사상의학을 이해할 수 있는 비계가 될 것입니다.

앞으로 사상의학에 관심을 가지고 사상의학이 이론적으로도 임상적으로도 많은 발전이 이뤄질 수 있는 출발이 되는 계기가 되리라 기대합니다.

2018년 11월 19일

저는 처음 경희대학교 한의과 대학에 입학했던 예과 1학년 시절부터 한결같이 바라던 한의 사의 모습이 있습니다. 아픈 사람에게 가장 필요한 부분을 몸과 마음을 모두 살펴 진단하고 치료하며 함께 공감하는 진정한 의미의 '좋은 한의사'가 되고 싶었습니다. 그래서 선택한 것이 사상의학이었습니다.

사상의학은 심신의학으로 사람의 몸과 마음을 체질이라는 관점을 통해 접근하는 의학입니다. 태양인, 소양인, 태음인, 소음인이라는 체질은 인간을 바라보는 새로운 시각인 동시에 한의사에게는 좋은 진단 및 치료의 무기가 됩니다. 제가 운영하는 블로그(https://blog. naver.com/oriconjhs)에도 기재되어 있듯이 사상의학을 통해 '맞춤진단, 맞춤치료, 맞춤관리'를 구체적으로 실천하는 것이 한의사로써 저의 영원한 목표입니다.

사상의학은 양방의 성형외과전문의나 정형외과전문의처럼 사상체질과 전문의라는 한의사 전문의가 존재하는 전문분야입니다. 그래서 저는 사상의학을 전공하기로 마음먹고 부모님께 말씀드렸을 때 두 분 모두 사상의학이 구체적으로 어떤 일을 하는 분야인지 바로 되물으셨습니다. 왜냐하면 제가 공부한 학문은 한의사를 자식으로 둔 부모님께도 낯선 의료의 영역이었습니다.

62회 한의사 국가고시를 영광스럽게도 수석으로 합격한 후 여러 전문과가 있었지만, 망설임 없이 경희대학교 한방병원에서 일반 수련의 과정 후 사상체질과에 들어가 3년의 수련과정을 겪었습니다. 3년 동안의 수련 과정 중 운 좋게도 한국 사상의학의 토대를 만드신 송일병 교수님의 퇴임 전 마지막 수련의를 경험해볼 수 있었습니다. 또한 존경하는 고병희 교수님, 이의주 교수님께도 많은 가르침을 받을 수 있었습니다. 특히 황민우 교수님과 이준희 교수님께는 사상의학의 이론적인 접근법과 임상에 대해서 정말 많은 것을 배울 수 있었습니다. 수련 과정 동안 중증의 입원 환자들을 치료하고 관리하는 과정을 통해 사상의학의 실제적 활용에 대해 체득할 수 있었던 것이 전문의 과정에서 얻은 가장 소중한 자산이 되었습니다. 그리고 수련과정을 통해 같은 학문을 하는 여러 선후배를 얻을 수 있었던 것도 참으로 행운이고 감사한 일입니다.

'동의수세보원가이드'는 제가 본과2학년 처음으로 사상의학을 접했을 때부터, 수련의 과정, 군의관 시절, 로컬 한의사 생활을 통해 계속 연구하고 실제 임상에서 겪었던 경험을 동의수세보원을 통해 공유하고 소통하기 위해 저술한 책입니다. 시작은 수련의 때 東武가 저술한 모든 저작에 대해 나만의 해석과 해설을 기술해보자로 시작하였습니다. 전문의라면 그 정도는 해봐야 떳떳하지 않을까라는 마음에서 출발하였습니다. 3년의 수련과정 동안 다행히도 모든 저작에 해설까지는 기술하지는 못했지만 해석은 기술하였고, 『東醫壽世保元 辛丑本』, 『東醫壽世保元四象草本券』, 『東醫壽世保元 甲午舊本』에 대해서는 해설까지도 기술하였습니다. 이러한 과정을 통해 사상의학을 하는 전문의로써 학문에 대한 더 깊은 이해와 자부심을 얻을 수 있었습니다.

　'동의수세보원 가이드'는 『東醫壽世保元 辛丑本』에 대한 가이드가 될 수 있도록 저술한 책입니다. 나중에 여력이 된다면 『東醫壽世保元四象草本券』, 『東醫壽世保元 甲午舊本』에 대한 가이드도 출간할 예정입니다. '동의수세보원 가이드'는 2017년 1월부터 본격적인 집필을 시작하여 1년의 시간이 걸렸습니다. 2018년 초에 군자출판사를 통해 출간이 결정되어 여러 번의 수정 과정을 거쳐 출간하게 되었습니다. '동의수세보원 가이드'를 통해 제가 가장 바라는 점은 처음 사상의학을 시작하는 학생이나 한의사분들이 좀 더 쉽고 빠르게 사상의학을 이해할 수 있는 진정한 가이드가 되는 것입니다. 사상의학 공부를 처음 시작하면 우선 성명론부터 마지막 사상인변증론까지 일관되게 해석과 해설된 책을 찾기가 생각보다 어렵습니다. 단순히 해설은 없고 해석만 기술되어 있거나, 성정에 대한 내용만 기술되었거나, 병증론에 대한 내용만 기술되었거나, 아님 제목만 사상의학이고 동의수세보원 원문에 근거한 설명자체가 없는 책들도 있습니다. 이 책의 가장 큰 장점은 『東醫壽世保元 辛丑本』 전체에 대해 가이드를 삼을 수 있도록 실제적으로 사상의학을 통해 임상을 하고 있는 사상체질과 전문의가 해석하고 해설했다는 점입니다. 이 책을 통해 사상의학의 가장 기본이 되는 의서인 『東醫壽世保元 辛丑本』을 이해할 수 있다면 독자 스스로 더 큰 발전을 이룰 수 있는 시작이 될 수 있을 것입니다.

　이 책을 통해 사상의학이 발전하고 여러 사람들에게 바르게 이해되길 기원합니다. 부족한 부분은 추후 발전적인 비판과 개정 과정을 통해 보완되기를 기대합니다.

끝으로 사상의학에 대해 뜨거운 열정을 가지고 여러 학생과 한의사 분들과 적극적으로 소통하고 실천하시는 경희대학교 한의과대학 사상체질과 황민우 교수님께 감사의 말씀을 드립니다. 그리고 사상의학의 목표인 君子가 되는 삶의 모습을 항상 행동으로 보여주시는 경희대학교 한의과대학 사상체질과 고병희 교수님께도 감사의 말씀을 드립니다. 이 책이 나오는 데 멘토가 되어 주신 임규성 선배님과 김윤희 선배님 그리고 여러 의국 선후배님께도 감사드립니다.

특히 이 책의 발간을 위해 가장 큰 힘이 되어준 사랑하는 아내(보미)와 두 딸(호연, 아연), 그리고 언제나 저의 가장 큰 버팀목이 되어주시는 아버님(장종덕), 어머님(김영남)과 장인 어른(김병현), 장모님(정영순)께 무한한 감사를 드립니다.

장 현 수

사상체질과 전문의
경희대학교 한의과 대학 졸업
경희대학교 한방병원 인턴 레지던트 수료
62회 한의사 국가고시 수석

- 최대한 『東醫壽世保元 辛丑本』만을 가지고도 내용을 이해할 수 있도록 지필 하였으며, 『東醫壽世保元 辛丑本』만으로 해설의 한계가 있는 경우에는, 『格致藁』, 『東醫壽世保元四象草本券』, 『東醫壽世保元 甲午舊本』 등 東武의 기존 저작[1]의 내용을 참고하고 각주로 표시하였습니다.
- 본문 중 辛丑本은 『東醫壽世保元 辛丑本』, 甲午本은 『東醫壽世保元 甲午舊本』, 草本券은 『東醫壽世保元四象草本券』을 의미합니다.
- 문단을 나누고 소제목을 달아 독자들이 소제목을 통해 좀 더 내용을 이해하기 쉽도록 하였습니다.
- 東武가 역대 醫家의 저술을 인용한 내용 중 잘못 인용한 부분은 각주를 달아 표기하였습니다.
- 東武가 인용한 역대 醫家의 저술 조문은 해석뿐만 아니라 東武의 시각으로 보면 어떻게 볼 수 있는지를 나타내기 위해 분석하여 해설하였습니다.
- 四象人病證論 파트에서는 각 病證의 병리적 상황을 그림으로 臟局의 偏大한 기운과 偏小한 기운의 形局을 바탕으로 初中末의 흐름에 따라 이해할 수 있도록 表裏上下寒熱을 고려하여 표현하였습니다. 그림에서 ①, ②, ③으로 표시한 것은 病이 初中末에 따라 진행되는 순서를 표현한 것입니다. 그리고 각각의 初中末證에서 나타날 수 있는 증상들을 원문에 근거하여 표에 기입하였습니다. 그림을 보면서 각 病證論 말미에 있는 病證 비교 설명과 같이 보면 이해하기가 더 편하도록 구성하였습니다.
- 한의사들이 실제 임상을 하면서 辨證을 쉽고 편리하게 적용하여 활용할 수 있도록 각 체질별 病證論 파트 말미에 각 病證을 비교 설명하고, 대표적인 素證 및 現證을 제시하였습니다.
- 筆者가 분류한 四象人病證論의 체질별 병증 분류 체계는 사상의학 강설[병증편][3], 사상체질의학회의 소음인체질병증 임상진료지침(J Sasang Constitut Med 2014;26(1):1–10), 소양인체질병증 임상진료지침(J Sasang Constitut Med 2014;26(3):213–223), 태음인·태양인체질병증 임상진료지침(J Sasang Constitut Med 2015;27(1):1–12)과는 다소 차이가 있음을 미리 밝힙니다. 관심 있는 분들은 사상의학 강설[병증편]과 사상체질의학회의 체질병증 임상진료지침도 참고하는 것을 추천드립니다.
- 藥方의 경우 각각의 처방을 病證 및 初中末證으로 분류하였으며, 각각의 처방의 주된 목표증상을 이해하기 쉽도록 표로 제시하였습니다.

---

1) 東醫壽世保元辛丑本 七版本에 근거로 한 '四象醫學'(전국한의과대학 사상의학교실. 사상의학. 집문당. 서울. 2004.)을 따랐습니다.
2) 『格致藁』, 『東醫壽世保元 甲午舊本』, 『東醫壽世保元四象草本券』의 조문번호는 '사상체질과 임상편람'(경희대학교 한의과대학 사상체질과. 사상체질과 임상편람. 한미의학. 서울. 2010)을 따랐습니다.
3) 황민우. 사상의학 강설[병증편]. 군자출판사. 서울. 2012.

목 차

표 목자

그림 목차

一. 性命論 37條

☆들어가기

性命은 인간이 知行을 통해 끊임없이 추구해야 하는 대상을 의미한다. 慧覺과 資業을 통해 性命을 이룰 수 있으며 性命은 결국 道德을 의미한다. 性情이 아닌 性命을 강조한 것이 바로 東武의 독창적인 면이다. 인간은 好善之心의 性과 惡惡之心의 情을 가지고 있다. 이 두 가지 마음은 모두 善한 마음이고 聖人이나 衆人이나 모두 가지고 있다. 하지만 이러한 선한 마음을 바탕으로 性命을 추구하는 과정에서 邪心과 怠心이 끊임없이 방해를 한다. 이러한 邪心과 怠心의 극복 여부에 따라 聖人과 衆人이 구분되는 것이다. 東武는 性情의 善한 마음을 올바르게 발현하여 邪心과 怠心을 극복할 것을 제시하였으며, 그러한 과정을 통해 性命에 이를 수 있음을 말하고 있는 것이다.

1-1) 天機有四 一曰地方 二曰人倫 三曰世會 四曰天時.

하늘의 기틀에는 네 가지가 있으니 첫 번째는 한 지역의 땅이고, 두 번째는 인간으로 지켜야할 떳떳한 도리이고, 세 번째는 세상 사람들의 모임이고, 네 번째는 하늘의 때이다.

※세상을 이루는 기틀을 東武는 네 가지로 보았다. 첫 번째가 地方이다. 地方은 인간이 생활하는 공간적 측면이며, 삶의 터전을 의미한다. 두 번째가 人倫이다. 人倫은 인간관계이자 지켜야할 규칙이다. 세 번째가 世會이다. 世會는 인간들이 사회를 통해 만나고 헤어지는 것을 의미한다. 즉 사회생활이다. 네 번째가 天時이다. 천시는 인간이 생활하는 시간적 측면이다.

　1-1을 통해 東武의 인간중심적 사고를 볼 수 있다. 인간이 어디서 언제 어떻게 어떠한 방식으로 살아가는지가 세상의 기틀이 된다고 하였다. 세상을 지탱하는 기틀은 시간(天時)과 공간(地方)에서 인간이 만나고 헤어지고(世會) 그 과정에서 관계가 만들어지고 규칙이 만들어지는 것(人倫)이다.

1-2) 人事有四 一曰居處 二曰黨與 三曰交遇 四曰事務.

인간의 일에는 네 가지가 있으니 첫 번째는 살고 있는 곳이고, 두 번째는 무리 지음이고, 세 번째는 만나 예우함이고, 네 번째는 일에 힘쓰는 것이다.

※人事는 天機에서 살아가는 인간의 모습을 말한다. 인간은 地方에서 居處를 만들어 살아간다. 人倫을 통해 黨與라는 무리를 만든다. 또한 世會를 통해 交遇하고, 天時를 살펴서 일을 처리한다.

1-3) **耳聽天時　目視世會　鼻嗅人倫　口味地方.**

귀는 하늘의 때를 듣고, 눈은 세상 사람들의 모임을 보고, 코는 인간으로 지켜야할 떳떳한 도리를 냄새 맡고, 입은 한 지역의 땅을 맛본다.

*인간의 天機를 살피는 능력이 1-3에서 제시된다. 인간은 耳目鼻口라는 감각기관을 통해 세상의 기틀을 살필 수 있다. 귀를 통해 하늘의 때를 살피고, 눈을 통해 사람들이 모이고 흩어지는 것을 살피고, 코를 통해 사람사이의 관계나 규칙을 살피고, 입을 통해 지역을 살핀다. 이러한 능력은 善을 좋아하는 마음 즉, 好善之心을 바탕으로 나오는 것이다. 인간이 세상을 살핌에 있어 도덕적으로 선한 마음을 통해 살피는 것이 인간 본연의 능력임을 東武는 3-1을 통해 말하고 있다.

1-4) **天時極蕩也　世會極大也　人倫極廣也　地方極邈也.**

하늘의 때는 지극히 물 흐르는 듯 하고, 세상 사람들의 모임은 지극히 크고, 사람들이 지켜야할 떳떳한 도리는 지극히 넓고, 한 지역의 땅은 지극히 멀다.

*1-4에서 天機의 속성을 설명하고 있다. 天機는 지극히 이어지고 크며 넓고 멀다. 즉 인간이 살펴야 할 天機가 무한함을 의미한다. 인간은 살아가면서 본인을 둘러싼 시간, 공간, 사회, 도덕규칙 등에 대해서 끊임없이 살펴야하는 존재이다.

1-5) 肺達事務 脾合交遇 肝立黨與 腎定居處.

肺는 事務에 通達하고, 脾는 만나 예우함을 合當하게 하고, 肝은 무리지어 더불어 하는 것을 확고히 세우고, 腎은 살고 있는 곳을 다스려 便安하게 한다.

*1-5를 통해 人事를 실천하는 인간의 모습을 보여준다. 인간은 肺脾肝腎이라는 신체적 기관을 통해 天機 속에서 人事를 구체적으로 실현한다. 肺를 통해 일을 처리함에 通達하고, 脾를 통해 交遇함에 합당하게 하고, 肝을 통해 黨與를 확고히 세우고, 腎을 통해 居處를 바르게 한다. 이러한 능력은 惡을 미워하는 마음 즉 惡惡之心을 바탕으로 나온다. 인간은 人事를 실천함에 있어 도덕적으로 善한 마음을 통해 실천하는 것이 본연의 능력임을 東武는 말하고 있다. 이때 達合立定은 人事를 바르게 처리하는 모습을 구체적으로 표현한 것이다.

1-6) 事務克修也 交遇克成也 黨與克整也 居處克治也.

事務는 능히 닦아야 하고, 만나 예우함은 능히 이루어야 하고, 무리지어 더불어 함은 능히 가지런히 바로 잡아야 하고, 사는 곳은 능히 다스려 편안하게 해야 한다.

*肺脾肝腎을 통해 人事를 행위함에 있어 어떻게 해야 할지를 설명하고 있다. 事務를 함에 있어 지극히 수양하며 닦아야 한다. 즉 惡한 것을 미워하는 마음으로 선하게 일처리를 해야 한다. 만나 예우함에 있어 이룸이 있어야 한다. 즉 惡한 것을 배제하고, 선함으로 만나 교우하여 관계가 이루어져야 한다. 무리지어 더불어 함에 가지런하게 해야 한다. 惡한 이들과 무리 지으면 무리가 가지런할 수 없다. 居處는 지극히 편안하게 다스려야 한다. 居處를 惡한 마음으로 다스리면 편안할 수 없다. 즉 人事는 惡한 마음을 극복하여 능하게 해야 하는 것이다.

[1-7] 頷有籌策　臆有經綸　臍有行檢　腹有度量.

턱에는 헤아려 꾸민 책략이 있고, 가슴에는 실마리를 찾아 헤아려 유별하여 합침이 있고, 배꼽에는 행위를 바르게 봉함이 있고, 배에는 너그러운 포용력이 있다.

*頷臆臍腹에는 籌策, 經綸, 行檢, 度量을 추구할 수 있는 능력이 있다. 이러한 능력은 現在 살아가는 인간이 驕矜伐夸라는 邪心에 빠지지 않을 때 완성할 수 있다. 즉 인간은 天機를 살필 수 있는 능력과 人事를 행할 수 있는 능력을 가지고 태어났다. 이러한 好善하고 惡惡하는 도덕적 능력을 바탕으로 現在를 살아가는 것이다. 하지만 現在에서 인간이 知的인 능력을 발현함에 있어, 驕矜伐夸라는 邪心이 끊임없이 방해한다. 이것을 극복하여 博通에 이르면 籌策, 經綸, 行檢, 度量이라는 性을 기를 수 있는 것이다.

籌策, 經綸, 行檢, 度量은 인간의 知的인 능력이며, 이것을 끊임없는 반성을 통해 博通에 이르면 인간의 知的인 도덕적 능력인 性이 되는 것이다. 이때의 性은 性情의 性과는 다르다. 性情의 性은 인간이 天機를 살피는 과정에서 느껴지는 哀怒喜樂의 감정을 의미하며 好善之心을 의미한다. 하지만 性命의 性은 性情의 性을 擴充하여 驕矜伐夸의 邪心을 극복하여 도달한 도덕적으로 상위 차원의 인간의 知性을 의미한다. 籌策, 經綸, 行檢, 度量은 단순히 現在의 인간의 지적 행위만을 의미하는 것이 아니라 邪心을 극복하여 더 높은 수준의 경지로 끊임없이 노력하여 博通해야 능력인 것이다.

[1-8] 籌策不可驕也　經綸不可矜也　行檢不可伐也　度量不可夸也.

헤아려 꾸민 책략은 교만해서는 안 되고, 실마리를 헤아려 유별하여 합침을 자랑해서는 안 되고, 행하는 바를 바르게 봉함으로써 벌해서(뽐낸다고 해석할 수도 있다)는 안 되고, 너그럽게 포용하는 것을 과장해서는 안 된다.

*籌策, 經綸, 行檢, 度量은 現在를 살아가는 인간의 구체적인 지적행위이다. 하지만 이러한 행위를 함에 있어 사사로운 마음을 통해 교만하고 자긍심을 갖고 벌하려 하고 과장해서는 안 된다. 끊임없이 자신의 도덕적으로 살필 수 있는 능력인 好善之心을 통해 反省해야 한

다. 擴充論에서 籌策, 經綸, 行檢, 度量의 체질에 따른 분류가 제시된다. 여기서 보면 체질적으로 偏小한 臟局에 속하는 도덕적 능력으로 분류되어 설명된다. 즉 東武은 臟局大小라는 신체적인 요소에 의해 도덕적 능력의 편차 역시 결정되고, 그 결과 도덕적 능력이 부족한 臟局에서는 驕矜伐夸의 邪心이 항상 나타날 수 있음을 말하고 있다.

9 인간의 세워야 하는 네 가지 行적 능력-命

1-9) 頭有識見 肩有威儀 腰有材幹 臀有方略.

머리에는 사물의 진상을 분별하는 능력이 있고, 어깨에는 반듯하고 예의바른 용모와 동작이 있으며, 허리에는 재주와 간능이 있으며, 엉덩이에는 방법과 재략이 있다.

*頭肩腰臀에는 識見, 威儀, 材幹, 方略을 추구할 수 있는 능력이 있다. 이러한 능력은 現在를 살아가는 인간이 奪侈懶竊이라는 怠心에 빠지지 않을 때 命으로 세울 수 있다. 즉 인간은 天機를 살필 수 있는 능력과 人事를 행할 수 있는 능력을 가지고 태어났다. 이러한 好善하고 惡惡하는 도덕적 능력을 바탕으로 現在를 살아가는 것이다. 하지만 現在에서 行적인 능력을 발현함에 있어 奪侈懶竊이라는 怠心이 끊임없이 방해한다. 이것을 극복하여 資業으로 쌓으면 더 도덕적으로 높은 차원의 識見, 威儀, 材幹, 方略의 命에 이를 수 있는 것이다. 즉, 識見, 威儀, 材幹, 方略은 인간의 行的인 능력이며, 이것을 끊임없이 反省을 통해 資業으로 쌓으면 인간의 도덕적 命이 되는 것이다.

10 命을 세움을 방해하는 네 가지 怠心

1-10) 識見必無奪也 威儀必無侈也 材幹必無懶也 方略必無竊也.

사물의 진상을 분별하는 능력은 반드시 빼앗는 일이 없어야 하고, 위엄 있고 본받음은 반드시 스스로 많다고 자랑함이 없어야 하고, 재주와 간능은 반드시 게으름이 없어야 하고, 방법과 재략에는 몰래 훔치는 것이 없어야 한다.

識見, 威儀, 材幹, 方略은 現在의 인간의 구체적인 行적인 행위이다. 하지만 이러한 행위를 함에 있어 怠心 즉 빼앗고 자랑하고 게으르고 훔쳐서는 안 된다. 끊임없이 자신이 도덕적으로 행할 수 있는 능력인 惡惡之心을 통해 反省해야 한다. 擴充論에서 識見, 威儀, 材幹, 方略의 체질에 따른 분류가 제시된다. 모두 체질적으로 가장 偏小한 臟局은 아니지만 偏小한 臟局과 相成 相資 하는 臟局의 도덕적 능력이다. 즉 도덕적 능력이 부족한 臟局에 속한다. 그렇기 때문에 奪侈懶竊의 怠心이 항상 나타나는 것이다.

11 인간의 신체적 요소에 대한 역할 정리

1-11) 耳目鼻口　觀於天也　肺脾肝腎　立於人也　頷臆臍腹　行其知也
頭肩腰臀　行其行也.

耳目鼻口는 세상을 살피고, 肺脾肝腎은 사람을 바르게 세우고, 頷臆臍腹은 그 아는 것을 행하고, 頭肩腰臀은 그 행할 것을 행한다.

인간을 耳目鼻口를 통해 세상의 기틀인 天時 世會 人倫 地方을 살필 수 있다. 그것을 바탕으로 哀怒喜樂의 性이라는 好善한 마음이 발현된다. 인간은 肺脾肝腎을 통해 人事를 행함으로써 인간의 삶을 살아간다. 그 과정에서 哀怒喜樂의 情이라는 惡惡하는 마음이 발현된다. 인간은 頷臆臍腹을 통해 그 性을 기를 수 있는 지혜를 실천한다. 頭肩腰臀을 통해 그 命에 세울 수 있는 행위를 실천한다.

　　여기서 其가 붙은 까닭은 체질별로 추구해야 할 그것(其)이 다르기 때문이다. 자신의 취약한 臟局에서는 邪心과 怠心이 발현되어 性命에 이르는 것을 방해하기 때문에 체질별로 좀 더 知行을 추구해야 할 대상의 차이가 있음을 표현한 것이다. 또한 東武는 여기서 육체적인 요소와 정신적인 요소의 統合을 제시하고 있다. 東武는 육체적인 행위를 통해 도덕적으로 실천을 강조한 것이다. 더 나아가 도덕적 실천 유무에 따라 육체적으로 질병상태에 이를 수 있음에 대한 근거를 이야기하고 있는 것이다.

1-12) **天時大同也　事務各立也　世會大同也　交遇各立也　人倫大同也　黨與各立也　地方大同也　居處各立也.**

하늘의 때는 차별 없이 동등하고, 事務는 따로 따로 갈라섬이다. 세상 사람들의 모임은 크게 차별 없이 동등하고, 만나 예우하는 것은 따로 따로 갈라섬이다. 사람으로 지켜야 할 떳떳한 도리는 차별 없이 동등하고, 무리지어 더불어 하는 것은 따로 따로 갈라섬이다. 한 지역의 땅은 차별 없이 동등하고, 사는 곳은 따로 따로 갈라섬이다.

天機와 人事의 속성은 未來와 過去의 개념을 통해 설명할 수 있다. 앞에서 性命은 現在를 살아가는 인간이 기르고 세워야 하는 대상이라고 하였다. 現在를 살아가기 위해서는 인간은 未來를 예측하고 過去를 반성함으로써 現在에서 결정하고 행위 할 수 있다. 天機, 人事, 性命의 관계를 정리하면, 인간은 天機라는 인간에게 펼쳐진 未來를 관찰하고, 人事를 통해 쌓인 過去를 반성하여, 現在에서 항상 邪心과 怠心을 극복하고 性命을 추구해나가는 존재이다.

未來라는 것은 모든 인간에게 동등하게 펼쳐져 있다. 더 나아가 시간, 공간, 사회, 윤리라는 것이 인간의 未來에 펼쳐져 있음은 모든 인간에게 공통적인 것이다. 그래서 天機의 특성을 大同 즉 차별 없이 동등하다고 표현하였다. 시간, 공간, 사회, 윤리를 살피고 관찰할 수 있는 것은 모든 인간이 차별 없이 동등하게 제공받는 기회이자 능력인 것이다.

人事는 인간이 실제적인 행위를 하는 것을 의미한다. 따라서 인간의 행위인 동시에 過去로 쌓인 결과이다. 좋은 過去가 되기 위해서 修成定治하도록 노력해야 하는 대상이자 행위의 결과인 것이다. 이러한 過去를 바탕으로 반성하여 現在의 행위 함께 있어 도덕적으로 행동할 수 있다. 天機와 달리 인간의 행위의 결과인 過去는 동일할 수 없다. 각각 다르다. 그러한 차이를 만드는 것이 바로 現在의 知行이다. 現在의 인간이 驕矜伐夸와 奪侈懶竊이라는 邪心과 怠心을 극복하는 知行을 하면 높은 차원의 人事가 되지만 그렇지 못하면 도덕적으로 偏急한 人事가 된다. 하지만 높은 차원 낮은 차원과 관련 없이 人事는 모두 惡惡하는 마음 즉 선한 마음을 바탕으로 행동한 결과이다. 그러한 惡惡하는 마음이 邪心과 怠心에 의해 偏急하게 되면 情氣가 폭발하는 것이고, 따로 따로 갈라섬은 천 갈래 만 갈래가 되는 것이다.

＊天機는 인간에 펼쳐진 시공간과 사회이다. 이것은 인간이 耳目鼻口를 통해 관찰함으로써 예측하는 대상이다. 즉 未來 아직 나에게 내면화되지는 않은 상태이다. 이러한 未來라는 것은 모든 인간에게 동일하게 펼쳐 있다. 또한 다 같이 살피는 대상이기도 하다. 大同이라는 것은 즉 차별 없이 모든 인간에게 天機라는 것이 펼쳐 있음을 말한다. 各立은 내면화된 過去를 의미한다. 인간은 肺脾肝腎을 통해 人事를 修成定治한다. 이때 修成定治한 정도는 사람의 知行을 함에 있어 邪心과 怠心을 극복한 정도에 따라 각각 다르다. 修成定治한다는 것은 惡惡을 한다는 것이고 이것은 관찰자의 입장에서 好善하는 것보다 실제적 행위를 통해 내면화되기 때문에 개체성을 갖는다. 이때 仁義禮智의 學問思辨에 따라 차이가 생기는 것이다. 즉 仁義禮智한 사람이 될 수도 있고 鄙薄貪懦한 사람이 될 수도 있다는 점에서 各立한다고 표현한 것이다.

13 性과 命의 속성

1-13) 籌策博通也　識見獨行也　經綸博通也　威儀獨行也　行檢博通也
材幹獨行也　度量博通也　方略獨行也.

헤아려 책략 함은 여러 사물을 통하여 잘 아는 것이고, 사물의 진상을 분별하는 능력은 세속에 좌우되지 아니하는 것이다. 실마리를 찾아 다스려 유별하여 합치는 것은 여러 사물을 통해 잘 아는 것이고, 위엄 있고 본받음은 세속에 좌우되지 아니하는 것이다. 행위를 바르게 봉함은 여러 사물을 통해 잘 아는 것이고, 재주와 간능은 세속에 좌우되지 아니하는 것이다. 너그럽게 포용하는 것은 여러 사물을 통해 잘 아는 것이고, 방법과 재략은 세속에 좌우되지 아니해야 한다.

＊性은 여러 사물을 통해 잘 알아야 기를 수 있는 것이고, 命은 세속에 좌우되지 않고 행동해야 세울 수 있는 것이다. 즉, 現在의 인간은 끊임없이 알아가는 노력을 통해 性을 기를 수 있고, 끊임없이 세속에 좌우되지 않고 행동해야만 命을 세울 수 있다. 性命은 바로 인간이 선천적으로 타고난 天機를 살필 수 있는 능력과, 人事를 행할 수 있는 능력을 바탕으로 現在의 인간이 구체적으로 추구하는 도덕적인 목표이다. 性命이란 도덕적 목표에 이르기 위해서는 끊임없이 邪心과 怠心을 극복하면서 완성해나가야 한다.

1-14) 大同者天也 各立者人也 博通者性也 獨行者命也.

차별 없이 동등한 것은 하늘의 기틀이고, 따로 따로 갈라서는 것은 사람의 일이다. 여러 사물을 통해 잘 아는 것은 性이고, 세속에 좌우되지 않고 하는 것이 命이다.

※모든 사람에게 未來에 주어진 살필 수 있는 대상이 바로 天機이다. 즉 살필 수 있음은 모든 사람에게 동등한 기회로 제공된다. 하지만 人事를 행위하여 過去로써 쌓아감에 있어서는 각각 다르다. 시간으로 논하면 인간의 未來가 아직 오지 않았음은 동등하지만 過去로 축적됨은 다 다르다. 이것이 바로 東武가 바라보는 도덕적 시간관이다. 인간의 過去를 도덕적으로 높은 차원 聖人의 경지(仁義禮智)에 이르게 하는 것은 바로 現在의 인간이 邪心과 怠心을 博通과 獨行을 통해 극복하여 性命을 추구함으로써 가능하다.

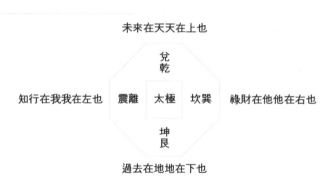

1) 표 1. 巽箴下節의 太極圖

2) 膀胱物也. 腰臍身也. 胸膈心也. 面目事也.
事卽天也. 物卽人也. 身卽命也. 心卽性也.
天在上也. 人在下也. 身向左也. 心向右也.
天心惡私也, 人心惡慾也, 命理戒逸也, 性理戒放也
天心惡私, 故我身忘於天, 而漸向左也.
人心惡慾, 故我心忘於人, 而漸向右也.
忘於天者, 不以私要天也.
忘於人者, 不以慾要人也.
不以私要天, 則身益正大而天必應也.
不以慾要人, 則心益光明而人必與也.
盖天心不可以私得, 而可以無逸得也.
　人心不可以慾得, 而可以無放得也.
伯夷以一善而興善於天下, 故必求越等之賢.
柳下惠以衆惡而制惡於地上, 故不厭時俗之賢.
盖善可以一人興而惡不可以一人制也.
惡可以衆人制而善不可以衆人興也.

☆ 東武의 시간관

格致藁를 보면 巽箴下節[1]에 未來와 過去라는 표현이 나온다. 未來는 하늘에 있고 하늘은 위에 있으며, 過去는 땅에 있고 땅은 아래에 있다. 左右(知行과 財祿)는 現在를 의미한다고 유추할 수 있다. 東武는 八卦를 事心身物에 배속하였는데, 乾兌(하늘)는 事에 坤艮(땅)은 物에 離震(知行)은 心에 坎巽(財祿)은 身에 배속하였다. 이 구조는 天機, 人事, 性, 命의 구조와 관련이 있다. 藏書閣 東武遺稿 膀胱編[2]에 보면 事-天, 物-人, 身-命, 心-性으로 연결하였으며 하늘은 위에 인간은 아래에, 몸은 왼쪽으로 향하고, 마음은 오른쪽으로 향한다고 하였다.

이러한 관계를 시간적으로 재구성하면 天機는 未來에 해당하고, 人事는 過去에 해당하며, 性과 命은 現在에 해당한다. 性命을 現在로 보는 또 다른 근거는 兌箴 下節[3]에서 性理는 未來이고 心欲은 見在(現在와 같은 말이다)라고 하였다. 즉 未來라는 것은 아직 오지 않았다는 측면에서 가능성을 의미한다. 聖人과 小人에게 있어 모두 大同하다. 하지만 現在는 인간이 어떠한 선택을 하는가에 따라 즉 慾心에 빠지는가 아닌가에 따라 만 가지로 다르다. 心慾을 극복하여 이룰 수 있는 것이 바로 性命이고, 인간이 性命을 이룰 수 있는 도덕적인 근거가 性情인 것이다. 즉 인간은 未來를 예측하고 살필 수 있는 天機를 알 수 있는 능력(性)을 가지고 있다. 또한 동시에 人事를 행하여 過去를 만들고 그것을 反省할 수 있는 능력(情)도 가지고 있다. 이 점은 聖人과 衆人 모두 동일하다. 好善하는 마음을 바탕으로 未來를 살피고, 惡惡하는 마음을 바탕으로 過去를 반성하는 인간의 마음 그것이 바로 性情이다. 하지만 未來를 살피고 過去를 반성하여 이성적으로 現在의 시점에서 판단하고 행동할 때 방해하는 요소가 바로 邪心과 怠心이라는 心慾이다. 이것은 인간의 酒色財權을 추구하는 본능적 욕구이며 무조건 부정한 대상만은 아니다. 하지만 이것이 지나치면 결국 現在의 자신이 鄙薄貪懦로 전락할 뿐 아니라 결국 자신이 타고난 好善하고 惡惡하는 도덕적 능력 즉 性情까지도 偏急되어 深着되고 暴動浪動하게 된다. 결국 未來 現在 過去가 다 망가지게 된다. 즉 東武가 未來 現在 過去가 서로 영향을 주고 있음을 도덕적으로 육체적으로 풀어내기 위해 상당히 노력했음을 東醫壽世保元을 통해 알 수 있다.

1-15) **耳好善聲 目好善色 鼻好善臭 口好善味.**

귀는 선한 소리를 좋아하고, 눈은 선한 색을 좋아하고, 코는 선한 냄새를 좋아하고, 입은 선한 맛을 좋아한다.

*耳目鼻口는 天機를 살피는 인간의 신체부위이다. 인간은 天機를 살핌에 있은 소리, 색, 냄새, 맛을 통해 살핀다. 이때 嗜好가 있다. 耳目鼻口는 본능적으로 선함을 좋아한다. 선함이란 도덕적으로 선함을 의미한다.

1-16) **善聲順耳也 善色順目也 善臭順鼻也 善味順口也.**

선한 소리는 귀를 거스르지 않고, 선한 색은 눈을 거스르지 않고, 선한 냄새는 코를 거스르지 않고, 선한 맛은 입을 거스르지 않는다.

*인간이 天機를 살핌에 있어 선함을 살핀다면 이것은 인간의 신체적 요소인 耳目鼻口를 거스르지 않고 좋은 방향으로 나아갈 수 있도록 한다. 즉 인간은 본능적으로 도덕적으로 선함을 추구하며 이러한 추구는 신체적으로 긍정적인 결과를 가져온다.

---

3) 性純善也 聖人與君子小人 一同也 心可以善惡也 聖人與君子小人 萬殊也
   性理也 未來也 聖人與君子小人 一同理於未來也
   心欲也 見在也 聖人與君子小人 萬殊欲於見在也
   一同者 善也 一同 故易知也 萬殊者 惡也 萬殊 故難知也

1-17 肺惡惡聲　脾惡惡色　肝惡惡臭　腎惡惡味.

肺는 악한 소리를 미워하고, 脾는 악한 색을 미워하고, 肝은 악한 냄새를 미워하고, 腎은 악한 맛을 미워한다.

*肺脾肝腎은 人事를 실천하는 인간의 신체적 요소이다. 인간은 天機를 살핌에 있어서는 선함을 위주로 살피고, 人事를 행함에 있어서는 惡함을 멀리하며 실천한다. 악함을 멀리하면서 人事를 실천하는 것이 바로 修成定治하는 것이다.

1-18 惡聲逆肺也　惡色逆脾也　惡臭逆肝也　惡味逆腎也.

악한 소리를 肺를 거슬리게 하고, 악한 색은 脾를 거슬리게 하고, 악한 냄새는 肝을 거슬리게 하고, 악한 맛은 腎을 거슬리게 한다.

*人事를 행함에 있어 惡함은 肺脾肝腎을 거스르게 한다. 즉 順理에 맞지 않고 거스르게 한다. 거스름이 지나치면 鄙薄貪懦한 인간이 되는 것이다. 인간은 好善하는 마음과 惡惡하는 마음 두 가지를 가지고 태어난다. 天機를 살필 때 주로 선함을 위주로 살피고, 이때 발현되는 마음이 哀怒喜樂의 性이다. 人事를 행할 때는 주로 惡함을 멀리하며 행하고, 이때 발현되는 마음이 哀怒喜樂의 情이다. 이 두 가지 모두 지극히 善한 마음이다.

¹⁻¹⁹⁾ **頷有驕心 臆有矜心 臍有伐心 腹有夸心.**

턱에는 교만한 마음이 있고, 가슴에는 자랑하는 마음이 있고, 배꼽에는 벌하려는 마음이 있고, 배에는 과장하려는 마음이 있다.

*인간의 頷臆臍腹은 性命의 性을 기르기 위해 노력하는 신체 기관이다. 각각의 頷臆臍腹에는 意慮操志라는 인간의 자유의지가 있다. 이러한 자유의지는 항상 驕矜伐夸라는 邪心의 방해를 받게 된다. 인간의 知的 실천인 籌策, 經綸, 行檢, 度量을 邪心에 빠지지 않도록 끊임없이 博通하여 絶世의 籌策, 經綸, 行檢, 度量에 이르면 이것이 바로 性을 기르는 것이고, 德에 이르는 것이고, 聖人의 경지에 이르는 것이다.

¹⁻²⁰⁾ **驕心驕意也 矜心矜慮也 伐心伐操也 夸心夸志也.**

驕心은 意義를 교만하게 하는 것이고, 矜心은 꾀하고 생각함을 자랑하는 것이고, 伐心은 절개를 벌하려는 것이고, 夸心은 뜻을 과장하는 것이다.

*驕矜伐夸는 인간의 자유의지인 意慮操志의 도덕적 발현을 방해한다. 意慮操志라는 것은 現在의 인간이 하는 知的인 판단이다. 즉 天機를 살피는 선천적인 지적 능력인 天時 世會 人倫 地方이 現在라는 순간에서 인간세상에서 발현되는 구체적인 모습이 籌策, 經綸, 行檢, 度量이며 이러한 籌策, 經綸, 行檢, 度量을 행하는 인간의 자유의지가 意慮操志이다. 意慮操志의 신체적 바탕은 頷臆臍腹이다. 臟腑論에서 頷臆臍腹은 胃脘 胃 小腸 大腸에서 水穀의 氣運을 津膏油液으로 변환하여 생성된 津膏油液의 바다가 있는 곳이다. 津膏油液의 바다에 저장되어 있는 것이 바로 意慮操志이다. 이때 意慮操志만 있는 것이 아니라 驕矜伐夸의 邪心도 같이 있는 것이다. 결국 津膏油液이 생리적으로 잘 대사되기 위해서는 인간이 邪心에 빠지지 말아야 한다.

1-21) **頭有擅心 肩有侈心 腰有懶心 臀有慾心.**

머리에는 멋대로 하려는 마음이 있고, 어깨에는 자기가 많다고 거만한 마음이 있고, 허리에는 게으른 마음이 있고(재주와 간능을 행하지 않음), 엉덩이에는 하고자 하거나 가지고 싶어 하는 마음이 있다(편안하게 잘 다스려야 하는데 소유하려 한다).

*인간의 頭肩腰臀은 性命의 命을 세우기 위해 노력하는 신체 기관이다. 각각의 頭肩腰臀에는 神靈魂魄이라는 인간의 자유의지가 있다. 이러한 자유의지는 항상 奪侈懶竊라는 怠心의 방해를 받게 된다. 인간의 行的 실천인 識見, 威儀, 材幹, 方略을 怠心에 빠지지 않도록 끊임없이 獨行하여 大人의 識見, 威儀, 材幹, 方略에 이르면 이것이 바로 命을 세우는 것이고, 道에 이르는 것이고, 聖人의 경지에 이르는 것이다.

1-22) **擅心奪利也 侈心自尊也 懶心自卑也 慾心竊物也.**

멋대로 하려는 마음은 날카로움을 빼앗고(사물의 예리한 진상), 거만한 마음은 스스로를 높이고, 게으른 마음은 스스로 낮춘다. 하고자 하거나 가지고 싶어 하는 마음은 몰래 물건을 훔친다.

*奪侈懶竊은 인간의 자유의지인 神靈魂魄의 도덕적 발현을 방해한다. 神靈魂魄은 現在의 인간이 하는 행위를 결정하는 자유의지이다. 즉 人事를 행하는 선천적인 행동 능력인 事務, 交遇, 黨與, 居處가 現在라는 순간에서 인간세상에서 발현되는 구체적인 모습이 識見, 威儀, 材幹, 方略이며 이러한 識見, 威儀, 材幹, 方略을 하는 인간의 자유의지가 神靈魂魄이다. 神靈魂魄의 신체적 바탕이 頭肩腰臀이다. 臟腑論에서 頭肩腰臀은 神氣血精을 膩膜血精으로 변환하여 생성된 膩膜血精의 바다가 있는 곳이다. 膩膜血精의 바다에 저장되어 있는 것이 바로 神靈魂魄이다. 이때 神靈魂魄만 있는 것이 아니라 奪侈懶竊의 怠心도 같이 있는 것이다. 膩膜血精이 생리적으로 잘 대사되기 위해서는 인간이 怠心에 빠지지 말아야 한다.

1-23) 人之耳目鼻口　好善無雙也　人之肺脾肝腎　惡惡無雙也
人之頷臆臍腹　邪心無雙也　人之頭肩腰臀　怠心無雙也.

사람의 耳目鼻口는 善을 좋아함이 둘도 없고(더할 나위없고), 사람의 肺脾肝腎은 惡을 미워함이 둘도 없고, 사람의 頷臆臍腹은 부정한 마음이 둘도 없고, 사람의 頭肩腰臀은 게으른 마음이 둘도 없다.

※인간은 知的인 행위와 行的인 행위를 담당하는 신체에는 마음이 내포되어 있다. 天機를 살피는 耳目鼻口에는 善함을 좋아하는 마음이 있고, 人事를 세우는 肺脾肝腎에는 惡을 미워하는 마음이 있고, 性을 기르기 위해 노력하는 頷臆臍腹에는 사사로운 마음이 있고, 命을 세우기 위해 노력하는 頭肩腰臀에는 게으른 마음이 있다. 東武는 신체적인 요소와 心的인 요소를 결합해서 설명하고 있다. 신체적인 것이 心的인 것에 영향을 주고 心的인 것이 신체적인 것에 영향을 주며, 각각의 마음에 속하는 명확한 신체적 구별이 있음을 말하고 있다.

1-24) 堯舜之行仁　在於五千年前而　至于今　天下之稱善者　皆曰堯舜則
人之好善　果無雙也

桀紂之行暴　在於四千年前而　至于今　天下之稱惡者　皆曰桀紂則
人之惡惡　果無雙也

以孔子之聖　三千之徒受教而　惟顔子　三月不違仁　其餘　日月至
焉而心悅誠服者　只有七十二人則　人之邪心　果無雙也

以文王之德　百年而後崩　未洽於天下　武王周公　繼之然後　大行
而　管叔蔡叔　猶以至親　作亂則　人之怠行　果無雙也.

堯舜이 仁政을 行함이 오천 년 전 일인데 지금에 이르기까지 천하의 善함을 말하는 자는 모두 堯舜을 이르니 사람들이 善을 좋아함이 과연 더할 나위가 없다.

桀 紂의 폭정을 行함이 사천 년 전 일인데 지금에 이르기까지 천하의 惡함을 말하는 자는 모두 桀 紂을 이르니 사람들이 惡을 미워함이 과연 더할 나위가 없다.

孔子가 聖스러움으로써 삼천 명의 무리가 가르침을 받았는데, 오직 顔子만이 3개월간 仁을 어기지 않았으며 그 나머지는 겨우 하루 혹은 한 달 남짓이었으며, 마음으로 기쁘게 진실로 따른 사람은 단지 72명이었다. 사람의 사사로운 마음이 과연 더할 나위가 없다.

文王이 德으로써 백 년 동안 다스리고 죽었으나, 天下에 아직도 흡족하지 못했고, 武王 周公이 계승한 연후에야 크게 시행되었는데, 管叔 蔡叔이 지극히 가까운 친척이면서도 亂을 일으키니 사람의 怠慢한 행위가 과연 더할 나위 없다.

*역사를 통해 인간의 好善하는 마음, 惡惡하는 마음, 사사로운 마음, 게으른 마음을 여러 인물을 통해 설명하고 있다. 堯임금과 舜임금은 가장 대표적인 聖王으로 善함을 바탕으로 나라를 다스렸던 임금이다. 사람들이 항상 善함을 예를 들 때 5천 년이 지났어도 堯임금과 舜임금의 仁政을 이야기한다. 桀과 紂는 堯舜에 상대되는 폭군으로 4천 년이 지났어도 사람들이 惡함을 이야기할 때 桀과 紂를 이야기한다. 好善하는 마음과 惡惡하는 마음은 수천 년이 지나도 판단하는 기준이 변하지 않음을 알 수 있다. 즉 堯舜이 행했던 仁政은 천 년 후의 사람이나 5천 년 후의 사람이 혹 만년 후의 사람이 그 역사적 기록을 보면 善함이라는 것을 느낄 수 있고 좋아할 수밖에 없다. 桀紂가 행했던 暴政은 천년 후의 사람이 사천년 후의 사람이나 혹 만 년 후의 사람이 그 역사적 기록을 보면 惡함이라는 것을 느낄 수 있고 싫어할 수밖에 없다. 즉 東武는 好善하는 마음과 惡惡하는 마음은 시대를 초월한 모든 인간이 가지고 있는 공통적인 마음의 속성임을 말하고 있다.

　하지만 善함을 실천하는 것과 惡함을 行하지 않는 것은 쉽지 않은 일임을 역사를 통해서도 알 수 있다. 孔子라는 걸출한 聖人이자, 훌륭한 교육자 밑에서 3,000명의 제자가 가르침을 받아 善함 즉 仁을 行하고자 했지만, 그 중 顔淵만이 3개월 정도 실천했고, 다른 사람들은 제대로 실천하지 못하였다. 즉 사사로움에 빠지지 않고 선함을 실천해 나가는 것이 얼마나 어려운 일임을 알 수 있다. 文王과 武王 周公이 惡함을 行하지 않고 德行으로 실천함을 보여줬고, 그 周禮를 통해 惡함을 행하지 않는 방법을 정리한 周公의 형제인 管叔과 蔡叔도 결국 욕심에 빠져 惡함을 行하였다. 즉 惡行에 빠지지 않고 살아가는 게 얼마나 어려운 일임을 알 수 있다. 惡行에 빠지는 것이 바로 게으른 것이다.

주) • 堯 舜: 중국 고대의 聖王
• 桀: 하나라 말의 暴君　　　　• 紂: 은나라 말의 暴君
• 文王: 주나라 西伯으로 주왕조가 되자 文王으로 추존됨.
• 武王: 문왕의 아들로 은을 정발하여 주 왕조를 세움
• 周公: 무왕의 동생으로 周禮를 제작하여 주 왕조의 기초를 닦음
• 管叔: 주공의 형　　　　　　• 蔡叔: 주공의 동생

1-25) 耳目鼻口　人皆可以爲堯舜　　頷臆臍腹　人皆自不爲堯舜
肺脾肝腎　人皆可以爲堯舜　　頭肩腰臀　人皆自不爲堯舜.

耳目鼻口는 사람마다 다 堯舜이 될 수 있고, 頷臆臍腹은 사람마다 다 자기 스스로 堯舜이 되지
못한다. 肺脾肝腎은 사람마다 다 堯舜이 될 수 있고, 頭肩腰臀은 사람마다 다 자기 스스로 堯
舜이 되지 못한다.

*堯舜이라는 聖人을 기준으로 설명하고 있다. 耳目鼻口, 頷臆臍腹, 肺脾肝腎, 頭肩腰臀은
天機를 살피고, 人事를 행하고, 性을 기르고, 命을 세우는 신체부위이다. 그리고 각 부위
는 好善之心, 惡惡之心, 邪心, 怠心의 영향을 받는다. 1-24에서 논한 것처럼 好善하는 마
음과 惡惡하는 마음은 시대를 초월해서 인간이라면 가지고 있는 공통적인 마음이다. 따라
서 耳目鼻口를 통해 好善하는 마음을 바탕으로 天機를 살피는 것은 堯舜과 같이 할 수 있
고, 肺脾肝腎을 통해 惡惡하는 마음을 바탕으로 人事를 行하는 것 역시 堯舜과 같이 할
수 있다. 하지만 好善하고 惡惡하는 선한 마음을 타고난 인간이지만 現在의 순간에서 知
行을 함에 있어, 善함을 지켜나가는 것과 惡함을 행하지 않는 것은 邪心과 怠心의 영향을
받는다. 頷臆臍腹은 驕矜伐夸의 邪心을 극복해야만 善함을 지켜나갈 수 있다. 따라서 모
든 인간이 堯舜과 같이 선함을 지켜나갈 수 있는 것이 아니라 邪心을 극복한 인간만이 가
능하다. 頭肩腰臀은 奪侈懶竊의 怠心을 극복해야만 惡함을 행하지 않을 수 있다. 따라서
모든 인간이 堯舜과 같이 악함을 행하지 않을 수 있는 것이 아니라 怠心을 극복한 인간만
이 가능하다. 公子와 文王 武王 周公이 바로 邪心과 怠心을 극복한 인간이다.

1-26) 人之耳目鼻口　好善之心　以衆人耳目鼻口論之而　堯舜未爲加一
鞭也　人之肺脾肝腎　惡惡之心　以堯舜肺脾肝腎論之而　衆人未
爲少一鞭也　人皆可以爲堯舜者　以此.

人之頷臆臍腹之中　誣世之心　每每隱伏也　存其心養其性　然後
人皆可以爲堯舜之知也

人之頭肩腰臀之下 罔民之心 種種暗藏也 修其身立其命 然後
人皆可以爲堯舜之行也 人皆自不爲堯舜者 以此.

사람들의 耳目鼻口가 善을 좋아하는 마음은 뭇사람의 耳目鼻口로써 논하더라도 堯舜이 채찍
한 개 만큼도 더 나은 데가 없다. 사람들의 肺脾肝腎이 惡을 미워하는 마음은 堯舜의 肺脾肝腎
을 놓고 논하더라도 뭇사람이 채찍 한 개만큼도 덜한 데가 없다. 사람마다 다 堯舜이 될 수 있
다는 것은 이 때문이다.

사람들의 頷臆臍腹 중에는 세상을 속이려는 마음이 매번 숨어 있으니 그 마음을 보존하고 그
性을 기른 연후에야(邪心을 극복하여 지극한 性에 이를 정도로 博通해야 한다) 사람들이 堯舜
같이 지혜롭게 될 수 있다.

사람들의 頭肩腰臀 밑에는 죄의 그물에 빠뜨리려는 마음이 종종 비밀리 감추어 있으니 그 몸
을 닦아 그 命을 세운 후에(怠心을 극복하여 바른 命에 이를 정도로 獨行해야 한다)야 사람들
이 堯舜과 같이 행동할 수 있다. 사람마다 다 자기 스스로 堯舜이 되지 못한다는 것은 이 때문
이다.

*1-25에 대한 구체적인 설명을 하고 있다. 好善하는 마음과 惡惡하는 마음은 보통 사람이
나 聖人이나 차이가 없는 보편적인 마음이자 도덕적인 능력이다. 이것을 바탕으로 사람들
은 기본적인 도덕적 판단과 행동을 할 수 있는 것이다. 하지만 도덕적 판단과 행동은 인간
의 내포된 邪心과 怠心이라는 마음에 의해 방해를 받는다. 인간은 頷臆臍腹을 통해 籌策,
經綸, 行檢, 度量이라는 性을 길러야 하는데, 항상 자신의 자유의지인 意慮操志를 驕矜伐
夸하여 남을 속여 사사로움을 추구하기 쉽다. 따라서 항상 邪心을 꾸짖고 자신의 籌策, 經
綸, 行檢, 度量을 길러야 한다. 籌策, 經綸, 行檢, 度量을 길러 지극한 性에 이른다면 堯
舜과 같이 지혜롭게 될 수 있다. 存其心養其性에서 存은 뒤에도 제시되지만 存其心者 責
其心也 즉 '꾸짖다'라는 의미이다. 其心은 邪心을 의미한다. 즉 邪心을 꾸짖어 선한 마음을
보존하는 것이 博通하는 것이며, 그래야 籌策, 經綸, 行檢, 度量이라는 性을 기를 수 있는
것이다.

　　인간은 頭肩腰臀을 통해 識見, 威儀, 材幹, 方略이라는 命을 세워야 하는데, 항상 자
신의 자유의지인 神靈魂魄이 奪侈懶竊에 빠져 스스로 죄의 그물에 빠지게 된다. 이러한
怠慢한 자신을 닦아 識見, 威儀, 材幹, 方略을 세워야 한다. 識見, 威儀, 材幹, 方略을 세
우면 堯舜과 같이 행동할 수 있다. 修其身立其命에서 其身은 怠心을 의미한다. 怠心에 빠
지지 않도록 수양하는 것이 獨行하는 것이고, 그래야 識見, 威儀, 材幹, 方略이라는 命을
세울 수 있다.

주) • 邪心의 뜻: 誣世之心　　　　　　　• 怠心의 뜻: 罔民之心

※1-26에서 怠心에 대한 東武의 생각을 좀 더 알아보면, 앞에서 怠心은 '擅心奪利也 侈心自尊也 懶心自卑也 慾心竊物也. 멋대로 하려는 마음은 날카로움을 빼앗고(사물의 예리한 진상), 거만한 마음은 스스로를 높이고, 게으른 마음은 스스로 낮춘다. 하고자 하거나 가지고 싶어 하는 마음은 몰래 물건을 훔친다.' 라고 하였다. 여기서는 罔民之心이라는 표현을 하였다. 罔民은 맹자에 나오는 표현으로 군주가 백성으로 하여금 恒産 가질 수 있도록 제도를 만들어 이것을 바탕으로 恒心 즉 도덕적인 바탕이 되는 마음이 나올 수 있는데, 백성의 恒産을 빼앗으면 恒心이 없게 되고 그러면 奪侈懶竊의 怠心에 빠지게 된다. 그럼 결국 죄를 짓게 되고 형벌을 받게 되니 이것이 바로 백성을 그물질하는 것이다. 즉 怠心에 빠지는 이유는 1차적으로는 恒産이 없기 때문이다. 그래서 東武는 性命論에서 士農工商 田宅邦國 諸般百用 皆出於資業이라고 하였으며, 天生萬民 命以資業 萬民之生也 有資業則生 無資業則死 資業者 道之所由生也.라고 하였다. 즉 각각의 인간이 자신에 맞는 직업과 환경에서 일을 하여 안정된 資業을 유지해야만 남을 것을 빼앗거나 스스로를 높이거나 낮추거나 훔치는 행동을 하지 않는다. 그렇기 때문에 항상된 資業이 바탕이 되어야 命을 세울 수 있는 것이다. 怠心은 資業이 없을 때 나타나는 인간의 자연스러운 마음이다.

27 인간의 신체부위가 好善之心, 惡惡之心, 邪心, 怠心을 느끼는 과정

1-27 耳目鼻口之情　行路之人　大同於協義故　好善也　好善之實　極公也　極公　則亦極無私也

肺脾肝腎之情　同室之人　各立於擅利故　惡惡也　惡惡之實　極無私也　極無私　則亦極公也

頷臆臍腹之中　自有不息之知　如切如磋　而驕矜伐夸之私心　卒然敗之　則自棄其知　而不能博通也

頭肩腰臀之下　自有不息之行　赫兮咺兮　而奪侈懶竊之慾心　卒然陷之　則自棄其行　而不能正行也.

耳目鼻口가 접하여 느끼는 마음(情)은 길을 거니는 사람들이 차별 없이 동등하게 義에 협력하는 까닭에 善함을 좋아하는 것이다. 善을 좋아하는 것의 실상은 지극히 公平한 것이니 지극히 公平하면 역시 사사로움이 없다.

肺脾肝腎이 접하여 느끼는 마음(情)은 같은 집안의 사람이라도 이득을 빼앗으려는 점에 있어서 각각 다른 입장에 서게 되는 까닭에 惡함을 미워하는 것이다. 惡함을 미워하는 것의 실상은 지극히 사사로움이 없는 것이다. 지극히 사사로움이 없는 것은 또한 지극히 公平한 것이다.

領臆臍腹 중에 스스로 쉼이 없는 지혜가 끊 듯 갈 듯하면서 들어 있으나, 驕矜伐夸하는 邪心이 갑자기 이를 무너뜨리면, 스스로 그 지혜를 버리면서 博通 할 수 없다.

頭肩腰臀 밑에는 스스로 쉼이 없는 행동이 의젓이 빛나면서 들어 있으나, 奪侈懶竊하는 慾心이 갑자기 이를 함정 속에 빠뜨리면, 스스로 그 행실을 버리면서 올바른 행동을 할 수 없게 된다.

*인간의 耳目鼻口는 天機를 살피는 기관이다. 耳目鼻口에는 好善하는 마음이 더할 나위 없다. 그 이유는 耳目鼻口는 주로 사람들이 義에 협력하는 것과 같은 선한 모습을 보고 느낄 수 있기 때문이다. 인간의 肺脾肝腎은 人事를 행위하는 기관이다. 肺脾肝腎에는 惡惡하는 마음이 더할 나위 없다. 그 이유는 肺脾肝腎은 가족이라도 이득 때문에 서로 갈라지는 행위를 통해 惡함을 느낄 수 있기 때문이다. 여기서 善惡의 기준의 公과 私이다. 공평하게 남을 생각하는 마음이면 善한 것이고 사사롭게 자기만을 생각하면 惡한 것이다. 남을 위하는 마음은 善한 것이고 자신만을 생각하는 마음은 惡한 것이다.

耳目鼻口의 선함을 살피는 마음은 現在의 인간에 있어 쉼이 없는 지혜로움(籌策, 經綸, 行檢, 度量)으로 발현된다. 이러한 발현은 領臆臍腹을 통해서 발현된다. 하지만 領臆臍腹에는 이러한 지혜로움을 방해하는 邪心이 내포되어 있고, 이러한 邪心에 빠지면 博通하여 性으로 기를 수가 없다. 現在의 인간은 자유의지가 있다. 善함을 선택할 수도 있지만, 악함에 빠질 수도 있는 존재이다. 인간은 善함을 선택할 수 있는 자질과 가능성을 가지고 있는 존재이고, 그것을 닦아나가는 것이 바로 壽世保元하는 길이다.

肺脾肝腎의 惡함을 미워하여 사사롭게 행동하지 않는 마음은 現在의 인간에 있어 쉼이 없는 행위(識見, 威儀, 材幹, 方略)로 발현된다. 이러한 발현은 頭肩腰臀을 통해서 발현된다. 하지만 頭肩腰臀에는 이러한 행위를 방해하는 慾心(怠心)이 내포되어 있고, 이러한 욕심에 빠지면 바르게 행동하여 命을 세울 수 없다. 現在의 인간은 자유의지가 있다. 악한 행위를 안 할 수도 있지만 할 수도 있는 존재이다. 인간은 악함을 행하지 않는 자질과 가능성을 가지고 있는 존재이고, 그것을 닦아나가는 것이 바로 壽世保元하는 길이다. 결국 性命이라는 것은 인간이 邪心과 怠心을 극복하여 발현된 궁극적인 도덕적 경지에 이름을 의미한다.

1-28) 耳目鼻口　人皆知也　頷臆臍腹　人皆愚也
肺脾肝腎　人皆賢也　頭肩腰臀　人皆不肖也.

耳目鼻口는 사람들이 다 지혜로운 것이고, 頷臆臍腹은 사람들이 다 어리석고, 肺脾肝腎은 사람들이 다 현명하고, 頭肩腰臀은 사람들이 다 못나다.

*인간의 善함을 살피는 耳目鼻口와 惡함을 살피는 肺脾肝腎은 모두 지혜롭고 현명한 능력을 가지고 있다. 이 능력은 堯舜과 같은 聖人과도 차이가 없다. 하지만 이것이 現在의 인간이 실제적으로 자유의지를 가지고 발현됨에 있어서는 邪心과 怠心에 빠지기 쉽기 때문에 그것을 극복하는 聖人에 비해서 어리석고 못난 것이다. 즉 어리석고 못남의 비교 대상은 바로 堯舜과 聖人이며, 인간의 신체적인 요소의 불완전성을 동시에 설명하고 있는 것이다. 이러한 불완전성이 있기 때문에 인간이 질병이 들고 괴롭고 壽世保元함에 있어 한계가 발생하는 것이다. 東武는 인간이 愚하고 不肖함을 극복하여 끊임없이 性命을 추구하는 것을 壽世保元을 하는 방법으로 제시하고 있다.

1-29) 人之耳目鼻口　天也　天知也
人之肺脾肝腎　人也　人賢也
我之頷臆臍腹　我自爲心　而未免愚也　我之免愚　在我也
我之頭肩腰臀　我自爲身　而未免不肖也　我之免不肖　在我也.

사람의 耳目鼻口는 하늘의 기틀과 같다. 하늘의 기틀은 지혜롭다. 사람의 肺脾肝腎은 사람의 일과 같다. 사람의 일은 현명하다. 나의 頷臆臍腹은 내 스스로 마음이 되어 있건만, 어리석음을 면하지 못하고 있으니 나의 어리석음을 면하는 것은 나 하기에 따른 것이다. 나의 頭肩腰臀은 내 스스로 몸이 되어 있건만, 못남을 면하지 못하고 있으니 내 못남을 면하기란 나 하기에 따른 것 이다.

*사람들의 耳目鼻口는 하늘의 기틀을 살피는 역할을 한다. 하늘의 기틀을 살피는 데 있어서 모두 지혜롭다. 하늘의 기틀을 살핀다는 것은 天時, 世會, 人倫, 地方이라는 자신을 둘러싸고 있는 시간, 공간, 사회, 윤리를 살핀다는 것이고 이것을 살핌에 있어 耳目鼻口를 활용하고 살핌의 기준은 善함을 살피는 것이다. 이러한 善함을 살피는 능력은 모든 인간이 지혜롭게 살필 수 있다.

사람들의 肺脾肝腎은 사람의 일을 행하는 역할을 한다. 사람의 일을 행하는 데 있어 모두 현명하다. 사람의 일을 행한다는 것은 事務, 交遇, 黨與, 居處라는 인간의 본연의 행위함을 의미하며 이것을 行함에 있어 肺脾肝腎을 활용하고 행함의 기준은 惡함을 미워하며 행하는 것이다. 이러한 惡함을 미워하고 惡行하지 않는 능력은 모든 인간이 현명하게 할 수 있는 것이다.

1-29에서 人의 측면과 我의 측면에서 나누어 설명하고 있다. 人은 인간의 보편적 차원을 의미하고, 我는 나라는 개별적 차원을 의미한다. 보편적 차원에서 인간은 好善하고 惡惡하는 마음을 가지고 있고 이러한 능력은 모든 인간이 보편적으로 지혜롭고 현명하다. 하지만 現在의 인간은 개별적 차원에서 자유의지를 가지고 선택의 순간 항상 邪心과 怠心에 빠지기가 쉽다. 즉 보편적 차원에서 모든 인간은 堯舜과 같은 선한 마음이 있지만, 現在의 순간 知行을 할 때, 나 스스로 선함을 살피는 마음을 먹었더라도 만약 邪心에 빠지면 어리석은 것이며, 이러한 邪心을 극복하는 것 역시 나 자신에게 있다. 나 스스로 惡함을 행하지 않는 몸을 만들더라도, 만약 怠心에 빠지면 못난 것이며, 이러한 怠心을 극복하는 것 역시 나 자신에게 있다. 즉 東武는 好善之心과 惡惡之心은 인간의 보편적인 측면에서 타고난 능력으로 보았으며, 이것이 개별적 차원 즉 現在의 순간에서 발현함에 있어 사람마다 邪心과 怠心에 빠지는가 빠지지 않는 가에 따라 차이가 있고, 이것이 愚하고 不肖함을 결정하는 것으로 보고 있다.

30 性과 德에 이르는 조건-慧覺

天生萬民 性以慧覺 萬民之生也 有慧覺則生 無慧覺則死 慧覺者 德之所由生也.

하늘이 만 백성을 生함에 각자에게 性은 慧覺(지혜로운 깨달음)으로써 마련해 주었으니 만 백성의 生함에 慧覺이 있으면 살고 慧覺이 없으면 죽는다. 慧覺은 德이 말미암아 생겨나게 하는 것이다.

慧覺은 頷臆臍腹을 통해 개별적 차원에서 現在의 순간순간의 선택에 의해 발현되는 籌策, 經綸, 行檢, 度量이 邪心에 빠지지 않고 博通된 것을 의미한다. 이러한 慧覺이 있어야만 어리석지 않고 지혜로울 수 있고 頷臆臍腹이라는 水穀을 呼納吸出하는 신체기관 역시 건강하게 유지되고 이로써 삶이 유지되는 것이다. 하지만 이러한 慧覺이 없다는 것은 籌策, 經綸, 行檢, 度量이 邪心에 빠져 博通되지 못한 것을 의미한다. 만약 이렇게 되면 頷臆臍

腹이라는 水穀을 呼納吸出하는 신체기관 역시 病이 들기 때문에 죽음에 이를 수 있다. 邪心에 빠지지 않고 籌策, 經綸, 行檢, 度量을 博通하여 慧覺에 이르게 하는 것이 바로 性을 기르는 것이고, 결국 보편적 차원에서 德으로 완성되는 것이다.

31 命과 道에 이르는 조건-資業

[1-31] **天生萬民 命以資業 萬民之生也 有資業則生 無資業則死 資業者 道之所由生也.**

하늘이 만 백성을 생함에 각자에게 命은 資業(業을 쌓음)으로써 마련해 주었으니, 만 백성의 생함에 資業이 있으면 살고 資業이 없으면 죽는다. 資業은 道가 말미암아 생겨나게 하는 것이다.

*資業은 頭肩腰臀을 통해 개별적 차원에서 現在의 순간순간의 선택에 의해 발현되는 識見, 威儀, 材幹, 方略이 怠心에 빠지지 않고 獨行된 것을 의미한다. 이러한 資業이 있어야만 못나지 않고, 현명할 수 있고, 頭肩腰臀이라는 인간의 신체적 구조인 皮筋肉骨을 형성하는 신체기관 역시 건강하게 유지되고 이로써 삶이 유지되는 것이다. 하지만 이러한 資業이 없다는 것은 識見, 威儀, 材幹, 方略이 怠心에 빠져, 獨行되지 못한 것을 의미한다. 만약 이렇게 되면 頭肩腰臀이라는 인간의 신체적 구조인 皮筋肉骨을 형성하는 신체기관 역시 病이 들기 때문에 죽음에 이룰 수 있다. 怠心에 빠지지 않고 識見, 威儀, 材幹, 方略을 獨行하여 資業으로 쌓아가는 것이 하는 바로 命을 세우는 것이고, 결국 보편적 차원에서 道로 완성되는 것이다.

	知行(慧覺, 資業)	性命	道德
普遍과 個別	個別的 次元	個別的 次元	普遍的 次元
邪心 怠心	邪心 怠心과 끊임없이 다투는 상태	邪心과 怠心을 극복한 상태	邪心과 怠心 극복하여 인간의 보편적 가치로 펼쳐진 상태

[5] 표2. 知行 性命 道德 비교

※1-30과 1-31을 통해 東武가 말하는 性命을 알 수 있다. 性命이라는 것은 인간이 추구해야할 知的인 면과 行的인 면을 의미한다. 단순히 知行만을 말하는 것이 아니라 邪心과 怠心을 극복한 知行을 의미한다. 性은 개별적 인간이 행할 수 있는 도덕적인 知的 차원의 이상적 수준을 의미하며, 이것이 보편적 차원으로 드러나는 것이 바로 德이다. 命은 개별적 인간이 행할 수 있는 도덕적인 行的 차원의 이상적 수준을 의미하며, 이것이 보편적인 차원으로 드러나는 것이 바로 道이다. 인간은 知行을 博通하고 獨行하여 慧覺과 資業으로 갈고 닦아 性命과 道德에 이를 수 있는 가능성을 타고난 존재이자 동시에 邪心과 怠心에 끊임없이 빠질 수 도 있는 존재이다.

32 인간의 普遍的인 善함과 쓰임

1-32) 仁義禮智　忠孝友悌　諸般百善　皆出於慧覺.
士農工商　田宅邦國　諸般百用　皆出於資業.

仁義禮智 忠孝友悌의 모든 선함은 지혜로운 깨달음에서 나온다.
士農工商 田宅邦國의 모든 쓰임은 業을 쌓음에서 나온다.

※仁義禮智는 인간이 인간다울 수 있는 4가지 도덕적 능력이며, 忠孝友悌는 인간사회를 지탱해주는 윤리적 바탕이다. 仁義禮智와 忠孝友悌는 선함 즉 공평하고 사사로움이 없음을 대표하는 보편적인 가치이다. 이러한 가치 발현의 근본이 바로 慧覺이다. 인간 개개인이 籌策, 經綸, 行檢, 度量을 邪心에 빠지지 않고 博通하기 위해 노력하면, 개인적 차원의 性으로 기를 뿐 아니라 仁義禮智와 忠孝友悌와 같은 인간의 보편적인 도덕적 가치로 발현되는 것이다.

※士農工商은 인간이 생명을 영위할 수 있는 물질적 가치를 창출 하는 직업이며, 田宅邦國은 이러한 물질적 가치를 생산하는 공간이다. 즉 인간이 실질적인 행위를 통해 발현되는 모습이자 공간인 것이다. 이러한 쓰임들이 근본이 바로 資業이다. 인간은 개별적인 차원에서 識見, 威儀, 材幹, 方略을 怠心에 빠지지 않고 獨行하여 닦아 나가야, 개인적 차원의 命을 세울 뿐 아니라, 士農工商과 田宅邦國이 도덕적으로 올바르게 발현되고 쓰일 수 있는 것이다.

1-33) 慧覺 欲其兼人 而有敎也
資業 欲其廉己 而有功也
慧覺私小者 雖有其傑 巧如曹操 而不可爲敎也
資業橫濫者 雖有其雄 猛如秦王 而不可爲功也.

慧覺은 다른 사람과 겸하고자 하는 데에 가르침이 있고(자기 뿐 만 아니라 남의 몫까지 겸해야한다), 資業은 자기를 청렴하게 하는 데에 功이 있으니, 慧覺이 사사롭고 작은 자는 비록 그 걸출함이 있으나 교묘함이 조조 같으면 가르침이 있을 수 없고, 資業이 橫行하는 자는 비록 그 웅대함이 있으나 진시왕 같이 猛烈하면 功을 이루지 못한다.

慧覺을 실현하는 원칙은 남과 더불어 하고자 하는 마음을 바탕으로 하는 것이다. 즉 조조와 같이 사사롭게 자기만을 위해서만 지혜를 쓴 다면 그것은 진정한 가르침을 발휘할 수 없다. 籌策, 經綸, 行檢, 度量이라는 인간의 知的 행위를 博通하여 慧覺으로 실현하는 근본적인 목적은 단순히 자신의 사사로움을 위해 지혜를 발휘하는 것이 아니라 남에게 가르침을 주고자 하는 것이다. 즉 쉽게 이야기하면 궁극적으로 남에게 도움이 되는 가르침을 줄 수 있어야 慧覺을 진정으로 실현한 것이다. 여기서 東武의 개별적 차원의 慧覺을 보편적 차원의 德으로 넓힐 수 있는 원칙을 알 수 있다. 바로 남과 더불어 지혜를 발휘해야만 진정한 慧覺이며 이것이 德에 이르는 원칙이자 방법이다.

資業을 실현하는 원칙은 스스로 청렴하고자 하는 마음을 바탕으로 하는 것이다. 즉 진시왕과 같이 멋대로 다른 사람의 業을 빼앗고 자신만을 위한 業을 쌓는 다면 그것은 진정한 功이 있을 수 없다. 識見, 威儀, 材幹, 方略이라는 인간의 行的 행위를 獨行하여 資業으로 실현하는 근본적인 목적은 단순히 자신의 욕심을 위해 業을 쌓는 것이 아니라 스스로에게는 청렴하고 남들이 功을 이룰 수 있도록 하는 것이다. 즉 쉽게 이야기하면 궁극적으로 남에게 功이 있을 수 있도록 業을 쌓는 것이 진정으로 資業을 실현한 것이다. 여기서 東武의 개별적 차원의 資業을 보편적 차원의 道로 넓힐 수 있는 원칙을 알 수 있다. 바로 스스로 청렴하고 욕심을 부리지 않고, 남들도 功이 있을 수 있도록 업을 쌓는 것이 진정한 資業이며 이깃이 道에 이르는 원칙이자 방법이다.

(1-34)
好人之善　而我亦知善者　至性之德也
惡人之惡　而我必不行惡者　正命之道也
知行積　則道德也
道德成　則仁聖也
道德非他　知行也
性命非他　知行也.

다른 사람의 善을 좋아하고 나 또한 그 善을 알면 지극한 性의 德이며, 남의 惡을 미워하고 나 또한 惡을 행하지 않으면 바른 命의 道이다.

知行이 쌓이면 즉 道德이고 道德을 이루면 즉 어진 聖人이 되니, 道德은 다른 게 아니라 知行이고 性命은 다른 게 아니라 知行이다.

＊앞에서 頷臆臍腹 行其知也라고 하였다. 이때 行其知할 때 邪心에 빠지지 않을 수 있는 원칙이 바로 好人之善 而我亦知善이다. 즉 자신만을 위한 지혜를 쓰는 것이 아니라 다른 사람의 선함을 좋아하고 나 역시 그 선함을 알아 남과 더불어 가르침이 있도록 행하는 것이다. 이러한 원칙을 바탕으로 籌策, 經綸, 行檢, 度量을 해야만 博通하여 慧覺을 실현할 수 있다. 이러한 원칙을 바탕으로 知를 실천하면 결국 자신이 타고난 性을 지극히 하여 德으로 드러낼 수 있는 것이다. 결국 東武가 말하는 性은 籌策, 經綸, 行檢, 度量이라는 知的 차원의 도덕적 가능성을 邪心을 극복하여 博通하여 慧覺으로써 개별적 차원에서 실현한 것을 의미한다. 이것을 보편적 차원까지 확장시킨 것이 바로 德이다.

＊앞에서 頭肩腰臀 行其行也. 이때 行其行할 때 怠心에 빠지지 않을 수 있는 원칙이 바로 惡人之惡 而我必不行惡이다. 行은 善을 행한다는 의미보다는 惡을 行하지 않음을 行한다는 뜻이 강하다. 즉 자신만을 위해 사사롭게 業을 쌓는 것은 바로 惡을 행하는 것이므로, 이것을 극복하여 남들도 功을 이룰 수 있도록 행동하는 것이 바로 識見, 威儀, 材幹, 方略을 獨行하여 資業으로 실현할 수 있다. 이러한 원칙을 바탕으로 行을 실천하면 결국 자신이 타고난 命을 바르게 하여 道로 드러낼 수 있는 것이다. 결국 東武가 말하는 命은 識見, 威儀, 材幹, 方略이라는 行的 차원의 도덕적 가능성을 怠心을 극복하여 獨行하여 資業으로써 개별적 차원에서 실현한 것을 의미한다. 이것을 보편적 차원까지 확장시킨 것이 바로 道이다.

性命과 知行의 차이는 바로 邪心과 怠心의 극복 여부에 달려있다. 邪心과 怠心을 극복하여 慧覺하고 資業에 이르면, 이를 통해 바로 인간의 性命을 기르고 세울 수 있는 것이다. 즉 개별적 차원에서의 邪心과 怠心을 극복한 知行의 도덕적 차원이 바로 性命이며 이것은 인간의 도덕적 추구 목표이다.

道德은 개별적 차원의 性命이 보편적 차원으로 확장된 것이다. 性을 지극히 하고 命을 바르게 해야만 道德을 이룰 수 있다. 道德을 이루면 최종적으로 세대를 초월한 인자한 聖人이 될 수 있다. 東武는 性命을 現在의 인간이 邪心과 怠心에 빠지지 않고 지극하고 바르게 博通하고 獨行함으로써 이룰 수 있는 개별적 차원의 도덕적 목표로 설정하고 있다. 즉 타고난 것보다는 실천을 통해 만들어가야 하는 대상으로 본 것이다. 인간은 邪心과 怠心에 빠질 수 있는 도덕적 知行의 가능성을 가진 존재이고, 이러한 도덕적 가능성을 발현하기 위해서는 邪心과 怠心을 극복해야 하고, 극복하면 性命을 기르고 세울 수 있다. 이러한 性命을 개별적 차원이 아닌 다른 사람들 즉 인간의 보편적 차원까지 性命을 발휘하면 결국 道德이 된다.

1-35) 或曰 擧知而論性 可也 而擧行而論命 何義耶
曰 命者 命數也 善行 則命數 自美也 惡行 則命數 自惡也
不待卜筮 而可知也
詩云 永言配命 自求多福 卽此義也.

혹 이르길 知를 들어 性을 논함은 알겠으나, 行을 들어 命을 論한 것은 어떤 뜻 입니까? 이르길 命은 命의 數(命脉實數)이니 善하게 行하면 命數가 스스로 아름답고, 惡하게 行하면 命數가 스스로 불길하니 점을 보지 않아도 가히 알 수 있다. 詩經에 이르길 영원토록 命에 짝하여 스스로 많은 福을 구하라(즉 善行을 통해 命을 아름답게 하면 長壽하니 이것이 많은 福이다.)

*인간이 性을 기름에 있어 그 기본은 籌策, 經綸, 行檢, 度量이라는 知慧를 行하는 것이다. 性은 단순히 지혜를 行한다고 해서 기를 수 있는 것이 아니라 邪心을 극복하여 博通하여 慧覺에 이르도록 노력해야 한다. 즉 性은 도덕적으로 善함을 알기위해 지혜롭게 사는 것을 추구하는 인간의 특성이다.

命은 命數라고 하였다. 東武의 이전 저작인 東醫壽世保元 四象草本卷에 보면 命脉實數라는 표현이 나온다. 인간의 도덕적인 修養의 정도에 따라 壽命이 실제적으로 차이가 난다고 기술되어 있다. 즉 命이라는 것은 인간이 도덕적으로 살아가며 세워나가는 행위이며 결국 그 결과로 壽命이 결정된다. 즉 東武는 인간의 도덕적 능력을 어떻게 기르고 세우느냐에 따라 인간의 건강과 수명이 결정된다고 말하고 있는 것이다. 그래서 長壽하는 방법으로 東武는 善行할 것을 제시하였다. 惡行을 하면 長壽 할 수 없고, 혹 오래 살더라도 惡하게 사는 것은 진정한 長壽가 아니다. 인간이 命을 세움에 있어 그 기본은 識見, 威儀, 材幹, 方略이라는 행위를 行 하는 것이다. 命은 단순히 행위만 함으로써 세울 수 있는 것이 아니라 怠心을 극복하여 獨行하여 資業으로 쌓아야 세울 수 있다. 즉 命은 도덕적으로 惡行을 하지 않도록 노력하는 인간의 특성이다. 命을 세우기 위해 노력하다 보면, 長壽할 수 있고, 인간의 福 중 최고 역시 바로 長壽하는 것이다.

주) 命數: 命脉實數를 의미한다.

1-36) 或曰 吾子之言 曰 耳聽天時 目視世會 鼻嗅人倫 口味地方
耳之聽天時 目之視世會 則可也 而鼻何以嗅人倫 口何以味地方
乎.
曰 處於人倫 察人外表 黙探各人才行之賢不肖者 此非嗅耶.
處於地方 均嘗各處 人民生活之地利者 此非味耶.

혹 이르길 그대가 귀는 天時를 듣고, 눈은 世會를 보고, 코는 人倫을 냄새 맡고, 입은 地方을 맛본다고 하였는데, 귀로 天時를 듣고, 눈으로 世會를 보는 것은 옳은데, 코가 어떻게 人倫을 맡으며, 입으로 어떻게 地方을 맛본다는 것인가?

이르길 사람이 마땅히 지켜야할 도리에 處하여(人倫 관계에 끼어 있으면서) 다른 사람의 겉으로 표출되는 것을 살피고 묵묵히 각각의 사람의 재주와 행동의 현명함과 못남을 窮究하니 이것이 어찌 냄새 맡음이 아니겠는가?

어느 지역의 땅에 處하여 골고루 각각 處해 있는 백성들의 생활에 끼치는 지역적 이로움(各處의 인간들의 생활에 끼치는 이해관계)을 입맛 다시듯 살피는 것이 곧 맛보는 것이 아니겠는가?

*耳目鼻口를 통해 天機를 살피는 것을 구체적으로 설명하고 있다. 인간은 귀를 통해 하늘의 때를 듣고, 눈을 통해 세상 사람들의 모임을 보고, 코를 통해 사람이 지켜야할 도리를 냄새 맡고, 입을 통해 한 지역의 이로움을 맛본다. 즉 인간은 耳目鼻口라는 것은 감각기관으로 단순히 소리를 듣고 색을 보고 냄새를 맡고 맛만 보는 것이 아니라 그러한 과정 속에서 시간 공간 사회 도리를 느끼고 살피는 것이다. 東武는 耳目鼻口라는 신체적인 요소를 통해 구체적인 인간의 知的활동이 나타남을 말하고 있다. 즉 인간은 신체적인 감각기관이 단순히 물리적인 특성만을 살피는 것이 아니라 도덕적인 특성을 살피는 능력을 타고났다. 東武는 人倫을 냄새 맡고, 地方을 맛보는 것을 구체적으로 어떠한 과정으로 이루어지는 지를 1-36에서 이야기하고 있다. 人倫에 속한 상황에서 그냥 가만히 있는 것이 아니라 각각의 사람들이 얼마나 도덕적으로 현명하고 못났는지는 살피는 것이 바로 냄새 맡는 것이고, 地方이라는 공간에 살면서 그냥 가만히 있는 것이 아니라, 거기 사는 사람들을 이롭게 하기 위해 열심히 살피는 것이 바로 맛보는 것이다.

1-37) 存其心者 責其心也 心體之明暗 雖若自然 而責之者淸 不責者
濁
馬之心覺 點於牛者 馬之責心 點於牛也.　鷹之氣勢 猛於鴟
者 鷹之責氣 猛於鴟也
心體之淸濁 氣宇之强弱 在於牛馬鴟鷹者 以理推之 而猶然　況
於人乎.
或相倍蓰 或相千萬者 豈其生而輒得 茫然不思 居然自至 而然
哉.

그 마음을 보존한다는 것은 그 마음을 따져 밝히는 것이니, 마음의 밝고 어두움은 비록 스스
로 그러한 것 같지만, 따져 밝히면 맑고, 따져 밝히지 않으면 濁하다. 말의 마음의 깨달음이 소
보다 뛰어난 것은 말의 따져 밝히는 마음이 소보다 민첩하기 때문이다. 매의 기세가 솔개보다
맹렬한 것은 매의 따져 밝히는 氣運이 솔개보다 맹렬하기 때문이다. 마음의 淸濁과 기개와 도
량의 강하고 약함은 소, 말, 매, 솔개에 있어서도 그 이치로써 미루어 보면 그렇거든 하물며 사
람에서는 어떠하겠는가? 혹 서로 두 배 혹은 다섯 배가 되거나 혹은 서로 천만 배가 되기도 하
지만 어찌 그 태어나면서 문득 얻어지거나, 멍청하게 생각하지 않으면서 그대로 앉아 저절로
이르는 것이겠는가!

*存其心은 그 마음을 꾸짖고 책망하는 것이다. 이때 그 마음이 바로 邪心이다. 其字를 붙
인 이유는 사람마다 過한 邪心이 다르기 때문이다. 즉 체질별로 차이가 난다. 이에 대한 구
체적인 설명은 擴充論에서 설명된다. 驕矜伐夸라는 邪心을 따져 밝혀 맑게 되면, 博通하
는 것이고, 그렇게 되면 性을 기를 수 있다. 만약, 責望하지 않으면 濁하게 되며, 결국 博
通할 수 없고 性 역시 기를 수 없다. 修其身도 유추해보면, 이때 몸을 닦는 다는 것은 바
로 怠心을 責望하는 것을 의미한다. 태만하지 않고 묵묵히 獨行하여 資業을 쌓으면 命을
세울 수 있다. 責望하는 것을 다르게 표현하면, 反省하는 것이다. 인간은 反省하는 존재로
反省의 여부에 따라 마음의 淸濁과 몸의 强弱이 천 갈래 만 갈래로 다르다. 反省하는 것은
태어나면서 저절로 되는 것이 아니라 끊임없이 노력해야만 되는 것이다. 즉 性命에 이르기
위해서는 끊임없이 자신의 邪心과 怠心을 꾸짖고 반성해야 된다.

주) 責心=存其心 責氣=修其身

인간은 好善하는 마음, 惡惡하는 마음, 사사로운 마음, 태만한 마음을 가지고 있는 존재이다. 好善하는 마음과 惡惡하는 마음은 바로 도덕적으로 天機를 살펴 未來를 예측하고 人事를 行함을 통해 過去를 反省하는 인간의 타고난 능력이다. 이것이 現在에 있어 구체적으로 知行으로 발현이 되고, 博通하고 獨行하여 慧覺과 資業이 되도록 노력함에 이때 사사로운 마음과 게으른 마음이 개입을 한다. 이 마음을 극복해야만 비로소 性命을 기르고 세울 수 있고, 더 나아가 道德을 이루고 聖人이 될 수 있다.

앞으로 나올 四端論과 擴充論에서는 이 마음들이 체질적으로 偏差가 있음이 설명된다. 미리 간단히 설명하면 자신의 不及한 바에 속하는 臟局의 天機나 人事를 자신의 과한 바에 속하는 臟局의 天機나 人事의 방식으로 억지로 하려고 하면 心慾이 발생하고, 이것이 심해지면 자신의 善한 능력 역시 偏急하게 되고(性深着, 情暴發), 결국 臟局의 偏差가 더 커지게 되어 壽世保元 할 수 없다는 것이 東武의 생각이다.

인간은 性命을 이루기 위해 노력하는 존재이다. 하지만 性命은 자신이 不及한 臟局에서 無雙한 邪心과 怠心에 의해 탁해지기 쉬운 도덕적 능력이다. 따라서 이러한 不及한 부분의 도덕적 능력을 발현하기 위해서는 우선 자신이 타고난 도덕적 능력을 바르게 발현한 것이 가장 중요하다. 이것이 바로 性情을 擴充하는 것이다. 즉 타고난 好善하는 마음인 性과 타고난 惡惡하는 마음인 情을 偏急되지 않게 발현해야 性命도 이룰 수 있는 것이다. 少陽人을 예로 들면 少陽人은 性은 度量이고 命은 才幹이다. 度量을 기르기 위해서는 夸心을 극복해야 한다. 夸心이 생기는 이유는 자신이 잘하는 世會를 살피는 능력으로 과시하며 地方을 살피려하기 때문이다. 이 과정에서 怒性은 深着되고 夸心은 더욱더 무쌍하게 된다. 地方을 가장 잘 살피는 사람은 少陰人이다. 따라서 少陰人이 地方을 어떻게 살피는 지를 배워가며 夸心을 극복하면서 度量을 博通해야 한다. 그러면 絶世의 度量으로 性을 기를 수 있다.

少陽人의 命인 才幹을 이루기 위해서는 怠心인 懶心을 극복해야 한다. 懶心이 생기는 이유는 자신이 잘하는 事務를 行하는 능력으로 居處를 하려하기 때문이다. 이 과정에서 哀情을 폭발하고, 懶心은 무쌍하게 된다. 居處를 가장 잘하는 사람은 太陰人이다. 太陰人이 居處를 어떻게 하는지를 배워가며 懶心을 극복해야 才幹을 獨行할 수 있다. 그러면 大人의 才幹으로 命을 세울 수 있다. 즉 性情을 偏急되지 않고, 中庸으로 擴充해야만 邪心과 怠心에 빠지지 않고, 결국 性命을 세우고 기를 수 있다.

☆性情과 性命에서 性의 차이

性情에서의 性과 性命의 性은 다르다. 性情의 性은 好善之心으로 인해 발현되는 哀怒喜樂의 감정을 의미한다. 즉 好善하는 마음을 통해 天機를 살피는 과정에서 나타나는 哀怒喜樂의 감정이 바로 性이다. 하지만 性命의 性은 감정이 아니다. 이것은 邪心을 극복하여 기른 絶世의 籌策, 經綸, 行檢, 度量을 의미한다. 즉 인간이 도덕적으로 더 나은 존재가 되기 위해 추구해야 하는 목표이다. 글자는 같지만 명확히 구별해서 사용해야 한다.

二. 四端論 26條

☆들어가기

四端은 孟子가 제시한 仁義禮智의 네 가지 端인 惻隱之心, 辭讓之心, 是非之心, 羞惡之心이라는 도덕적인 마음을 의미한다. 이때의 端은 시작 또는 단서를 의미한다. 惻隱之心, 辭讓之心, 是非之心, 羞惡之心이란 仁義禮智라는 善함에 이를 수 있는 시작이자 단서를 擴充하는 것이 인간의 도덕적인 목표이다.

여기서 기존 儒家와 東武가 다른 점은 이 도덕적인 마음에도 사람에 따라 편차가 있음을 주장한 것이다. 인간을 살펴보면 사람마다 發散하는 기능이 좋은 사람, 소화 능력이 좋은 사람, 배설 기능이 좋은 사람, 吸收하는 기능이 좋은 사람이 있듯이 태어나면서부터 신체적으로 기능의 차이가 있음을 알 수 있다. 東武는 추상적으로, 정신적으로만 생각하던 仁義禮智라는 도덕심을 신체적인 요소와 결부지어 이것 역시 구체적인 인간 고유의 생물학적인 능력임을 주장하고 있다. 그래서 性命論에서 耳目鼻口, 肺脾肝腎, 頷臆臍腹, 頭肩腰臀이라는 신체부위를 통해 天機, 人事, 性, 命을 논한 것이다.

四端論에서는 구체적으로 太陽人, 少陽人, 太陰人, 少陰人이라는 체질을 제시하고 그에 따른 性情을 설명한다. 惻隱之心, 辭讓之心, 是非之心, 羞惡之心이라는 四端을 性情을 통해 설명하려 하였으며, 특히 哀怒喜樂이라는 감정으로 설명하는 것이 東武의 독창적인 견해이다. 보통 기존 儒學에서는 性은 仁義禮智로 情은 哀怒喜樂으로 나눠서 설명하였는데, 東武는 性情 모두 哀怒喜樂이라는 감정으로 설명하였다. 이러한 감정을 擴充하는 것이 바로 四端을 仁義禮智로 완성하는 방법인 것이다. 그 擴充의 핵심이 바로 學不厭敎不倦을 통한 中庸의 실천이다.

2-1)
人稟臟理 有四不同
肺大而肝小者 名曰 太陽人
肝大而肺小者 名曰 太陰人
脾大而腎小者 名曰 少陽人
腎大而脾小者 名曰 少陰人.

사람이 稟賦받은 臟의 이치는 네 가지 같지 않은 것이 있으니, 肺가 크고, 肝이 작은 사람을 太陽人이라 한다. 肝이 크고, 肺가 작은 사람을 太陰人이라고 한다. 脾가 크고, 腎이 작은 사람을 少陽人이라고 한다. 腎이 크고, 脾가 작은 사람을 少陰人이라고 한다.

*우선 인간이 稟賦 받은 臟局의 이치가 있다. 그 이치는 4가지로 다르다. 肺脾肝腎이라는 臟局을 기준으로 肺-肝, 脾-腎을 짝으로 大小의 차이에 의해 太陽人, 太陰人, 少陽人, 少陰人으로 나뉜다. 2-1의 肺脾肝腎은 단순히 人事를 행하는 肺脾肝腎만을 의미하는 것이 아니라 臟腑論의 肺黨, 脾黨, 肝黨, 腎黨 즉 耳目鼻口, 頷臆臍腹, 頭肩腰臀을 모두 포괄하는 개념이다. 이러한 臟局大小가 생기는 이유는 인간이 타고난 도덕적 능력의 편차가 있기 때문이다.

즉 인간은 타고난 性情의 차이가 있다. 太陽人은 哀性과 怒情을 위주로, 少陽人은 怒性과 哀情을 위주로, 太陰人은 喜性과 樂情을 위주로, 少陰人은 樂性과 喜情을 위주로 도덕적 능력과 그에 따른 감정의 발현이 발달하였다. 性情이라는 감정은 上升, 橫升, 放降, 陷降이라는 氣의 운동 작용을 하는데 이러한 운동 작용의 결과로 인해 臟局의 大小가 결정된다. 哀라는 감정은 上升을, 怒라는 감정은 橫升을, 喜라는 감정은 放降을, 樂이라는 감정은 陷降한다.

上升하는 氣運들은 上焦와 中上焦에 있는 肺黨과 脾黨을 크게 만들고, 下降하는 氣運들은 中下焦와 下焦에 해당하는 肝黨과 腎黨을 크게 만든다. 한쪽으로 치우치면 반대쪽의 氣運은 부족해지므로 작아진다. 性情은 선천적으로 모든 인간에게 偏差를 가진 상태로 내재되어 있는 인간의 발생 조건이다. 이러한 性情이 어떻게 발현되는가에 따라 체질이 결정되는 것이며, 이러한 性情의 偏差에 의해 인간의 生理와 病理가 결정되고, 그것을 조절하는 것이 치료의 목적인 것이다.

性情에 의한 氣의 발현에 의해 인간의 몸과 마음이 발달된다는 것이 四象醫學의 전제이다. 여기서 太陽, 少陽, 太陰, 少陰이라는 四象이란 용어를 차용하여 인간을 나눈 까닭도 象이라는 글자에서 알 수 있다. 象은 氣의 흐름의 象을 잡는 것이다. 陰陽이라는 上升과 下降하는 氣運을 한 번 더 나눠보면 수직으로 곧게 올라가는 氣運과 옆으로 비스듬하게 올라가는 氣運, 수직으로 곧게 내려가는 氣運과 옆으로 비스듬하게 내려가는 氣運으로 나눌 수 있다. 이 이상의 氣運의 흐름을 인간의 사고로 象을 잡는 것은 불가능하고 의미가 없다. 왜냐하면 이 네 가지 方向性에 다 포함되기 때문이다. 따라서 東武는 이러한 네 가지 氣運의 方向性을 바탕으로 인간이 가지고 있는 性情이라는 도덕적 능력에 의해 발현되는 氣運의 偏差를 四象으로 표현한 것이다.

② 臟局大小의 차이를 더 크게 만드는 원인-心慾

2-2)
人趨心慾　有四不同
　　棄禮而放縱者　名曰　鄙人
　　棄義而偸逸者　名曰　懦人
　　棄智而飾私者　名曰　薄人
　　棄仁而極慾者　名曰　貪人.

사람이 하고자 하거나 가지고 싶은 마음을 쫓음에 네 가지 같지 않은 것이 있으니,
禮를 버리고, 규칙이나 규율을 무시하고 제멋대로 행동하는 자를 鄙陋한 사람이라고 한다.
義를 버리고, 安逸을 탐내는 자를 懦弱한 사람이라고 한다.
智를 버리고, 사사로인 꾸며내는 자를 輕薄한 사람이라고 한다.
仁을 버리고 至極히 하려하거나 가지려고 하는 자를 貪慾스러운 사람이라고 한다.

2-1의 臟局大小는 인간의 타고난 性情에 의해 결정되는 요소이다. 타고난 性情에 의해 발현되는 偏差를 더욱 더 벌어지게 하는 요소가 바로 心慾이다. 이러한 心慾이 바로 邪心과 怠心이다. 인간은 偏大한 臟局과 上升과 下降이라는 氣運的 方向性이 같은 臟局은 邪心과 怠心의 영향을 적게 받는다. 하지만 偏小하거나 偏小한 臟局과 氣運的 方向性이 같은 臟局은 항상 邪心과 怠心이 無雙하기가 쉽다. 즉 好善하고 惡惡하는 마음을 쫓기보다는 邪心과 怠心을 추구하기가 쉽다.

하지만 여기서 재미있는 점은 邪心과 怠心에 빠지는 이유 역시 好善하고 惡惡하는 마음인 性情에 있다는 것이다. 즉 인간이 仁義禮智를 바탕으로 人事를 행하는 과정에서 그 人事를 바르게 하지 않고, 맞지 않는 人事에 偏急하게 한다면 결국 心慾에 빠지게 되는 것이다. 이러한 과정에 대한 설명은 擴充論에 기술된다. 예를 들어 太陽人이 怒情이 폭발하는 이유는 太陽人의 人事인 交遇를 함에 있어 폭발하는 것이 아니라 交遇를 하는 방식으로 자신의 偏小한 臟局의 人事인 黨與를 하려하기 때문이다. 그렇게 되면 黨與를 행하지 못하는 것은 물론이고, 자신이 잘할 수 있는 交遇마저도 怒하는 감정으로 인해 할 수 없게된다. 그것이 바로 太陽人이 禮를 버리고 放縱하는 사람이 되는 이유이다.

東武는 仁義禮智라는 네 가지 궁극적 선함을 각각 肺-智-哀, 脾-禮-怒, 肝-義-喜, 腎-仁-樂에 배속하였다. 仁義禮智라는 도덕적 능력이 발현되는 氣運의 양상을 네 가지로 나누어 哀怒喜樂이라는 인간의 근원적인 감정과 肺脾肝腎이라는 신체적인 요소에 배속한 것이다. 東武의 대담한 시도로 볼 수 있다. 그렇다면 心慾을 일으키는 실제는 무엇일까? 東武는 廣濟說에서 酒色財權을 제시하였다. 즉 인간이라면 빠지기 쉽고 추구하고자 하는 술, 여자, 재물, 권세가 바로 心慾을 일으키는 원인이 된다. 이것을 추구하고자 하는 마음이 바로 邪心과 怠心이다.

인간이 仁義禮智를 버리고 私放逸慾이라는 慾心에 빠지면 鄙薄貪懦한 사람이 된다. 仁義禮智를 버리게 되는 이유는 1차적으로 酒色財權에 빠지게 되기 때문이다. 酒色財權이 무조건 나쁜 것은 아니다. 인간생활에 있어 어느 정도 필요한 요소이며 본능적 욕구이기도 하다. 하지만 이것이 지나치게 되거나 잘못된 방향으로 탐하게 되면 그 과정에서 性情이 偏急되게 되고, 결국 仁義禮智를 버리게 되는 것이다. 2-8에서 仁義禮智라는 四臟의 氣運을 擴充해야 浩然之氣가 나온다고 하였다. 즉 인간이 心慾을 추구하면 仁義禮智를 버리게 되고 그 결과 四臟의 氣運은 擴充되지 못하고 결국 壽世保元할 수 없게 된다.

2-3) 五臟之心　中央之太極也　五臟之肺脾肝腎　四維之四象也
中央之太極　聖人之太極　高出於衆人之太極也
四維之四象　聖人之四象　旁通於衆人之四象也.

五臟의 心은 中央의 太極이고, 五臟의 肺脾肝腎은 네 가지 벼리의 네 가지 象이다. 中央의 太極은 聖人의 太極이며 衆人의 太極보다 높이 솟아 있으며, 四維의 四象은 聖人의 四象으로 衆人의 四象과 두루 통해 있다.

*여기서 五臟의 心과 肺脾肝腎의 관계가 제시된다. 心은 太極이라고 하였다. 太極은 陰陽과 四象으로 분화되는 시작점이다. 즉 心이라는 것은 中央에 위치하여 分化의 중심이다. 心이 分化되어 性情이 되고, 性情이 分化되어 哀怒喜樂의 四象이 된다. 心은 마음이며 感情을 의미한다. 이러한 感情이 分化되어 발현되는 모습이 바로 四象이다. 각각의 분화된 네 가지 象은 肺脾肝腎을 통해 발현된다. 각각의 臟에서 발현되는 氣運의 象은 2-11에 肺氣直而伸　脾氣栗而包　肝氣寬而緩　腎氣溫而畜으로 제시된다. 즉 肺脾肝腎은 心이라는 마음이 分化되어 인체에서 구체적으로 氣運의 方向性을 가지고 발현되는 기능을 대표하는 신체기관이다. 따라서 東武가 말하고 있는 心은 肺脾肝腎이 활동하게 하는 근원을 의미한다. 聖人의 心과 衆人의 心이 차이가 나는 이유는 바로 聖人은 衆人과 달리 邪心과 怠心이라는 心慾에 빠지지 않음을 강조한 것이다. 性命論의 말과 소의 비교, 매와 솔개의 비교에서 알 수 있듯이 마음의 淸濁과 氣의 强弱은 反省의 여하에 따라 다르다. 즉 聖人과 衆人의 마음은 責心, 責氣의 정도가 다름을 말하고 있다. 肺脾肝腎이라는 四象이 聖人과 衆人이 차이가 없는 이유는 心이 네 가지 氣運의 方向性으로 발현되어 肺脾肝腎을 통해 작용하는 것 자체는 聖人과 衆人 모두 동일하기 때문이다. 衆人이든 聖人이든 모두 四象으로 分化되어 발현되는 존재이지 分化되지 않고 멈춰 있는 존재는 아니다.

주) • 四維: 艮(동북), 巽(동남), 乾(서북), 坤(서남)을 방위설에 의하면 四維라고 한다. 인체의 四維는 心을 中央之太極으로 삼고 肺脾肝腎이 마치 방위설적 四維인 것처럼 설정한 것이다.
• 旁通: 조리가 분명하다. 曲盡함.

2-4) 太少陰陽之臟局短長　四不同中　有一大同　天理之變化也　聖人
與衆人　一同也
鄙薄貪懦之心地淸濁　四不同中　有萬不同　人慾之闊狹也　聖人
與衆人　萬殊也.

太少陰陽의 臟局의 짧고 길음은 네 가지 다른 것 中에 한 가지 크게 차별 없이 같음이 있으니
하늘의 이치의 變化라는 것이다. 聖人과 衆人은 하나로 같다.
鄙薄貪懦의 마음자리의 맑고 탁함은 네 가지 다른 것 中에 만 가지로 다른 것이 있으니 사람의
하고자 하거나 갖고자 하는 마음의 넓고 좁음이다. 聖人과 衆人은 만 가지로 다르다.

聖人이든 衆人이든 모두 太少陰陽人 중 하나이다. 즉 太少陰陽이라는 四象으로 臟局이
分化되어 4가지의 長短을 가지고 있음은 聖人이든 衆人이든 같다. 이 모두 하늘의 이치의
변화이다. 활동성을 가지고 있는 氣運이 발현되는 象을 잡는다면 直升, 橫升, 放降, 陷降
네 가지 이상 잡을 수 없다. 즉 이것이 變化의 모습이다. 이러한 4가지 모습으로 인해 太少
陰陽人의 臟局短長이 결정되는 것이다. 이러한 臟局短長에 영향을 주는 것이 바로 心慾이
다. 鄙薄貪懦는 心慾을 쫓다가 결국 仁義禮智를 버린 사람들이다. 여기서 淸濁을 결정하
는 것이 바로 存其心 즉 邪心을 責望하는 노력의 여부이다. 性命論에서 存其心者 責其心
也 心體之明暗 雖若自然 而責之者淸 不責者濁이라고 하였다. 또한 心體之淸濁 氣宇之强
弱 在於牛馬鴟鷹者 以理推之 而猶然 況於人乎. 或相倍蓰 或相千萬者 豈其生而輒得 茫
然不思 居然自至 而然哉라고 하였다. 즉 邪心과 怠心에 빠지지 않도록 노력 여하에 따라
衆人들 사이에서도 차이가 많이 나며, 聖人과 衆人의 차이는 말할 수 없을 정도로 크다.
결국 타고난 性情의 차이에 의해 발현되는 太少陰陽人의 臟局短長으로 인해 발생되는 생
리적 병리적 차이를 잘 유지해 나가는 것이 壽世保元하는 것이고 壽世保元을 방해하는 요
소가 바로 心慾 즉 邪心과 怠心이다.

2-5)
太少陰陽之短長變化　一同之中　有四偏　聖人　所以希天也
鄙薄貪懦之淸濁闊狹　萬殊之中　有一同　衆人　所以希聖也.

太少陰陽의 짧고 길음의 변화는 한 가지로 같은 中에 네 가지 치우친 바가 있으니 聖人이 하늘을 우러르는 것은 이러한 까닭이다.
鄙薄貪懦의 맑고 탁하고 넓고 좁음은 만 가지로 다른 것 中에 한 가지 같은 것이 있으니 衆人이 聖人을 우러르는 것은 이러한 까닭이다.

＊인간이 太少陰陽人으로 발현되는 것을 살펴보면, 우선 直升, 橫升, 放降, 陷降이라는 네 가지 氣運의 變化象이 인간에게 내포되어 있고, 모두 氣의 변화로 인해 나타난다는 것은 동일하다. 하지만 變化의 象을 잡으면 네 가지의 偏差가 있는 것이다. 이러한 조건은 聖人과 衆人에게 모두 공통된 요소이다. 이러한 太少陰陽의 氣의 순조로운 발현을 방해하는 요소가 心慾이다. 聖人은 衆人과 달리 心慾을 극복한 존재이다. 여기서 하늘은 偏急됨이 없는 天地自然을 의미한다. 聖人은 順理대로 돌아가는 天地自然을 우러르며 心慾에 빠지지 않도록 노력하는 또 한명의 衆人일 뿐이다.

鄙薄貪懦는 心慾에 빠진 太少陰陽人이다. 心慾을 責望하여 깨끗해지고, 줄이는 것은 사람마다 노력 여하에 따라 다르지만, 인간이라면 心慾을 惡한 것으로 인식하고 극복하려는 마음 즉 良心이 있다는 점에서 동일하다. 따라서 衆人 역시 聖人과 마찬가지로 좀 더 상위의 道德的 존재로 나아갈 가능성이 있다. 그래서 衆人은 항상 心慾의 극복여부와 상관없이 聖人을 우러르며 닮고 싶어 한다.

2-6)
聖人之臟　四端也　衆人之臟　亦四端也　以聖人一四端之臟　處於
衆人萬四端之中　聖人者　衆人之所樂也
聖人之心　無慾也　衆人之心　有慾也　　以聖人一無慾之心　處於
衆人萬有慾之中　衆人者　聖人之所憂也.

聖人의 臟局도 네 가지의 실마리이고 衆人의 臟局도 역시 네 가지의 실마리이다. 聖人이 하나
의 네 가지 실마리의 臟局으로 衆人의 만 가지의 네 가지 실마리 가운데 處하기 때문에 聖人
은 衆人이 즐기는 바가 된다.
聖人의 마음은 無慾하고 衆人의 마음은 有慾하니 聖人이 하나의 無慾한 마음으로 衆人의 만
가지 有慾한 가운데 處하기 때문에 衆人은 聖人이 걱정하는 바이다.

聖人과 衆人 모두 네 가지로 치우친 臟局 中 하나를 타고난다. 聖人이 자신이 타고난 太少
陰陽人의 臟局 중 하나로 衆人 수만 명의 太少陰陽人의 臟局에 처함에 있어 聖人은 衆人
들의 도덕적 목표가 된다. 즉 聖人이나 衆人 모두 太少陰陽人의 臟局 중 하나를 타고난 존
재이다. 하지만 聖人은 자기의 偏差가 있는 臟局을 心慾에 빠지지 않도록 修養하여 中庸
의 존재인 하늘을 닮기 위해 노력한다. 이러한 聖人의 모습을 衆人들이 배우고 싶어 하는
것이다. 樂이라는 것은 2-9에서 제시되는 學不厭과 통한다.

聖人의 마음에는 욕심이 없고, 衆人의 마음에는 욕심이 있다. 聖人이 慾心이 없다는 것
은 욕구가 없다는 것이 아니다. 酒色財權과 같은 본능적 욕구가 있지만 그것보다는 자신
과 다른 사람, 다른 세상을 어떻게 하면 도덕적으로 바꾸기 위해 끊임없이 노력하기 때문에
그러한 본능적 욕구를 쫓지 않을 뿐이다. 衆人은 仁義禮智와 같은 선함을 추구하기보다는
酒色財權과 같은 욕구를 쫓다가 邪心과 怠心에 빠질 수 있다. 따라서 聖人의 관점에서 衆
人을 볼 때는 걱정스러울 뿐이고 가르쳐 바꿔야할 교화의 대상이 된다. 憂는 2-9에서 제시
되는 敎不倦과 통한다.

2-7) 然則天下衆人之臟理 亦皆聖人之臟理 而才能 亦皆聖人之才能
也
以肺脾肝腎 聖人之才能 而自言曰 我無才能云者 豈才能之罪
哉 心之罪也.

그러한 즉 天下의 衆人의 臟의 理致는 또한 聖人의 臟의 理致이니 재주와 幹能 역시 聖人의 才
能이다. 肺脾肝腎으로써 聖人의 才能을 가지고 있으면서 스스로 이르길 "나는 才能이 없다"
고 이르는 것은 어찌 才能의 罪이겠는가, 마음의 罪이다.

＊2-6에서 설명한 것처럼 聖人과 衆人 모두 太少陰陽人의 臟理 중 하나를 가지고 태어난
다. 따라서 그러한 臟理에 의해 발현되는 재능의 가능성 역시 聖人과 衆人은 모두 같다.
그러한 才能의 발현은 心慾을 극복할 때 가능하다. 그것은 그 누구도 대신할 수 있는 것이
아니다. 자신의 스스로 邪心과 怠心을 극복하여 博通하고 獨行하여 性命을 기르고 세우
기 위해 노력할 때 가능한 것이다.

2-8) 浩然之氣 出於肺脾肝腎也 浩然之理 出於心也
仁義禮智 四臟之氣 擴而充之 則浩然之氣 出於此也
鄙薄貪懦 一心之慾 明而辨之 則浩然之理 出於此也.

온 세상에 가득 찬 넓고 큰 元氣는 肺脾肝腎에서 나오고, 넓고 큰 이치는 마음에서 나온다.
仁義禮智라는 四臟의 氣運을 넓히고 채우면, 온 세상에 가득차고 넓고 큰 元氣는 여기서 나온다.
鄙薄貪懦한 사람이 하나의 마음 속 慾心을 밝혀 辨別하면, 넓고 큰 이치는 여기서 나온다.

＊浩然한 氣運은 肺脾肝腎에서 나온다. 그 氣運의 근원이 바로 仁義禮智이다. 즉 惻隱之
心, 辭讓之心, 是非之心, 羞惡之心이라는 네 가지 단서이자 실마리를 心慾에 빠지지 않
고 추구해 나가야만 발현될 수 있는 도덕적 능력이 바로 仁義禮智이다. 東武는 이러한 四
端을 擴充하는 방법을 哀怒喜樂의 性情을 통해 설명한다. 즉 性情이 偏急되지 않도록 노
력해야만 四臟에서 仁義禮智라는 도덕적 능력 즉 氣運이 擴充되어 浩然한 형태로 발현될
수 있는 것이다.

주) • 仁義禮智: 四臟에서 발현되는 氣運, 도덕적 능력, 에너지
• 鄙薄貪懦: 私放逸慾이라는 욕심에 빠져있다. 이때 責心, 責氣하여 博通하고 獨行한다면 聖人에 이르는 이치
가 여기서 나온다.

鄙薄貪懦라도 心慾을 밝게 분별하여 博通하고 獨行한다면 浩然하게 心慾에 빠지지 않는 이치를 알 수 있다. 인간이 浩然하게 살 수 있는 이치와 그 원동력은 모두 邪心과 怠心이라는 心慾에 빠지지 않도록 끊임없이 博通하고 獨行하여 자신의 性情을 擴充하는데 있다. 浩然한 氣運을 가지고 浩然할 수 있는 이치를 아는 사람이 바로 聖人이다.

9) 學不厭敎不倦을 통한 心慾의 극복

2-9)
聖人之心　無慾云者　非清淨寂滅　如老佛之無慾也
聖人之心　深憂天下之不治故　非但無慾也　亦未暇及於一己之慾也
深憂天下之不治　而未暇及於一己之慾者　必學不厭而敎不倦也
學不厭而敎不倦者　卽聖人之無慾也
毫有一己之慾　則非堯舜之心也　暫無天下之憂　則非孔孟之心也.

聖人이 마음에 慾心이 없다고 이르는 것은 私慾이나 邪念이 없고, 사라져 없어지는 듯한 老子나 釋迦의 욕심 없음이 아니다. 聖人의 마음은 天下가 다스려지지 않음을 깊이 걱정하는 까닭에 단지 慾心이 없는 것이 아니라 아직 자기의 慾心에 미칠 겨를이 없는 것이다.

天下의 다스려지지 않음을 깊이 걱정하고 자기의 慾心을 생각할 겨를이 없는 사람은 반드시 배우는 것을 싫어하지 하지 않고 가르치는 것을 게을리 하지 않는다. 배우기를 싫어하지 않고 가르치기를 게을리 하지 않으므로 聖人이 慾心이 없다는 것이다. 터럭이라도 자기의 욕심이 있으면 堯舜의 마음이 아니고, 잠시라도 天下의 걱정이 없으면 孔孟의 마음이 아니다.

聖人도 사람이기 때문에 酒色財權에 대한 慾心이 있을 수 있다. 하지만 보통 사람과 달리 자신의 私慾을 추구하기 보다는 好善하고 惡惡하는 마음으로 天機를 살피고 人事를 行하는데 힘쓰고 스스로 驕矜伐夸의 邪心과 奪侈懶竊의 怠心에 빠지지 않도록 끊임없이 노력하기 때문에 자신의 私慾에 빠질 겨를이 없을 뿐이다. 聖人이라도 太少陰陽人으로써 臟局大小로 인한 잘하는 것과 못하는 것을 동시에 타고난 존재이기 때문에, 자신이 잘 못하는 도덕적 능력을 擴充하기 위해서는 타인에게 끊임없이 배워야 한다. 그리고 자신이 잘하는 것을 잘 못하는 이들에게 끊임없이 가르쳐줘야 남들도 心慾에 빠지지 않도록 도와줄 수 있다. 즉 聖人이 욕심이 없는 이유는 배움을 통해 자신의 부족함을 擴充하고 가르침을 통해 남들의 부족함을 채워주기 때문이다.

2-10)
太陽人　哀性遠散　而怒情促急
哀性遠散　則氣注肺　而肺益盛　怒情促急　則氣激肝　而肝益削
太陽之臟局　所以成形於肺大肝小也
少陽人　怒性宏抱　而哀情促急
怒性宏抱　則氣注脾　而脾益盛　哀情促急　則氣激腎　而腎益削
少陽之臟局　所以成形於脾大腎小也
太陰人　喜性廣張　而樂情促急
喜性廣張　則氣注肝　而肝益盛　樂情促急　則氣激肺　而肺益削
太陰之臟局　所以成形於肝大肺小也
少陰人　樂性深確　而喜情促急
樂性深確　則氣注腎　而腎益盛　喜情促急　則氣激脾　而脾益削
少陰之臟局　所以成形於腎大脾小也.

太陽人은 哀性은 멀리 흩어지지만 怒情은 促急하니, 哀性이 멀리 흩어지면 氣가 肺로 注入되어 肺는 더욱 盛하고 怒情이 促急하면 氣가 肝을 激動하여 肝이 더욱 깎이니 太陽의 臟局이 肺大肝小로 형성되는 까닭은 이 때문이다.

少陽人은 怒性은 넓게 안아주지만 哀情은 促急하니, 怒性이 넓게 안아주면 氣가 脾로 注入되어 脾는 더욱 盛하고 哀情이 促急하면 氣가 腎을 激動시켜 腎은 더욱 깎이니 少陽의 臟局이 脾大腎小로 형성되는 까닭은 이 때문이다.

太陰人은 喜性은 넓게 퍼지나 樂情은 促急하니, 喜性이 넓게 퍼지면 氣가 肝으로 注入되어 肝은 더욱 盛하고, 樂情이 促急하면 氣가 肺를 激動시켜 肺는 더욱 깎이니 太陰의 臟局이 肝大肺小로 형성되는 까닭은 이 때문이다.

少陰人은 樂性은 깊게 굳어지나 喜情은 促急하니, 樂性이 깊게 굳어지면 氣가 腎으로 注入되어 腎은 더욱 盛하고 喜情이 促急하면 氣가 脾를 激動시켜 脾는 더욱 깎일 것이니 少陰의 臟局이 腎大脾小로 형성되는 까닭은 이 때문이다.

*性情이 哀怒喜樂이라는 감정양태를 통해 제시된다. 性은 인간의 好善하는 마음으로 天機를 살필 때 발현되는 감정이고, 情은 인간이 惡惡하는 마음으로 人事를 행할 때 발현되는 감정이다. 같은 哀라는 감정이더라도 性의 차원과 情의 차원은 다름을 東武는 말하고 있다. 哀性은 멀리 흩어진다고 하였다. 太陽人이 天時를 살필 때 드는 감정은 少陽人이 哀情이 促急할 때 나타나는 감정되는 발현양상이 다르다. 性이라는 것은 내가 직접적으로 행위

를 통해 경험하는 과정에서 나타나는 감정이 아니라, 내가 관찰자적 입장에서 간접적으로 자신에게 대입해봄으로써 느껴지는 감정이다. 그렇기 때문에 같은 애달픈 감정이더라도 차이가 있다. 擴充論에서 哀性은 듣는 것 이라고 하였다. 즉 사람들이 서로 속이는 모습을 살펴 들을 때 느껴지는 슬픔인 것이다. 이러한 감정으로 인해 발현되는 氣運의 양상을 멀리 흩어진다고 하였다. 이와 달리, 哀情은 남이 자신을 직접적으로 속일 때 느껴지는 감정이다. 이때의 슬픔은 강렬한 슬픔이고 폭발할 듯이 直升하는 氣運의 양상이다. 즉 哀性과 哀情 모두 上升하는 氣運으로 발현되지만 哀性은 順動하여 완만히 발현되며, 哀情은 逆動하여 暴發한다. 性氣는 順動하여 완만하게 각각의 感情에 해당되는 臟局을 크게 만든다. 情氣는 逆動하여 반대되는 氣運을 가진 臟局을 작게 만든다.

※哀情이 暴發하면 直升에 반대되는 腎局이 약해진다. 怒情이 暴發하면 橫升에 반대되는 肝局이 약해진다. 喜情이 浪發하면 放降에 반대되는 脾局이 약해진다. 樂情이 浪發하면 陷降에 반대되는 肺局이 약해진다. 즉 氣運이 한쪽 방향으로 몰리면 반대쪽은 부족해지기 때문이다. 東武의 독창적인 견해이다. 性에 의해 발현되는 감정은 완만하게 順動하여 그것에 해당되는 臟局의 氣運을 보충하여 크게 만들고, 情에 의해 발현되는 감정은 폭발하듯이 逆動하여 그것에 반대되는 臟局의 氣運을 부족하게 만들어 작게 만든다. 결국 체질별로 타고난 好善하고 惡惡하는 마음에 의해 인간의 臟局大小가 결정되는 것이다.

哀氣→直升	哀性→哀氣順動→肺大	哀情→哀氣逆動→腎小
怒氣→橫升	怒性→怒氣順動→脾大	怒情→怒氣逆動→肝小
喜氣→放降	喜性→喜氣順動→肝大	喜情→喜氣逆動→脾小
樂氣→陷降	樂性→樂氣順動→腎大	樂情→樂氣逆動→肺小

주) 표3. 性情별 氣의 運動

4) 3-1
太陽人 哀性遠散 而怒情促急
    哀性遠散者 太陽之耳 察於天時 而哀衆人之相欺也 哀性 非他 聽也
    怒情促急者 太陽之脾 行於交遇 而怒別人之侮己也 怒情 非他 怒也
少陽人 怒性宏抱 而哀情 促急
    怒性宏抱者 少陽之目 察於世會 而怒衆人之相侮也 怒性 非他 視也
    哀情促急者 少陽之肺 行於事務 而哀別人之欺己也 哀情 非他 哀也
太陰人 喜性廣張 而樂情促急
    喜性廣張者 太陰之鼻 察於人倫 而喜衆人之相助也 喜性 非他 嗅也
    樂情促急者 太陰之腎 行於居處 而樂別人之保己也 樂情 非他 樂也
少陰人 樂性深確 而喜情促急
    樂性深確者 少陰之口 察於地方 而樂衆人之相保也 樂性 非他 味也
    喜情促急者 少陰之肝 行於黨與 而喜別人之助己也 喜情 非他 喜也.

※여기서 氣란 무엇일까? 東武는 臟腑論에서 다양한 氣의 형태를 제시한다. 溫熱涼寒, 津膏油液, 膩膜血精, 神氣血精, 淸氣, 濁滓 등등 모두 氣의 한 형태이다. 즉 氣라는 것은 우리가 흔히 생각하는 無形의 무언가가 아니라 인체 내에서 순환되고 변환되고 대사되고 저장되고 배출되는 실질적 물질을 의미한다. 즉 체액과 같은 대사물질을 의미한다고 볼 수 있다. 性情이라는 감정의 변화에 의해 우리 몸의 대사물질들이 이동하게 되고 그 결과 臟局大小가 형성되게 되고, 그렇게 형성된 臟局大小에 의해 체질별 생리활동과 병리작용이 이루어지는 것이다. 따라서 이러한 대사물질을 잘 조절하여 치료함에 있어 東武는 체질에 맞게 性情을 擴充하는 것을 가장 중요시 한 것이다.

11 肺脾肝腎의 氣運 특성

2-11) **肺氣直而伸　脾氣栗而包　肝氣寬而緩　腎氣溫而畜.**

肺의 氣運은 곧으면서 펴는 작용을 하고, 脾의 氣運은 두려우면서도 감싸는 작용을 하고, 肝의 氣運은 너그러우면서 느슨한 작용을 하고, 腎의 氣運은 溫和하면서 쌓는 작용을 한다.

※性氣가 注入되어 형성된 肺脾肝腎에서 발현되는 氣運의 특성을 설명하고 있다. 直, 栗, 寬, 溫은 각각의 擬人化된 氣運의 性向을 의미하고 伸, 包, 緩, 畜은 氣運의 方向性을 의미한다. 肺氣는 곧은 성향을, 脾氣는 두렵고 엄한 성향을, 肝氣는 寬待한 성향을, 腎氣는 溫和한 성향을 지닌다. 이러한 性向은 智, 禮, 義, 仁이라는 도덕적인 氣運의 특성을 나타내는 것이다. 즉 앞에서 仁義禮智라는 四臟의 氣運을 擴充하면 浩然之氣가 나온다고 하였다. 肺－智, 脾－禮, 肝－義, 腎－仁으로 四臟과 四德(仁義禮智를 四德이라 칭한다)이 연계되어 있다. 즉 智라는 是非之心에 의해 발현되는 德性은 곧은 性向을, 禮라는 辭讓之心에 의해 발현되는 德性은 엄하고 두려운 성향을, 義라는 羞惡之心에 의해 발현되는 德性은 寬待한 성향을, 仁이라는 惻隱之心에 의해 발현되는 德性은 온화한 성향을 갖는다. 이러한 성향은 체질의 성질을 결정한다. 四象人辨證論[5]에서 太陽人은 성질이 疏通하고, 少陽人은 强武하고, 太陰人은 成就하고, 少陰人은 端重하다 하였다. 肺氣가 많은 太陽人은 곧은 성향으로 막힘없이 통하는 性質이 있고, 脾氣가 많은 少陽人은 엄하고 두려운 성향으로 武士와 같이 强한 性質이 있고, 肝氣가 많은 太陰人은 寬待한 성향으로 끝까지 成就해 내는 性質이 있고, 腎氣가 많은 少陰人은 溫和한 성향으로 端整하고 輕妄스럽지 않은 性質이 발현되는 것이다. 결국 哀怒喜樂의 性氣가 그 사람의 偏大한 臟局의 性向과 그 사람

5) 太陽人 性質 長於疏通 而材幹 能於交遇 少陽人 性質 長於剛武 而材幹 能於事務
太陰人 性質 長於成就 而材幹 能於居處 少陰人 性質 長於端重 而材幹 能於黨與.

의 性質까지도 결정한다.

　　肺脾肝腎의 氣運은 方向性은 각각 펴고, 감싸고, 완만하게 하고, 쌓는다. 이것은 哀氣는 直升하고, 怒氣는 橫升하고, 喜氣는 放降하고, 樂氣는 陷降하는 것과 통한다. 즉 肺脾肝腎을 통해 발현되는 氣運을 크게 둘로 나누면 上升하고 下降하는데 肺와 脾에서 上升之氣가 나오고, 肝과 腎에서는 下降之氣가 나온다. 그리고 上升之氣에서도 直升하는 것은 펼쳐지는 것을 의미하고, 橫升하는 것은 감싸면서 올라가는 것을 의미하고, 放降하는 것은 완만하게 내려가는 것을 의미하고, 陷降하는 것은 단순히 내려가는 것이 아니라 氣運이 蓄積되면서 下降되는 것을 의미한다.

　　이러한 肺脾肝腎의 氣運은 性이 深着되거나 情이 暴發할 때 손상된다. 특히 性深着보다는 情의 暴發에 의해 크게 손상된다. 情氣가 폭발할 때 나타나는 氣運의 偏急으로 인해 반대되는 臟局은 손상된다. 그렇게 되면 결국 人事를 저버리게 되고, 仁義禮智를 버리게 되어 鄙薄貪懦人이 되게 된다. 예를 들어 少陽人이 哀情이 暴發하면 腎局은 손상되며 肺氣 역시 偏急되어 事務라는 少陽人이 지혜를 통해 실천하는 人事를 저버리고 사사롭게 꾸며내기만 하는 경박한 인간이 된다. 그 결과 脾大腎小라는 臟局의 偏差는 더욱 더 커지게 된다.

2-12) **肺以呼　肝以吸　肝肺者　呼吸氣液之門戶也**
脾以納　腎以出　腎脾者　出納水穀之府庫也.

肺는 내쉬고 肝은 들이쉬니, 肝과 肺는 내쉬고 들이쉬는 氣液의 門戶이다.
脾는 들이고 腎은 내보내니, 脾와 腎은 들이고 내보내는 水穀의 倉庫이다.

東武는 肺脾肝腎을 인간의 생리적 대사의 가장 근본으로 보았다. 性氣에 의해 발현된 肺脾肝腎의 臟局은 각각의 氣運이 가진 성향과 方向性으로 인간의 생리 대사를 조절한다. 이러한 대사는 呼吸|吸收대사와 消化|排泄대사로 나눌 수 있다. 肺와 肝은 氣液을 呼散시키거나 吸聚하는 역할을 한다. 肺는 直升하여 펼쳐 보내고, 肝은 放降하여 緩慢하게 모은다. 脾와 腎은 水穀을 거두거나 내보낸다. 脾는 橫升하는 氣運으로 감싸듯이 거두고, 腎은 陷降하는 氣運으로 蓄積하면서 동시에 필요 없는 것들은 내보낸다. 구체적으로 설명하면 肺와 肝은 주로 呼散을 통해 대사된 물질을 散布시키거나, 吸聚를 통해 소화된 영양분

을 吸收하는 것을 담당한다. 脾와 腎은 水穀을 소화하고, 大小便을 통해 배출하는 것을 주관한다. 여기서 나오는 氣液과 水穀은 모두 대사물질인 체액이다. 체액이 분포된 위치 및 양태에 따라 이름이 다를 뿐 모두 인체에서 대사되는 물질이다. 肺를 통해 대사되는 물질이 氣이고, 肝을 통해 대사되는 물질이 液이고, 脾를 통해 대사되는 물질이 水이고, 腎을 통해 대사되는 물질이 穀이다. 이때 肺과 肝을 묶어서 설명하는 이유는 肺와 肝이 대사하는 물질은 맑고 가벼운 물질이고, 脾와 腎이 대사하는 물질은 무겁고 탁하기 때문이다. 臟腑論에서 인체로 들어온 음식물이 체액으로 변환되는 과정과 변환된 체액의 性質이 제시된다. 肺와 肝으로 들어가는 水穀溫氣와 水穀凉氣는 脾와 腎으로 들어가는 水穀熱氣와 水穀寒氣에 비해 輕淸한 것을 알 수 있다. 즉 輕淸한 체액이 注入되는 臟局끼리, 質重한 체액이 注入되는 臟局끼리 묶어서 설명한 것이다.

東武는 각 臟이 담당하는 여러 기능을 肺와 肝은 呼吸을 통한 체액의 조절을, 脾와 腎은 出納을 통해 체액의 조절을 하는 것으로 인간의 생리 대사를 요약하여 설명하였다. 그 요약의 핵심은 東武가 설정한 肺脾肝腎의 氣運의 性向과 方向性에 있다.

13 性情을 통해 발현되는 哀怒喜樂 氣運의 특성

2-13) 哀氣直升　怒氣橫升　喜氣放降　樂氣陷降.

哀氣는 곧게 오르고, 怒氣는 가로 오르며, 喜氣는 펼쳐지며 떨어지고, 樂氣는 툼벙 떨어진다.

*2-13에서는 性情이 발현될 때 哀怒喜樂이라는 감정의 형태로 발현되면 이때 나타나는 氣運의 方向性과 作用性을 설명하고 있다. 性情은 哀怒喜樂이라는 감정에 의해 발현되며 이러한 氣運의 方向性과 作用性에 의해 인간의 臟局은 영향을 받는다. 즉 性이라는 好善하는 마음도 哀怒喜樂으로, 情이라는 惡惡하는 마음도 哀怒喜樂이란 감정으로 발현되고, 감정은 方向性과 作用性을 가지며, 이를 바탕으로 인간의 생명을 유지한다.

---

6) 4-2
太陽人 性質 長於疏通 而材幹 能於交遇 少陽人 性質 長於剛武 而材幹 能於事務
水穀 自胃脘而入于胃 自胃而入于小腸 自小腸而入于大腸 自大腸而出于肛門者
水穀之都數 停畜於胃　而薰蒸爲熱氣
　　　　消導於小腸 而平淡爲凉氣
熱氣之輕淸者 上升於胃脘 而爲溫氣
凉氣之質重者 下降於大腸 而爲寒氣.

性情의 근본은 바로 四端이다. 哀氣와 怒氣를 각각 是非之心과 辭讓之心에서 발현되는 마음이며, 모두 上升하는 氣運이다. 喜氣와 樂氣는 각각 羞惡之心과 惻隱之心에서 발현되는 마음이며 下降하는 氣運이다. 上升하는 氣運은 곧게 나아가는 것과 측면으로 감싸며 나아가는 것으로 나뉘며, 下降하는 氣運도 곧게 떨어지는 것과 퍼지며 떨어지는 것으로 나뉜다. 哀氣는 樂氣와 待對되며, 怒氣는 喜氣와 待對된다. 待對되는 부위의 臟局의 氣運은 偏小하게 된다. 怒氣가 逆動하면 待對되는 喜氣가 제대로 발현되지 않고 결국 肝局이 偏小하게 된다. 哀氣가 逆動하면 樂氣가 발현되지 않고, 결국 腎局이 偏小하게 된다. 喜氣가 逆動하면 怒氣가 발현되지 않고, 결국 脾局이 偏小하게 된다. 樂氣가 逆動하면 哀氣가 발현되지 않고 肺局이 偏小하게 된다.

즉 각 체질별로 情이라는 감정이 暴動浪動하여 각각의 해당하는 氣運이 逆動하게 되면 待對되는 氣運이 약해지고 그 결과 臟局도 상하게 되어 偏小하게 된다. 性이라는 감정 역시 주로 順動하지면 偏急되어 深着되면 偏大한 臟局이 과하게 偏大하게 된다. 결국 性情 모두 深着되거나 暴動浪動하게 되면 臟局大小의 차이가 더 커져 壽世保元 할 수 없다. 이러한 차이를 바탕으로 草本卷에서는 인간의 命脈實數가 결정된다고 하였다.

太陽人　財權酒色 凡百內傷外觸 皆損肝 故太陽人 以肝臟剩削 爲命脉長短
太陰人　財權酒色 凡百內傷外觸 皆損肺 故太陰人 以肺臟剩削 爲命脉長短
少陽人　財權酒色 凡百內傷外觸 皆損腎 故少陽人 以腎臟剩削 爲命脉長短
少陰人　財權酒色 凡百內傷外觸 皆損脾 故少陰人 以脾臟剩削 爲命脉長短
太陽人　肝臟十分圓全[8] 而與肺相敵者 極完境人也
　　　　　一半虧缺 而與肺讓倍者 極壞境人也 過此則死
以此推之 太陽人 肝臟部一半 爲命脉實數 他臟倣[9] 此

요약하면 性情은 臟局大小를 만들고 그 차이를 크게도 하고, 작게도 하는 근본요소이다. 性情을 擴充하는 것이 바로 東武가 생각하는 醫學의 핵심이다.

---

7) 手抄本에는 '人'이 누락되어 있다.
8) 手抄本과 朝醫學에는 '圖'로 되어 있으나, 문맥상 '圓'으로 바꾸었다.
9) 朝醫學에는 '仿'으로 되어 있다.

2-14)
哀怒之氣 上升 喜樂之氣 下降
上升之氣 過多 則下焦傷 下降之氣 過多 則上焦傷.

哀怒의 氣運은 上升하고 喜樂의 氣運은 下降한다. 上升하는 氣運이 過하고 많으면 下焦가 傷하고 下降하는 氣運이 過하고 많으면 上焦가 傷한다.

*2-13에서 論한 것처럼 哀氣와 怒氣는 上升하는 氣運이고, 喜氣와 樂氣는 下降하는 氣運이다. 上升하는 氣運이 너무 많아지면, 반대쪽의 氣運은 부족해지기 때문에 下焦라는 인체를 上下로 나누었을 때 肝局과 腎局에 속하는 영역은 傷하게 된다. 下降하는 氣運이 너무 많아지면 반대쪽의 氣運은 부족해지기 때문에 上焦라는 肺局과 脾局에 속하는 영역은 傷하게 된다. 여기서 過多는 情의 暴動浪動만을 의미하는 것이 아니라 性의 深着까지 포괄하는 개념이다. 性이 深着이 待對되는 臟局을 傷하게 하는 것보다는 情의 暴動浪動에 의해 傷하는 정도가 심하다.

2-15)
哀怒之氣 順動 則發越而上騰
喜樂之氣 順動 則緩安而下墜
哀怒之氣 陽也 順動則順而上升
喜樂之氣 陰也 順動則順而下降.

哀怒의 氣運이 道理를 따르며 움직이면 펼쳐져 위로 오르고, 喜樂의 氣運이 道理를 따르며 움직이면 완만하고 편안하게 아래로 떨어진다.
哀怒의 氣運은 陽이다. 順動하면 順하게 上升한다. 喜樂의 氣運은 陰이다. 順動하면 順하게 下降한다.

*性氣의 발현양상은 順하다는 것이다. 暴動하거나 浪動하지 않고 順하게 발현된다. 하지만 이것도 한쪽으로 치우치면 문제가 된다. 이것을 東武는 深着되었다는 표현을 썼다. 즉 깊숙이 붙어 있는 것이다. 好善하는 마음으로 天機를 살핌에 있어 선함이 더할 나위 없지만 자신이 잘 살필 수 있는 도덕적인 능력만 발휘하고 부족한 능력을 닦지 않으면 결국 偏狹해질 수 있다. 이것이 바로 深着된 것이다. 이것이 지나치면 결국 자신의 情氣가 暴動浪動하

게 되는 계기가 된다.

즉 인간은 자신을 둘러싸고 있는 환경과 사회에 대한 도덕적인 가치판단을 끊임없이 한다. 이 과정에서 속이고 업신여기고 돕고 보호해주는 모습을 보면서 哀怒喜樂의 감정을 느낀다. 이러한 감정은 감정이입을 통해 간접적으로 느끼는 자연스럽고 순한 감정이다. 하지만 이러한 감정이 한쪽으로 치우치는 것도 문제가 된다. 즉 상황에 맞는 도덕적인 판단을 해야 하는데 모든 판단을 예를 들어 是非之心에 기준해서 한다면 결국 哀心이 深着되는 것이다. 그러면 결국 자신의 행위해야 할 人事 역시 제대로 하지 못하고 결국 情이 暴動浪動하게 되는 것이다.

16 情氣의 발현 양상

2-16)
哀怒之氣　逆動　則暴發而竝於上也
喜樂之氣　逆動　則浪發而竝於下也
上升之氣　逆動而竝於上　則肝腎傷
下降之氣　逆動而竝於下　則脾肺傷.

哀怒之氣가 道理를 거스르며 움직이면 별안간 터져 한꺼번에 올라가고, 喜樂之氣가 道理를 거스르며 움직이면 물결이 출렁거리듯 한꺼번에 내려간다.
上升하는 氣運이 逆動하여 한꺼번에 올라가면 肝腎이 傷하고, 下降하는 氣運이 逆動하여 한꺼번에 下降하면 脾肺가 傷한다.

*情氣는 性氣에 비해 발현의 강도가 强하다. 順하지 않고 모든 요소를 무시하고 거슬러 발현된다. 예를 들어 怒情이 폭발하면 어떠한 감정도 그러한 怒情을 누르지 못하고 거슬러 발현되는 것이 바로 逆動하는 것이다. 哀怒라는 上升하는 氣運이 逆動하면 폭발하듯이 上升하고, 喜樂이라는 下降하는 氣運이 역동하면 마치 풍랑이 일어 파도가 올라갔다 툼벙하고 아래로 떨어지듯이 下降한다. 결국 강렬한 情氣의 逆動은 待對되는 氣運을 약하게 만들고 臟局을 傷하게 한다.

2-17) 頻起怒而頻伏怒　則腰脇　頻迫而頻蕩也　腰脇者　肝之所住着處
也　腰脇迫蕩不定　則肝其不傷乎.
乍發喜而乍收喜　則胸腋　乍闊而乍狹也　胸腋者　脾之所住着處
也　胸腋闊狹不定　則脾其不傷乎.
忽動哀而忽止哀　則脊曲　忽屈而忽伸也　脊曲者　腎之所住着處
也　脊曲屈伸不定　則腎其不傷乎.
屢得樂而屢失樂　則背顀　暴揚而暴抑也　背顀者　肺之所住着處
也　背顀抑揚不定　則肺其不傷乎.

자주 성냄이 일어나거나 자주 성냄을 숨기면 腰脇이 자주 핍박받거나 풀리게 되니, 腰脇은 肝이 붙어서 사는 곳이다. 腰脇이 핍박받았다 풀렸다 하며 안정되지 못하면 肝이 傷하지 아니하겠는가?

별안간 기뻐하였다가 별안간 기쁨을 거두어들이면 즉 胸腋(胃脘)이 별안간 넓어졌다 좁아졌다 하니, 胸腋은 脾가 붙어서 사는 곳이다. 胸腋이 넓어졌다 좁아져 안정되지 못하면 脾가 傷하지 않겠는가?

홀연히 슬퍼하였다가 홀연히 슬픔을 그치면 脊曲(腰脊下)이 홀연히 구부러졌다가 홀연히 펴지니, 脊曲은 腎이 붙어서 사는 곳이다. 脊曲이 굽었다 펴져 안정되지 못하면 腎이 傷하지 아니하겠는가?

누차 즐거움을 얻고 누차 즐거움을 잃으면 背顀가 갑자기 올라갔다가 갑자기 구부러지는 데, 背顀는 肺가 붙어사는 곳이다. 背顀가 들렸다 구부러졌다 안정되지 못하면 肺가 傷하지 않겠는가?

* 여기서 감정의 暴動浪動이 실제적으로 신체에 미치는 모습을 구체적으로 제시하고 있다. 분노로 인해 옆구리가 조였다 넓어졌다 하며, 기쁨으로 인해 가슴이 넓어졌다 좁아졌다 하며, 슬픔으로 인해 허리가 굽었다 펴졌다 하며, 즐거움으로 인해 목덜미가 들렸다 숙여졌다 한다.

　즉 東武가 각각의 감정이 각각의 臟局에 미치는 영향을 실제적인 관찰을 통해 유추했을 가능성을 발견할 수 있다. 우리가 극도로 화가 나면 옆구리가 결리면서 답답하다. 기뻐서 혼자 좋아 어쩔 줄 모르면 숨쉬기가 힘들어질 정도로 가슴이 벅차기도 하다. 슬픔에 빠져 비통하여 허리를 구부린 채 흐느끼기도 하고, 즐거워하여 크게 박장대소하여 고개를 쳐

들고 뒤로 넘어갈 듯 웃기도 한다. 東武는 이러한 감정으로 발현되는 신체동작까지도 관찰하였음을 알 수 있다.

　　性命論과 마찬가지로 신체적인 요소와 정신적인 요소를 대등하게 연결시키고 서로 어떻게 실제적으로 영향을 주는 지에 대한 끊임없는 노력을 했음을 알 수 있다. 예를 들어 怒氣가 暴發하면 반대되는 喜氣가 약해지는데 喜氣는 肝局이 있는 中下焦를 채워주는 氣運이다. 그래서 그쪽의 氣運이 부족해져 腰脇이 영향을 받아 좁아졌다 풀어졌다 하게 되고 그 결과 腰脇에 붙어 있는 肝이 傷하게 되는 것이다. 다른 臟도 각각이 속해 있는 부위가 情氣의 暴動浪動에 의해 待對되는 氣運의 약화로 인해 영향을 받아 傷하게 되는 것이다.

2-18)
太陽人　有暴怒深哀　不可不戒　　少陽人　有暴哀深怒　不可不戒
太陰人　有浪樂深喜　不可不戒　　少陰人　有浪喜深樂　不可不戒.

太陽人이 몹시 노여워하거나 깊이 슬퍼하면 경계하지 않을 수 없고, 少陽人이 몹시 슬퍼하거나 깊이 노여워하면 경계하지 않을 수 없고, 太陰人이 몹시 즐거워하거나 깊이 기뻐하면 경계하지 않을 수 없고, 少陰人이 몹시 기뻐하거나 깊이 즐거워하면 경계하지 않을 수 없다.

*性이라는 것은 順動하는 경향이 있는 마음이다. 하지만 順動하더라도 偏急되어 順動한다면 이것 역시 과한 것이고 바람직하지 않다. 이것이 深한 것이다. 이렇게 되면 天機를 바르게 살필 수 없는 것이다. 이것이 한계에 이르면 결국 情이 逆動하게 된다. 逆動하면 결국 暴發하거나 浪發하게 되고 이로 인해 偏小之臟은 傷하게 되는 것이다. 順動과 逆動은 性氣와 情氣의 특성을 설명한 것이며, 情氣 역시 節度에 맞게 발현시켜 지나치게 逆動하지 않도록 조절해야 하고, 性氣는 偏僻되게 順動하지 않도록 해야 한다. 즉 情氣는 끊임없이 反省하여 節度에 맞게 발현시켜야 하고, 性氣는 항상 警戒하여 中을 지켜야 한다. 그래야 性情이 偏急되지 않고 擴充될 수 있다.

주) 暴發:별안간 튀어나면서 한꺼번에 위로 오름.
　　浪發:물결이 출렁거리듯 한꺼번에 아래로 내려감.

※性은 情에 비해 深한 마음이다. 즉 깊이 감추고 드러내지 않는 마음이다. 情은 이에 반해 暴, 浪 즉 暴發시켜 드러나는 마음이다. 따라서 2-17에서 각각의 감정이 발현되는 양상을 표현할 때 앞은 것은 감정을 발산하는 것이고(起發動得), 뒤의 것은 감정을 참고 숨기는 것이다(伏收止失). 두 가지 마음 모두 臟을 傷하게 하는 마음이다. 2-17은 性의 마음과 情의 마음을 모두 포괄하는 것으로도 볼 수 있다. 性이라는 것은 天機로서 타고나서 잘 감추고 인내할 수 있는 마음이고, 情이라는 것은 人事로서 타고난 극복하지 않으면 動하기 쉬운 마음으로 특히 이 마음이 폭발하게 되면 결국 偏小之臟을 더욱 더 傷하게 할 수 있다.

예를 들면 少陽人은 怒하는 마음을 잘 감추고 인내할 수 있는데 너무 伏하게 하면 肝이 傷하게 되고, 슬픈 마음을 홀연히 動하게 하면 腎이 傷하게 하여, 결국 少陽人은 哀怒之氣가 逆動하게 되면 肝腎이 傷하게 되는 것이다.

※2-11과 2-12는 肺脾肝腎 자체의 氣運의 方向性과 역할에 관한 내용이며, 2-13과 2-14는 肺脾肝腎의 형성과 활동에 직접적인 영향을 주는 性情에 의해 발현되는 哀怒喜樂이라는 氣運의 方向性을 의미한다. 그리고 2-15는 性氣에 관한 이야기이며 2-16은 情氣에 관한 이야기이다. 그리고 2-17에서 哀怒喜樂의 발현에 있어 겉으로 發散하는 마음과 속으로 참는 마음 즉 陽的인 면과 陰的인 면이 존재하는데, 性은 陰的인 마음 즉 참고 인내하는 마음이고, 情은 陽的인 마음 즉 發散하는 것이다. 2-18에서 감정의 發散과 收斂이 나오는데, 이는 性과 情의 마음의 발현을 모두 의미하는 것으로 생각된다. 2-22에서도 性의 마음이 한계에 다 달았을 때 구제하거나 이겨내거나 이루거나 다스리지 못하였을 때 情의 마음이 動한다고 표현하였는데, 즉 性의 마음은 각 체질별로 잘 조절할 수 있는 감정이며, 情의 마음은 이러한 감정을 조절하지 못하였을 때 표출되기 쉬운 감정이라고 유추할 수 있다.

2-19)
皐陶 曰都 在知人 在安民
禹曰 吁 咸若時 惟帝 其難之 知人則哲 能官人 安民則惠 黎民懷之 能哲而惠 何憂乎驩兜 何遷乎有苗 何畏乎巧言令色孔壬.

皐陶가 이르길 "아! 사람을 앎은 백성을 편안하게 하는데 있습니다." 禹王이 이르길 "아! 다 그렇거늘 비록 堯임금도 그것을 어렵게 여기셨으니 사람을 알아보는 것은 明哲한 것이니 능히 사람을 관직에 임명할 수 있고, 백성을 편안하게 하면 즉 은혜를 베푸는 것이니 백성들이 그것을 품을 것이다. 능히 명철하고 은혜를 베풀면 어찌 驩兜를 걱정하고 어찌 有苗를 추방하며, 어찌 말재주에 낯빛 좋은 孔壬을 두려워할 까닭이 있겠는가?

知人은 인간의 性情을 파악하는 것을 의미한다. 그래야 자신에 맞는 직업을 선택할 수 있다. 聖人의 역할 중 하나는 衆人들의 性情을 잘 살펴서 그 사람이 性情에 맞게 살도록 도와주는 것이다. 이게 앞에서 제시된 聖人이 天下의 다스려짐을 걱정하는 것이고, 욕심이 없는 이유이다. 더 나아가 본인 스스로가 자신의 性情을 파악하여 그것에 맞는 직업을 찾을 수 있다면 그것만큼 인간다운 삶이 없을 것이다.

安民은 性命論의 罔民에 반대되는 개념이다. 즉 백성들의 생업을 유지하지 못하도록 정치를 해서 죄를 저지르는 그물에 던지는 것이 罔民이라면, 安民은 백성들이 資業을 편안하게 영위하며 살아갈 수 있도록 하는 것이다. 즉 東武는 고요와 우임금의 대화를 통해 聖君이 어떻게 해야 天下를 잘 다스릴 수 있는 지에 대한 이야기를 하고 있는 것이다.

주) 皐陶: 고요는 堯임금의 신하다. 소호의 후손이다. 독수리 머리에 뿔이 나 있으며 몸은 표범과 비슷한 짐승이다. 고요는 요임금의 名臣이었다. 요임금은 고요를 大理로 임명하고 순임금은 그를 士師로 임명하였다. 재위 28년째 요임금이 세상을 뜨자 백성들은 부모를 잃은 것처럼 삼년 동안 슬퍼하였고, 온 세상에 음악소리를 그쳐 고요히 지냈다. 정월 초하룻날 순임금은 요임금의 시조 사당에 고하였다.
순임금은 伯禹를 司空에 기용하자 우가 稷, 契, 皐陶 사양하자 契이 司徒를 맡고, 皐陶는 법관, 棄는 농사를 맡았다. 순임금은 30세에 요임금에 등용되고, 3년 동안 시험을 거치고, 28년 섭정하고, 50년을 제위하고 죽었다. 고요는 서씨(徐氏)의 조상이다.
제위에 오른 우임금은 신하 중에 어진 皐陶 하늘에 천거하여 후계자로 삼으려 하였으나 고요가 먼저 죽어 뜻을 이루지 못했다. 禹임금도 그 다음 제위는 皐陶에게 선양하려 하였는데 고요가 우임금보다 먼저 세상을 떠났다.
주) 驩兜, 有苗, 孔壬: 四凶이라 일컬어지던 鯀과 共工, 驩兜, 三苗 舜임금이 쫓아냈다.

2-20) 三復大禹之訓 而欽仰之 曰帝堯之喜怒哀樂 每每中節者 以其
難於知人也
大禹之喜怒哀樂 每每中節者 以其不敢輕易於知人也.
天下喜怒哀樂之暴動浪動者 都出於行身不誠 而知人不明也
知人 帝堯之所難 而大禹之所吁也 則其誰沾沾自喜乎 蓋亦益反
其誠而必不可輕易取舍人也.

禹임금의 교훈을 세 번 반복하고 우러러 말하건대, 堯임금의 喜怒哀樂이 매번 법도에 맞은 것은 사람을 아는 것을 어려워하였기 때문이다. 禹임금의 喜怒哀樂이 매번 도리에 맞은 것은 사람을 아는 것을 감히 쉽게 하지 않았기 때문이다. 天下 사람들의 喜怒哀樂이 별안간 터지듯 動하거나 물결이 일렁이듯 動하는 것은 모두 몸을 行함에 진실로 하지 않고, 사람을 앎에 밝지 않기 때문이다.

사람을 아는 것은 堯임금이 어려워한 바이고, 禹임금도 탄식하는 바인 즉 그 누가 스스로 경박하게 스스로 기뻐하겠는가! 대개 더욱더 그 진실함을 돌이켜, 반드시 가볍고 쉽게 사람을 취하고 버려서는 안 된다.

聖人과 달리 일반 사람들의 哀怒喜樂이 暴動浪動하는 이유는 知行을 실천하지 않기 때문이다. 性命論에서 知行이라는 것은 性命을 기르고 세우는 과정을 의미한다. 邪心과 怠心을 극복하고 博通하고 獨行하는 것이 바로 知行을 추구하는 것이다. 怠心을 극복하는 것이 誠行身이고 邪心을 극복하는 것이 바로 明知人이다.

인간의 사사로운 마음을 밝게 알고, 스스로 행동함에 있어 怠慢하지 않고 眞實無妄하게 하는 것이 바로 性情을 擴充하는 근본이다. 性은 好善하는 마음을 통해 天機를 살피는 과정에서 발현되는 감정이다. 情은 惡惡하는 마음을 통해 人事를 행위하는 과정에서 발현되는 감정이다. 이러한 감정은 聖人과 마찬가지로 지극히 선한 마음이다. 하지만 偏急될 수 있는 가능성을 내포하고 있다. 그 이유는 자기가 잘 하도록 타고난 능력으로만 세상을 살피고 행동하려하기 때문이다. 자신이 못하는 부분의 知行을 실천하는 과정에서 性情이 深着되고 暴動浪動하게 된다. 이때 邪心과 怠心이 더욱더 무쌍해지고 그 결과 자신이 잘하는 人事 마저도 하지 못하는 鄙薄貪懦人이 되어버린다. 결국 知行을 밝고 眞實無妄하게 한다는 것은 자신이 못하는 능력을 키우는 것을 의미하며 學不厭教不倦을 통해 그것을 잘하는 사람을 잘 살피고 실천함으로써 가능하다. 그것이 바로 知人이고 行身이다.

2-21)
雖好善之心　偏急而好善　則好善必不明也
雖惡惡之心　偏急而惡惡　則惡惡必不周也
天下事　宜與好人做也　　　不與好人做　則喜樂必煩也
天下事　不宜與不好人做也　與不好人做　則哀怒益煩也.

비록 善을 좋아하는 마음이나 치우쳐 急하게 善을 좋아하면 善을 좋아함이 밝지 않다.
비록 惡을 미워하고 부끄러워하는 마음이나 치우치고 急하게 惡을 미워하면 惡을 미워하는 것
이 반드시 두루 미치지 못한다.
天下의 일은 마땅히 좋은 사람과 더불어 해야 하며, 좋은 사람과 더불어 하지 못하면 기쁘고
즐거움이 반드시 번거롭다.
天下의 일은 마땅히 좋지 않은 사람과 더불어 해서는 안 되니 좋지 않은 사람과 더불어 하면
즉 슬프고 성냄이 더욱 번거롭다.

好善하는 마음은 堯舜과 마찬가지로 지극히 선한 마음인데 왜 偏急되고, 惡惡하는 마음도
堯舜과 마찬가지로 지극히 선한 마음인데 왜 偏急될까? 그것에 대한 답은 擴充論에 제시
된다. 비록 선한 마음이더라도 상황에 맞게 그 마음을 적용할 때만 순리대로 발현되는 것
이다. 太陽人은 好善하는 마음 중 天時를 살피는 哀性과 惡惡하는 마음 중 交遇를 행하
는 怒情이 발달한 체질이다. 이때 性情은 바로 도덕적 능력을 말한다. 만약 太陽人이 天時
를 살피는 哀性으로 人倫을 살피려고 한다면 상황에 맞을까? 交遇를 행하는 怒情으로 黨
與를 하려고 하면 상황에 맞을까? 모두 선한 마음으로 하는 것이지만 상황에 맞지 않기 때
문에 결국 이러한 마음은 偏急되어 性은 深着되고 情은 暴動浪動하게 되는 것이다.

이것에 대한 해결책은 바로 學不厭敎不倦이다. 인간이 天機를 살피고 人事를 행함에
있어 자신이 잘하도록 타고난 도덕적 능력에 대해서는 잘하지 못하는 사람들에 가르쳐 주
고, 자기가 不及하게 타고난 도덕적 능력에 대해서는 잘하는 사람을 통해 열심히 배워야 한
다. 따라서 太陽人은 타고난 肺大肝小라는 臟局에 의해 天機를 살핌에 있어서는 人倫에
취약하고, 人事를 행함에 있어서는 黨與에 취약하다. 人倫을 가장 잘 살피는 체질은 太陰
人이고, 黨與를 가장 잘 행하는 체질은 바로 少陰人이다. 그렇기 때문에 擴充論에서 天機
를 살핌에 있어서는 太陽-太陰/ 少陽-少陰으로 人事를 행함에 있어서는 太陽-少陰/少
陽-太陰으로 대비하여 설명하고 있는 것이다.

好人은 어떤 사람일까? 善한 사람을 의미한다. 선한 사람이란 好善하고 惡惡할 줄 아는 사람이고 邪心과 怠心에 잘 빠지지 않는 사람이다. 好人 즉 선한 사람과 함께 일을 해야 하는데 선한 사람과 일을 하지 못하게 되면 기쁘고 즐거운 마음이 번거로워진다. 기쁘고 즐거운 마음은 도움을 받거나 보호를 받을 때 나타나는 감정이다. 다른 사람들이 서로 도와주거나 보호해주는 모습을 볼 때도 느껴지는 감정이다. 즉 선한 사람에게 도움 받거나 보호 받을 때 진정한 기쁨과 즐거움을 느낄 수 있는데, 선한 사람과 같이 하지 못하며 느껴지는 기쁨과 즐거움은 진정한 감정이 아니며 속에서 번거로워진다.

또한 일이라는 것은 惡한 사람과는 함께해서는 안 된다. 하지만 惡한 사람과 함께 한다면 그 과정에서 속임을 당하거나 업신여김을 당하여 분노하거나 애달픈 감정으로 인해 번거로워진다. 여기서 보면 喜樂의 감정은 선한 사람과 함께 할 때 느껴지는 감정이고, 哀怒의 감정은 악한 사람과 함께 할 때 느껴지는 감정이다. 인간이라면 당연히 선한 사람과는 기쁘고 즐겁고, 악한 사람과는 분하고 애달파해야 하는 것인데, 이러한 감정을 느끼게 하는 도덕적인 판단 능력이 바로 性情 즉 好善하고 惡惡하는 마음이다. 만약 계속 악한 사람과 함께 한다면 결국 惡惡하는 마음이 偏急될 것이고, 만약 계속 선한 사람과 함께 하지 못한다면 好善하는 마음 역시 偏急될 것이다.

22 性深着와 情暴發의 관계

2-22)
哀怒相成　喜樂相資
　哀性極則怒情動
　怒性極則哀情動
　樂性極則喜情動
　喜性極則樂情動
太陽人　哀極不濟則忿怒激外
少陽人　怒極不勝則悲哀動中
少陰人　樂極不成則喜好不定
太陰人　喜極不服則侈樂無厭
如此而動者　無異於以刀割臟　一次大動　十年難復
此死生壽夭之機關也　不可不知也.

哀怒는 서로 이루고, 喜樂은 서로 도우니 哀性이 지극하면 怒情이 動하고, 怒性이 지극하면 哀情이 動하고, 樂性이 지극하면 喜情이 動하고 喜性이 지극하면 樂情이 動한다.

太陽人은 슬퍼함이 한계에 달하여 구제하지 못하면, 즉 분노가 외부로 激動하고
少陽人은 노여움이 한계에 달하여 이기지 못하면, 즉 슬픔이 가운데에서 動하고
少陰人이 즐거움이 한계에 달하여 이루어지지 못하면, 기쁘고 좋아함이 안정되지 못하고
太陰人이 기뻐함이 한계에 달하여 바르게 처리하지 못하면, 즉 스스로 많다고 거만해하고 즐
거워함에 싫어함이 없다.
이와 같이 動하면 칼로 臟을 해치는 것과 다름이 없으니 한번 크게 動하면 十年을 두고도 회복
되기 힘들다. 이것이 죽고 사는 것과 長壽하고 夭折하는 것이 정해지는 機關인지라 不可不 알
아두어야 할 것이다.

우선 哀怒라는 上昇하는 氣運을 動하게 하는 감정은 서로 짝이 되고, 喜樂이라는 下降하
는 氣運을 動하게 하는 감정은 서로 짝이 된다. 같은 方向性을 지닌 감정끼리 서로 맞물려
작용함을 알 수 있다.

東武는 性이 지극하면 情이 動한다고 하였다. 시간의 선후 내지, 원인과 결과의 관계로
서술하고 있다. 臟腑論을 보면 東武가 水穀之氣가 인체 내에서 변화되어 과는 과정을 설
명할 때, 인간이 四腑를 통해 水穀을 받아들여 溫熱凉寒이라는 氣運을 만든 뒤, 여기에
서 맑은 氣運은 耳目鼻口가 聽視嗅味하는 性이라는 마음의 힘을 통해 神氣血精을 만들어
내고, 이 神氣血精의 맑은 氣運을 肺脾肝腎이 情이라는 마음의 힘을 통해 자신의 元氣를
채우고, 頷臆臍腹의 津膏油液을 鼓動시켜 凝聚한다고 설명하였다.

즉 性의 작용을 먼저 서술한 뒤 情의 작용을 설명함을 알 수 있다. 앞에서 性은 順動함
이 偏急되면 深着되고, 情은 逆動함이 偏急되면 暴動浪動한다고 하였다. 性이라는 감정
은 깊이 붙어 있는 감정으로 겉으로 드러내기 보다는 속으로 깊이 갈무리하는 감정임을 알
수 있다. 그러한 감정이 지극해지면 그 감정이 자체가 폭발하기 보다는 짝하는 감정이 폭발
한다고 東武는 서술하고 있다. 인간은 好善하는 마음으로 간접적인 감정이입을 통해 사람
들이 서로 속이고, 업신여기고, 돕고, 보호해주는 모습을 보며 哀怒喜樂의 性이라는 마음
이 발현된다. 하지만 이러한 감정이 知行을 바탕으로 되지 않고 心慾에 빠져 偏急되게 된다
면 결국 深着된다. 好善하지 못하게 되면 결국 인간은 未來에 대해 예측하지 못하게 된다.
그럼 결국 惡惡하는 마음으로 過去의 경험을 反省하여 行해야 하는데 있어 여러 실수가
뒤따르게 된다. 이것이 바로 情이 暴發하는 것이다.

性命論에서 東武의 시간관에 대해서 설명하였다. 인간은 性의 능력을 통해 未來를 예
측하고, 情의 능력을 통해 過去를 反省하며, 現在에서는 邪心과 怠心을 극복하여 知行을
실천하며 性命을 추구하는 존재이다. 未來를 살피고 過去를 반성하는 능력은 모든 인간
에 주어진 뛰어난 도덕적인 능력이지만, 現在에서 邪心과 怠心이라는 心慾에 빠지지 않는
것은 개개인의 노력 여하에 따라 달라진다. 心慾에 빠지게 되면 결국 자신의 뛰어난 도덕적

능력이 性情이 偏急되게 된다. 東武는 이러한 性情의 偏急에 있어 性의 深着됨을 情의 暴發함에 先行하는 요소로 보고 있다.

각 체질별로 性이라는 감정을 최대한 안으로 깊숙이 내포하고 있다가 결국 드러날 때는 情이라는 감정을 통해 폭발하듯이 발현됨을 알 수 있으며 인간의 감정의 발현에 있어 안으로 내포하는 감정(性)과 밖으로 드러내는 감정(情)이 있음을 東武는 말하고 있는 것이다. 性이 情에 선행하는 이유는 인간은 감정을 처음부터 폭발시키기보다는 우선 상황을 관찰하며 속으로 참는 경우가 더 많기 때문이다.

23 人事의 닦음이 중요한 이유

2-23)
太少陰陽之臟局短長　陰陽之變化也
天稟之已定　痼無可論　天稟已定之外　又有短長而不全其天稟者
則人事之修不修　而命之傾也　不可不愼也.

太少陰陽人의 臟局의 짧고 길음은 陰陽의 변화이다. 하늘로부터 품부 받음은 이미 정해져 있음은 본디 가히 논할 바가 없으나, 하늘로부터 품부 받아 이미 정해진 것 외에 또 짧음과 길음이 있어서, 그 하늘로부터 품부 받은 것이 완전하지 못한 자는 人事를 닦는가 아닌가에 따라 命이 기우는 것이니 삼가지 않아서는 안 된다.

*모든 인간은 臟局의 大小를 가지고 태어난다. 이것은 天理의 변화고 陰陽의 변화이다. 이것은 하늘로부터 품부 받았음은 당연한 것이다. 하지만 이러한 臟局의 大小뿐만 아니라 이러한 大小의 차이를 더 크게 만드는 요소가 있고, 그 품부 받은 것을 완전하지 못하게 한다.

그것을 유발하는 요소가 바로 知行의 실천 여부이고 그로 인한 性情의 偏急이다. 命의 壽夭는 앞의 性命論에서도 善行을 하는가 惡行을 하는가에 따라 결정된다고 하였다. 이것을 修其身立其命, 즉 頭肩腰臀의 아래에 있는 怠心을 반드시 없도록 수행을 한 뒤에 얻을 수 있는 것이다. 즉 하늘로부터 받은 臟理 외에 現在에서 知行을 실천하는가에 따라 그 天稟이 완전해 지거나 불완전할 수 있는 것이다. 여기서의 人事는 天機에 대응하는 人事가 아니라 現在를 살아가는 인간이 행하는 知行을 모두 포괄하는 개념이다. 知行을 선하게 실천하면 長壽하는 것이고 知行을 닦지 않고 악하게 실천하면 夭折하는 것이다.

2-24) 太陽人怒 以一人之怒 而怒千萬人 其怒 無術於千萬人 則必難
堪千萬人也
少陰人喜 以一人之喜 而喜千萬人 其喜 無術於千萬人 則必難
堪千萬人也
少陽人哀 以一人之哀 而哀千萬人 其哀 無術於千萬人 則必難
堪千萬人也
太陰人樂 以一人之樂 而樂千萬人 其樂 無術於千萬人 則必難
堪千萬人也.

太陽人의 怒함은 한 사람의 怒함으로 千萬人을 노하게 하나, 그 怒함은 千萬人을 감당할 재주가
없으니 즉 千萬人을 감당하기 어려울 것이다.

少陰人의 기뻐함은 한 사람의 기뻐함으로 千萬人을 기쁘게 하나, 그 기뻐함은 千萬人을 감당할
만한 재주는 없으니 반드시 千萬人을 감당하기 어려울 것이다.

少陽人의 애달픔은 한 사람의 애달픔으로 千萬人을 애달프게 하나 그 애달픔은 千萬人을 감당
할 만한 재주는 없으니 반드시 千萬人을 감당하기 어려울 것이다.

太陰人의 즐거움은 한 사람의 즐거움으로 千萬人을 즐겁게 하나 그 즐거움은 千萬人을 감당할
만한 재주는 없으니 반드시 千萬人을 감당하기 어려울 것이다.

*千萬人을 哀怒喜樂한다는 것은 실제로 자신이 잘하는 人事를 행하는 방식으로 모든 일처
리를 하려한다는 뜻이다. 太陽人이 交遇를 함에 있어 禮에 맞지 않음에 대해 노여워하는
것은 상황에 맞는 감정이지만 만약 다른 事務나 黨與 居處를 禮를 기준으로만 노여워하며
처리하려 한다면 상황에 맞지 않고 결국 忿怒激外하게 되고, 다른 사람들로부터 결국 업신
여김을 당하게 된다.

少陰人이 黨與를 함에 있어 義에 맞음에 기뻐하는 것은 상황에 맞는 감정이지만 만약
다른 事務 居處 交遇를 義에만 맞춰 기뻐하는 방식으로 처리한다면 결국 喜好가 不定해지
고 다른 사람들로부터 도움을 받지 못한다.

少陽人이 事務를 함에 있어 智를 기준으로 애달파하며 처리하면 상황에 맞는 방식이
지만 만약 다른 交遇 居處 黨與를 智에만 맞춰 애달파하는 방식으로 처리하면 悲哀動中하
게 되고 결국 다른 사람들로부터 속임을 당하게 된다.

太陰人이 居處를 함에 仁에 맞춰 즐거워하는 방식으로 처리한다면 상황에 맞지만 만약 다른 事務 黨與 交遇를 仁에만 맞춰 즐거워하는 방식으로 처리한다면 결국 侈樂에 싫어함이 없게 되고 다른 사람들로부터 보호받지 못하게 된다.

결국 인간이 人事를 행함에 있어 哀怒喜樂이라는 감정이 발현된다. 하지만 이 감정은 절도에 맞게 해야 하는데, 각 체질별로 자기가 잘하는 人事를 행하는 방식으로 다른 不及한 人事를 행하려고 한다면 당연히 감당할 수 없다. 결국 暴動浪動하게 되는 것이다. 이것을 극복하는 것이 바로 學不厭敎不倦이다. 자신이 못하는 것을 억지로 자기가 잘하는 능력으로만 밀어부쳐 하기 보다는 남에게 배워서 실천하고, 자기가 잘하는 것은 남에게 가르쳐 줘야 한다.

25 과도한 情氣와 不及한 情氣를 조절하는 법

2-25
太陽少陽人 但恒戒哀怒之過度 而不可强做喜樂 虛動不及也
　若强做喜樂 而煩數之 則喜樂 不出於眞情 而哀怒益偏也
太陰少陰人 但恒戒喜樂之過度 而不可强做哀怒 虛動不及也
　若强做哀怒 而煩數之 則哀怒 不出於眞情 而喜樂益偏也.

太陽人 少陽人은 오직 항상 哀怒의 과도함을 경계해야 하고, 喜樂을 억지로 꾸며내 헛되이 動하여 미치지 못하게 해서는 안 된다. 만약 억지로 喜樂을 지어내 여러 번 번거로우면 喜樂은 眞情으로 나오지 않고 哀怒도 더욱 더 치우치게 된다.

太陰人 少陰人은 오직 항상 喜樂의 과도함을 항상 경계하고, 哀怒를 억지로 꾸며내 헛되이 動하여 미치지 못하게 해서는 안 된다. 만약 哀怒를 억지로 지어내 여러 번 번거로우면 哀怒는 眞情으로 나오지 않고 喜樂은 더욱 치우치게 된다.

*즉 陽人은 哀情과 怒情의 과도함을 항상 경계하고, 억지로 喜情과 樂情을 지어내 헛되이 동하여 미치지 못하게 해서는 안 된다. 喜樂은 타고난 바가 아니므로 억지로 하는 것이 아니라 知行을 통해 타 체질로부터 배워서 바르게 해야 한다. 知行을 통해 바르게 하지 못하면 眞情으로 나오는 것이 아니고 邪心과 怠心으로 발휘되며, 情氣는 더욱 더 치우치게 되는 것이다. 과도하기 쉬운 情氣는 항상 경계하고 不及하기 쉬운 情氣는 억지로 하기보다는 知行을 통해 타 체질로부터 배워 조금씩 자연스럽게 해야 한다. 만약 자기의 타고난 哀情과

怒情의 능력으로 不及한 人事를 억지로[10] 하려하면 결국 情氣를 폭발하게 되고 不及한 人事 역시 헛되이 될 뿐 미치지 못한다.

陰人은 喜情과 樂情의 과도함을 항상 경계하고, 억지로 哀情과 怒情을 지어내 헛되이 動하여 미치지 못하게 해서는 안 된다. 즉 哀怒는 타고난 바가 아니므로 억지로 하는 것이 아니라 知行을 통해 타 체질로부터 배워서 바르게 해야 한다. 知行을 통해 바르게 하지 못하면 眞情으로 나오는 것이 아니고 邪心과 怠心으로 발휘되면, 情氣는 더욱 더 치우치게 된다. 즉 과도하기 쉬운 情氣는 항상 경계하고, 不及하기 쉬운 情氣는 억지로 하기 보다는 知行을 통해 타 체질로부터 배워 조금씩 자연스럽게 해야 한다. 만약 자기의 타고난 喜情과 樂情의 능력으로 不及한 人事를 억지로 하려하면 결국 情氣를 폭발하게 되고 不及한 人事 역시 헛되이 될 뿐 미치지 못한다.

東武는 인간은 자신이 타고난 도덕적인 능력이 있고 이것은 과도해지기 쉽기 때문에 과도함을 경계하는 것이 중요하며, 자신이 타고나지 못한 능력은 억지로 자기가 잘하는 방식으로 하는 것이 아니라 잘하는 사람에게 배워가며 조금씩 擴充해나가라 조언하고 있다. 사람은 누구나 잘하는 것이 다르다. 어떤 사람을 일처리를 잘하며, 어떤 사람은 가족이나 자기 주변사람을 보살피는 것을 잘한다. 만약 자기 가족을 대하는 것을 일처리를 하듯이 한다면 가족이 과연 보살핌을 받는 다고 느껴질까? 각 상황에 맞는 방법으로 할 때 진정으로 좋은 방향으로 나아갈 수 있는 것이다. 東武는 그것을 체질을 통해 설명하고 있다.

10) 草本卷 3-8
太陽人少陽人 深警哀怒之過度 而祗可少引喜樂之不及 而不必大做喜樂事而强握之也.
若强握喜樂則 喜樂不出於眞情而慾心動 而哀怒益偏也.
太陰人少陰人 深警喜樂之過度 而祗可少引哀怒之不及 而不必大做哀怒之事强握之也.
若强握哀怒則 哀怒不出於眞情而慾心動 而喜樂益偏也.
蓋警之而少引則 過之者退 適於中 而不及者亦暗進 守中矣
若强握之而大做則 非 徒無益而又害之
是故恭敬也已矣 誠信也已矣
喜怒哀樂 未發而預備者 非恭敬之道乎 喜怒哀樂 既發而不强握者 非誠實之德乎
未發而預備者 非中之謂乎 既發而不强握者 非節之謂乎

2-26)
　喜怒哀樂之未發　謂之中
　　　　發而皆中節　謂之和
　喜怒哀樂　未發而恒戒者　此非漸近於中者乎
　喜怒哀樂　已發而自反者　此非漸近於節者乎.

喜怒哀樂이 아직 일어나지 않은 상태를 中이라고 하고, 發하여 모두 節度에 맞는 것을 和라한다.

喜怒哀樂의 아직 일어나지 않은 상태에서 항상 경계하는 것이 이것이 中에 점점 가까워지는 것이 아니겠는가?

喜怒哀樂의 이미 發함에 스스로 돌이키는 것이 점점 節度에 가까워지는 것이 아니겠는가?

*未發은 性의 감정상태이다. 아직 감정이 겉으로 드러나지는 않았지만 살피는 과정에서 마음속에 차곡차곡 쌓이는 哀怒喜樂之性의 감정이다. 이때 深着되지 않도록 항상 경계하면 中에 이르게 되고 그러면 偏急되지 않는다.

　　已發은 情의 감정상태이다. 실재적으로 人事를 행동하면서 감정이 促急되어 겉으로 드러나는 것이 바로 哀怒喜樂之情의 감정이다. 이때는 暴動浪動되지 않도록 돌이켜 反省하면 점점 偏急되지 않고 節度에 맞게 된다.

☆ 나가기

四端論에서는 性과 情에 대해서 모두 論하고 있다. 性은 天機를 살피는 과정에서 나타나는 마음으로 지극할 정도까지 참고 인내할 수 있는 마음이다. 情은 人事를 행위하는 과정에서 나타나는 마음으로 겉으로 動하기 쉬운 마음이다. 性의 마음이 한계에 도달해 어찌할 수 없을 때 情의 마음이 動하게 된다. 만약 情의 마음이 暴動浪動하게 되면 偏小之臟은 더욱 더 傷하게 된다. 따라서 性의 深着에 비해 情의 暴動浪動이 인간에게 미치는 영향이 더 크다고 볼 수 있다. 그 이유는 氣運의 作用性이 폭발적일정도로 강하기 때문이며, 자신이 가지고 있는 偏小한 臟局을 더욱 더 약화시키기 때문이다.

東武는 性情이라는 好善하고 惡惡하는 마음의 偏急이 결국 인간의 生理病理의 핵심요소라고 생각하였으며, 특히 惡惡하는 마음 즉 情의 偏急을 조절하는 것에 더욱 더 주안점을 두었다. 壽世保元하는 방법의 핵심은 바로 性의 深着을 미리 경계하여 中의 상태를 유지하고, 情이 暴發하였더라도 反省하여 節度에 맞게 하는 것이다.

三. 擴充論 17條

☆들어가기

凡有四端於我者 知皆擴而充之矣 若火之始然 泉之始達 苟能充之
足以保四海 苟不充之 不足以事父母.
무릇 나에게 四端이 있는 것을 모두 넓혀서 그것을 채움을 안다. 마
치 불의 첫 타오름과 샘의 첫 도달과 같다. 진실로 능히 그것을 채우
면 충분히 四海를 보호하고 만약 그것을 채우지 않는다면 부모를 섬
김에 족지지 않다.

　擴充은 孟子 公孫丑에 나오는 용어이다. 나에게 있는 四端을 모두
넓히고 채워서 알게 되면 모든 것의 시작이고 진실로 채우게 되면 天
下를 보살필 수 있을 정도의 능력을 가질 수 있다. 東武는 四端論을
통해 인간은 四端을 가지고 있지만 체질별로 偏差가 있음을 性情을
통해 설명하였다. 性情이란 好善하는 마음과 惡惡하는 마음이며 惻
隱之心, 辭讓之心, 是非之心, 羞惡之心이 哀怒喜樂이라는 감정을
통해 나타낸 것이다. 性이라는 好善하는 마음은 哀怒喜樂의 감정으
로 나타나며, 감정의 발현양상은 속으로 깊이 內包되는 방식으로 발
현된다. 情이라는 惡惡하는 마음도 哀怒喜樂의 감정으로 나타나며
감정의 발현 양상은 겉으로 暴發하는 방식으로 발현된다. 이러한 감
정의 발현의 深着과 暴動浪動을 극복하는 것이 바로 性情을 擴充하
는 것이고 결국 四端을 擴充하는 것이다. 擴充의 시작은 바로 知行
이다. 좀 더 구체적으로 말하면 學不厭教不倦에 있다. 東武는 擴充
論을 통해 각 체질별로 性情이 발현되는 구체적인 모습을 제시하고,
그러한 모습을 통해 체질별로 자신이 잘하는 것은 다른 사람에게 가
르치고, 못하는 것은 다른 사람으로부터 배움으로써 性情을 擴充시
킬 것을 이야기하고 있는 것이다. 性情이 擴充되면 더 궁극적인 도덕
적 목표인 性命을 기르고 세울 수 있는 토대를 갖출 수 있다.

3-1) 太陽人 哀性遠散 而怒情促急

哀性遠散者 太陽之耳 察於天時 而哀衆人之相欺也 哀
性 非他 聽也

怒情促急者 太陽之脾 行於交遇 而怒別人之侮己也 怒
情 非他 怒也

太陽人은 哀性은 멀리 흩어지고, 怒情은 促急하니

哀性이 멀리 흩어지는 것은 太陽의 귀로 하늘의 때를 살펴 衆人의 서로 속임을 애달파 하는 것
이니 哀性은 다른 것이 아니라 듣는 것이다.

怒情이 促急한 것은 太陽의 脾로 만나서 예우하는 것을 行할 때 다른 사람이 나를 업신여기는
것을 노여워하는 것이니 怒情은 다른 것이 아니라 노여워하는 것이

太陰人 喜性廣張 而樂情促急

喜性廣張者 太陰之鼻 察於人倫 而喜衆人之相助也 喜
性 非他 嗅也

樂情促急者 太陰之腎 行於居處 而樂別人之保己也 樂
情 非他 樂也

喜性이 넓게 퍼지는 것은 太陰의 코로 사람으로 지켜야 할 도리를 살펴 衆人이 서로 돕는 것을
기뻐하니 喜性은 다른 것이 아니라 냄새 맡는 것이다.

樂情이 促急한 것은 太陰의 腎으로 살고 처하는 것을 行하여 다른 사람이 나를 보호하는 것을
즐거워하는 것이니 樂情은 다른 것이 아니라 즐거운 것이다.

少陰人 樂性深確 而喜情促急

樂性深確者 少陰之口 察於地方 而樂衆人之相保也 樂
性 非他 味也

喜情促急者 少陰之肝 行於黨與 而喜別人之助己也 喜
情 非他 喜也.

樂性이 깊이 굳어지는 것은 少陰의 입으로 한 지역의 땅을 살펴 衆人들이 서로 보호하는 것을
즐기니 樂性은 다른 것이 아니라 맛보는 것이다.

喜情이 促急한 것은 少陰의 肝으로 무리지어 더불어 함을 行하여 다른 사람이 나를 돕는 것을
기뻐하는 것이니 喜情은 다른 것이 아니라 기쁜 것 이다.

＊性은 체질별로 天機를 살피는 과정에서 衆人들이 서로 속이고 업신여기고 도와주고 보호해주는 모습을 聽視嗅味를 통해 살필 때 나타나는 감정이다. 이러한 감정은 간접적인 감정이입을 통해 나타나는 것이다. 東武는 이러한 자신이 직접적으로 겪지 않고 남들의 모습 관찰을 통한 간접성을 聽視嗅味라고 표현하였다. 聽視嗅味라는 듣고 보고 냄새 맡고 맛보는 과정에서 느껴지는 감정이 바로 性이다.

情은 체질별로 人事를 실천하는 과정에서 남이 자신을 직접적으로 속이거나 업신여기거나 도와주거나 보호해줄 때 느끼는 감정이다. 직접적으로 당해서 나타나는 감정이기 때문에 폭발적으로 발현된다. 그 직접성을 哀怒喜樂이라고 강조하였다.

東武는 인간이 느끼는 감정의 양태를 신체적인 행위와 결합하여 다각도로 보았음을 알 수 있다. 내가 관찰을 통해 각각의 상황을 감정이입해서 미리 예측해서 느껴지는 마음이 있고, 내가 행위를 하면서 직접적으로 상황을 겪은 후 느껴지는 마음이 있음을 東武는 말하고 있는 것이다. 미리 예측할 때는 好善하는 마음(性)을 바탕으로 하며, 過去를 반성할 때는 惡惡하는 마음(情)을 바탕으로 한다. 하지만 現在라는 시점에서 이러한 善한 마음을 바탕으로 예측하고 반성한 대로 알고 행동하지 못하는 이유는 邪心과 怠心이라는 慾心 때문이다. 이러한 慾心을 극복해야만 결국 예측하고 반성한 대로 선하게 알고 행동할 수 있다. 이것이 바로 性情을 擴充하는 것이다.

3-2)
太陽之耳　能廣博於天時　而太陽之鼻　不能廣博於人倫.
太陰之鼻　能廣博於人倫　而太陰之耳　不能廣博於天時.
少陽之目　能廣博於世會　而少陽之口　不能廣博於地方.
少陰之口　能廣博於地方　而少陰之目　不能廣博於世會.

太陽의 귀는 하늘의 때에 널리 두루 미치지만, 太陽의 코는 사람이 지켜야 할 도리에 널리 두루미치지 못한다.
太陰의 코는 사람이 지켜야할 도리에 널리 두루 미치나, 太陰의 귀는 하늘의 때에 널리 두루미치지 못한다.
少陽의 눈은 세상 사람들의 모임에 널리 두루 미치나, 少陽의 입은 한 지역의 땅에는 널리 두루미치지 못한다.
少陰의 입은 한 지역의 땅에는 널리 두루 미치지만, 少陰의 눈은 세상 사람들의 모임에는 널리두루 미치지 못한다.

＊太陽人과 太陰人, 少陽人과 少陰人을 대비해서 서술하고 있다. 인간은 각 체질별로 능히 廣博할 수 있는 天機를 살피는 능력이 있다. 하지만 偏小之臟局에 속하는 天機를 살피는 능력은 능히 廣博하지 못한다.

　太陽人이 잘 살피지 못하는 天機를 가장 잘 살피는 체질이 太陰人이고, 서로 대비되어 서술된다. 少陽人이 잘 살피지 못하는 天機를 가장 잘 살피는 체질이 少陰人이고, 서로 대비된다. 즉 체질별 能不能을 서술하며, 서로 學不厭敎不倦을 통해 擴充할 것을 제시하고 있는 것이다. 만약 太陽人이 天時를 살피는 방식으로 人倫을 살피게 되면 哀性이 深着된다. 즉 자신이 잘하는 방식으로 못하는 것을 억지로 하는 것이 性이 深着되는 원인이다. 배워서 맞게 해야 한다.

3-3)

太陽之脾　能勇統於交遇　而太陽之肝　不能雅立於黨與
少陰之肝　能雅立於黨與　而少陰之脾　不能勇統於交遇
少陽之肺　能敏達於事務　而少陽之腎　不能恒定於居處
太陰之腎　能恒定於居處　而太陰之肺　不能敏達於事務.

太陽의 脾는 만나 예우하는 것을 과감하게 통솔하고, 太陽의 肝은 무리지어 더불어 하는 것을 바르게 세울 수 없다.

少陰의 肝은 무리지어 더불어 하는 것을 바르게 세울 수 있고, 少陰의 脾는 만나 예우하는 것을 용기 있게 통솔할 수 없다.

少陽의 肺는 事務에 민첩하게 통달하고, 少陽의 腎은 살아 처하는 곳을 항상 안정되게 할 수 없다.

太陰의 腎은 살아 처하는 곳을 항상 안정되게 하고, 太陰의 肺는 事務에 민첩하게 통달하지 못한다.

✱太陽人과 少陰人, 少陽人과 太陰人을 대비해서 설명하고 있다. 인간은 각 체질별로 能히 할 수 있는 人事가 있다. 하지만 偏小之臟局에 속하는 人事를 행하는 능력은 능히 하지 못한다. 太陽人이 잘 하지 못하는 人事를 가장 잘 하는 체질이 少陰人이고, 서로 대비된다. 少陽人이 잘 하지 못하는 人事를 가장 잘 하는 체질이 太陰人이고, 서로 대비된다. 즉 人事의 측면 역시 체질별 能不能을 서술하며, 서로 學不厭敎不倦을 통해 제시하고 있는 것이다.

　예를 들어 太陽人이 交遇를 하는 방식으로 黨與를 하게 되면 怒情이 폭발한다. 즉 자신이 잘하는 방식으로 못하는 것을 억지로 하는 것이 情이 폭발되는 원인이다. 배워서 맞게 해야 한다. 즉 자신의 偏小한 부분의 知行을 배워서 해야만 性情이 擴充될 수 있는 것이다. 결국 性情이 擴充되어야 性命을 이룰 수 있다.

3-4) 太陽之聽 能廣博於天時故 太陽之神 充足於頭腦 而歸肺者大也

太陽之嗅 不能廣博於人倫故 太陽之血 不充足於腰脊 而歸肝者小也.

太陽의 들음은 天時에 능히 널리 두루 미치는 까닭에 太陽의 神은 頭腦에 충족되며 肺로 돌아가는 것이 크다. 太陽의 냄새 맡음은 人倫에 능히 널리 두루 미치는 못하는 까닭에 太陽의 血은 腰脊에 충족되지 못하여 肝으로 돌아가는 것이 작다.

太陰之嗅 能廣博於人倫故 太陰之血 充足於腰脊 而歸肝者大也
太陰之聽 不能廣博於天時故 太陰之神 不充足於頭腦 而歸肺者小也.

太陰의 냄새 맡음은 人倫에 능히 널리 두루 미치는 까닭에 太陰의 血은 腰脊에 충족되며 肝으로 돌아가는 것이 크다. 太陰의 들음은 天時에 능히 널리 두루 미치는 못하는 까닭에 太陰의 神은 두뇌에 충족되지 못하여 肺로 돌아가는 것이 작다.

少陽之視 能廣博於世會故 少陽之氣 充足於背膂 而歸脾者大也
少陽之味 不能廣博於地方故 少陽之精 不充足於膀胱 而歸腎者小也.

少陽의 봄은 世會에 능히 널리 두루 미치는 까닭에 少陽의 氣는 背膂에 충족되며 脾로 돌아가는 것이 크다. 少陽의 맛봄은 地方에 능히 널리 두루 미치는 못하는 까닭에 少陽의 精은 膀胱에 충족되지 못하여 腎으로 돌아가는 것이 작다.

少陰之味　能廣博於地方故　少陰之精　充足於膀胱　而歸腎者大
也
　少陰之視　不能廣博於世會故　少陰之氣　不充足於背膂　而歸
脾者小也.

少陰의 맛봄은 地方에 능히 널리 두루 미치는 까닭에 少陰의 精는 膀胱에 충족되며 腎으로 돌아가는 것이 크다. 少陰의 봄은 世會에 능히 널리 두루 미치는 못하는 까닭에 少陰의 氣는 背膂에 충족되지 못하여 脾로 돌아가는 것이 작다.

＊각 체질은 廣博하는 天機에 대한 편차가 있다. 그 결과 臟局의 大小가 생기게 된다. 앞의 四端論에선 性에 의해 偏大之臟이 더욱 盛하게 되고 情에 의해 偏小之臟이 傷하게 된다고 하였다. 3-4와 비교하여 생각해보면 우선 체질별로 稟賦받은 天機를 살피는 능력(性)의 大小가 정해져 있으며, 그로 인해 臟局의 大小가 정해지며, 또한 후천적인 性情의 발현에 따라 臟局大小가 더욱 더 벌어지게 된다.

　또한 天機를 살피는 능력에 의해 命에 해당하는 신체적 요소(頭腦 背膂 腰脊 膀胱)와 人事에 해당하는 신체적 요소(肺脾肝腎)의 大小가 결정됨을 말하고 있다. 이것도 시간의 선후에 따라 서술되고 있는데 인간은 우선 耳目鼻口를 통해 天機라는 자신을 둘러싸고 있는 여러 요소를 관찰하고 그 결과 발현되는 性氣에 의해 생명활동이 시작되는 것이다. 性氣에 의해 神氣血精이라는 인간의 대사물질이 생성되고, 이 물질을 바탕으로 肺脾肝腎이라는 情氣를 생성하는 신체구조가 완성된다. 만약 각 체질별로 性이 深着된다면 臟局大小의 편차가 더 커질 수 있음을 알 수 있다. 즉, 情氣의 暴動浪動만이 臟局의 偏差를 만드는 것이 아니며 性의 深着 역시 경계해야 된다.

3-5) 太陽之怒　能勇統於交遇故　交遇不侮也　太陽之喜　不能雅立於
黨與故　黨與侮也
是故　太陽之暴怒　不在於交遇　而必在於黨與也.

太陽의 노여워함으로 능히 만나 예우함을 용기 있게 통솔하는 까닭에 만나 예우하는 것은 업신여김을 받지 않으나, 太陽의 기뻐하는 것으로는 능히 무리지어 더불어 하는 것을 바르게 세울 수 없는 까닭에 무리지어 더불어 하는 것은 업신여김을 받는다.
이와 같은 까닭에 太陽의 사납게 노여워함은 만나 예우함에 있지 않고, 반드시 무리지어 더불어 함에 있다.

少陰之喜　能雅立於黨與故　黨與助也　少陰之怒　不能勇統於交
遇故　交遇不助也
是故　少陰之浪喜　不在於黨與　而必在於交遇也.

少陰의 기뻐함으로 능히 무리지어 더불어 하는 것을 단아하게 세울 수 있는 까닭에 무리지어 더불어 함은 도움을 받는다. 少陰의 노여워함으로는 만나 예우하는 것을 용기 있게 통솔하지 못하는 까닭에 만나 예우하는 것은 도움을 받지 못한다.
이와 같은 까닭으로 少陰人의 멋대로 기뻐함은 무리지어 더불어 함에 있지 않고 반드시 만나 예우함에 있다.

少陽之哀　能敏達於事務故　事務不欺也　少陽之樂　不能恒定於
居處故　居處欺也
是故　少陽之暴哀　不在於事務　而必在於居處也.

少陽의 애달픔으로 事務에 민첩하게 통달할 수 있으니 事務는 속임을 당하지 않는다. 少陽人의 즐거움으로는 살아 처하는 바를 항상 편안하게 할 수 없으니 居處는 속임을 받는다.
이와 같은 까닭에 少陽의 사납게 애달파함은 事務에 있지 않고 반드시 살아 처하는 바에 있다.

---

11) 草本卷 3-8
太陽人少陽人 深警哀怒之過度 而祗可少引喜樂之不及 而不必大做喜樂事而强擭之也.
　　　若强擭喜樂則 喜樂不出於眞情而慾心動 而哀怒益偏也.
太陰人少陰人 深警喜樂之過度 而祗可少引哀怒之不及 而不必大做哀怒之事强擭之也.
　　　若强擭哀怒則 哀怒不出於眞情而慾心動 而喜樂益偏也.
蓋警之而少引則 過之者退 適於中 而不及者亦暗進 守中矣

太陰之樂　能恒定於居處故　居處保也　　太陰之哀　不能敏達於
事務故　事務不保也
　　是故　太陰之浪樂　不在於居處　而必在於事務也.

太陰의 즐거움으로 항상 살아 처하는 바를 편안하게 할 수 있으니 居處는 보살핌을 받는다. 太陰의 애달픔으로는 事務에 민첩하게 통달할 수 없는 까닭에 事務는 보살핌을 받지 못한다. 이와 같은 까닭에 太陰의 멋대로 즐거워함은 살아 처함에 있지 않고 반드시 事務에 있다.

*不及한 人事를 知行을 통해 약간씩 이끌어 내지 않고 번거롭게 자신이 잘하는 人事를 行하는 방식으로 억지로 하면 결국 情이 더욱 促急하게 되어 暴動浪動하게 된다. 情氣가 暴動浪動하는 원인은 바로 偏小之臟에 속하는 人事를 知行을 통해 조금씩 정성스럽게 하지 않고 자신이 잘하는 방식으로 억지로 하기 때문이다.[11]

　　情氣라는 것은 促急하기 쉬운 성질이 있다. 性氣가 順動하는 것에 비해 情氣의 발현 양상은 급하다. 하지만 이 促急함은 각각의 人事를 행할 때 惡惡하는 마음에서 나오는 것으로 臟局의 偏差를 야기하기는 하지만 命脈實數를 傷할 정도로 손상시키지는 않는다. 즉 臟局大小는 있지만 偏小之臟이 偏大之臟을 對敵할 수 있을 정도는 유지되는 것이다.[12] 惡惡하는 상황에서 겉으로 促急하여 발현되는 감정은 나쁜 게 아니다. 인간의 자연스러운 감정이자 도덕적 능력의 발현인 것이다. 누군가가 자기를 속이거나 업신여긴다면 감정을 促急시켜 화를 내거나 슬퍼하는 것이 당연한 것이고, 누군가가 자기를 도와주거나 보호해준다면 감정을 促急시켜 기뻐하고 즐거워하는 것이 당연한 것이다. 하지만 促急의 단계를 넘어 暴動浪動하게 된다면 이는 命脈實數를 반 이하로 줄이게 되어 결국 壽世保元할 수 없게 되는 것이다.

　　暴動浪動하게 되는 원인은 바로 각각의 타고난 人事를 행하는 능력으로 가장 偏小한 臟局에서 발현되는 人事를 억지로 행할 때 나타나는 것이다. 예를 들어 太陽人의 怒力은 交遇를 행할 때는 促急하는 것이 바람직하지만, 만약 怒力으로 黨與를 하려 한다면 이는 억지로 내가 가지고 있는 열쇠로 맞지 않는 자물쇠를 열려고 하는 것이다. 열쇠는 망가질 뿐(暴動浪動은 억지로 열려고 하는 모습이다) 자물쇠는 열리지 않는다. 가장 좋은 방법은 少陰人에게 黨與하는 법을 배워서 하는 것이다.

---

12) 草本卷 7-2
　　太陽人 肝臟十分圓全 而與肺相敵者 極完境人也
　　　　一半虧缺 而與肺讓倍者 極壞境人也 過此則死
　　以此推之 太陽人 肝臟部一半 爲命脉實數 他臟倣此

3-6) 太陽之交遇 可以怒治之 而黨與 不可以怒治之也 若遷怒於黨與
則無益於黨與 而肝傷也.

太陽의 만나 예우함은 노여워하는 것으로 가히 다스릴 수 있으나, 무리지어 더불어 함에 있어
서는 노여워하는 것으로는 다스릴 수 없다. 만약 노여움을 黨與로 옮기면 黨與에 유익한 바가
없을 뿐만 아니라 肝이 傷하게 된다.

＊만나 예우함에 있어 누군가가 자신을 禮에 어긋나게 대하며 업신여긴다면 당연히 분노해야
한다. 그래야 서로 교제하고 예우하는 관계가 도리에 맞게 만들어진다. 하지만 무리지어 더
불어 하는 좀 더 친밀한 관계에 있어 조금만 禮를 어겨도 노여워한다면 결국 그 무리는 유
지될 수가 없다. 무리 내에서는 너무 禮를 따지기 보다는 서로 친밀하게 진심으로 도와주는
것을 기뻐함에 더 가치를 두어야 그 무리가 안정되게 유지될 수 있다.

少陰之黨與 可以喜治之 而交遇 不可以喜治之也 若遷喜於交遇
則無益於交遇 而脾傷也.

少陰의 무리지어 더불어 함은 기뻐함으로 가히 다스릴 수 있으나, 만나 예우함에 있어서는 기
뻐함으로는 다스릴 수 없다. 만약 기뻐함을 交遇에 옮기면 交遇에 유익한 바가 없을 뿐만 아니
라 脾가 傷하게 된다.

＊친밀함으로 무리지어 더불어 함에 있어 남이 나를 도와줄 때 진심으로 기뻐해야 그 도움이
지속이 되고 서로서로 도와주는 기쁨을 통해 무리가 더욱더 바르게 설 수 있다. 하지만 만
나 예우함에 있어 禮를 지키지 않고 상대방을 도와준다는 생각으로 기쁜 마음으로 대한다
면 그러한 도움은 오히려 상대방으로 하여금 불쾌함을 유발할 수 있다. 그러면 交遇관계는
지속될 수 없다. 친밀해지기 전에 만나 예우함에 있어서는 禮에 맞게 행동하는 것이 중요하
다.

少陽之事務 可以哀治之 而居處 不可以哀治之也 若遷哀於居處
則無益於居處 而腎傷也.

少陽의 事務를 行함은 애달파함으로 가히 다스릴 수 있으나, 살아 처함에 있어서는 애달파함으
로는 다스릴 수 없다. 만약 애달픔을 居處에 옮기면 居處에 유익한 바가 없을 뿐만 아니라 腎이
傷하게 된다.

*공적인 일을 처리함에 있어 가장 중요한 것은 속이지 않고 도리에 맞게 하는 것이다. 속임을 당했을 때 그것을 진심으로 애달파하고 슬퍼하는 것은 당연한 감정이다. 즉 是非를 잘 가려서 일을 처리해야 하는 것이다. 하지만 居處라는 살아 처하는 보금자리를 다스림에 있어 是非를 엄격하게 가리는 방식으로 하면 그 居處는 황량해진다. 만약 자신이 보살피는 자식이 어리석어 혹은 실수로 자신을 속인 것에 대해 심한 배신감을 느끼며 애달파 한다면 그 자식이 居處에서 편안함을 느낄 수 있을까? 깨끗한 물에는 고기가 살 수 없듯이 어떠한 잘못이나 실수도 너그럽게 포용할 수 있는 방식이 바로 居處를 다스리는 마음가짐이다. 잘 잘못을 따지려는 태도로는 居處가 유지될 수가 없다. 서로 불편하고 편안하지 않다.

太陰之居處 可以樂治之 而事務 不可以樂治之也 若遷樂於事務 則無益於事務 而肺傷也.

太陰의 살아 처함은 즐거움으로 가히 다스릴 수 있으나, 事務에 있어서는 즐거움으로는 다스릴 수 없다. 만약 즐거움을 事務에 옮기면 事務에 유익한 바가 없을 뿐만 아니라 肺가 傷하게 된다.

*居處를 다스림에 있어 보살펴줌을 즐거워하는 마음이 바탕이 되어야 한다. 하지만 공적인 일을 처리함에 있어 是非를 가리지 않고 속이는 것도 용인해 주면서 진행한다면 그것이 맞지 않다. 마땅히 남을 속이며 일처리하는 것에 대해 애달파해야 한다.

*각각의 人事를 가히 다스릴 수 있는 적절한 도덕 감정이 있으며, 적절하지 않은 감정으로 하게 되면 도움 되는 바는 없고, 오히려 偏小之臟은 더욱 傷하게 된다. 즉 하늘의 기틀을 잘 살필 수 능력으로 性氣를 잘 드러내야 하며, 능히 人事를 할 수 있는 능력으로 情氣를 促急은 하되 절도에 맞게 발휘해야 한다.

하지만 자기가 不及하게 타고난 人事를 함에 있어 자신이 잘하는 人事를 행하는 능력으로 억지로 하는 것이 아니라 남에게 배워가고 닦아가며 해야 하는데, 급하게 자신의 人事를 행하는 방식으로 하려하니 결국 情氣는 절도를 잃고 暴動浪動하게 되고, 偏小한 臟은 더욱 더 손상받게 된다.

性氣의 深着도 偏大한 臟局을 더욱 더 크게 할 수 있고, 偏小한 臟局을 더욱더 작게 할 수 있다. 하지만 情氣의 暴動浪動 만큼 그 영향이 크지 않다. 그 이유는 性氣는 順動하기 때문이다. 順動함으로써 서서히 그 차이가 벌어지지만 정기의 경우에는 逆動하여 暴動浪動하기 때문에 급격히 偏小之臟을 손상시킬 수 있다.

3-7) 太陽之性氣 恒欲進而不欲退

太陽의 性氣는 항상 나아감에 민첩하고, 물러남에 구차하지 않는다.

※즉 여기서 나아가고자 하는 바는 學[13]에 대한 나아감이다.

少陽之性氣 恒欲擧而不欲措

少陽의 性氣는 항상 일으킴을 감내하며, 그만둠에 나태하지 않는다.

※즉 여기서 일으키려는 대상은 問에 대한 일으킴이다.

太陰之性氣 恒欲靜而不欲動

太陰의 性氣는 항상 편안하고 고요하며, 망령되게 움직이지 않는다.

※이러한 性氣의 특성으로 太陰人은 잘 판단하고 추리할 수 있다(思).

少陰之性氣 恒欲處而不欲出.

少陰의 性氣는 항상 무겁게 處하고, 가벼이 나가려고 하지 않는다.

※이러한 性氣의 특성으로 少陰人은 잘 분별하여 다스릴 수 있는 것이다(辯).

※체질별로 性이 발현되는 구체적인 모습을 제시하였다. 여기서 氣를 붙인 이유는 性의 발현을 강조하기 위한 표현이다. 즉 性氣라는 것이 好善하는 마음으로 天機를 살필 때 나타나는 氣運을 의미한다. 太陽人은 天時를 살핌에 있어 적극적으로 나아가며 물러나려 하지 않는다. 少陽人은 世會를 살핌에 있어 항상 일으키려하지 그만두려 하지 않는다. 太陰人은 人倫을 살핌에 있어 편안하고 정숙하게 하지 망령되게 動하지 않으며, 少陰人은 地方을 살핌에 깊이 처하고, 가볍게 나가지 않는다. 즉 3-7은 체질별로 天機를 살피는 구체적인 모습을

---

13) 草本卷 2-2
　是故 太陽之學者 因其自然之性氣而 敏於進而不苟於退 故聞見日博　而智慧日密也　賢者也
　　　太陰之思者 因其自然之性氣而 安於靜而不妄於動 故威儀日愼　而行檢日成也　知者也
　　　少陽之問者 因其自然之性氣而 堪於擧而不怠於措 故制度日審　而經倫日足也　能者也
　　　少陰之辨者 因其自然之性氣而 重於處而不輕於出 故度量日明　而功績日至也　良者也

제시함으로써 인간의 性을 판별할 수 있는 기준을 제시해준다. 하지만 이러한 性氣의 발현도 지나치면 偏急하게 되고 이것이 性氣가 深着되는 것이다.

8 性氣의 深着을 극복하는 방법

3-8) 太陽之進　量可而進也　自反其材而不莊　不能進也.

太陽의 (배움에 대한) 나아감은 力量이 가히 나아갈 수 있으나, 스스로 그 재주를 돌이켜 엄숙하지 않으면 능히 나아갈 수 없다.

＊太陽人의 天時를 살피는 능력은 뛰어나지만 이러한 방식으로 人倫을 살피려한다면 이것은 엄숙할 수 없다. 太陰人의 人倫을 살피는 모습을 배워 人倫을 살피는 재주가 엄숙하고 삼가야만 능히 天時도 偏急되지 않고 살필 수 있다. 즉 好善之心이 偏急되지 않기 위해서는 다른 도덕적 능력도 배워야 한다.

少陽之擧　量可而擧也　自反其力而不固　不能擧也.

少陽의 (물음에 대한) 일으킴은 力量이 가히 일으킬 수 있으나, 스스로 그 힘을 돌이켜 견고하지 않으면 능히 일으킬 수 없다.

＊少陽人의 世會를 살피는 능력은 뛰어나지만 이러한 방식으로 地方을 살피려한다면 이것은 견고할 수 없다. 즉 少陰人의 地方을 살피는 모습을 배워 地方을 견고하게 살필 수 있어야 능히 世會도 偏急되지 않고 살필 수 있다.

太陰之靜　量可而靜也　自反其知而不周　不能靜也.

太陰의 (생각함에 대한) 편안히 함은 力量이 가히 고요할 수 있으나, 스스로 그 지혜가 두루미치지 못하면 능히 고요할 수 없다.

＊太陰人의 人倫을 살피는 능력은 뛰어나지만 이러한 방식으로 天時를 살피려한다면 이것은 두루할 수 없다. 즉 太陽人의 天時를 살피는 모습을 배워 天時를 두루 살필 수 있어야 능히 人倫도 偏急되지 않고 살필 수 있다.

少陰之處 量可而處也 自反其謀而不弘 不能處也.

少陰의 (분별함에 대한) 처함은 力量이 가히 머무를 수 있으나, 스스로 그 도모함을 돌이켜 널리 하지 않으면 능히 머무를 수 없다.

*少陰人의 地方을 살피는 능력은 뛰어나지만 이러한 방식으로 世會를 살피려 한다면 이것은 널리 도모할 수 없다. 즉 少陽人의 世會를 살피는 모습을 배워 世會를 널리 도모해야 능히 地方을 偏急되지 않고 살필 수 있다.

*天機를 살피는 능력은 선천적으로 갖추어져 있다. 하지만 이러한 능력만으로 자기가 타고나지 못한 바를 억지로 하려 하기보다는 잘하는 사람에게 배워가며 돌이켜 생각해 보며 발휘해야 偏急되지 않는다. 너무 잘하는 것만으로 해서는 안 된다. 자기가 못하는 것을 배워가며 해야 中道에 맞게 할 수 있다.

---

9 체질별 情이 발현되는 구체적인 모습

3-9) 太陽之情氣 恒欲爲雄 而不欲爲雌
少陰之情氣 恒欲爲雌 而不欲爲雄
少陽之情氣 恒欲外勝 而不欲內守
太陰之情氣 恒欲內守 而不欲外勝

太陽의 情氣는 항상 수컷(우두머리)이 되고자 하고, 암컷이 되려고 하지 않는다.
少陰의 情氣는 항상 암컷이 되고자 하고 수컷이 되려고 하지 않는다.
少陽의 情氣는 항상 밖으로 이기려 하고 안으로 지키고자 하지 않는다.
太陰의 情氣는 항상 안에서 지키려고 하고 밖으로 이기려고 하지 않는다.

*체질별로 事務 交遇 黨與 居處를 行함에 나타나는 모습을 제시하고 있다. 太陽人이 交遇를 할 때 수컷과 같이 우두머리가 되어 용기 있게 통솔하려지만 黨與를 함에 암컷처럼 단아하게 하지 않는다. 少陰人은 黨與를 함에 있어 암컷처럼 단아하게 하지만 事務를 함에 있어서 수컷처럼 거칠게 하지 않는다. 少陽人은 事務를 함에 있어 밖으로 민첩하게 나아가 싸워 이기려는 듯하며, 居處를 함에 안을 지키며 조심스럽게 하지 않는다. 太陰人은 居處를 함에 있어 안을 지키며 조심스럽게 하지만 事務를 함에 있어 밖으로 나아가 이기려 하지 않는다. 즉, 東武는 惡惡之心을 바탕으로 哀怒喜樂의 감정으로 人事를 할 때 체질별로 나타나는 모습들을 구체적으로 서술하고 있다.

3-10) **太陽之人　雖好爲雄　亦或宜雌　若全好爲雄　則放縱之心　必過也.**

太陽人은 비록 수컷이 되기를 좋아하나(남이 나를 업신여김을 노여워하는 마음) 또한 혹은 마땅히 암컷이 되어야 하니(남이 나를 도와주는 것을 기뻐하는 마음) 만약 전적으로 수컷이 되고자 한다면, 놓아 제멋대로 하고자 하는 마음이 반드시 過할 것이다. (나만 업신여김을 받지 않기 위해 오히려 남을 멋대로 하고자 하는 마음이 생긴다.)

*수컷이 되려는 태도로 交遇를 하는 것은 괜찮지만, 만약 黨與도 수컷이 되려는 태도(全好爲雄)로 하며는 怒情은 暴發하게 되고, 그럼 결국 禮를 버리고 放縱하게 된다.

少陰之人　雖好爲雌　亦或宜雄　若全好爲雌　則偸逸之心　必過也.

少陰人은 비록 암컷이 되고자 하나(남이 나를 도와주는 것을 기뻐하는 마음) 또한 혹은 마땅히 수컷이 되어야 하니(남이 나를 업신여김을 노여워하는 마음) 만약 전적으로 암컷이 되고자 한다면, 몰래 훔쳐 숨기고 편안하고자 하는 마음이 반드시 과할 것이다.(나만 도움 받는 것을 기뻐하다 보면 결국 구차하게 편안한 것만을 탐하는 마음이 생기게 된다.)

*암컷이 되려는 태도로 黨與를 하는 것은 괜찮지만, 만약 交遇도 암컷이 되려는 태도로 하며는 喜情은 浪動하게 되고, 결국 義를 버리고 偸逸하게 된다.

少陽之人　雖好外勝　亦宜內守　若全好外勝　則偏私之心　必過也.

少陽人이 비록 밖으로 이기길 좋아하지만(남이 나를 속이는 것에 대해서 애달파 하는 마음) 또한 마땅히 안에서 지켜야 하니(남이 나를 보호해주는 것을 즐거워하는 마음) 만약 전적으로 밖으로 이기려고만 하면 치우쳐 사사롭게 하는 마음이 반드시 과할 것이다.(나만이 속임을 당하지 않기 위해서 결국 남이 보호하고 지켜주는 것을 믿지 못하고 자기만이 옳다고 생각하는 자가당착에 빠지게 된다.)

*밖으로 이기려는 태도로 事務를 하는 것은 괜찮지만 만약 居處도 이기려는 태도로 하면 결국 哀情이 暴發하여 偏私하게 된다.

太陰之人　雖好內守　亦宜外勝　若全好內守　則物慾之心　必過也.

太陰人이 비록 안에서 지키는 것을 좋아하나(남이 나를 보호해주는 것을 즐거워하는 마음) 또한 밖으로 이기려 하는 것도 마땅히 해야 하니(남이 나를 속이는 것에 대해 애달파하는 마음), 만약 전적으로 안으로 지키려는 것만 좋아하면 갖고자 하는 마음이 반드시 과해진다. (즉 남이 나를 지켜주고 보호해주는 것만 좋아하고, 내가 옳은 것에 대해서 노력해 뛰어나고자 하지 않으면, 결국 반성하지 못하고 하고자 하고, 갖고자 하는 마음만 커지게 된다.)

＊안으로 지키려는 태도로 居處를 하는 것은 괜찮지만 만약 事務도 안으로 지키려는 태도로 하면 결국 樂情이 浪發하여 物慾이 생기게 된다.

＊자신이 잘하는 人事를 하면서 발현되는 情氣는 문제될 것은 없다. 하지만 만약 이러한 방식을 고집하여 자기가 잘못하는 人事를 억지로 하려한다면 情氣를 暴動浪動하게 되는 것이다. 性氣와 情氣 모두 偏急될 수 있으며 이것을 극복하는 방법은 學不厭敎不倦이다.

11 天機를 살피는 마음이 발현되는 모습과 人事를 실천할 때의 기준

3-11) 太陽人　雖至愚　其性　便便然猶延納也　雖至不肖　人之善惡　亦知之也.

太陽人이 비록 어리석지만 그 性이 말을 분명히 하는 모양으로 사람을 너그럽게 받아들이는 듯하고, 비록 못났지만 다른 사람의 착함과 악함을 역시 알 수 있다.

＊太陽人은 비록 邪心에 빠져 어리석더라도 好善하는 마음으로 天時를 살필 수 있는 능력이 있다. 그 모습은 말을 하는 바가 분명하면서도 오히려 너그러이 받아들인다. 또한 怠心에 빠져 못났더라도 惡惡하는 마음으로 交遇를 행할 수 있는 능력이 있다. 그 모습은 사람의 선함과 악함을 알고 만나며 예우한다. 즉 惡을 미워하기 위해서는 기준이 필요하다. 太陽人이 交遇를 함에 있어 가장 중요한 기준은 善惡이다. 사양하고 공경하는 것이 善한 것이다.

주) 全好: 내가 不及한 人事를 過度한 人事의 방식으로 하려는 것. 각각의 人事(자물쇠)는 그것에 맞는 열쇠가 있다 억지로 열려고 날뛰는 것이 暴動浪動하는 것이다. 그러면 결국 열쇠가 부러지게 된다(鄙薄貪懦가 된다). 자기한테 없는 열쇠는 배워서 천천히 性命으로 기르고 세워가야 한다.

少陽人　雖至愚　其性　恢恢然猶式度也　雖至不肖　人之知愚　亦知之也.

少陽人이 비록 어리석지만 그 性이 넓고 여유가 있으면서도 오히려 법도가 있다. 비록 지극히 못났더라도 다른 사람의 지혜로움과 어리석음을 역시 안다.

*少陽人은 비록 邪心에 빠져 어리석더라도 好善하는 마음으로 世會를 살필 수 있는 능력이 있다. 그 모습은 여유가 있으면서도 오히려 법도가 있다. 또한 怠心에 빠져 못났더라도 惡惡하는 마음으로 事務를 행할 수 있는 능력이 있다. 그 모습은 사람의 지혜로움과 어리석음을 알아 일처리를 한다. 즉 惡을 미워하기 위해서는 기준이 필요하다. 少陽人이 事務를 함에 있어 가장 중요한 기준은 지혜로움과 어리석음이다. 是非를 잘 가리는 것이 지혜로움이다.

太陰人　雖至愚　其性　卓卓然猶教誘也　雖至不肖　人之勤惰　亦知之也.

太陰人은 비록 지극히 어리석더라도 그 性이 높게 솟은 듯하면서, 오히려 가르치는 꾀가 있으며 비록 지극히 못났더라도 다른 사람의 근면함과 나태함을 역시 알고 있다.

*太陰人은 비록 邪心에 빠져 어리석더라도 好善하는 마음으로 人倫을 살필 수 있는 능력이 있다. 그 모습은 높게 솟은 듯하며 오히려 가르치는 꾀가 있다. 또한 怠心에 빠져 못났더라도 惡惡하는 마음으로 居處를 행할 수 있는 능력이 있다. 그 모습은 사람의 근면함과 나태함을 알아 居處를 다스린다. 즉 惡을 미워하기 위해서는 기준이 필요하다. 太陰人이 居處를 함에 있어 가장 중요한 기준은 근면함과 나태함이다. 측은한 마음을 가지고 보금자리를 돌보는 것이 근면함이다.

少陰人　雖至愚　其性　坦坦然猶撫循也　雖至不肖　人之能否　亦知之也.

少陰人은 비록 지극히 어리석으나 그 性이 넓고 평범한 듯하면서, 오히려 사람들을 어루만져 위로하고, 비록 지극히 못났으나 다른 사람의 능력 있음과 없음을 역시 알고 있다.

*少陰人은 비록 邪心에 빠져 어리석더라도 好善하는 마음으로 地方을 살필 수 있는 능력이 있다. 그 모습은 넓고 평범한 듯하면서, 오히려 사람들을 어루만져 위로한다. 또한 怠心에 빠져 못났더라도 惡惡하는 마음으로 黨與를 행할 수 있는 능력이 있다. 그 모습은 사람의 능력이 있음과 없음을 알아 黨與를 한다. 즉 惡을 미워하기 위해서는 기준이 필요하다. 少

陰人이 黨與를 함에 있어 가장 중요한 기준은 능력이 있음과 없음이다. 의로움을 위해 모여들 수 있는 것이 능력 있음이다. 의로움을 저버리고 도망하는 것은 능력이 없는 것이다.

*인간은 邪心과 怠心이라는 心慾에 빠져있더라도 好善하는 마음과 惡惡하는 마음이 있다. 또한 東武는 天機를 살피는 마음이 발현되는 구체적인 모습과 人事를 실천할 때 기준을 3-11을 통해 제시하고 있다. 즉 現在의 인간은 邪心(愚)과 怠心(不肖)이 無雙하지만 未來를 예측하는 好善하는 마음(性)과 過去를 반성하는 惡惡하는 마음(情)이 있다. 邪心은 好善之心을 偏急하게 하는 요소이고, 怠心은 惡惡之心을 偏急하게 하는 요소이다. 이러한 邪心과 怠心은 자신이 偏小하게 타고난 天機나 人事를 살피거나 행동할 때 발현되고 이것을 心慾에 빠진 것이라고 말한다.

12 太陽人의 交遇와 黨與

3-12) 太陽人 謹於交遇故 恒有交遇生疎人 慮患之怒心 此心 出於秉彝之敬心也 莫非至善
　　而輕於黨與故 每爲親熟黨與人所陷 而偏怒傷臟 以其擇交之心 不廣故也.

太陽人은 交遇에 삼가는 까닭에 항상 生疎한 사람을 交遇함에 생각하며 근심하는 노여워하는 마음이 있다. (자기의 人事는 삼가서 한다. 그 결과 生疎한 사람과 만나 예우함에 있어 그 사람이 자신을 업신여길까 걱정하는 마음이 있다.) 이 마음은 타고난 천성을 그대로 지키는 공경하는 마음이며, 지극히 선하지 않음이 없다. 하지만 무리지어 더불어 함에 가벼운 까닭에 매번 親熟한 무리지어 함께 하는 사람 때문에 함정에 빠지는 바가 있으니 치우쳐 怒하는 마음으로 臟을 傷하니, 그 가려 사귀는 마음이 넓지 않기 때문이다. (즉 親熟한 무리지어 함께 하는 사람을 대함에 있어, 나만 업신여기지 않으려는 마음으로 대하다 함정에 빠지니 결국 노여움이 더욱 치우치게 된다.)

*太陽人은 交遇를 함에 있어 삼가고 걱정하는 마음이 있다. 여기서 삼가고 걱정하는 것은 禮에 맞게 행동하는지 이다. 太陽人은 3-11 못났더라도 善惡을 안다고 하였다. 善惡을 구별하는 마음이 慮患하는 것이다. 그렇기 때문에 惡한 사람이 자신을 업신여길 때는 단호하게 怒心이 발현된다. 이때는 怒心은 지극히 善한 마음이다. 暴動하지 않는다. 하지만 黨與는 가벼이 여긴다. 자신이 잘하는 交遇를 하는 방식으로 억지로 하려한다. 즉 무리지음에 있어 의로움(義)을 바탕으로 서로 도와가며 해야 하는데, 禮와 善惡을 지나치게 따지며 하

려하니 마찰이 생긴다. 결국 본인이 믿는다고 생각한 黨與를 이룬 사람에게 속게 되고 배신감에 怒情이 폭발하게 된다. 결국 肝이 傷한다. 太陽人이 黨與를 하기 위해서는 少陰人으로부터 黨與하는 법을 배워서 천천히 해야 한다.

3-13) **少陰人 謹於黨與故 恒有黨與親熟人 擇交之喜心 此心 出於秉彝之敬心也 莫非至善**
而輕於交遇故 每爲生疎交遇人所誣 而偏喜傷臟 以其慮患之心 不周故也.

少陰人은 무리지어 더불어 함을 삼가 하는 까닭에 항상 親熟한 사람과 무리지어 더불어 함에 가리어 만나려는 기쁜 마음(親熟한 사람과 만나 黨을 이루어 도움을 받음으로 생기는 마음)이 있는데, 이 마음은 천성을 그대로 지키는 공경하는 마음이고 지극히 선하지 않음이 없다. 만나 예우함에는 가벼운 까닭에 매번 生疎한 만나 예우하는 사람 때문에 속임수에 빠지니, 그로 인한 치우쳐 기뻐하는 마음 때문에 臟이 傷하니 그 걱정하는 마음이 두루 하지 못하기 때문이다. (만나 예우하는 사람에 대해 어떻게 하는 것이 禮로써 대하는 것인지에 대해 고민하지 않고, 生疎한 데도 黨을 만들려고 하고 그 과정에서 도움을 주고받는 것을 기쁨으로 삼지만 生疎한 사람은 같이 黨을 만들기 보다는 禮를 우선 따지려고 하니 헛되이 기뻐하다가 黨與를 이루지 못하고 실망하게 된다.)

*少陰人은 黨與를 함에 있어 삼가고 擇하여 교제하려는 마음이 있다. 여기서 삼가고 擇하여 교제하는 기준은 義에 맞게 행동하는지 이다. 少陰人은 앞에서 못났더라도 能否을 안다고 하였다. 能否을 구별하는 마음이 擇交하는 것이다. 그렇기 때문에 의롭고 능력 있는 사람이 자신을 도와줄 때는 喜心이 발현된다. 이때는 喜心은 지극히 선한 마음이다. 浪動하지 않는다. 하지만 交遇는 가벼이 여긴다. 자신이 잘하는 黨與를 하는 방식으로 억지로 하려한다. 즉 만나 예우함에 있어 禮을 바탕으로 서로 지킬 것을 지켜가며 해야 하는데, 義와 能否를 따져 무리만 지으려하니 마찰이 생긴다. 결국 처음 만나 生疎한 사람에게 무리 지으려 하다가 도움을 받지 못하고 속임을 당하여 헛되이 기뻐하다가 실망하게 된다. 喜情이 浪動하게 되는 것이다. 결국 脾가 傷한다. 少陰人이 交遇를 하기 위해서는 太陽人으로부터 交遇하는 법을 배워서 천천히 해야 한다.

3-14) 少陽人 重於事務故 恒有出外興事務之哀心 此心 出於秉彛之 敬心也 莫非至善

　而不謹於居處故 每爲主內做居處人所陷 而偏哀傷臟 以其重 外 而輕內故也.

少陽人은 事務를 중히 여기는 까닭에 항상 밖으로 나가 事務를 일으킴에 애달파 하는 마음이 있는데(일을 함에 있어 속임을 당했을 때 드는 마음은 슬픈 마음이고 이 마음은 선하며, 슬퍼 하지 않기 위해서는 속임을 당하지 않도록 노력한다) 이 마음은 타고난 천성을 지키는 공경하는 마음이고, 지극히 선하지 않음이 없다. 居處는 삼가지 않는 까닭에 매번 안을 주장삼아 居處를 마련하는 사람의 함정에 빠져 哀心(居處를 다스림에 있어 일처리 하듯이 지혜로운지 어리석은지만 따져서 하는 것은 안 되다. 居處라는 것은 속임의 유무보다는 보호하고자 하는 마음으로 보살피듯이 해야 한다. 결국 속임 유무만 따지면 居處는 다스려지지 않고 함정에 빠지는 더욱 더 슬퍼지게 된다.)이 치우쳐 臟이 상하니, 밖을 重視하고 안을 輕視하기 때문이다.

*少陽人은 事務를 함에 있어 중요히 여기며 밖으로 나가 일으키려는 마음이 있다. 이때 일을 일으키는 기준은 바로 지혜로움과 어리석음이다. 옳고 그름에 맞게 일처리를 하면 지혜로운 것이다. 少陽人은 앞에서 못났더라도 知愚을 안다고 하였다. 知愚를 구별할 수 있기 때문에 자신감 있게 밖으로 나아가 事務를 일으킬 수 있는 것이다. 그 과정에서 자신을 속이려는 것을 다른 체질에 비해 少陽人은 능히 알 수 있는 능력이 있기 때문에 그것을 애달파 한다. 이때의 애달픈 마음은 暴動하지 않는다. 하지만 居處는 삼가며 하지 않는다. 자신이 잘하는 事務를 하는 방식으로 억지로 하려한다. 즉 살아 처하는 곳을 다스림에 있어 仁을 바탕으로 측은한 마음을 가지고 해야 하는 것이 경우에 맞는데, 智를 바탕으로 지혜로움과 어리석음을 기준으로 일처리 하듯이 한다며 居處는 荒凉해진다. 즉 깨끗한 물에는 고기가 살 수 없듯이 어리석은 모습이라도 포용할 줄 알아야 居處가 다스려진다. 결국 事務하듯이 居處를 다스리면 자신과 같이 居處하는 사람에게 속임을 당하여 哀心이 暴動하게 된다. 그 결과 腎이 傷한다. 少陽人이 居處를 하기 위해서는 太陰人으로부터 居處하는 법을 배워서 천천히 해야 한다.

3-15)
太陰人 重於居處故 恒有主內做居處之樂心 此心 出於秉彛之
敬心也 莫非至善
　而不謹於事務故 每爲出外興事務人所誣 而偏樂傷臟 以其重
內 而輕外故也.

太陰人이 居處를 重視하는 까닭에 항상 안을 주장삼아 居處를 삼는 즐거워하는 마음(居處를 함에 서로 보호해주는 것을 즐거워하는 마음)이 있으니 이 마음은 타고난 천성을 지키는 공경하는 마음이며 지극히 선하지 않음이 없다. 事務를 삼가지 않은 까닭에 매번 밖으로 나가 事務를 일으키는 사람의 속임에 빠져 치우쳐 즐거워하여(일을 처리한다는 것은 居處를 다스리듯이 마냥 보호해주면서 하는 것이 아니다. 어떻게 처리하는 것이 지혜로운지를 잘 따져야만 일이 처리가 된다. 결국 나만 보호받으면서 일을 하려다가 속임을 당하는 것이다) 臟을 상하니 이는 안을 중시하고 밖을 경시하기 때문이다.

*太陰人은 居處를 함에 있어 안을 주장삼아 중요시하려는 마음이 있다. 이때 안을 주장삼음에 있어 기준은 근면함과 나태함이다. 居處를 유지하기 위해 측은한 마음을 바탕으로 근면해야 한다. 게으르다면 居處는 지켜지지 않는다. 끊임없이 居處를 위해 근면하기 위해서는 무한히 측은히 여기고 사랑하는 마음이 바탕이 되어야 한다. 즉 부모의 자식과 가정을 지키기 위한 무한한 사랑과 희생을 생각할 수 있다.

　太陰人은 앞에서 못났더라도 勤惰을 안다고 하였다. 勤惰를 구별할 수 있기 때문에 안에서 居處를 주장삼을 수 있는 것이다. 居處를 행하는 과정에서 진심으로 보살펴주고 보살핌을 받을 때 나타나는 마음이 바로 즐거운 마음이다. 이때 발하는 즐거운 마음은 浪動하지 않는다. 하지만 太陰人은 事務는 삼가며 하지 않는다. 자신이 잘하는 居處를 하는 방식으로 억지로 하려한다. 즉 事務를 함에 있어 智를 바탕으로 是非를 명확히 가려가며 해야 하는 것이 경우에 맞는데, 仁을 바탕으로 근면함과 나태함을 기준으로 한다며 事務는 달성될 수 없다. 즉 고기를 직접 자식에게 잡아주는 것이 居處를 행하는 것이라면 고기 잡는 법을 알려주는 것이 바로 事務를 행하는 것이다. 결국 居處하듯이 事務를 하면 밖에서 만난 事務를 일으키는 사람에게 이용당하고 속임을 당하여 樂心이 浪動하게 된다. 그 결과 肺가 傷한다. 太陰人이 事務를 하기 위해서는 少陽人으로부터 事務하는 법을 배워서 천천히 해야 한다.

*太小陰陽人은 각각 廣博하게 타고난 능력의 차이가 있고 이러한 性氣의 차이에 의해 우선 臟腑의 大小가 생기게 된다. 그리고 각각 能不能의 人事에 대한 능력의 차이가 있다. 이로 인해 性氣의 차이에 의해 생긴 偏小之臟이 더욱 더 傷하게 된다. 그리고 각 情氣는 각각

능한 人事를 다스리는 것은 괜찮으나 만약 이러한 마음가짐으로 자기가 가장 타고나지 못한 능력을 할 경우에는 더욱 치우치게 되어 오히려 偏小之臟을 더욱 더 傷하게 하는 결과를 가져온다.

즉 性氣와 情氣 역시 각각 타고난 바가 있는데, 그 타고난 바대로만 해서는 타고난 바를 제대로 발휘할 수 없다. 자기가 偏小한 능력에 대해서는 배워서 擴充해야 한다. 性氣에 있어서는 자신이 不及한 天機를 잘하는 체질에게 배워서 행해야 性氣를 도리에 맞게 펼칠 수 있다. 情氣 역시 자신이 不及한 人事를 잘하는 체질에게 배워서 행해야 情氣를 펼칠 수 있다. 그리고 자신이 잘하는 능력은 남에게 잘 가르쳐 주워야 한다. 결국 學不厭敎不倦이 知行의 핵심이다. 즉 性情이 偏急되지 않도록 擴充하면서 자신이 不及한 도덕적 능력에 대해서는 억지로 하지 말고 잘하는 사람에게 배워가며 천천히 하여야만 邪心과 怠心에 빠지지 않는 것이다. 인간의 궁극적인 도덕적 목표인 性命을 이루기 위해서는 자신이 타고난 도덕적 능력인 性情을 擴充하는 것이 1차적인 조건임을 東武는 擴充論에서 이야기하고 있다.

性情의 擴充을 좀 더 설명하면, 情氣가 動하게 되는 원인은 性氣를 偏急하게 하여 한계에 다 달았을 때 動하게 되며, 과도한 情氣가 暴動하지 않도록 항상 경계해야 하며, 不及한 情氣는 억지로 이끌어 내지 말고 스스로 반성하여 진실로 이끌어내야 한다. 性氣 情氣 모두 偏急하게 해서는 안 되며 우선 性氣의 偏急을 방지하는 것이 첫 번째이며, 情氣의 발현은 性氣와 같이 발현 되는 것이기는 하나 暴動하기 쉬우므로 항상 경계해야 하는 것이다. 그리고 情氣는 惡惡之心으로 공경하는 마음이자, 지극히 선한 마음이다. 하지만 자기가 능하지 못한 人事에 대해서 그 마음을 적용할 경우에는 이 마음이 치우치게 된다. 이것은 學不厭敎不倦을 통해 극복해야 한다. 性情이 擴充된다면 이제 性命을 닦을 수 있는 조건이 갖추어진 것이다. 각 체질별 도덕적 목표인 性命은 자신의 不及한 도덕적 능력을 닦는 것으로 이 능력의 발현시키는데 방해되는 邪心과 怠心이 無雙하다. 따라서 자신이 잘하는 도덕적 능력이 性情도 제대로 발휘되지 못한다면 性命을 이루는 것은 더욱더 어렵다. 그래서 東武는 性情의 擴充을 중요시 여긴 것이다. 3-16과 3-17의 絶世의 性과 大人의 命은 性情을 擴充한 인간이 이제 한걸음 더 나아가 邪心과 怠心을 극복한 경지를 의미한다.

3-16) 太陰之頷　宜戒驕心　太陰之頷　若無驕心　絕世之籌策　必在於此也.

太陰의 턱에 마땅히 교만한 마음을 경계하여야 하며 太陰의 턱에 만약 교만한 마음이 없으면 絕世의 籌策(헤아려 책략함)이 반드시 여기에 있다.

*性情을 擴充한 太陰人이 絕世의 性을 기르기 위한 조건을 제시하고 있다. 太陰人이 性을 기르기 위해서는 邪心을 극복하고 博通하여 慧覺하도록 노력해야 한다. 즉 存其心養其性해야 한다. 太陰人의 偏小한 臟局인 肺局은 邪心이 無雙하다. 이때 頷이라는 신체적 부위는 現在의 시점에서 籌策(헤아리고 책략함)을 담당한다. 邪心이 無雙하게 되는 원인은 太陰人이 天時를 살핌에 있어 人倫을 살피는 방식으로 天時를 살피려 하기 때문이다. 그렇게 되면 天時를 진정을 살피지 못하고 교만하게 되며, 太陰人의 喜性이 深着되게 된다. 결국 偏小한 臟局인 肺局이 더욱더 傷하게 되면서 그 부위의 邪心인 驕心은 더욱더 無雙하게 되다.

　　太陰人이 驕心에 빠지지 않기 위해서는 太陽人이 天時를 살피는 모습을 배워 천천히 발현시켜 現在에서 驕心에 빠지지 않고 籌策으로 길러나가야 한다. 즉 不及한 天機를 살피는 능력을 잘하는 체질로부터 배워야만 現在에서 邪心에 빠지지 않고 博通하여 性으로 기를 수 있는 것이다. 그렇게 끊임없이 노력하면 絕世의 籌策으로 기를 수 있다.

3-16) 少陰之臆　宜戒矜心　少陰之臆　若無矜心　絕世之經綸　必在於此也.

少陰의 가슴에 마땅히 矜心(자랑스러워하는 마음)을 경계하여야 하니 만약 少陰의 가슴에 자랑스러워하는 마음이 없으면 絕世의 經綸(실마리를 찾아 다스려 유별하여 합치는 것)이 반드시 여기에 있다.

*性情을 擴充한 少陰人이 絕世의 性을 기르기 위한 조건을 제시하고 있다. 少陰人이 性을 기르기 위해서는 邪心을 극복하고 博通하여 慧覺하도록 노력해야 한다. 즉 存其心養其性해야 한다. 少陰人의 偏小한 臟局인 脾局은 邪心이 無雙하다. 이때 臆이라는 신체적 부위는 現在의 시점에서 經綸(실마리를 찾아 다스려 유별하여 합치는 것)을 담당한다. 邪心이 無雙하게 되는 원인은 少陰人이 世會를 살핌에 있어 地方을 살피는 방식으로 世會를 살피려 하기 때문이다. 그렇게 되면 世會를 진정을 살피지 못하고 자랑스러워하게 되며, 少陰人의 樂性이 深着되게 된다. 결국 偏小한 臟局인 脾局이 더욱더 傷하게 되면서 그 부위의 邪

心인 矜心은 더욱더 無雙하게 뇌다.

　　少陰人이 矜心에 빠지지 않기 위해서는 少陽人이 世會를 살피는 모습을 배워 천천히 발현시켜 現在에서 矜心에 빠지지 않고 經綸으로 길러나가야 한다. 즉 不及한 天機를 살피는 능력을 잘하는 체질로부터 배워야만 現在에서 邪心에 빠지지 않고 博通하여 性으로 기를 수 있는 것이다. 그렇게 끊임없이 노력하면 絶世의 經綸으로 기를 수 있다.

太陽之臍　宜戒伐心　太陽之臍　若無伐心　絶世之行檢　必在於 此也.

太陽人의 배꼽에 마땅히 伐하려는 마음을 경계해야 하니 太陽人의 배꼽에 만약 伐하고자 하는 마음이 없으면 絶世의 行檢(행위를 검사함)이 반드시 여기에 있다.

*性情을 擴充한 太陽人이 絶世의 性을 기르기 위한 조건을 제시하고 있다. 太陽人이 性을 기르기 위해서는 邪心을 극복하고 博通하여 慧覺하도록 노력해야 한다. 즉 存其心養其性 해야 한다. 太陽人의 偏小한 臟局인 肝局은 邪心이 無雙하다. 이때 臍라는 신체적 부위는 現在의 시점에서 行檢(행위을 검사함)을 담당한다. 邪心이 無雙하게 되는 원인은 太陽人이 人倫를 살핌에 있어 天時을 살피는 방식으로 人倫를 살피려 하기 때문이다. 그렇게 되면 人倫를 진정을 살피지 못하고 벌하려하게 되며, 太陽人의 哀性이 深着되게 된다. 결국 偏小한 臟局인 肝局이 더욱더 傷하게 되면서 그 부위의 邪心인 伐心은 더욱더 無雙하게 뇌다.

　　太陽人이 伐心에 빠지지 않기 위해서는 太陰人이 人倫를 살피는 모습을 배워 천천히 발현시켜 現在에서 伐心에 빠지지 않고 行檢으로 길러나가야 한다. 즉 不及한 天機를 살피는 능력을 잘하는 체질로부터 배워야만 現在에서 邪心에 빠지지 않고 博通하여 性으로 기를 수 있는 것이다. 그렇게 끊임없이 노력하면 絶世의 行檢으로 기를 수 있다.

3-16) 少陽之腹　宜戒夸心　少陽之腹　若無夸心　絶世之度量　必在於 此也.

少陽人의 배에 마땅히 夸心(과시하는 마음)을 경계해야 하니 少陽人의 배에 만약 夸心(과시하는 마음)이 없으면 絶世의 度量이 반드시 거기에 있을 것이다.

*性情을 擴充한 少陽人이 絶世의 性을 기르기 위한 조건을 제시하고 있다. 少陽人이 性을 기르기 위해서는 邪心을 극복하고 博通하여 慧覺하도록 노력해야 한다. 즉 存其心養其性 해야 한다. 少陽人의 偏小한 臟局인 腎局은 邪心이 無雙하다. 이때 腹이라는 신체적 부위

는 現在의 시점에서 度量을 담당한다. 邪心이 無雙하게 되는 원인은 少陽人이 地方를 살핌에 있어 世會를 살피는 방식으로 地方를 살피려 하기 때문이다. 그렇게 되면 地方를 진정을 살피지 못하고 과시하려하게 되며, 少陽人의 怒性이 深着되게 된다. 결국 偏小한 臟局인 腎局이 더욱더 傷하게 되면서 그 부위의 邪心인 夸心은 더욱더 無雙하게 뇌다.

少陽人이 夸心에 빠지지 않기 위해서는 少陰人이 地方를 살피는 모습을 배워 천천히 발현시켜 現在에서 夸心에 빠지지 않고 度量으로 길러나가야 한다. 즉 不及한 天機를 살피는 능력을 잘하는 체질로부터 배워야만 現在에서 邪心에 빠지지 않고 博通하여 性으로 기를 수 있는 것이다. 그렇게 끊임없이 노력하면 絶世의 度量으로 기를 수 있다.

＊각 체질별로 현실에서 知的인 행위를 함에 있어 邪心에 빠지기 쉬운 도덕적 측면이 있다. 이것은 偏小한 臟局에 속하는 영역일 뿐만 아니라 性의 深着에 의해 더욱더 傷하게 되면서 邪心이 더욱더 無雙해지기 때문이다. 따라서 자신의 不及한 天機를 살피는 도덕능력을 자기가 과할 수 있도록 타고난 도덕능력으로만 하려 한다면 결국 性(性情의 性)은 深着되게 되고 邪心에 빠져 性(性命의 性)을 기를 수 없게 된다. 性情의 性과 性命의 性의 차이는 앞에서 설명하였다. 그것을 극복하는 방법이 바로 가장 잘하는 체질에게 배워가며 行(頷臆臍腹 行其知也)해야 邪心에 빠지지 않고 絶世의 性을 기를 수 있다. 자신이 타고난 지적인 능력으로만 밀어붙이면 邪心에 빠질 수밖에 없다.

17 大人의 命

3-17) 少陰之頭　宜戒奪心　少陰之頭　若無奪心　大人之識見　必在於此也.

少陰人의 머리에 마땅히 奪心(빼앗으려는 마음)을 경계해야 하니 少陰人의 머리에 만약 奪心이 없으면 大人의 識見(사물의 진상을 분별하는 능력)이 반드시 여기에 있게 된다.

＊性情을 擴充한 少陰人이 大人의 命을 세우기 위한 조건을 제시하고 있다. 少陰人이 命을 세우기 위해서는 怠心을 극복하고 獨行하여 資業을 쌓도록 노력해야 한다. 즉 修其身立其命해야 한다. 이때 頭이라는 신체적 부위는 現在의 시점에서 識見(사물의 진상을 분별하는 능력)을 담당한다.

怠心이 無雙하게 되는 원인은 少陰人이 交遇를 행함에 있어, 交遇를 가장 잘하는 太陽人에게 바르게 배워서 실천해야 하는데, 자기가 잘하는 黨與를 행하는 방식으로 交遇를 행하려 하기 때문이다. 그렇게 되면 交遇를 진정을 행하지 못하고 少陰人의 喜情이 浪動되게 된다. 결국 偏小한 臟局인 脾局이 더욱더 傷하게 되고, 같은 方向性을 지닌 臟局인 肺局 역시 傷하게 된다[14]. 그 결과 肺局에서 奪心이 無雙하게 된다. 性의 深着과 비교해 情의 暴動浪動은 氣의 作用性이 더 크기 때문에 偏小한 臟局 뿐만 아니라 같은 方向性을 지닌 臟局까지도 영향을 줄 수 있다. 東武는 偏小한 臟局과 같은 方向性을 갖는 臟局을 통해 체질별로 行其行함에 있어 怠心이 無雙할 수 있음을 3-17에서 설명하고 있는 것이다.

少陰人이 奪心에 빠지지 않기 위해서는 太陽人이 交遇를 행하는 모습을 배워 천천히 발현시켜 現在에서 奪心에 빠지지 않고 識見으로 길러나가야 한다. 즉 不及한 人事를 살피는 능력을 잘하는 체질로부터 배워야만 現在에서 怠心에 빠지지 않고 獨行하여 命으로 세울 수 있는 것이다. 그렇게 끊임없이 노력하면 大人의 識見으로 기를 수 있다. 결국 命을 세움에 있어 가장 기본은 情을 擴充하여 暴動浪動하지 않는 것이다.

太陰之肩　宜戒侈心　太陰之肩　若無侈心　大人之威儀　必在於此也.

太陰人의 어깨에 마땅히 侈心(스스로 꾸미는 마음)을 경계해야 하니 太陰人의 어깨에 만약 侈心이 없으면 大人의 威儀(두려워할 만하고 모범됨)가 반드시 여기에 있다.

性情을 擴充한 太陰人이 大人의 命을 세우기 위한 조건을 제시하고 있다. 太陰人이 命을 세우기 위해서는 侈心을 극복하고 獨行하여 資業을 쌓도록 노력해야 한다. 즉 修其身立其命해야 한다. 이때 肩이라는 신체적 부위는 現在의 시점에서 威儀(두려워할 만하고 모범됨)를 담당한다.

怠心이 無雙하게 되는 원인은 太陰人이 事務를 행함에 있어, 事務를 가장 잘하는 少陽人에게 바르게 배워서 실천해야 하는데, 자기가 잘하는 居處를 행하는 방식으로 事務를 행

---

14) 2-14
哀怒之氣 上升 喜樂之氣 下降
上升之氣 過多 則下焦傷 下降之氣 過多 則上焦傷.
2-16
哀怒之氣 逆動 則暴發而竝於上也
喜樂之氣 逆動 則浪發而竝於下也
上升之氣 逆動而竝於上 則肝腎傷
下降之氣 逆動而竝於下 則脾肺傷.
2-22
哀怒相成 喜樂相資

하려 하기 때문이다. 그렇게 되면 事務를 진정을 행하지 못하고 太陰人의 樂情이 浪動되게 된다. 결국 偏小한 臟局인 肺局이 더욱더 傷하게 되고, 같은 方向性을 지닌 臟局인 脾局 역시 傷하게 된다. 그 결과 脾局에서 侈心이 無雙하게 된다. 性의 深着과 비교해 情의 暴動浪動은 氣의 作用性이 더 크기 때문에 偏小한 臟局 뿐만 아니라 같은 方向性을 지닌 臟局까지도 영향을 줄 수 있다. 東武는 偏小한 臟局과 같은 方向性을 갖는 臟局을 통해 체질별로 行其行함에 있어 怠心이 無雙할 수 있음을 3-17에서 설명하고 있는 것이다.

太陰人이 侈心에 빠지지 않기 위해서는 少陽人이 事務를 행하는 모습을 배워 천천히 발현시켜 現在에서 侈心에 빠지지 않고 威儀로 길러나가야 한다. 즉 不及한 人事를 살피는 능력을 잘하는 체질로부터 배워야만 現在에서 怠心에 빠지지 않고 獨行하여 命으로 세울 수 있는 것이다. 그렇게 끊임없이 노력하면 大人의 威儀으로 기를 수 있다. 결국 命을 세움에 있어 가장 기본은 情을 擴充하여 暴動浪動하지 않는 것이다.

少陽之腰 宜戒懶心 少陽之腰 若無懶心 大人之才幹 必在於 此也.

少陽人의 허리에 마땅히 懶心(나태한 마음)이 없어야 하니 少陽人의 허리에 만약 懶心이 없으면 大人의 才幹(재주와 간능)이 반드시 여기에 있다.

*性情을 擴充한 少陽人이 大人의 命을 세우기 위한 조건을 제시하고 있다. 少陽人이 命을 세우기 위해서는 怠心을 극복하고 獨行하여 資業을 쌓도록 노력해야 한다. 즉 修其身立其命해야 한다. 이때 腰라는 신체적 부위는 現在의 시점에서 才幹(재주와 간능)을 담당한다.

怠心이 無雙하게 되는 원인은 少陽人이 居處를 행함에 있어, 居處를 가장 잘하는 太陰人에게 바르게 배워서 실천해야 하는데, 자기가 잘하는 事務를 행하는 방식으로 居處를 행하려 하기 때문이다. 그렇게 되면 居處를 진정을 행하지 못하고 少陽人의 哀情이 暴動하게 된다. 결국 偏小한 臟局인 腎局이 더욱더 傷하게 되고, 같은 方向性을 지닌 臟局인 肝局 역시 傷하게 된다. 그 결과 肝局에서 懶心이 無雙하게 된다. 性의 深着과 비교해 情의 暴動浪動은 氣의 作用性이 더 크기 때문에 偏小한 臟局 뿐만 아니라 같은 方向性을 지닌 臟局까지도 영향을 줄 수 있다. 東武는 偏小한 臟局과 같은 方向性을 갖는 臟局을 통해 체질별로 行其行함에 있어 怠心이 無雙할 수 있음을 3-17에서 설명하고 있는 것이다.

少陽人이 懶心에 빠지지 않기 위해서는 太陰人이 居處를 행하는 모습을 배워 천천히 발현시켜 現在에서 懶心에 빠지지 않고 才幹으로 길러나가야 한다. 즉 不及한 人事를 살피는 능력을 잘하는 체질로부터 배워야만 現在에서 怠心에 빠지지 않고 獨行하여 命으로 세울 수 있는 것이다. 그렇게 끊임없이 노력하면 大人의 才幹으로 기를 수 있다. 결국 命을 세움에 있어 가장 기본은 情을 擴充하여 暴動浪動하지 않는 것이다.

太陽之臀 宜戒竊心 太陽之臀 若無竊心 大人之方略 必在於此也.

太陽人의 엉덩이에 마땅히 竊(훔치려는 마음)이 없어야 하니 太陽人의 엉덩이에 만약 竊心이 없으면 大人의 方略(나누어 다스리는 꾀)이 반드시 여기에 있다.

*性情을 擴充한 太陽人이 大人의 命을 세우기 위한 조건을 제시하고 있다. 太陽人이 命을 세우기 위해서는 怠心을 극복하고 獨行하여 資業을 쌓도록 노력해야 한다. 즉 修其身立其命해야 한다. 이때 臀이라는 신체적 부위는 現在의 시점에서 方略(나누어 다스리는 꾀)을 담당한다.

怠心이 無雙하게 되는 원인은 太陽人이 黨與를 행함에 있어, 黨與를 가장 잘하는 少陰人에게 바르게 배워서 실천해야 하는데, 자기가 잘하는 交遇를 행하는 방식으로 黨與를 행하려 하기 때문이다. 그렇게 되면 黨與를 진정을 행하지 못하고 太陽人의 怒情이 暴動하게 된다. 결국 偏小한 臟局인 肝局이 더욱더 傷하게 되고, 같은 方向性을 지닌 臟局인 腎局역시 傷하게 된다. 그 결과 腎局에서 竊心이 無雙하게 된다. 性의 深着과 비교해 情의 暴動浪動은 氣의 作用性이 더 크기 때문에 偏小한 臟局 뿐 만 아니라 같은 方向性을 지닌臟局까지도 영향을 줄 수 있다. 東武는 偏小한 臟局과 같은 方向性을 갖는 臟局을 통해 체질별로 行其行함에 있어 怠心이 無雙할 수 있음을 3-17에서 설명하고 있는 것이다.

太陽人이 竊心에 빠지지 않기 위해서는 少陰人이 黨與를 행하는 모습을 배워 천천히 발현시켜 現在에서 竊心에 빠지지 않고 方略으로 길러나가야 한다. 즉 不及한 人事를 살피는 능력을 잘하는 체질로부터 배워야만 現在에서 怠心에 빠지지 않고 獨行하여 命으로 세울 수 있는 것이다. 그렇게 끊임없이 노력하면 大人의 方略으로 기를 수 있다. 결국 命을 세움에 있어 가장 기본은 情을 擴充하여 暴動浪動하지 않는 것이다.

☆나가기

3-16과 3-17은 擴充論의 결론이다. 性과 命을 邪心과 怠心이 無雙함을 극복하여 체질별로 추구해야 한다는 것을 말하고 있다. 四端論에서 喜怒哀樂의 暴動浪動은 知와 行을 하지 않음에서 모두 나온다고 하였다[15]. 이 知와 行이 바로 學不厭敎不倦 이다. 자신이 잘하는 것은 남에게 가르쳐 주고, 못하는 것은 배우라는 것이다. 무조 건 자기가 타고난 바대로 억지로 하려고 하며는 邪心과 怠心이 無雙해지고 결국 心 慾에 빠져 鄙薄貪懦한 사람이 되는 것이다.

擴充論의 구조를 다시 살펴보면 性과 情은 각각 天機와 人事를 살피고 행하는 과 정에서 나오는 감정임을 알 수 있고, 각각 체질별로 哀怒와 喜樂의 마음이 공존하며 性과 情의 차이는 그 대상이 여러 사람이냐 아님 자기 자신인가의 여부에 따라 갈림 을 알 수 있다. 즉 性은 내가 여러 사람들의 서로에 대한 행태를 관찰하고 드는 감정 이며, 情은 내가 다른 사람으로부터 직접적으로 당할 때 느끼는 감정이다. 그리고 天 機와 人事 모두 能한 것과 能하지 못한 것이 존재하며, 天機의 能함과 不能에 의해 臟局의 偏大와 偏小가 발생하며, 不能한 人事를 하는 과정에서 情氣가 偏急해지고 그 결과 不能한 人事를 담당하는 臟局은 더욱더 傷하게 된다. 또한 性氣와 情氣의 樣態를 제시하는데, 性氣는 스스로 능히 발휘될 수 있는 역량이 있는 것이지만, 그것 만으로 자기의 不急한 天機를 억지로 살피려하지 말고 잘하는 체질의 능력을 反省의 과정을 통해 배워야 道理에 맞게 발휘될 수 있다. 情氣 또한 타고난 바대로만 할 경 우에는 치우치게 되므로 잘하는 체질의 능력을 배워가며 경계할 필요다. 만일 그렇 지 않으면 心慾에 빠지게 된다.

그리고 어리석고(邪心에 빠짐), 못나더라도(怠心에 빠짐) 각각의 性과 情은 선함 을 타고난 바의 능력을 펼칠 수 있다. 즉 邪心과 怠心이 無雙하더라도 天機와 人事 의 능력은 발현됨을 강조하였다. 東武는 인간의 善함이 근본적인 특성임을 말하고 있 는 것이다.

끝으로 다시 한 번 체질별로 각각의 情氣가 자기가 能할 수 있는 人事에 대해서 는 치우치지 않고 할 수 있으나 能하지 못한 人事에 대해서 자기의 動하기 쉬운 마음 가짐으로 行하게 되면 暴動浪動하여 치우치게 됨을 구체적으로 설명하였다. 한 번 더 설명했다는 점에서 東武가 情氣의 暴動浪動을 극복하는 것에 얼마나 큰 비중을

---

15) 2-20
天下喜怒哀樂之暴動浪動者 都出於行身不誠 而知人不明也

두었는지를 알 수 있다. 性氣의 深着과 情氣의 暴動浪動을 극복하여 性情을 擴充하였다면 이제 한 단계 더 나아가 자신의 不及한 도덕적 능력까지도 絶世와 大人의 경지에 이르도록 노력해야 한다. 性命을 이루는데 방해되는 요소가 바로 驕矜伐夸의 邪心과 奪侈懶竊의 怠心이다. 邪心과 怠心이 생기는 원인도 자신이 타고난 天機와 人事로 모든 것을 하려하기 때문이다. 자신의 능한 天機를 살피는 능력으로 불능한 天機를 억지로 살피려 할 때 現在에서 無雙한 마음이 사사로운 마음이고, 자신의 능한 人事를 행하는 능력으로 불능한 人事를 억지로 행하려 할 때 現在에서 無雙한 마음이 태만한 마음이다. 즉 잘하는 것으로 모든 것을 살피고 행하려는 것이 사사롭고 게으른 것이다. 못하는 것은 배워서 천천히 조심스럽게 해야 하는 것임을 東武가 擴充論을 통해 끊임없이 말하고 있다.

☆性情과 性命의 관계

인간은 性情을 가지고 있다. 이것은 堯舜과 마찬가지로 모든 사람이 가지고 있는 도덕적 능력이자 도덕적 마음을 말한다. 性은 天機를 살피는 과정에서 사람들이 속이거나, 업신여기거나, 도와주거나, 보호해주는 모습을 보면 느끼는 好善하는 마음이다. 이러한 감정은 간접적으로 느껴지기 때문에 順動한다. 促急하지는 않는다. 하지만 性이라도 中에 맞지 않으면 深着하게 된다. 情은 人事를 행하는 과정에서 다른 사람이 자신을 속이거나, 업신여기거나, 도와주거나, 보호해줄 때 느끼는 惡惡하는 마음이다. 이러한 감정은 직접적으로 느껴지기 때문에 促急한다. 하지만 促急함을 넘어 情이 節에 맞지 않으면 暴動浪動하게 된다.

즉 인간은 堯舜과 마찬가지로 지극히 선한 두 가지 도덕적 능력을 체질별로 차이가 있게 天機와 人事의 차원에서 가지고 있다. 天機의 차원이라는 것은 앞에서 시간관에 대한 설명에서 설명했듯이 未來를 예측하는 것을 의미하고, 人事의 차원이라는 것은 過去를 反省하는 것을 의미한다. 未來를 예측하고 過去를 반성하는 것은 인간만이 지닌 도덕적 능력이다.

인간은 이러한 도덕적 능력을 바탕으로 現在에서 知的인 행위와 行的인 행위를 결정하고 실행한다. 하지만 現在의 순간에 있어 항상 방해되는 요소가 있다. 그것은 바로 心慾이다. 인간에는 도덕적인 능력도 있지만 이것을 방해하는 心慾이 있다. 이러한 心慾의 1차적 대상은 바로 酒色財權이다. 酒色財權은 무조건 나쁜 것은 아니다. 中道에 맞는 다면 인간의 본능적 욕구를 충족하는 활력이 될 수 있지만 과하거나 부족하면 결국 心慾에 빠지게 된다. 즉 未來에 대한 예측이나 過去에 대한 반성은 멀리하고 現在의 쾌락만을 추구하게 된다. 이때 드는 마음이 바로 邪心과 怠心이다.

東武는 心慾에 빠지는 원인을 구체적으로 擴充論에서 제시하였다. 그 근본적인 원인은 바로 性情의 深着과 暴動浪動이다. 이러한 性情이 擴充되지 못하는 가장 큰이유는 바로 아이러니하게도 性情에 자체에 있다. 즉 인간은 자신이 타고난 天機차원의 도덕능력과 人事차원의 도덕능력으로 모든 상황을 해결하려는 경향이 있다. 특히 자신이 偏小하게 타고난 도덕적 능력을 발휘해야 할 상황에 억지로 자신의 능한 도덕적 능력으로 해결하려 할 때 性은 深着되고 情은 暴動浪動하게 된다. 그러면 결국 자신의 偏小한 臟局은 더욱더 傷하게 되며, 그 부위의 도덕능력은 당연히 발휘되지 못하고 邪心이 無雙해지고, 偏小한 臟局과 같은 方向性을 지닌 臟局은 怠心이 無雙해진다.

결국 邪心과 怠心으로 인해 博通하고 獨行하지 못하고 결국 慧覺과 資業에 이르지 못해 性命을 기르거나 세울 수 없게 된다. 이때 性命의 性은 籌策, 經綸, 行檢, 度量이라는 現在 인간의 지적인 도덕능력의 구체적인 발현이자 목표를 의미하고, 性命의 命은 識見, 威儀, 材幹, 方略이라는 現在 인간의 행적인 도덕능력의 구체적인 발현이자 목표를 의미한다.

東武는 現在의 지적 도덕능력과 행적 도덕능력의 구체적 발현이자 목표인 性命을 絶世의 性과 大人의 命으로 기르고 세움에 있어 그 시작을 性情의 擴充할 것을 말하고 있다. 또한 체질별로 타고난 性情을 擴充하는 방법은 바로 學不厭敎不倦이다. 자기의 능한 도덕적 능력으로 모든 상황을 해결할 수 없음을 인정하고 不能한 것은 能한 사람에게 배우고 能한 것은 不能한 사람에게 잘 가르쳐줘서 서로의 性情이 擴充되도록 하는 것이 바로 絶世의 性과 大人의 命에 이르는 방법이다. 결국 이것이 바로 東武가 廣濟說에서 말한 16-5 善人之家 善人必聚 惡人之家 惡人必聚 善人多聚 則善人之臟氣 活動 惡人多聚 則惡人之心氣 强旺 酒色財權之家 惡人多聚 故其家孝男孝婦受病의 해결책이고, 四象人辨證論에서 논한 17-27 萬室之邑 一人 陶則器不足也 百家之村 一人 醫則活人 不足也 必廣明醫學 家家知醫 人人知病然後可以壽世保元. 하는 방법이다.

四. 臟腑論 　17條

☆들어가기

臟腑論에서는 性命論 四端論 擴充論을 통해 인간의 도덕적 능력을 발현시키는 신체 부위로 제시되었던 耳目鼻口, 肺脾肝腎, 頷臆臍腹, 頭肩腰臀의 관계를 설명하고 있다. 앞서 신체부위를 통해 인간의 도덕적 능력이 발휘되며, 체질에 따라 그 편차가 있음을 설명하였다. 臟腑論에서는 의학적으로 인간의 신체적인 요소를 어떻게 관찰 및 활용할 지에 대해 설명하고 있다. 그리고 각 신체적인 요소의 상호관계도 구체적으로 밝히고 있다. 東武가 단순히 유교철학을 네 가지 구조로만 정리하는 정도로 머문 것이 아니라 구체적으로 어떻게 실용적으로 활용할지에 대한 담론이 바로 臟腑論의 핵심이다.

4-1) 肺部位　在顀下背上　胃脘部位　在頷下胸上故　背上胸上以上　謂
之上焦

脾部位　在膂　　　　胃部位　　在膈故　　　　膂膈之間　　　謂
之中上焦

肝部位　在腰　　　　小腸部位　在臍故　　　　腰臍之間　　　謂
之中下焦

腎部位　在腰脊下　　大腸部位　在臍腹下故　　脊下臍下以下　謂
之下焦.

肺부위는 腦顀 아래와 등 위에 있고, 胃脘 부위는 턱 아래와 가슴 위에 있는 까닭에 背上胸上以上을 이르러 上焦라고 한다.

脾 부위는 背膂에 있고, 胃부위는 胸膈에 있는 까닭에 背膂과 胸膈 사이를 이르러 中上焦라고 한다.

肝부위는 허리에 있고, 小腸부위는 배꼽에 있는 까닭에 허리와 배꼽사이를 이르러 中下焦라고 한다.

腎부위는 腰椎骨 밑에 있고, 大腸부위는 배꼽 밑에 있는 까닭에 腰椎骨 밑과 배꼽 밑 이하를 이르러 下焦라고 한다.

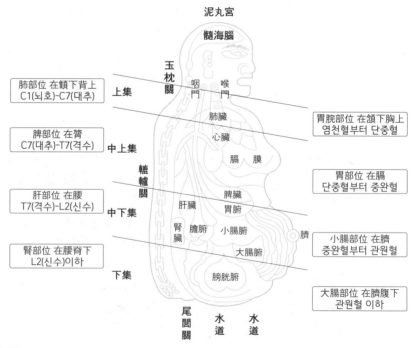

그림 1. 四焦圖

*東武는 體幹을 上下를 기준으로 4가지 구획으로 나누었다. 기존 한의학에서는 三焦라고 하여 3가지로 나누어서 보던 것을 中焦를 한 번 더 나눈 것이 특징이다. 그리고 인체를 前後로 나누어서도 보고 있다. 肺脾肝腎 즉 四臟은 인체의 후면부에 있고, 胃脘 胃 小腸 大腸 즉 四腑는 인체의 전면부에 있다. 東武가 臟腑論을 서술할 때 참고했을 것이라고 가장 유력한 자료는 東醫寶鑑의 身形臟腑圖이다. 身形臟腑圖를 보면 上下의 순서를 보면 肺, 脾, 肝, 腎의 순서로 그려져 있고, 胃脘, 胃, 小腸, 大腸의 순서로 기술되어 있다. 東武가 四臟과 四腑의 上下위치를 결정할 때 身形臟腑圖의 순서를 따른 것으로 보인다. 실제 해부학적 위치와는 맞지 않는다.

上焦는 머리의 後髮際부터 大椎穴까지, 그리고 턱 아래부터 膻中穴까지로 볼 수 있다. 肺部位 在頷下背上 胃脘部位 在頷下胸上이란 표현에서 정확한 기준점을 찾기는 어렵다. 椎下는 枕骨(후두융기) 이하 정도로 사료된다. 背도 위치를 나누기가 애매하다. 우리가 흔히 말하는 등은 목 아래를 의미한다. 즉 頷下背上은 頸椎 부위 정도로 생각할 수 있다. 上焦가 발달한 太陽人의 腦頗의 일어나는 형세가 강하다고 하였는데, 이때 腦頗는 목덜미를 의미한다. 즉 肺 부위는 頸椎 후면의 목덜미를 의미한다. 胃脘 부위는 在頷下胸上이라고 하였는데, 頷은 턱을 의미하는데 廉泉穴 정도로 사료된다. 胸上의 胸도 정확한 위치를 잡기가 애매하다. 胃脘 즉 식도의 기능을 잘 살필 수 있고, 上焦라는 부위적 특성을 고려할 때 膻中穴을 기준점으로 삼는 것이 낫다고 생각한다. 식도염이 있을 때 膻中穴 주변이 뻐근하고 우리가 호흡을 관찰할 때 膻中穴의 움직임을 보는 것도 이 부위가 上焦의 움직임을 잘 반영해준다고 사료된다. 즉 廉泉穴부터 膻中穴까지의 부위를 胃脘의 부위로 볼 수 있다.

中上焦에서 脾 부위는 大椎穴부터 膈俞穴이 있는 선상까지, 胃 부위는 膻中穴부터 中脘穴까지로 사료된다. 우선 膂라는 것은 背膂를 의미한다. 背膂는 등을 의미하는데 大椎穴부터 횡격막이 있는 膈俞穴 라인까지를 등으로 보는 것이 타당하다. 胃 부위는 膻中穴부터 中脘穴까지로 보는 것이 타당하다. 위장의 기능에 문제가 있을 때 주로 명치 주변이 답답하거나 아니면 中脘穴 부위에 통증을 호소한다. 病證論을 보면 少陽人의 경우 結胸證은 명치와 가슴에서 주로 病態가 나타나며, 少陰人의 경우에도 구미혈 주변에서 胃局의 病態를 관찰 할 수 있다. 즉 胃 부위는 명치를 중심으로 위로는 膻中穴 아래로는 中脘穴까지 보는 것이 타당하다.

中下焦는 肝 부위는 膈俞穴부터 腎俞穴까지, 小腸 부위는 中脘穴 부터 關元穴까지로 사료된다. 腰라는 것을 정확히 설명하는 것은 불가능하지만 주로 허리라고 생각하는 부위가 보통 腎俞穴을 기준으로 위쪽이고, 골반이라고 보는 곳은 腎俞穴보다 아래쪽으로 본다. 小腸 부위는 배꼽을 중심으로 위로는 中脘穴 아래로는 關元穴까지로 나누면 타당할 것으로 본다. 小腸에 이상이 있으면 주로 배꼽 주변이 아프며, 關元穴 이하로는 膀胱이나 大腸에 이상이 주로 관찰되므로 關元穴 이하는 下焦로 보는 것이 나을 것 같다.

下焦는 腎 부위는 腎俞穴 이하, 大腸 부위는 關元穴 이하로 사료된다. 주로 腎虛腰痛이나 腰薦椎部 통증이 나타나는 부위가 腰椎 4번, 5번 근처이다. 腰脊下라는 것이 굉장히 애매한 표현이기 때문에 위치를 선정하기는 어렵지만 腎俞穴 이하의 골반강 후면부가 타당할 듯싶다. 大腸 부위는 關元穴 이하의 골반강 전면로 보는 것이 타당할 것 같다.

東武가 나눈 四焦라는 부위는 현실적으로 정확히 어느 부위를 의미하는지는 정확히 알 수 가 없다. 하지만 身形臟腑圖에 기초하고 임상적으로 상식적으로 생각했을 때 기술한 대로 나눠서 적용하는 것이 上焦 中上焦 中下焦 下焦의 형세를 파악해서 의학적으로 활용하는데 유리할 것으로 보인다.

2 四腑를 통한 水穀의 변환-溫熱凉寒의 氣

⁴⁻²⁾ 水穀 自胃脘而入于胃   自胃而入于小腸   自小腸而入于大腸   自大腸而出于肛門者
水穀之都數 停畜於胃   而薰蒸爲熱氣
              消導於小腸 而平淡爲凉氣
熱氣之輕淸者 上升於胃脘 而爲溫氣
凉氣之質重者 下降於大腸 而爲寒氣.

水穀은 胃脘으로부터 胃로 들어가고, 胃로부터 小腸으로 들어가고, 小腸으로부터 大腸으로 들어가고, 大腸으로부터 肛門으로 나온다.
水穀의 모두는 胃에 머물러 쌓이고 薰蒸되어 熱氣가 되고, 小腸에서 녹아 引導되어 平淡한 凉氣가 된다. 熱氣의 가볍고 맑은 것은 胃脘으로 上升하여 溫氣가 되고, 凉氣의 質重한 것은 大腸으로 下降하여 寒氣가 된다.

*인간이 섭취한 음식은 四腑를 통해 변화된 뒤 肛門으로 배출된다. 이는 실제적인 음식물의 섭취 후 이동 및 배출 경로와 같다. 東武는 각각의 四腑에서 水穀이 4가지 溫熱凉寒이라는 氣運으로 分化 生成된다고 하였다. 가장 1차적인 곳은 胃와 小腸이다. 胃에서 水穀은 쌓여 薰蒸되어 熱氣가 되고 小腸에서는 분해 흡수되어 平淡한 凉氣가 된다. 실제적으로 인간이 음식을 섭취하면 胃脘 즉 식도를 지나 우선 胃에서 머물게 되고 거기서 1차적인 화학적 소화과정이 일어난다. 이것을 東武는 停畜되어 薰蒸된다고 표현하였다. 小腸에서는 胃에서 1차적으로 소화된 음식이 2차적으로 소화되며 많은 영양분이 흡수되어 肝으로 이

송된다. 이것을 東武는 消導되어 平淡하게 된다고 하였다. 실제적인 소화과정과 큰 차이가 없게 기술되었다.

하지만 胃脘에서 溫氣가 생성되는 설명은 파격적이다. 胃에서 생성된 熱氣 중 가볍고 맑은 氣運이 胃脘으로 上升하여 溫氣가 된다는 것은 실제적인 소화과정과 다르다. 이것은 어떻게 이해해야 할까? 우선 氣라는 것은 四端論에서도 설명했지만, 무형의 무언가가 아니라 인체에서 순환하는 대사물질을 의미한다. 이러한 관점에서 보면 胃에서 停畜되어 薰蒸되어 熱氣로 변환된 대사물질 중 輕淸한 물질이 胃脘 부위로 이동하여 그곳에서 溫氣라는 대사물질로 변환된 것이다. 즉, 溫氣로 변환되어 그 중 대사과정을 거쳐 생성된 노폐물은 口鼻를 통해 인체에서 배출된다.

小腸에서 消導되어 平淡해져 凉氣로 변환된 대사물질 중 質重한 물질이 大腸 부위로 이동하여 그곳에서 寒氣라는 대사물질로 변환된다. 寒氣로 변환된 물질 중 대사과정을 거쳐 생성된 노폐물은 肛門을 통해 배출된다.

즉, 東武는 소화관을 四焦로 나눈 다음 각각의 공간인 四腑에서 음식물이 대사물질(氣)로 변환됨을 주장하고 있다. 水穀이 胃脘→胃→小腸→大腸의 순서로 통과하며, 통과되는 과정에서 中焦에 해당하는 胃와 小腸에서 熱氣와 凉氣라는 1차적 대사물질이 생성되고, 이 중 일부는 각각 上焦의 胃脘과 下焦의 大腸에서 2차적으로 변환되어 溫氣와 凉氣가 생성된다. 溫熱凉寒의 氣運은 輕重과 淸濁으로 구별될 수 있다. 溫氣와 凉氣는 가볍고 맑은 氣運이고, 熱氣와 寒氣는 무겁고 탁한 氣運이다. 이러한 氣運을 바탕으로 肺脾肝腎, 耳目鼻口, 頭肩腰臀, 頷臆臍腹이 형성되고 기능한다.

정리하면, 東武는 四腑를 음식물이 변환 흡수되는 공간으로 보았으며 中焦(中上焦+中下焦)에서 熱氣와 凉氣가 생성되고 이것이 이동하여 上焦와 下焦에서 溫氣와 寒氣로 변환되어 인간의 기본 대사물질이 생성됨을 말하고 있다. 즉 四腑는 음식물을 최초로 만나는 공간이자 신체기관이며 四腑의 작용을 통해 음식물이 溫熱凉寒의 氣라는 가장 기본이 되는 생리대사물질로 변환된다.

4-3)
胃脘 通於口鼻故 水穀之氣 上升也
大腸 通於肛門故 水穀之氣 下降也
胃之體 廣大而包容故 水穀之氣 停畜也
小腸之體 狹窄而屈曲故 水穀之氣 消導也.

胃脘은 입과 코로 통한 까닭에 水穀의 氣運이 上升하고, 大腸은 肛門으로 통한 까닭에 水穀의 氣運이 下降한다. 胃의 형태는 廣大하여 포용할 수 있는 까닭에 水穀의 氣運이 머물러 쌓일 수 있고, 小腸의 형태는 狹窄되고 屈曲된 까닭에 水穀의 氣運이 녹아 引導될 수 있다.

水穀이 각각의 四腑에서 다르게 분화되는 이유를 서술하고 있다. 東武는 각각의 四腑가 가지고 있는 形態와 위치를 통해 그 이유를 설명하고 있다. 胃脘은 코와 입을 통해 위로 통하기 때문에 氣運을 위로 上升시킬 수 있고, 大腸은 肛門과 아래로 통하기 때문에 氣運을 下降시킬 수 있다. 즉 胃脘과 大腸은 외부로 통해 있기 때문에 기운을 밖으로 배출시키는 능력을 가지고 있다. 上升은 胃에서 생성된 熱氣를 胃脘으로 이동시키는 것만을 의미하는 것이 아니라 口鼻를 통해 외부로 배출시키는 것 까지 포괄하는 것을 의미한다. 下降은 小腸에서 생성된 凉氣를 大腸으로 이동시키는 것만을 의미하는 것이 아니라 肛門을 통해 외부로 배출시키는 것 까지 포괄하는 의미이다.

胃는 形態가 包容하는 모습이기 때문에 水穀의 氣가 停畜될 수 있고, 小腸은 형태가 좁고 굴곡져 있기 때문에 水穀의 氣가 消導되는 것이다. 실제적인 四腑의 모습과 위치를 통해 기능을 유추하여 설명하고 있다.

東武가 궁극적으로 말하고 있는 것을 설명하면, 인간의 四腑는 1차적으로 음식물을 받아들이는 기관이고 이를 통해 溫熱凉寒이라는 가장 기본이 되는 생리물질을 생성한다. 즉 각각의 四腑에서 水穀을 인식하고 받아들여 溫熱凉寒이라는 氣運을 생성한다. 이때 水穀之氣를 인식하는 것은 頷臆臍腹의 意慮操志이다. 意慮操志는 인간의 자유의지로 無雙한 邪心에 의해 驕矜伐夸할 수 있다. 邪心을 극복하여 水穀之氣를 四腑를 통해 바르게 上升, 下降, 停畜, 消導하여 溫熱凉寒의 氣運을 생성하는 것 역시 存其心養其性하는 것이다. 즉 溫熱凉寒이라는 氣運은 性을 기르는 과정에서 생성되는 대사물질이다. 인간은 性을 기르기 위해 노력하는 존재이다. 그렇기 위해서는 邪心을 극복해야 하고 끊임없이 博通하여 慧覺할 수 있어야 한다. 인간이 음식을 섭취해서 본인에게 맞는 것을 소화 흡수하기 위해서는 사사롭게 먹어서는 안되고, 욕심을 부려서도 안 되며, 알고 섭취해야 한다. 그래야 건강한 사람이 될 수 있고, 장수할 수 있다. 그래서 東武는 臟腑論에서 신체기관 중 四腑를 가장 먼저 설명하고 있는 것이다.

인간이 삶을 유지함에 있어 가장 중요한 요소 중 하나가 먹는 것이다. 東武는 지혜롭게 먹는 것을 강조하고 있다. 자신의 체질에 맞게 잘 먹는 것이 모든 것에 기본이다.

4 水穀溫氣의 변환 및 이동

4-4)
水穀溫氣　自胃脘而化津　入于舌下　爲津海　津海者　津之所舍也
　津海之淸氣　出于耳而爲神　入于頭腦　而爲膩海　膩海者　神之所舍也
　膩海之膩汁淸者　內歸于肺　濁滓　外歸于皮毛故
　胃脘與舌耳頭腦皮毛　皆肺之黨也.

水穀溫氣는 胃脘으로부터 津으로 변하여 혀 아래로 들어가 津海가 되고 津海는 津이 머무르는 곳이다. 津海의 맑은 氣運은 귀로 나와 神이 되고 頭腦로 들어가 膩海가 되니 膩海는 神이 머무는 곳이다. 膩海의 膩汁 중 맑은 것은 안으로 肺로 들어가고 濁滓는 밖으로 皮毛로 돌아가는 까닭에 胃脘 혀 귀 頭腦 皮毛는 肺의 무리들이다.

*水穀溫氣는 胃脘에서 津이라는 물질로 변환된다. 즉 津은 음식물로부터 생성된 水穀溫氣가 변환되어 인체 내부의 순환체계로 받아들여진 대사물질을 의미한다. 津은 혀 아래로 들어가 津海라는 덩어리가 된다. 바다는 끊임없이 물질이 축적되고 생성되는 공간이다. 그래서 津의 바다라는 표현을 썼다. 인간이 평생을 살아가면서 끊임없이 음식을 섭취해서 흡수하여 만들어내는 양은 바다와 같이 많을 것이다.

　津은 맑은 氣運와 탁한 氣運이 있다. 津이라는 대사물질이 분리되어 맑은 氣運은 인체의 내부로 순환되고 탁한 氣運은 胃脘을 補益하는 재료가 된다. 津의 맑은 氣運은 혀 아래에서 귀로 이동하여 神이 되고 頭腦로 들어가 膩가 된다. 津의 맑은 氣運이 머리에서 神이 되고 神이 저장될 때는 膩의 형태로 되는 것이다. 神 역시 영적인 것을 의미하는 것이 아니라 上焦에서 津이 변화된 대사물질이 神인 것이다. 神이 頭腦에 저장될 때는 膩라는 대사물질로 변환된다. 膩는 글자 자체는 기름을 뜻하는데 뇌척수액이나 두뇌에서 여러 생리 대사를 담당하는 체액을 포괄한다고 볼 수 있다.

　膩 역시 맑은 부분과 탁한 부분이 있는데 맑은 부분은 다시 인체의 내부로 순환되어 肺로 들어가고 탁한 부분은 겉의 皮毛를 형성한다. 즉 水穀溫氣라는 대사물질이 인체를 순환하며 다양한 형태로 변환되고 인체의 구성물질이 되기도 하고 이동물질이 되기고 하는

것을 알 수 있다.

津의 탁한 부분은 胃脘을 膩의 탁한 부분은 皮毛를 형성하는데 인체의 실제적인 내부 구조와 외부구조를 형성함을 알 수 있다. 즉 東武는 맑은 氣運은 내부를 순환하는 물질로 탁한 부분은 실제적인 구조를 형성하는 재료로 보고 있다. 胃脘 혀 귀 頭腦 皮毛는 모두 肺의 무리이다. 東武는 上焦의 생성과 순환을 도식적으로 보여주고 있다.

4-5) 水穀熱氣 自胃而化膏 入于 膻間兩乳 爲膏海 膏海者 膏之所舍也
　　膏海之淸氣 出于目而爲氣 入于背膂 而爲膜海 膜海者 氣之所舍也
　　膜海之膜汁淸者 內歸于脾 濁滓 外歸于筋故
　　胃與兩乳目背膂筋 皆脾之黨也.

水穀熱氣는 胃로부터 膏로 변하여 젖가슴 사이로 들어가 膏海가 되고 膏海는 膏가 머무르는 곳이다. 膏海의 맑은 氣運은 눈으로 나와 氣가 되고 背膂로 들어가 膜海가 되니 膜海는 氣가 머무는 곳이다. 膜海의 膜汁 중 맑은 것은 안으로 脾로 들어가고 濁滓는 밖으로 筋으로 돌아가는 까닭에 胃 젖가슴 背膂 筋은 다 脾의 무리들이다.

水穀熱氣는 胃에서 膏라는 물질로 변환된다. 즉 膏은 음식물로부터 생성된 水穀熱氣가 변환되어 인체 내부의 순환체계로 받아들여진 대사물질을 의미한다. 膏는 젖가슴 사이로 들어가 膏海라는 덩어리가 된다. 바다는 끊임없이 물질이 축적되고 생성되는 공간이다. 그래서 膏의 바다라는 표현을 썼다. 인간이 평생을 살아가면서 끊임없이 음식을 섭취해서 흡수하여 만들어내는 양은 바다와 같이 많을 것이다.

膏는 맑은 氣運와 탁한 氣運이 있다. 膏이라는 대사물질이 분리되어 맑은 氣運은 인체의 내부로 순환되고 탁한 氣運은 胃를 보익하는 재료가 된다. 膏의 맑은 氣運은 젖가슴 사이에서 눈으로 이동하여 氣가 되고 背膂로 들어가 膜이 된다. 膏의 맑은 氣運이 背膂에서 氣가 되고 氣가 저장될 때는 膜의 형태로 되는 것이다. 氣 역시 무형의 신비한 것이 아니라 中上焦에서 膏가 변환된 대사물질이 氣이다. 氣가 背膂에 저장될 때는 膜이라는 대사물질로 변환된다. 膜은 경계를 형성하는 층을 의미하는데 腸間膜, 皮膜과 같이 물질대사가 이루어지는 신체부위이기도 하다. 즉, 背膂에서 여러 생리 대사를 담당하는 체액을 포괄한다고 볼 수 있다.

膜 역시 맑은 부분과 탁한 부분이 있는데 맑은 부분은 다시 인체의 내부로 순환되어 脾로 들어가고 탁한 부분은 겉의 筋을 형성한다. 膏의 탁한 부분은 胃를 膜의 탁한 부분은 筋을 형성하는데 인체의 실제적인 내부구조와 외부구조를 형성함을 알 수 있다. 즉 東武는 맑은 氣運은 내부를 순환하는 물질로 탁한 부분은 실제적인 구조를 형성하는 재료로 보고 있다. 胃 젖가슴 背膂 筋은 모두 脾의 무리이다. 東武는 中上焦의 생성과 순환을 도식적으로 보여주고 있다.

6 水穀凉氣의 변환 및 이동

4-6)
水穀凉氣 自小腸而化油 入于臍 爲油海 油海者 油之所舍也
　　油海之淸氣 出于鼻而爲血 入于腰脊 而爲血海 血海者 血之
所舍也
　　血海之血汁淸者 內歸于肝 濁滓 外歸于肉故
　　小腸與臍鼻腰脊肉 皆肝之黨也.

水穀凉氣는 小腸으로부터 油로 변하여 배꼽으로 들어가 油海가 되고 油海는 油가 머무르는 곳이다. 油海의 맑은 氣運은 코로 나와 血이 되고 腰脊으로 들어가 血海가 되니 血海는 血이 머무는 곳이다. 血海의 血汁 중 맑은 것은 안으로 肝으로 들어가고 濁滓는 밖으로 肉으로 돌아가는 까닭에 小腸 배꼽 코 腰脊 肉은 다 肝의 무리들이다.

*水穀凉氣는 小腸에서 油라는 물질로 변환된다. 즉 油은 음식물로부터 생성된 水穀凉氣가 변환되어 인체 내부의 순환체계로 받아들여진 대사물질을 의미한다. 油는 배꼽으로 들어가 油海라는 덩어리가 된다. 바다는 끊임없이 물질이 축적되고 생성되는 공간이다. 그래서 油의 바다라는 표현을 썼다. 인간이 평생을 살아가면서 끊임없이 음식을 섭취해서 흡수하여 만들어내는 양은 바다와 같이 많을 것이다. 油는 맑은 氣運와 탁한 氣運이 있다. 맑은 氣運은 인체의 내부로 순환되고 탁한 氣運은 小腸을 補益하는 재료가 된다. 油의 맑은 氣運은 배꼽에서 코로 이동하여 血이 되고 腰脊으로 들어가 血이 된다. 油의 맑은 氣運이 腰脊에서 血이 되고 血이 저장될 때는 血의 형태로 되는 것이다. 血은 혈관을 이동하는 붉은 혈액만을 의미하는 것이 아니라 中下焦에서 油가 변환된 대사물질이 血이다. 血이 腰脊에 저장될 때는 血이라는 대사물질로 변환된다. 血은 血液만을 의미하는 것이 아니라 腰

脊에서 여러 생리 대사를 담당하는 체액을 포괄한다고 볼 수 있다.

血 역시 맑은 부분과 탁한 부분이 있는데 맑은 부분은 다시 인체의 내부로 순환되어 肝으로 들어가고 탁한 부분은 겉의 肉을 형성한다. 油의 탁한 부분은 小腸을 血의 탁한 부분은 肉을 형성하는데 인체의 실제적인 내부구조와 외부구조를 형성함을 알 수 있다.

즉 東武는 맑은 氣運은 내부를 순환하는 물질로 탁한 부분은 실제적인 구조를 형성하는 재료로 보고 있다. 神과 氣는 기존의 관점으로는 無形의 양태이기 때문에 육체적으로 저장될 때는 膩와 膜란 용어로 표현하였고, 血과 精은 기존의 관점으로는 有形의 양태이기 때문에 육체적으로 저장될 때도 특별히 용어를 바꾸지 않았다. 모두 각각의 四焦의 후면부에 저장된 대사물질이다. 小腸 배꼽 코 腰脊 肉은 모두 肝의 무리이다. 東武는 中下焦의 생성과 순환을 도식적으로 보여주고 있다.

7 水穀寒氣의 변환 및 이동

4-7) 水穀寒氣 自大腸而化液 入于前陰毛際之內 爲液海 液海者 液之所舍也
液海之淸氣 出于口而爲精 入于膀胱 而爲精海 精海者 精之所舍也
精海之精汁淸者 內歸于腎 濁滓 外歸于骨故
大腸與前陰口膀胱骨 皆腎之黨也.

水穀寒氣는 大腸으로부터 液으로 변하여 前陰部 毛際로 들어가 液海가 되고 液海는 液이 머무르는 곳이다. 液海의 맑은 氣運은 입으로 나와 精이 되고 膀胱으로 들어가 精海가 되니 精海는 精이 머무는 곳이다. 精海의 精汁 중 맑은 것은 안으로 腎으로 들어가고 濁滓는 밖으로 骨로 돌아가는 까닭에 大腸 前陰 입 膀胱 骨은 다 腎의 무리들이다.

*水穀寒氣는 大腸에서 液이라는 물질로 변환된다. 즉 液은 음식물로부터 생성된 水穀寒氣가 변환되어 인체 내부의 순환체계로 받아들여진 대사물질을 의미한다. 液은 前陰毛際로 들어가 液海라는 덩어리가 된다. 바다는 끊임없이 물질이 축적되고 생성되는 공간이다. 그래서 液의 바다라는 표현을 썼다. 인간이 평생을 살아가면서 끊임없이 음식을 섭취해서 흡수하여 만들어내는 양은 바다와 같이 많을 것이다. 液은 맑은 氣運와 탁한 氣運이 있다.

16) 함경도 지방에서 사투리로 엉덩이를 방광이라고도 한다.

맑은 氣運은 인체의 내부로 순환되고 탁한 氣運은 大腸을 補益하는 재료가 된다. 液의 맑은 氣運은 前陰毛際에서 입으로 이동하여 精이 되고 膀胱으로 들어가 精이 된다. 液의 맑은 氣運이 膀胱에서 精이 되고 精이 저장될 때는 精의 형태로 되는 것이다. 精이 膀胱에 저장될 때는 精이라는 대사물질로 변환된다. 精은 精液이나 생식에 관련된 호르몬 등만을 의미하는 것이 아니라 膀胱에서 이루어지는 여러 생리 대사를 담당하는 모든 체액을 포괄한다. 여기서 膀胱은 오줌보만을 의미하는 것이 아니라 인체의 下焦 후면부에 있는 모든 기관을 포괄하는 것이다.

精 역시 맑은 부분과 탁한 부분이 있는데 맑은 부분은 다시 인체의 내부로 순환되어 腎으로 들어가고 탁한 부분은 겉의 骨을 형성한다. 液의 탁한 부분은 大腸을 精의 탁한 부분은 骨을 형성하는데 인체의 실제적인 내부구조와 외부구조를 형성함을 알 수 있다. 즉 東武는 맑은 氣運은 내부를 순환하는 물질로 탁한 부분은 실제적인 구조를 형성하는 재료로 보고 있다. 神과 氣는 기존의 관점으로는 無形의 양태이기 때문에 육체적으로 저장될 때는 膩와 膜란 용어로 표현하였고, 血과 精은 기존의 관점으로는 有形의 양태이기 때문에 육체적으로 저장될 때도 특별히 용어를 바꾸지 않았다. 모두 각각의 四焦의 후면부에 저장된 대사물질이다. 大腸 前陰 입 膀胱 骨은 모두 腎의 무리이다. 東武는 下焦의 생성과 순환을 도식적으로 보여주고 있다.

☆ 四焦의 순환 구조와 天機 人事 性 命

四腑는 생명의 시작이다. 인간은 四腑를 통해 음식을 섭취한다. 그리고 이러한 음식은 四腑에서 변환되어 津膏油液이 된다. 이때 津膏油液에는 性과 邪心이 공존하고 있다. 인간은 絶世의 性을 기르기 위해서는 1차적으로 津膏油液을 맑은 氣運과 탁한 찌꺼기로 분리해야 하고 탁한 氣運에서 邪心을 극복하는 과정을 거쳐야 한다.

우선, 性을 기를 수 있는 1차적 원동력은 바로 天機이다. 인간은 天機를 살핌으로써 津膏油液으로부터 맑은 氣運을 분리할 수 있다. 이 맑은 氣運은 변환되어 神氣血精이 되고 이것을 바탕으로 인간의 외적구조와 肺脾肝腎의 근원을 보익할 수 있다. 그리고 맑은 氣運을 분리하고 남은 탁한 찌꺼기 역시 처리과정이 필요하다. 이것을 담당하는 것이 바로 四腑이다. 탁한 찌꺼기에는 驕矜伐夸의 邪心와 籌策, 經綸, 行檢, 度量의 性이 혼재 되어있다. 이를 四腑의 上升, 停畜, 消導, 下降하는 힘을 통해 처리해야 生命의 시작인 四腑 자체를 보익할 수 있다. 즉 責其心한다는 것은 신체적으로 표현하면 四腑에서 上升 停畜 消道 下降하는 것이고, 그 과정을 거쳐 탁한 찌꺼기를 인체의 내부 구조를 만드는 재료로 활용할 수 있다. 이것이 바로 性을 기르는 것이다. 처리하고 남은 邪心은 신체적인 요소로 표현하면 항문을 통해 大便으로 배출하거나 口鼻를 통해 침이나 가래 또는 구토를 통해 배출시킨다.

津膏油液의 맑은 부분은 天機를 살피는 과정에 의해 神氣血精을 거쳐 최종적으로 膩膜血精이란 대사물질로 변환된다. 膩膜血精에는 命과 怠心이 공존한다. 인간은 大人의 命을 기르기 위해서는 1차적으로 膩膜血精을 맑은 氣運과 탁한 찌꺼기로 분리해야 하고 탁한 찌꺼기에서 怠心을 극복하는 과정을 거쳐야 한다.

우선, 命을 세울 수 있는 1차적 원동력은 바로 人事이다. 인간은 人事를 행함으로써 膩膜血精으로부터 맑은 氣運을 분리할 수 있다. 이 맑은 氣運은 肺脾肝腎의 근원을 보익한다. 그리고 맑은 氣運을 분리하고 남은 탁한 찌꺼기 역시 처리과정이 필요하다. 이것을 담당하는 것이 바로 頭手腰足이다. 탁한 찌꺼기에는 奪侈懶竊의 怠心과 識見, 威儀, 材幹, 方略의 命이 혼재되어 있다. 이를 頭手腰足의 直伸, 能收, 寬放, 屈强을 통해 단련해야 인체의 외적 구조인 皮毛, 筋, 肉, 骨로 변환시킬 수 있다. 즉 修其身하는 것이 신체적으로 표현하면 頭手腰足을 통해 直伸, 能收, 寬放, 屈强하는 것이고, 그 과정을 거쳐 탁한 찌꺼기를 인체의 외부 구조를 만드는 재료로 활용할 수 있는 것이다. 처리하고 남은 怠心은 신체적인 요소로 표현하면 皮毛를 통해 땀으로 배출시키거나 膀胱을 통해 小便으로 배출된다.

東武는 臟腑論을 통해 天機 人事 性 命의 관계를 신체적으로 밝히고 있다. 性을 기르는 것의 원동력이 天機를 살피는 것에 있고, 命을 세우는 것의 원동력이 바로 人事를 행하는 것에 있다. 동시에 天機의 근본은 性을 기름에 있고, 人事의 근본은 命을 세움에 있다. 즉 性을 길러야 맑은 氣運을 耳目鼻口로 보낼 수 있고, 그래야 天機를 능히 살필 수 있고, 命을 세워야 맑은 氣運을 肺脾肝腎으로 보낼 수 있고, 그래야 人事를 능히 행할 수 있다. 즉 東武는 이러한 신체적인 순환관계를 통해 天機 人事 性 命의 상호 관계까지도 설명하고 있는 것이다.

결국 인간은 性情이라는 天機와 人事를 살피고 행하는 과정에서 발현되는 마음을 深着 되거나 暴動浪動하지 않도록 擴充해야 性命을 기르고 세울 수 있으며, 그 과정을 통해 길러지고 세워진 性命을 통해 天機와 人事 역시 擴充할 수 있는 토대를 얻을 수 있다.

4-8) 耳 以廣博天時之聽力 提出津海之淸氣 充滿於上焦 爲神而注
之頭腦 爲膩 積累爲膩海

귀는 널리 天時를 듣는 능력으로 津海의 淸氣를 끌어내어 上焦에 충만하게 하여 神이 되게 하
고, 頭腦로 보내 膩가 되게 하니, 거듭 쌓이면 膩海가 된다.

目 以廣博世會之視力 提出膏海之淸氣 充滿於中上焦 爲氣而
注之背膂 爲膜 積累爲膜海

눈은 널리 世會를 보는 능력으로 膏海의 淸氣를 끌어내어 中上焦에 충만하게 하여 氣가 되게
하고, 背膂로 보내 膜이 되게 하니, 거듭 쌓이면 膜海가 된다.

鼻 以廣博人倫之嗅力 提出油海之淸氣 充滿於中下焦 爲血而注
之腰脊 爲凝血 積累爲血海

코는 널리 人倫을 냄새 맡는 능력으로 油海의 淸氣를 끌어내어 中下焦에 충만하게 하여 血이
되게 하고, 腰脊으로 보내 血이 되게 하니, 거듭 쌓이면 血海가 된다.

口 以廣博地方之味力 提出液海之淸氣 充滿於下焦 爲精而注
之膀胱 爲凝精 積累爲精海.

입은 널리 地方을 맛보는 능력으로 液海의 淸氣를 끌어내어 下焦에 충만하게 하여 精이 되게
하고, 膀胱으로 보내 精이 되게 하니, 거듭 쌓이면 精海가 된다.

*天機를 살피는 능력인 性力(性情의 性)은 性(性命의 性)을 기르는 과정에서 생성된 氣運
(津膏油液) 중 맑은 氣運을 끌어내어 四焦를 충만하게 하고, 그것을 통해 神氣血精이 되
게 하고 이것이 거듭 쌓이면 膩膜血精이 된다. 이것을 바탕으로 頭手腰足의 直伸, 能收,
寬放, 屈强을 통해 命을 세울 수 있다. 즉 耳目鼻口의 天機를 살피는 행위를 통해 외부로
부터 받아들인 水穀이 변환되어 생긴 津膏油液의 맑은 氣運이 순환되고, 神氣血精이라는
대사물질로 변환된다.

⁴⁻⁹⁾ 肺 以鍊達事務之哀力 吸得膩海之淸汁 入于肺 以滋肺元 而內
以擁護津海 鼓動其氣 凝聚其津

肺는 事務를 鍛鍊하여 通達하는 哀力으로 膩海의 맑은 汁을 빨아내어 肺에 넣어줌으로써 肺
의 근원을 북돋아주고, 안으로는 津海를 북돋아 보호하여 그 氣를 鼓動시켜 그 津을 엉겨 모
이게 한다.

脾 以鍊達交遇之怒力 吸得膜海之淸汁 入于脾 以滋脾元 而內
以擁護膏海 鼓動其氣 凝聚其膏

脾는 交遇를 鍛鍊하여 通達하는 怒力으로 膜海의 맑은 汁을 빨아내어 脾에 넣어줌으로써 脾
의 근원을 북돋아주고, 안으로는 膏海를 북돋아 보호하여 그 氣를 鼓動시켜 그 膏를 엉겨 모
이게 한다.

肝 以鍊達黨與之喜力 吸得血海之淸汁 入于肝 以滋肝元 而內
以擁護油海 鼓動其氣 凝聚其油

肝은 黨與를 鍛鍊하여 通達하는 喜力으로 血海의 맑은 汁을 빨아내어 肝에 넣어줌으로써 肝
의 근원을 북돋아주고, 안으로는 油海를 북돋아 보호하여 그 氣를 鼓動시켜 그 油를 엉겨 모
이게 한다.

腎 以鍊達居處之樂力 吸得精海之淸汁 入于腎 以滋腎元 而內
以擁護液海 鼓動其氣 凝聚其液.

腎은 居處를 鍛鍊하여 通達하는 樂力으로 精海의 맑은 즙을 빨아내어 神에 넣어줌으로써 腎
의 근원을 북돋아주고, 안으로는 液海를 북돋아 보호하여 그 氣를 鼓動시켜 그 液를 엉겨 모
이게 한다.

*人事를 행하는 능력인 情力은 命을 세우는 과정에서 생성된 氣運인(膩膜血精) 중 맑은 氣運을 끌어내어 肺脾肝腎의 근원을 補益한다. 또한 性을 기르는 과정에서 생기는 津膏油液을 擁護하고 鼓動하여 더욱 더 津膏油液이 모이도록 한다. 즉 肺脾肝腎이 人事를 실천함으로써 神氣血精으로부터 변환된 膩膜血精이란 대사물질이 순환되며, 또한 性을 기름에 있어 保護하고 추진하는 역할을 한다.

*性力와 情力을 역할을 정리하면, 性力은 津膏油液이라는 인간이 水穀之氣를 받아드려 性을 기르는 과정에서 생성된 대사물질을 四焦에 충만하게 하며, 또한 神氣血精으로 변환하여 膩膜血精으로 변환 저장한다. 膩膜血精은 命을 세움에 있어 토대가 된다. 이때 膩膜血精의 맑은 부분은 情力을 통해 肺脾肝腎의 근원을 보익하며, 性을 기르는 과정에서 생기는 津膏油液을 鼓動시켜 더욱더 凝聚되게 한다. 즉 性力과 情力은 인체를 구성하고 대사하는 물질의 순환과 변환의 근본적인 역할을 한다. 四腑를 통해 음식물로부터 溫熱凉寒의 氣가 생성되고 이것이 변환되어 津膏油液이 생성되면 性力을 통해 순환되고, 神氣血精으로 변환되고, 情力은 神氣血精으로부터 변환된 膩膜血精을 순환시켜 四臟을 보익하며, 津膏油液의 생성에도 중추적이 역할을 한다.

즉 性을 기름에 있어 情力이 근본적인 역할을 하고, 命을 세움에 있어 性力이 근본적인 역할을 한다. 이는 인간이 性命을 기르고 세움에 있어 性力과 情力이라는 性情을 擴充하는 것이 1차적인 조건임을 의미한다. 즉 性情을 擴充해야 性命을 기르고 세울 수 있는 것이다. 性情의 性을 擴充함으로써 性命의 命을 세울 수 있는 토대가 만들어지고, 性情의 情을 擴充함으로써 性命의 性을 기를 수 있는 토대가 만들어진다.

4-10)

津海之濁滓 則胃脘 以上升之力 取其濁滓 而以補益胃脘

津海의 濁滓는 胃脘이 上升하는 힘으로 그 濁滓를 취하여 그것으로써 胃脘을 補益한다.

膏海之濁滓 則胃 以停畜之力 取其濁滓 而以補益胃

膏海의 濁滓는 胃가 停畜하는 힘으로 그 濁滓를 취하여 그것으로써 胃를 補益한다.

油海之濁滓 則小腸 以消導之力 取其濁滓 而以補益小腸

油海의 濁滓는 小腸이 消導하는 힘으로 그 濁滓를 취하여 그것으로써 小腸을 補益한다.

液海之濁滓 則大腸 以下降之力 取其濁滓 而以補益大腸.

液海의 濁滓는 大腸이 下降하는 힘으로 그 濁滓를 취하여 그것으로써 大腸을 補益한다.

*性命論에서 인간의 頷臆臍腹에는 籌策, 經綸, 行檢, 度量과 驕矜伐夸의 邪心이 있다고 하였다. 이러한 邪心을 극복하는 것이 存其心이고, 그 과정을 통해 길러 나가야하는 性이 바로 籌策, 經綸, 行檢, 度量이다. 이것을 東武는 四腑를 통해 신체적인 요소로 보여준다. 四腑에서 水穀之氣가 津膏油液으로 변환되어 頷臆臍腹에 저장된다. 頷臆臍腹에 저장된 津膏油液은 맑은 氣運과 탁한 찌꺼기가 있다. 맑은 氣運은 神氣血精으로 변환되고 탁한 찌꺼기는 四腑 자체를 補益하는 요소가 된다. 탁한 찌꺼기라고 해서 무조건 버려야 하는 것은 아니다. 濁滓에는 邪心과 性이 공존하며 邪心을 극복함으로써 絶世의 籌策, 經綸, 行檢, 度量을 나의 일부로 쌓아가는 것이 性을 제대로 기르는 것이다. 이러한 籌策, 經綸, 行檢, 度量를 기르는 과정을 통해 四腑는 補益된다. 즉 인간의 內的구조가 된다. 水穀(음식물)에는 우리에게 도움 되는 요소도 있고 해가 되는 요소가 있다. 인간은 四腑를 통해 이것을 파악하여 소화 흡수 배출한다(行其知). 頷臆臍腹은 性과 邪心이 같이 공존하고 있는 공간이며 실제적으로 邪心을 극복하는 행위가 이루어지는 곳은 四腑이다. 그렇기 때문에 東武는 四腑를 통해 인간이 存其心養其性하는 것을 설명하고 있는 것이다. 최종적으로 邪心은 신체적인 요소로 표현하면 肛門을 통해 大便으로 배출된다.

4-11) 膩海之濁滓 則頭 以直伸之力 鍛鍊之而成皮毛

膩海의 濁滓는 머리가 곧게 펴는 힘으로 단련하여 皮毛를 생성한다.

膜海之濁滓 則手 以能收之力 鍛鍊之而成筋

膜海의 濁滓는 손이 능히 거두는 힘으로 단련하여 筋을 생성한다.

血海之濁滓 則腰 以寬放之力 鍛鍊之而成肉

血海의 濁滓는 허리가 너그러이 놓는 힘으로 단련하여 肉을 생성한다.

精海之濁滓 則足 以屈强之力 鍛鍊之而成骨.

精海의 濁滓는 발이 구부려 강하게 하는 힘으로 단련하여 뼈를 생성한다.

*性命論에서 인간의 頭 肩(背膂) 腰 臀(膀胱)에는 識見, 威儀, 材幹, 方略과 奪侈懶竊의 怠心이 있다고 하였다. 이러한 怠心을 극복하는 것이 修其身이고, 그 과정을 통해 세워 나가야하는 命이 바로 識見, 威儀, 材幹, 方略이다. 이것을 東武는 頭手腰足를 통해 신체적인 요소로 보여준다. 頭肩腰臀에는 神氣血精이 膩膜血精의 형태로 저장된다. 頭肩腰臀에 저장된 膩膜血精은 맑은 즙과 탁한 찌꺼기가 있다. 맑은 즙은 肺脾肝腎의 근원을 補益하고 탁한 찌꺼기는 皮毛筋肉骨을 구성하는 요소가 된다. 탁한 찌꺼기라고 해서 무조건 버려야 하는 것은 아니다. 濁滓는 怠心과 命의 공존을 의미하며 이것을 극복함으로써 大人의 識見, 威儀, 材幹, 方略을 나의 일부로 쌓아가는 것이 命을 제대로 세우는 것이다. 이러한 識見, 威儀, 材幹, 方略은 皮毛筋肉骨라는 인간의 외적구조가 된다. 頭肩腰臀이 아닌 頭手腰足이라고 표현한 것도 실제적으로 直伸, 能收, 寬放, 屈强이라는 움직임이 잘 관찰되는 곳이 頭肩腰臀이 아니라 頭手腰足이기 때문이다. 膩膜血精에는 맑은 즙과 탁한 찌꺼기가 있는데 탁한 찌꺼기에는 怠心과 命이 공존하고 있다. 즉 膩膜血精에 저장된 물질 중에서도 우리에게 도움 되는 요소도 있고 해가 되는 요소가 있다. 인간은 頭手腰足를 통해 이것을 파악하여 皮筋肉骨로 저장할 것은 저장하고, 필요 없는 노폐물은 배출한다(行其行). 頭肩腰臀은 命과 怠心이 같이 공존하고 있는 공간이며 실제적으로 怠心을 극복하는 행위가 이루어지는 곳은 頭手腰足이다. 그렇기 때문에 東武는 頭手腰足을 통해 인간이 修其身立其命하는 것을 설명하고 있는 것이다. 최종적으로 怠心은 신체적요소로 표현하면 膀胱을 통해 小便으로 배출된다.

4-12)
是故　耳必遠聽　目必大視　鼻必廣嗅　口必深味
　　　耳目鼻口之用　深遠廣大　則精神氣血　生也
　　　　　　　　　淺近狹小　則精神氣血　耗也.

이와 같은 까닭으로 귀는 반드시 멀리 듣고, 눈은 반드시 크게 보고, 코는 반드시 널리 냄새 맡고, 입은 반드시 깊이 맛을 보아야 한다.
耳目鼻口의 쓰임이 깊고 멀고 넓고 크면 精神氣血이 生하고, 얕고 가깝고 좁고(偏急한 것) 작으면 精神氣血이 消耗된다.

*天機를 살핌이 偏急 되지 않아야 神氣血精이라는 命의 토대가 되는 대사물질이 생기고, 偏急되면 命의 토대가 소모된다.

　　　　肺必善學　脾必善問　肝必善思　腎必善辨
　　　肺脾肝腎之用　正直中和　　　則津液膏油　充也
　　　　　　　　　偏倚過不及　則津液膏油　爍也.

肺는 반드시 잘 가르침을 받아 무지에서 벗어나야 하고, 脾는 반드시 잘 나아가 모르는 일을 물어보아야 하고, 肝은 반드시 잘 판단하고 추리해야 하고, 腎은 반드시 잘 분별하여 나누어야 한다.
肺脾肝腎의 쓰임이 바르고 곧고 중도적이고 화합하면 즉 津膏油液이 充滿 되고, 치우치고 의지하고 과하거나 不及하면 津膏油液이 녹는다.

*人事를 행하는 것이 偏急 되지 않아야 津膏油液이라는 性의 토대가 되는 대사물질이 充滿하고, 偏急되면 性의 토대가 녹는다.

*인간은 性情을 擴充하여 性命을 추구하는 존재이다. 性情을 擴充하는 것은 天機를 살핌에 있어 深遠廣大하게하고, 人事를 행함에 있어 正直中和하게 하는 것이다. 이것이 전제되어야 性命를 추구할 수 있는 토대인 神氣血精과 津膏油液이 생성된다. 神氣血精과 津膏油液에는 맑은 氣運와 탁한 찌꺼기가 있다. 맑은 氣運은 각각 耳目鼻口와 肺脾肝腎을 보익하며, 탁한 찌꺼기에는 性命과 邪心怠心이 공존하고 있다. 濁滓는 四腑와 頭手腰足의 작용을 통해 邪心과 怠心을 극복하여 性命을 기르고 세우는 과정을 통해 인체의 내적구조와 외적구조가 된다.

4-13)
腻海藏神　膜海藏靈　血海藏魂　精海藏魄.

腻海는 神을 감추고 있고, 膜海는 靈을 감추고 있고, 血海는 魂을 감추고 있고, 精海는 魄을 감추고 있다.

腻膜血精海는 맑은 氣運와 탁한 찌꺼기가 모두 공존하고 있는 공간이다. 그리고 이것을 바탕으로 인간은 命을 세워나간다. 이때 命을 세워가는 인간의 행위의 주체가 神靈魂魄이다. 즉 인간은 神靈魂魄이라는 자유의지를 통해 行氣行을 하는 것이다. 이때 神靈魂魄이 頭手腰足에 의해 濁滓의 怠心이 극복되지 못하여 奪侈懶竊에 빠지면 결국 命을 세우지 못하게 되는 것이다. 頭手腰足을 통해 怠心이 극복되어야만 神靈魂魄이 識見, 威儀, 材幹, 方略을 獨行할 수 있는 것이다.

4-14)
津海藏意　膏海藏慮　油海藏操　液海藏志.

津海는 意를 감추고 있고, 膏海는 慮를 감추고 있고, 油海는 操를 감추고 있고, 液海는 志를 감추고 있다.

*意慮操志는 앞서 性命論에서 나왔던 용어이다. 驕矜伐夸에 의해 영향을 받는 인간의 자유의지이다. 津膏油液海는 맑은 氣運와 탁한 찌꺼기가 모두 공존하고 있는 공간이다. 이것을 바탕으로 인간은 性을 기른다. 이때 性을 기르는 인간의 행위의 주체가 意慮操志이다. 즉 인간은 意慮操志라는 자유의지를 통해 行其知를 하는 것이다. 이때 意慮操志가 四腑를 통해 濁滓의 邪心이 극복되지 못하면 驕矜伐夸에 빠져 결국 性을 기르지 못하게 되는 것이다. 胃脘 胃 小腸 大腸을 통해 邪心이 극복되어야만 意慮操志가 籌策, 經綸, 行檢, 度量을 博通할 수 있는 것이다.

4-15)
頭腦之膩海　　肺之根本也
背膂之膜海　　脾之根本也
腰脊之血海　　肝之根本也
膀胱之精海　　腎之根本也.

頭腦의 膩海는 肺의 근본이다.
背膂의 膜海는 脾의 근본이다.
腰脊의 血海는 肝의 근본이다.
膀胱의 精海는 腎의 근본이다.

*膩膜血精海에 있는 淸汁은 肺脾肝腎의 근본이 된다. 性力을 통해 津膏油液이 변환되어 생성된 膩膜血精은 肺脾肝腎을 통해 人事를 행위함으로써 淸汁이 분리되어 이것으로 肺脾肝腎의 근본을 補益한다. 그리고 濁滓의 怠心은 頭手腰足의 행위에 의해 배출될 수 있다.　즉 頭肩腰臀은 인간이 命을 세우는 것을 담당하는 신체기관이며 동시에 人事를 실천할 수 있는 근본이 만들어지는 공간이 된다. 肺脾肝腎은 頭肩腰臀의 膩膜血精의 맑은 즙을 받아 자신의 근원을 보익할 뿐 아니라 津膏油液을 생성을 돕는다.

4-16)

舌之津海　　耳之根本也
乳之膏海　　目之根本也
臍之油海　　鼻之根本也
前陰之液海　口之根本也.

혀의 津海는 귀의 근본이다.
젖의 膏海는 눈의 근본이다.
배꼽의 油海는 코의 근본이다.
전음의 液海는 입의 근본이다.

*津膏油液海에 있는 清氣은 耳目鼻口 형성의 근본이 된다. 情力을 통해 擁護되고 鼓動되어 형성된 津膏油液은 耳目鼻口가 天機를 살핌으로써 清氣가 분리되어 耳目鼻口의 근본을 보익한다. 그리고 濁滓의 邪心은 四腑의 행위에 의해 배출될 수 있다. 즉 頷臆臍腹은 인간이 性을 기르는 것을 담당하는 신체기관이며 동시에 天機를 살필 수 있는 근본이 만들어지는 공간이 된다. 耳目鼻口는 頷臆臍腹의 津膏油液의 맑은 氣運을 받아 膩膜血精을 생성을 돕는다.

*性情이란 도덕적 능력은 결국 現在의 인간이 性命을 知行을 통해 추구하는 과정에서 생성되는 津膏油液과 膩膜血精을 순환시키는 근본적인 원동력이 되며, 생성과정에서 탁한 찌꺼기에서 四腑와 頭手腰足을 통해 邪心과 怠心을 배출하는 동시에 인간의 내적구조와 외적구조로 축적해나가는 것이 바로 性命을 기르고 세우는 것이다.

4-17) 心爲一身之主宰　負隅背心　正向膻中　光明瑩徹
耳目鼻口　無所不察　肺脾肝腎　無所不忖　頷臆臍腹　無所不誠
頭手腰足　無所不敬.

마음이라는 것은 一身의 주재자가 되니, 네 귀퉁이와 마음을 등에 지고, 앞가슴의 중앙을 올바르게 향하여 불빛처럼 맑게 빛나면,

耳目鼻口는 살피지 못하는 바가 없고
肺脾肝腎은 헤아리지 못하는 바가 없고,
頷臆臍腹은 정성을 다하지 않은 바가 없고,
頭手腰足은 공경하지 않는 바가 없다.

*心은 一身의 주재자이고 이 마음이 항상 中을 지키고 맑고 밝게 빛나면, 天機를 살피지 않는 바가 없고, 人事를 헤아리지 않는 바가 없고, 性을 기름에 정성을 다하지 않는 바가 없고, 命을 세움에 공경하지 않는 바가 없다. 이때 마음이 膻中을 향한 다는 것은 好善之心과 惡惡之心이 偏急되지 않고, 擴充되어 邪心과 怠心을 存其心修其身하는 것을 의미한다. 즉 인간은 이러한 마음상태를 바탕으로 耳目鼻口를 통해 天機를 살피지 않는 바가 없게 하고, 肺脾肝腎을 통해 人事를 잘 헤아리고, 頷臆臍腹을 통해 性을 정성스럽게 기르고, 頭手腰足을 통해 命을 공경하며 세울 수 있는 것이다.

주) 負隅: 隅(모퉁이) 四隅로써 肺脾肝腎
膻中: 심장이 있는 곳
負隅背心 正向膻中: 四象人의 臟理는 비록 過不及하지만, 心은 항상 하나로서 正中해야 하는 것이다. 그렇게 되면 過不及한 耳目鼻口 肺脾肝腎, 頷臆臍腹, 頭手腰足도 察, 忖, 誠, 敬할 수 있다.

☆**나가기**

臟腑論에서는 각 四焦별 橫的 구조가 나온다. 신체적인 순환 구조를 性情과 性命을 통해 구조화 하면 性(頷臆臍腹) → 天機(耳目鼻口) → 命(頭肩腰臀) → 人事(肺脾肝腎) → 性(頷臆臍腹)의 구조를 이루고 있다. 性命을 주관하는 요소에는 自有不息之知와 自有不息之行 뿐 만 아니라 邪心과 怠心이 있고, 知行을 博通하고 獨行하는 주체가 바로 頷臆臍腹의 四腑와 頭肩腰臀의 頭手腰足임을 알 수 있다.

耳目鼻口와 肺脾肝腎은 天機를 살피고 人事를 행함에 있어 聽視嗅味를 深遠廣大하게하고 學問思辨을 正直中和하게 발휘하는 주체가 되는데, 한편으로는 淺近狹小하고 偏倚過不及할 수 있는 가능성도 가지고 있다. 天機와 人事를 살피고 행하는 것은 보통사람도 聖人과 동등하게 타고난 도덕적 능력이지만 인간이 耳目鼻口와 肺脾肝腎을 통해 발현함에 있어 偏急하게 되면 결국 神氣血精과 津膏油液이라는 인간의 생리적 대사 물질을 생성하거나 충만하게 할 수 없다. 즉 天機와 人事를 偏急되지 않게 살피고 행하는 것은 인간이 壽世保元함에 있어 가장 기본 조건임을 알 수 있고, 이것이 바로 性情을 擴充한다는 것이다.

이 과정을 통해 생성된 神氣血精과 津膏油液에는 맑은 氣運과 탁한 찌꺼기를 모두 가지고 있다. 맑은 氣運은 耳目鼻口와 肺脾肝腎이 天機와 人事를 살피고 행할 수 있는 원동력이 되고, 탁한 찌꺼기는 별도의 처리과정이 필요하다. 만약 四腑와 頭手腰足을 통해 탁한 찌꺼기를 처리하지 못하면 인간의 내적구조(胃脘 胃 小腸 大腸)와 외적구조(皮毛 筋 肉 骨)가 건강하게 만들어지지 못한다. 즉 四腑와 頭手腰足을 통해 邪心과 怠心에 빠지지 않도록 博通하고 獨行해야 한다.

頷臆臍腹와 頭肩腰臀에는 性命을 기르고 세우는 주체되는 인간의 정신적 요소가 감추어져 있다. 이것이 바로 意慮操志와 神靈魂魄이다. 意慮操志와 神靈魂魄은 邪心과 怠心에 빠질 수도 있는 인간의 자유의지이다. 즉 인간은 性情이라는 도덕적 능력을 가지고 있으며, 이것을 바탕으로 性命을 세우고 기를 수 있는 意慮操志와 神靈魂魄이라는 자유의지를 지닌 존재이다. 하지만 자유의지는 邪心과 怠心에 의해 영향을 받을 수 있으며, 이것을 극복하기 위해서는 胃脘 胃 小腸 大腸과 頭手腰足의 知行을 통해야 한다. 결국 性命은 濁滓에 내재된 邪心과 怠心을 知行을 통해 극복할 때 완성되는 최종 산물이다. 이것을 바탕으로 신체적으로 내적 구조인 四腑와 외적 구조인 皮筋肉骨을 형성할 수 있는 것이다.

즉 東武가 바라보는 생리관을 요약하자면 기능적인 순환의 주체는 바로 性情이다. 즉 天機와 人事를 살피고 행함에 偏急되지 않아야만 津膏油液과 神氣血精의 맑은 氣運이 생성되고 순환될 수 있다. 또한 구조의 형성에 있어 내적구조는 四腑, 외적구조는 皮筋肉骨이다. 내적구조의 형성에서 주체는 四腑이며, 上升, 停畜, 消導, 下降을 통한 濁滓 중 邪心을 극복하여 四腑를 補益함으로 완성되고, 외적 구조의 형성에서 주체는 頭手腰足이면 直伸, 能收, 寬放, 屈强을 통한 濁滓 중 怠心을 극복하여 皮毛, 筋, 肉, 骨을 생성함으로써 완성된다. 즉 순환의 주체는 性情, 구조 형성의 주체는 性命임을 알 수 있다.

五. 醫源論 9條

5-1) 書曰 若藥不暝眩 厥疾不瘳 商高宗時 已有暝眩藥驗 而高宗 至於稱歎則
醫藥經驗 其來 已久於神農黃帝之時 其說 可信於眞也 而本草 素問 出於神農黃帝之手 其說 不可信於眞也

書經에 이르길 만약 藥이 暝眩(눈에 眩氣를 일으킬 정도로 아찔하다)하지 않으면 그 질병이 낫지 않으며 商나라 高宗때 이미 暝眩하게 하는 약이 있었으며, 高宗이 감탄하였다. 그러한 즉, 醫藥經驗의 그 유래가 이미 神農黃帝의 때까지 오래되었다는 說은 가히 진실하다고 믿을 수 있으나, 本草素問이 神農黃帝의 손에서 나왔다는 說은 진실하다고 믿기가 어렵다.

何以言之. 神農黃帝時 文字無應 後世 文字澆漓例法故也.

어찌하여 그렇게 말하는가? 神農黃帝의 시대에는 문자가 없었고 後世로 문자의 용례법이 점차 발전했을 것이기 때문이다.

衰周秦以來 扁鵲有名 而張仲景 具備得之 始爲成家著書 醫道 始興

周나라가 쇠하고 秦나라 이래로 扁鵲이 유명하였고 張仲景이 그것을 모두 구비하여 얻어 비로소 一家를 이루어 著書를 내놓음으로써 醫學의 道가 비로소 興하였다.

張仲景以後 南北朝隨唐醫繼之 而至于宋 朱肱 具備得之 著活 人書 醫道中興

張仲景 이후에 南北朝隨唐이 醫學을 계승하여 宋에 이르러 朱肱이 모든 의술을 구비하여 活人書를 저술하여 醫學의 道가 中興하였다.

朱肱以後 元醫 李杲 王好古 朱震亨 危亦林 繼之而 至于明
李梴 龔信 具備得之 許浚 具備傳之 著東醫寶鑑 醫道復興.

朱肱 이후에 元나라 의사인 李杲 王好古 朱震亨 危亦林이 계승하였고, 明나라에 이르러 李梴 龔信이 모두 구비하였고, 許浚이 구비하여 東醫寶鑑을 저술하여 傳하니 醫學의 道가 復興하였다.

蓋自神農黃帝以後 秦漢以前 病證藥理 張仲景傳之
　魏晉以後 隨唐以前 病症藥理 朱肱傳之
　宋元以後 明以前 病證藥理 李梴 龔信 許浚傳之
若以醫家勤勞功業 論之則 當以張仲景 朱肱 許浚 爲首而 李
梴 龔信 次之.

대체로 神農黃帝 이후부터 秦漢 이전의 病證藥理는 張仲景이 傳하였고, 魏晉 이후부터 隨唐 이전의 病證藥理는 朱肱이 傳하였고, 宋元 이후부터 明 이전의 病證藥理는 李梴 龔信 許浚이 傳하였다. 만약 醫家의 힘쓴 공로와 업적으로 논하면, 마땅히 張仲景 朱肱 許浚이 으뜸이며 李梴 龔信은 다음이다.

*東武는 5-1을 통해 醫學의 기원에 대한 자신의 생각과 각 시대별 醫家에 대한 본인의 생각과 평가를 기술하고 있다. 특히 張仲景 朱肱 許浚을 각각 醫道始興, 醫道中興, 醫道復興 시킨 인물로 평가하였으며, 각 시대의 의술을 모아 후대로 전한 공로를 가장 중요한 평가 요소로 보고 있다. 그리고 病證藥理라는 표현이 여기서 처음으로 기술 된다. 즉 의학에 있어 가장 중요한 것이 病證과 藥理를 파악하는 것이며, 東武는 性命論 四端論 擴充論 臟腑論을 통해 논한 인간의 性情, 性命, 生理, 病理를 바탕으로 의학적으로 四象人病證論을 통해 체질별 病證과 藥理를 기술하고 있다.

5-2) 本草 自神農黃帝以來 數千年世間 流來經驗
而神農時 有本草
　　殷時　　有湯液本草
　　唐時　　有孟詵 食療本草 陳藏器 本草拾遺
　　宋時　　有龐安常 本草補遺 日華子本草
　　元時　　有王好古 湯液本草.

本草는 神農黃帝 이래로 수천 년의 세월 동안 흘러와 경험한 것이니,

神農 시대에는 本草가 있었다.

殷나라 시대에는 湯液本草(伊尹이 지음)가 있었다.

唐나라 시대에는 孟詵의 食療本草, 陳藏器의 本草拾遺가 있었다.

宋나라 시대에는 龐安常의 本草補遺, 日華子本草(日華子는 송나라 사람으로 성명은 미상이다)가 있었다.

元나라 시대에는 王好古의 湯液本草가 있었다.

*5-2를 통해 東武가 本草에 대해 중요시했음을 알 수 있다. 東武는 기존의 본초 분류에서 벗어나 체질별로 本草를 나누었다. 그 누구도 하지 않았던 시도였기 때문에 本草에 대한 깊은 고민을 했을 것으로 추정된다. 여기서 소개되는 각 시대별 대표 本草書들을 東武가 모두 읽었는지는 확인할 수는 없지만, 여러 시대에 걸쳐 본초서의 흐름을 파악하기 위해 노력한 것은 분명하며, 이를 바탕으로 체질별 본초분류가 나왔음을 알 수 있다.

　　여기서 의아한 점은 왜 明나라 이시진의 本草綱目을 東武가 제시하지 않은 점이다. 東武가 살았던 시기에는 許浚과 달리 本草綱目을 볼 수 있는 시기인데, 東武가 보고서도 평가하지 않은 것인지 보지 않아서 평가하지 않았는지 알 수는 없지만 本草學의 집대성이라고 할 수 있는 本草綱目에 대한 東武의 평가가 궁금하다. 그리고 송나라 唐愼微의 證類本草가 빠진 것도 의아하다. 東醫寶鑑에서 本草라고 인용한 것은 證類本草를 의미하는데 許浚이 가장 많이 인용한 본초서적이다. 근대 왜 東武는 기재하지 않았을까? 東醫寶鑑의 내용만으로 충분하다 생각해서? 이것도 의문이 든다.

5-3) 少陰人病證藥理　張仲景　庶幾乎昭詳發明　而宋元明諸醫　盡乎昭詳發明

少陰人 病證藥理는 張仲景이 거의 소상히 밝혀 놓았고, 宋元明의 의사가 거의 완벽히 소상히 밝혔다.

少陽人病證藥理　張仲景　半乎昭詳發明　　而宋元明諸醫　庶幾乎昭詳發明

少陽人 病證藥理는 張仲景이 반쯤 소상히 밝혔고, 宋元明의 의사가 거의 소상히 밝혔다.

太陰人病證藥理　張仲景　略得影子　　　　而宋元明諸醫　太半乎昭詳發明

太陰人 病證藥理는 張仲景이 대략 그림자만 얻었고, 宋元明의 의사들이 크게 반쯤 상세하게 밝혔다.

太陽人病證藥理　朱震亨　略得影子　　　　而本草　略有藥理.

太陽人 病證藥理는 朱震亨이 대략 그림자만 얻었고, 本草에도 대략 藥理만 있다.

＊東武의 四象人의 病證藥理에 대해 기존의 의가들이 얼마나 파악하고 있는지에 대한 평가가 기술되어 있다. 少陰人 ＞ 少陽人 ＞ 太陰人 ＞ 太陽人순으로 기존의가에 의해 체질별 病證藥理에 대해 파악된 정도가 많다. 少陰人, 少陽人의 경우에는 기존의 의가들이 거의 다 밝혔다고 평가하였으며, 太陰人의 경우는 절반 정도, 太陽人은 거의 파악하지 못한 것으로 평가하였다. 四象人病證論에서 각 체질별 病證藥理를 설명하기 위해 인용된 기존의가의 문헌양를 봐도 少陰人 ＞ 少陽人 ＞ 太陰人 ＞ 太陽人순으로 많다. 東武 자신의 체질이 太陽人인데 자신의 병을 치료하기 위해 얼마나 고생했을까? 라는 생각이 들며, 그 스

---

17) 15-6
解㑊噎膈 俱是重證 而重證之中 有輕重之等級焉
　解㑊而無噎膈 則解㑊之輕證也
　噎膈而無解㑊 則噎膈之輕證也.
若解㑊兼噎膈 噎膈兼解㑊則 其爲重險之證 不可勝言 而重險中 又有輕重也
太陽人 解㑊噎膈 不至死境之前 起居飲食如常 人必易之 視以例病故 入於危境 而莫可挽回也.
余稟賦太陽人 嘗得此病 六七年 嘔吐涎沫 數十年攝身 倖而免夭
　錄此 以爲太陽人有病者戒
若論治法 一言蔽曰 遠嗔怒而已矣.

스로 기존 의서에도 없는 太陽人 病證藥理를 치료하기 위해 五加皮壯脊湯과 獼猴藤植腸湯을 창방하였다.

5-4) 余生於醫藥經驗 五六千載後 因前人之述 偶得四象人臟腑性理
著得一書 名曰 壽世保元.
原書中 張仲景所論 太陽病 少陽病 陽明病 太陰病 少陰病
厥陰病 以病證名目 而論之也
余所論 太陽人 少陽人 太陰人 少陰人 以人物名目 而論之也
二者 不可混看 又不可厭煩然後 可以探其根株 而採其枝葉
也.
若夫脈法者 執證之一端也 其理在於浮沈遲數 而不必究其奇妙
之致也
三陰三陽者 辨證之同異也 其理 在於腹背表裏 而不必究其經
絡之變也.

내가 醫藥經驗이 탄생한지 5~6000년 후 태어나, 前 사람의 저술들로 因하여 우연히 四象人의 臟腑性理를 얻어 한권의 책을 쓰니 명명하여 이르길 壽世保元이라고 한다. 근원이 되는 서적 중 張仲景이 論한 太陽病 少陽病 陽明病 太陰病 少陰病 厥陰病은 病의 證을 지목함으로 論한 것이지만, 내가 論하는 太陽人 少陽人 太陰人 少陰人은 人物을 지목해 論하는 것이다. 이 두 가지는 혼란스럽게 보아서는 안 되고, 또한 싫어하고 번거로움을 不可한 연후에야 가히 그 뿌리를 찾을 수 있으며 그 가지와 잎을 채취할 수 있을 것이다.
무릇 脈法은 證을 찾는 하나의 단서이다. 그 이치는 浮沈遲數에 있으며 반드시 그 奇妙함에 이름을 구할 필요는 없다.
三陰三陽은 證의 같고 다름을 辨別하는 것이다. 그 이치는 腹背表裏에 있고 그 經絡의 變化를 窮究할 필요는 없다.

*東武는 四象人의 病證藥理를 앞에서 평가했던 수천 년간 축적된 여러 醫家들의 經驗과 醫學書籍을 통해 우연히 얻었다고 저술동기를 겸손하게 밝히고 있다. 그리고 책의 제목을 元氣를 保全하여 오래 살자는 뜻을 가진 壽世保元으로 지었다. 이는 壽世保元하기 위해서는 四象人의 病證藥理를 파악해야 하는 것이 의학적으로 가장 중요한 것임을 말하고 있는 것이다.

壽世保元 저술의 바탕이 되었던 張仲景의 六經病 이론과 자신의 이론의 차이를 설명하고 있다. 張仲景의 六經病은 病證을 중심으로 논한 것이고, 자신은 四象人을 중심으로 논한 것임을 강조하고 있다. 즉 같은 六經病證이더라고 四象人에 따라 치료방법이 다를 수 있음을 말하고 있는 것이고, 서로 太少陰陽이란 단어를 통해 설명하고 있기 때문에 혼동될 수 있지만 꼭 구별할 것을 강조하였다.

기존 한의학의 가장 기본이 되는 진단법인 脈法과 三陰三陽에 대해 평가하고 있다. 東武는 脈法이라는 것은 證을 찾아내는 하나의 실마리일 뿐이니 기묘함을 구하지 말고 가장 파악하기 쉬운 浮沈遲數만 파악하라고 서술하였다. 기존 한의학에서 가장 중시하고 있는 脈法을 하나의 실마리일 뿐이라고 평가하고 28맥과 같은 복잡함은 필요 없고 浮沈遲數만 파악하라는 것은 파격적이지 않을 수 없다. 浮沈은 病이 表에 있는지 裏에 있는지를 파악할 때 살피는 것이고, 遲數은 病의 寒熱을 파악할 때 살피는 것이다. 예를 들어, 東武가 四象人病證論에서 少陰人腎受熱表熱病論이라고 編名을 지었는데, 이 編名에서 알 수 있듯이 東武는 表裏와 寒熱을 執證에 있어 기본으로 삼고 있다. 그러한 사고가 脈法에 대한 평가에 담겨있는 것으로 보인다.

東武는 三陰三陽이라는 것은 증상의 같고 다름을 판별하는 기준으로 보았다. 따라서 太陽經 少陽經 陽明經 太陰經 少陰經 厥陰經을 따라 나타나는 복잡한 변화를 살피기보다는 각각의 경락이 위치한 腹背表裏라는 공간을 중심으로 단순화시켜 三陰三陽을 파악할 것을 강조하였다. 즉 크게 보면 太陽經과 少陰經은 인체의 후면, 厥陰經과 少陽經은 인체의 측면, 陽明經과 太陰經은 인체의 전면에 위치한다. 하지만 經絡의 유주를 살펴보면 腹背表裏라는 공간에 복잡하게 걸쳐 분포하고 있다. 따라서 東武는 이러한 복잡한 六經을 위주로 증상을 판별하기보다는 더욱 더 단순화시켜 腹裏에 있는지 背表에 있는지를 위주로 증상을 판별할 것을 말하고 있다. 따라서 주로 背部에 病態가 나타나면 表證, 腹部에 病態가 나타나면 裏證으로 1차적으로 파악하는 것이 六經을 따지는 것보다 더 쉽게 병을 판별하는 방법임을 말하고 있는 것이다.

5-5) **古人 以六經陰陽 論病故 張仲景 著傷寒論 亦以六經陰陽 該病證而**

옛 사람이 六經陰陽 으로써 病을 논한 까닭에, 張仲景이 저술한 傷寒論 또한 六經陰陽으로써 病證을 갖추었다.

以頭痛 身疼 發熱 惡寒 脈浮者 謂之太陽病證

머리가 아프고, 몸이 쑤시고, 열이 나고, 惡寒이 있고 脈이 浮하면 太陽病證이라 이른다.

以口苦 咽乾 目眩 耳聾 胸脇滿 寒熱往來 頭痛 發熱 脈弦細者 謂之少陽病證

입이 쓰고, 목 안이 마르고, 눈이 어찔하고, 귀가 먹고, 가슴과 옆구리가 그득하고, 寒熱이 오락가락하고, 머리가 아프고, 열이 나며 脈이 弦細하면 少陽病證이라 이른다.

以不惡寒 反惡熱 汗自出 大便秘者 謂之陽明病證

惡寒이 없고, 오히려 惡熱이 있고 땀이 저절로 나고, 大便이 秘燥하면 陽明病證이라 이른다.

以腹滿時痛 口不燥 心不煩 而自利者 謂之太陰病證

배가 그득하고 때때로 아프고, 입은 마르지 않고, 가슴은 답답하지 않고, 泄瀉를 하면 太陰病證이라 이른다.

以脈微細 但欲寐 口燥 心煩 而自利者 謂之少陰病證

脈이 微細하고, 단지 자려고만 하며, 입이 마르고, 가슴이 답답하며, 泄瀉를 하는 것을 少陰病證이라 이른다.

以初無腹痛 自利等證 而傷寒六七日 脈微緩 手足厥冷 舌卷囊縮者 謂之厥陰病證

처음에 腹痛없이 泄瀉를 하다가, 傷寒이 된 지 6~7일에 脈이 약간 緩하고, 손발이 차고 혀가 굳고 불알이 오그라지면 *厥陰病證*이라 이른다.

六條病證中
　　三陰病證　皆少陰人病證也
　　少陽病證　卽少陽人病證也
　　太陽病證　陽明病證　則少陽人　少陰人　太陰人病證　均有之
而少陰人病證　居多也.

六條의 病證 중에 三陰病證은 모두 少陰人病證이다. 少陽病證은 곧 少陽人病證이다. 太陽病證
陽明病證은 少陽人 少陰人 太陰人病證에 고루 있으나 少陰人病證이 이 中에 가장 많다.

古昔以來　醫藥法方　流行世間　經歷累驗者　仲景採摭　而著述之
蓋古之醫師　不知心之愛惡所欲　喜怒哀樂偏着者　爲病　而但知
脾胃水穀　風寒暑濕觸犯者　爲病故
　　其論病論藥全局　都自少陰人脾胃水穀中出來　而少陽人胃熱證
藥　間或有焉　至於太陰人太陽
　　人病情　則全昧也.

옛날 이래로 醫藥의 방법이 세간에 유행하여 많은 經驗이 축적된 것을 張仲景이 수집하여 저
술하였다. 대체로 옛날 의사들은 마음의 사랑하고 미워하고자 하는 바와 喜怒哀樂의 偏着이
病이 됨을 알지 못하고, 단지 脾胃의 水穀과 風寒暑濕에 접촉하여 침범되어 病이 되는 것만을
알았다. 그 病을 論하고, 藥을 論함은 모두 少陰人의 脾胃水穀에서 나왔고, 少陽人 胃熱證藥이
간혹 있었으며, 太陰人 太陽人의 病의 情況은 거의 어두웠다.

* 張仲景이 기존의 醫家들의 經驗을 집대성하여 만든 傷寒論의 六經病證에 대해 東武가
평가하고 있다. 六經이라는 것은 증상의 같고 다름을 판별할 수 있는 분류법이다. 東武는
張仲景의 六經病證를 대표하는 6개의 조문을 제시한 뒤 이것을 體質病證으로 분류하였
다. 三陰病證은 모두 少陰人 病證이고, 少陽病證은 少陽人病證이고 太陽病證과 陽明病
證은 少陽人 少陰人 太陰人病證에서 나타날 수 있지만 이것 역시도 少陰人病證에 가장
많이 나타난다고 하였다.

　　즉 張仲景이 제시한 六經病證은 각 체질별로 나타나는 빈도가 다르며 주로 少陰人에
게 해당하는 病證이라고 東武는 보고 있다. 그 이유로 少陰人은 脾胃의 水穀의 상태에 따
라 병이 나타나는 경우가 많은데 傷寒論의 病證과 藥을 살펴보면 거의 대부분 脾胃의 水
穀문제를 치료하는 것이 많고, 少陽人의 胃熱證을 치료할 수 있는 약이 간간히 있는 정도
이기 때문이다. 太陰人 太陽人을 병을 치료하는 것은 거의 제시되지 않은 것으로 보고 있

다. 5-3의 四象人 病證藥理에 대한 기존 의가의 파악 정도를 서술한 것과 비슷하다. 東武는 병의 근본원인이 脾胃水穀이나 風寒暑濕에 六經이 손상되어 나타나는 것이 아니라 性命論, 四端論, 擴充論, 臟腑論에서 논하였듯이, 인간의 性情이라는 好善하고 惡惡하는 마음의 深着과 暴動浪動으로 인해 喜怒哀樂이라는 감정이 偏急되어 臟局이 손상되어 병이 나타나는 것으로 보았다. 東武는 이러한 병에 대한 원인 파악을 바탕으로 張仲景의 傷寒論의 한계를 제시하고 있는 것이다.

6 內經의 六經病證

5-6)
岐伯曰
傷寒一日 巨陽受之故 頭項痛 腰脊强

岐伯이 말하길 傷寒 1일에 巨陽經이 病을 받은 까닭에 머리와 뒷목이 아프고 허리와 척추가 뻣뻣하다.

二日 陽明受之 陽明主肉 其脈 挾鼻絡於目故 身熱 目疼而鼻乾 不得臥也

2일째에는 陽明經이 病을 받으니 陽明은 肉을 주관하고, 그 脈은 코를 끼고 올라가서 눈에 얽히는 까닭에 몸에 열이 나고 눈이 아프고 콧속이 마르고 잠을 이루지 못한다.

三日 少陽受之 少陽主膽 其脈 循脇絡於耳故 胸脇痛 而耳聾

3일째에는 少陽經이 病을 받으므로 少陽은 膽을 주관하는데 그 脈이 옆구리를 끼고 위로 올라가 귀에 얽히는 까닭에 가슴과 옆구리가 아프고 귀가 먹는다.

三陽經絡 皆受其病 而未入於臟故 可汗而已

三陽經絡은 대개 병을 받았으나 아직 臟으로 들어가지 않은 까닭에 땀을 내면 된다.

四日　太陰受之　太陰脈　布胃中絡於嗌故　腹滿而嗌乾

4일째에는 太陰經이 病을 받으므로 太陰脈은 胃속에서 퍼져 다시 목구멍에 얽히므로 배가 그득하고 咽喉가 마른다.

五日　少陰受之　少陰脈　貫腎絡於肺　繫舌本故　口燥　舌乾而渴

5일째에는 少陰經이 病을 받으므로 少陰脈은 腎을 꿰뚫고 肺로 올라가서 다시 혀뿌리에 얽히는 까닭에 입이 마르고 혀가 건조하며 갈증이 있다.

六日　厥陰受之　厥陰脈　循陰器　而絡於肝故　煩滿而囊縮

6일째에는 厥陰經이 병을 받으므로 厥陰脈은 性器를 좇아 肝에 얽히므로 가슴이 답답하고 불알이 오그라진다.

三陰三陽　五臟六腑　皆受病　榮衛不行　五臟不通則死矣.

三陰三陽 五臟六腑가 모두 병을 받아 榮衛가 돌지 못하고 五臟이 通하지 못하면 죽는다.

5-7) 兩感於寒者　必不免於死

寒에 兩感되면 반드시 죽음을 면치 못한다.

兩感於寒者　一日　巨陽少陰　俱病　則頭痛　口乾　而煩滿

寒에 兩感되어 1일째에는 巨陽少陰經이 모두 병들어 머리가 아프고 입이 마르고 가슴이 답답하다.

二日　陽明太陰　俱病　腹滿　身熱　不飮食　譫語

2일 째에는 陽明太陰經이 모두 병들어 배가 그득하고 몸에서 熱이 나고 음식을 먹지 못하고 헛소리한다.

三日　少陽厥陰　俱病　耳聾　囊縮而厥　水漿不入口
不知人

3일째에는 少陽厥陰經이 모두 병들어 귀가 먹고 불알이 오그라지며 물을 넘기지 못하고 사람을 알아보지 못한다.

六日　死　其死　皆以六七日之間　其愈　皆以十日已
上.

6일이면 죽는데 죽는 것은 대개 6~7일 사이지만 낫더라도 10일 이상 걸린다.

*內經의 六經病證에 대해 서술하고 있다. 張仲景의 六經病證의 六條와 차이가 있다. 內經의 경우에는 각각의 경락의 유주에 병이 침범하여 나타나는 病態를 중심으로 설명하고 있다. 東武는 內經의 六經病證 역시 5-9에서 體質病證으로 재분류하여 설명하였다. 張仲景의 六經病證 분류와는 달리 巨陽經病, 少陰經病, 少陽經病은 少陽人病으로, 太陰經病과 陽明經病은 太陰人病으로 厥陰經病은 少陰人病으로 분류하였다. 東武는 각 체질별로 나타나는 병의 양상과 내경의 六經病證을 비교하여 재분류한 것으로 보이는데, 그 기준이 어떤 것인지는 확실하지 않다. 東武는 內經의 六經病證 역시 傷寒論의 六經病證과 마찬가지로 四象人病證論에서 인용하거나 자신의 체질病證 설명하는데 있어 참고하고 있다.

5-8)　論曰　靈樞素問　假托黃帝　異怪幻惑　無足稱道　方術好事者之言
容或如是　不必深責也.
然　此書　亦是古人之經驗　而五臟六腑　經絡針法　病證修養之
辨　多有所啓發　則實是醫家　格致之宗主
　　　而苗脈之所自出也　不可全數其虛誕之罪　而廢其啓發之功也.
蓋　此書　亦古之聰慧博物之言　方士淵源修養之述也　其理　有可
考　而其說　不可盡信.

論하여 말하길 靈樞素問이 黃帝가 지었다는 거짓된 핑계가 있다. 이상하고 괴이하고 현혹시키
는 것이며 道라고 칭할 수 없다. 方術을 좋아하는 자들의 말이 이와 같을 수도 있다. 반드시 깊
이 책망할 필요가 없다. 그러나 이 책 역시 옛사람들이 경험한 것으로 五臟六腑 經絡針法 病證
修養의 판별이 많이 계발됨이 있으니, 사실상 醫學을 하는 사람들의 格物致知하는 宗主이다.
苗脈이 여기서 나온 것이다. 그 전체를 헛되다고 나무라서 그 계발의 功을 없애버려서는 안 된
다.

대개 이 책은 역시 옛 사람의 총명한 지혜와 사물을 넓게 알 수 있는 말들과 方士로부터 淵源
한 修養이 기술된 것이니 그 이치는 가히 참고할 수는 있으나 그 說을 다 믿을 수는 없다.

*東武는 內經에 대해서도 냉철한 평가를 하고 있다. 內經은 5-1과 같은 관점으로 黃帝
가 직접 지었다는 것은 믿을 수 없다고 평가하였다. 또한 黃帝가 지었다는 설은 方士들
이 이 책을 과대포장하기 위해 黃帝라는 이름을 가져다 쓴 것일 뿐 이라고 하였다. 하지
만 內經은 醫學의 宗主로써 가치는 있기 때문에 格物致知해서 참고해야 한다.

5-9)　岐伯所論　巨陽少陽少陰經病　　皆少陽人病也
　　　　　　　陽明太陰經病　　　　　皆太陰人病也
　　　　　　　厥陰經病　　　　　　　少陰人病也.

岐伯이 논한 巨陽少陽少陰經病은 모두 少陽人病이다. 陽明太陰經病은 모두 太陰人病이다. 厥陰
經病은 少陰人病이다.

☆ 東武의 辨證觀

*東武는 張仲景의 六經病證과 마찬가지로 內經의 六經病證을 四象人病證으로 재분류하였다. 이는 東武가 病을 체질을 바탕으로 보겠다는 강한 의지가 보인다. 체질을 떠나 東武의 기본적인 辨證觀을 살펴보면, 傷寒이라는 重證의 감염성 질환을 張仲景과 內經에서는 六經이라는 經絡체계를 통해 나누어 보았다. 六經은 인체를 유주하는 실제적인 순환체계로 볼 수 있다. 太陽少陰은 인체의 後面을 少陽厥陰은 인체의 側面을 太陰과 陽明은 인체의 前面을 주로 유주한다. 즉 六經을 활용하여 傷寒에 걸렸을 때 病의 위치를 결정하고 어떠한 經에서 병이 발현되는가에 따라 病態(寒熱虛實)도 달라지는 것을 古人들이 발견한 것이다. 東武는 이를 三陰三陽者 辨證之同異也라고 평가하였다. 東武는 其理가 腹背表裏있다고 새로이 주장하였다. 즉 內經, 傷寒論의 六經이나 東武가 제시한 腹背表裏 모두 1차적으로 病이 어디에 있는지 즉 病의 위치를 辨別하는 방식이다. 東武는 六經을 통해 병의 위치나 病態를 살피는 것보다 腹背表裏를 통해 더 단순하고 명확하게 살피는 것이 더 낫다고 주장한 것이다. 經絡의 유주를 살펴보면, 經脈과 絡脈의 분포가 복잡하고 반드시 前面, 後面, 側面에 한정되어 분포되어 있지 않다. 그래서 六經을 통해 病의 위치와 양태를 살피는 것은 東武 생각에는 복잡하며 꼭 필요하다고 보지 않은 것이다. 대신 간단한 기준으로 주로 背部에 나타나면 表證으로 腹部에 나타나면 裏證으로 病의 위치를 정할 것을 제시하였다. 그리고 四象人病證論을 통해 좀 더 구체적으로 偏小之臟局과 偏大之臟局에서 활동하는 대사물질인 溫熱涼寒의 氣로 病態의 寒熱를 결정하였으며, 表裏 뿐만 아니라 偏小之臟局과 偏大之臟局의 氣運의 상호관계에 의한 上下病位까지도 제시하였다. 즉 東武는 六經에 의한 辨證이 아니라 表裏上下寒熱로 辨證할 것을 제시하였다. 少陰人腎受熱表熱病論을 예를 들면 우선 病의 주된 위치가 表에 나타나고 腎이라는 下焦 부위 그리고 寒熱양태는 熱證임을 알 수 있다. 少陰人腎受熱表熱病에는 기존의 六經病證으로 辯證하면 太陽病도 있고 陽明病, 厥陰病도 있다. 하지만 東武는 太陽病 陽明病인지를 따지지 않고, 1차적으로 모두 少陰人腎受熱表熱病이라고 辯證하였다. 바로 이것이 其理 在於腹背表裏 而不必究其經絡之變也의 의미이다. 東武는 編名을 통해 자신의 辨證觀을 제시한 것이다.

四象人病證論

들어가기

☆辛丑本 編名의 의미

辛丑本에서 表 부위의 병리적인 출발점은 臟으로, 裏 부위의 병리적인 출발점은 腑이기 때문에 編名으로 제시하였다. 예를 들어 少陰人의 경우, 腎受熱表熱病에서 腎은 表熱病이 주로 발현되는 表 부위에 영향을 주는 臟을 의미하지, 腎자체가 表를 의미하는 것이 아니다. 腎受熱表熱病의 表는 넓게는 頭腦背膂腰脊膀胱을 모두 포괄하는 개념이며, 좁게는 膀胱을 의미한다. 이때 膀胱은 단순히 오줌보만을 의미하는 것 골반강의 후면의 여러 기관과 조직을 의미한다. 胃受寒裏寒病에서 胃는 裏寒病이 발현되는 裏 부위에 영향을 주는 腑를 의미하지 胃만이 裏를 의미하는 것은 아니다. 裏寒病의 裏는 넓게는 胃脘 胃 小腸 大腸을 모두 포괄하는 개념이며, 좁게는 胃를 의미한다. '좁게'의 의미는 병이 주로 나타나는 부위를 의미한다. 四腑는 실질적인 病態가 발현되는 부위이면서 병리적인 출발점이 된다. 臟은 병리적인 출발점이 되지만 실제적으로 病態를 관찰하는 부위는 表 부위지 臟은 아니다.

따라서 辛丑本 編名에 있어 臟腑의 의미는 東武가 병리적 서술을 함에 있어 病의 최초 발현처 중심으로 서술하기 위한 것으로 사료된다. 즉 腹痛, 泄瀉, 便秘, 腸鳴 등과 같은 소화관 중심의 病態는 腑를 중심으로, 小便, 皮膚, 汗 등의 病態는 臟을 중심으로 설명하고자 했던 것으로 보인다. 裏 부위에 病이 나타나는 것은 胃脘 胃 小腸 大腸이 裏 부위인 동시에 그 자체로써 음식물인 水穀을 대사물질인 溫熱凉寒한 氣運으로 1차 변환시키는 중요한 역할을 하기 때문에 腑를 통해 서술하였다. 表病은 頭腦背膂腰脊膀胱보다는 肺脾肝腎이 대사물질인 溫熱凉寒한 氣運을 津膏油液으로 변환시켜 최종적으로 皮筋肉骨로 表 부위의 頭腦背膂腰脊膀胱을 형성하는데 1차적인 역할을 하기 때문에 表病은 臟을 통해 설명한 것이다. 즉, 東武는 생명을 유지하는 가장 기본이 되는 신체적 요소인 臟腑를 통해 病證을 論하고자 한 것이다.

太陰人의 경우에는 素病은 表病이지만 現病으로 발현 시 裏證이 오히려 더 두드러지기 때문에 胃脘受寒表寒病이라는 編名으로 기술한 것이다. 즉 病態자체가 주로 表寒病으로 나타나지만, 胃脘에서 裏證이 오히려 더 두드러지면서 같이 나타나기 때문에 胃脘의 기능이상을 編名에 반영한 것이다. 肝受熱裏熱病 역시 素病은 裏病이지만 現病으로 발현시 表證이 오히려 더 두드러지기 때문에 肝受熱裏熱病이라는 編名으로 기술한 것이다. 즉 病態자체가 주로 裏熱病으로 나타나지만, 肝局凉氣에 의해 오히려 表證이 더 두드러지면서 같이 나타나기 때문에 編名에 반영한 것이다. 東武는 辛丑本에서 編名을 정하는데 病態의 실질적인 원인과 발현부위에 대한 고민이 있었던 것으로 사료된다.

☆ 表裏兼病과 表裏俱病 비교

앞으로 病證論 설명을 할 때 筆者는 表裏兼病과 表裏俱病을 구별해서 설명하고자 한다. 表裏兼病이라는 표현은 東武가 사용하지 않았다. 表裏俱病이라는 표현은 東武가 사용하였다[18][19]. 表裏俱病은 말 그대로 表證과 裏證이 같이 나타나는 것을 의미한다. 筆者는 俱와 兼을 시간의 동시성과 선후로 구별해서 사용하고자 한다. 이렇게 나누는 이유는 順證과 逆證의 이해를 돕고자 함이다.

우선 兼은 선후관계로 나타나는 경향의 病態에 사용한다. 즉 表病에서 시작하여 病이 진행되어가면서 裏證이 같이 나타나는 경우나, 裏病에서 시작하여 病이 진행되어가면서 表證이 같이 나타나는 경우를 表裏兼病이라 한다. 예를 들어 少陰人 鬱狂病의 小腹硬滿, 太陰病 痞滿, 黃疸 少陽人 結胸病, 消渴病 太陰人 長感病, 肝熱病 등의 順證이 주로 여기에 속한다.

俱는 동시성을 의미한다. 表病이지만 病의 시작부터 表證과 裏證이 같이 나타나거나 裏病이지만 病의 시작부터 裏證과 表證이 같이 나타나는 것을 의미한다. 少陰人 亡陽病, 少陰病, 少陽人 亡陰病, 陰虛午熱病 太陰人 胃脘寒證, 潮熱證 등의 逆證이 여기에 속한다.

이러한 차이가 나타나는 이유는 順證의 경우에는 保命之主가 어느 정도 버티고 있으며 처음부터 偏小之臟局까지는 손상받지 않는 形局이기 때문에 表病의 경우 表 부위에서 正氣와 邪氣가 다투다 나중에 裏 부위까지 病位가 파급되고, 裏病의 경우에는 裏 부위에서 正氣와 邪氣가 다투다 나중에 表 부위까지 病位가 파급되는 경향이 많다. 逆證의 경우에는 처음부터 保命之主가 弱하고 偏小之臟局까지도 손상받는 形局이기 때문에 表病의 경우 表裏가 동시에 병들고, 裏病의 경우도 表裏가 동시에 病이 발현되는 경향이 많다. 물론 절대적인 기준은 아니며 체질에 따른 차이는 존재한다.

---

18) 7-30
少陰病 初證 因爲險證 繼而爲危證 此病 初證 早不辨證 而措置 則危境也
凡腹痛自利 無口渴　　　口中和者　　爲太陰病
　腹痛自利 而有口渴　口中不和者 爲少陰病
少陰病 有身體痛骨節痛表證 此則**表裏俱病**　　而大腸寒氣必勝胃中溫氣而上升也.
太陰病 無身體痛骨節痛表證 此則**裏病 表不病**　　而胃中溫氣猶勝大腸寒氣而下降也.

19) 12-13
有一太陰人素病 咽嗌乾燥 而面色靑白 表寒或泄
蓋咽嗌乾燥者 肝熱也　面色靑白 表寒或泄者 胃脘寒也
　此病 表裏俱病 素病之太重者也.

☆編名에서 등장에서 表裏寒熱의 의미

表裏는 말 그대로 겉과 속을 의미한다. 甲午本에서는 編名을 外感과 內觸이란 표현으로 編名을 정했지만 辛丑本에 와서 表裏 寒熱 臟腑로 編名을 설명하였다. 甲午本의 外感과 內觸은 邪氣가 밖으로부터 또는 안으로부터 들어와 인체가 感觸되어 나타난다고 보았다. 하지만 실제적으로 같은 환경에서 모든 사람이 邪氣에 感觸되는 것은 아니다. 正氣가 弱한 사람만 邪氣에 感觸되는데, 辛丑本에서는 그 사람의 正氣 즉 保命之主를 중심으로 병리를 설명하고자 하는 의도를 담아 編名을 구성하였다.

인간의 保命之主[20]의 근원은 肺脾肝腎이라는 臟에 있다. 각각은 上焦, 中上焦, 中下焦, 下焦를 주관하는 센터의 역할을 하며, 人事를 담당하는 장기이다. 肺脾肝腎은 膩膜血精이라는 神氣血精의 저장소에서 맑은 진액을 흡수하여 자신을 補益하고, 津膏油液의 형성을 조절하며 津膏油液의 濁한 부분은 四腑 형성의 바탕이 된다. 膩膜血精의 탁한 부분은 皮筋肉骨를 형성하고, 이것을 바탕으로 인간의 頭腦背膂腰脊膀胱이라는 表 부위를 형성된다. 즉 肺脾肝腎의 대사물질의 순환 역할에 의해 表 부위가 형성된다.

四腑를 통해 水穀이 흡수되어 1차적으로 기본이 되는 대사물질인 溫熱涼寒의 氣運이 되고 2차적으로 津膏油液으로 변화되며, 이것이 최종 변화되어 神氣血精을 거쳐 膩膜血精의 형태로 저장되는데, 이 최종 산물을 순환시키는 것이 바로 肺脾肝腎이다.

胃脘, 胃, 小腸, 大腸은 인체의 裏 부위를 의미한다. 津膏油液의 저장소에서 탁한 부분을 받아 소화관을 형성하는데, 이 소화관은 다시 水穀을 받아 溫熱涼寒이라는 인체 대사의 기초 물질을 만들어낸다. 즉 四腑는 裏 부위인 동시에 인체 대사의 기초 물질을 형성하는 가장 기초적인 장기인 것이다. 東武는 辛丑本에서 臟腑를 통해 編名을 구성한 이유는 인체 대사의 기초 물질을 형성하는 四腑와 이러한 기초 대사의 최종 물질인 神氣血精의 순환을 담당하고 다시 四腑의 형성에 영향을 주는 四臟을 통해 인체의 病證이 나타남을 말하고자 함이다.

四腑는 裏證의 발현에, 四臟은 表證의 발현에 중요한 영향을 미친다. 여기서 證이라는 용어를 사용하는 까닭은 病과 證은 다른 개념이기 때문이다. 예를 들어 少陰人은 腎受熱에 의해 表熱證이 나타나고, 胃受寒에 의해 裏寒證이 나타난다. 少陽人의 경우 脾受寒에 의해

---

20) 甲午本 11-3
少陰人 以陽煖之氣 爲保命之主故 膂胃爲本而　　膀胱大腸爲標也.
少陽人 以陰淸之氣 爲保命之主故 膀胱大腸爲本而 膂胃之爲標也.
甲午本 13-8
太陰人 以呼散之氣 爲保命之主故 腦䪴胃脘爲本而 腰脊小腸爲標.
太陽人 以吸聚之氣 爲保命之主故 腰脊小腸爲本而 腦䪴胃脘爲標.

表寒證이, 胃受熱에 의해 裏熱證이 나타난다. 이에 반해 太陰人은 胃脘受寒表寒病과 肝受熱裏熱病으로 編名이 되어 있다. 少陰人, 少陽人처럼 表病은 臟으로, 裏病은 腑로 編名을 정한 것과는 차이가 있다.

그렇다면 왜 그럴까? 우선 東武가 表病과 裏病이라고 나누는 것은 病의 시작에 있어 皮筋肉骨이라는 表에서 病이 시작되는지, 胃脘 胃 小腸 大腸이라는 裏에서 시작되는지를 구별하는 것이다. 그 다음에 寒熱을 통해 表裏에 나타나는 病態의 양상을 결정한다. 즉 少陰人은 表熱病-裏寒病, 少陽人은 表寒病-裏熱病, 太陰人은 表寒病-裏熱病, 太陽人은 編名으로 기술되지 않았지만, 表熱病-裏寒病으로 개초했을 것으로 예상된다. 다음으로 주된 病位를 정한다. 각각의 表裏病에 있어 東武가 더 중요시하고 치료의 목적이 되는 臟腑를 上下를 고려해서 설정한다. 少陰人 表病은 腎受熱이라는 下焦의 腎局熱氣가 寒氣에 의해 기능장애가 발하여 熱證이 나타나고 이것이 表 부위에서 熱證의 형태로 관찰되고, 裏病은 胃受寒이라는 胃局이 寒氣에 의해 기능장애에 발생하여 寒證이 나타나고 이것이 裏 부위에 寒證의 형태로 관찰된다. 少陽人도 마찬가지이다.

하지만 太陰人의 경우 少陰人少陽人과는 달리, 表病에서도 주된 증상이 胃脘 부위가 凉氣에 의해 기능장애가 발하여 裏寒證이 나타나므로, 裏 부위 寒證과 表 부위의 寒證이 같이 나타남을 강조한 編名이다. 즉 太陰人은 병은 表病이지만 시작부터 裏 부위와 함께 表裏兼病이나 表裏俱病으로 나타나는 경우가 少陰人이나 少陽人에 비해 두드러지기 때문에 胃脘受寒表寒病이라고 제시한 것이다. 즉 病의 시작은 表 부위에서 나타나 表病으로 분류는 하였지만 胃脘 부위의 裏證이 더 두드러지기 때문에 치료에 있어서도 소화관을 중심으로 치료해야 하기 때문에 胃脘受寒表寒病으로 이름 지은 것이다. 裏病에 있어서도 주된 증상이 肝이라는 中下焦 부위가 凉氣에 의해 기능장에 발생하여 表熱證이 나타나므로, 表 부위의 熱證과 裏부위의 熱證이 같이 나타남을 강조한 編名이다. 즉 病은 裏病이지만 시작부터 表 부위의 함께 表裏兼病이나 表裏俱病으로 나타나는 경우가 少陰人 少陽人에 비해 두드러지기 때문에 肝受熱裏熱病이라고 제시한 것이다. 다시 말하면, 병의 시작은 裏 부위에서 나타나 裏病으로 분류를 하였지만, 肝부위의 表證이 더 두드러지기 때문에 치료에 있어서도 肝局의 기능장애를 중심으로 치료해야 하기 때문에 肝受熱裏熱病으로 編名을 서술한 것이다.

여기서 재미 있는 점은 각각의 臟局에서 활동하는 대사물질인 溫熱凉寒의 氣運을 寒熱로 단순화시킨 것이다. 우선, 溫熱凉寒의 氣運은 각각 呼散之氣, 陽煖之氣, 吸聚之氣, 陰淸之氣로 발현된다. 이때 呼散, 陽煖, 吸聚, 陰淸은 각 臟局에서 생성된 대사물질의 어떻게 작용하고 어떠한 양태인지를 구체적으로 알려주기 위해 東武가 설정한 것이다. 氣를 붙여 대사물질이자 활동성을 강조하였다.

表病은 주로 각 체질의 保命之主(正氣)에 해당하는 陽煖之氣(少陰) 陰淸之氣(少陽) 呼散之氣(太陰) 吸聚之氣(太陽)는 그에 反하는 陰淸之氣, 陽煖之氣, 吸聚之氣, 呼散之氣를 조절하는 形局이다. 이때 나타나는 病態의 寒熱을 구별하면 陽煖之氣 吸聚之氣는 熱證으로, 陰淸之氣, 呼散之氣는 寒證으로 나타난다.

裏病은 邪氣에 해당하는 陰淸之氣(少陰), 陽煖之氣(少陽), 吸聚之氣(太陰), 呼散之氣(太陽)가 그에 對敵하는 正氣인 陰淸之氣, 陽煖之氣, 吸聚之氣, 呼散之氣를 압박하는 形局이다. 이때 나타나는 病態의 寒熱을 구별하면 陰淸之氣 呼散之氣는 寒證으로, 陽煖之氣 吸聚之氣는 熱證으로 나타난다. 溫氣에 해당하는 呼散之氣가 凉氣에 해당하는 吸聚之氣를 조절할 때는 寒證이 나타나고 凉氣에 해당하는 吸聚之氣가 溫氣에 해당하는 呼散之氣를 조절할 때는 熱證이 나타난다. 즉 溫氣보다 凉氣가 寒熱을 기준으로 할 때는 더 熱한 것을 알 수 있다. 胃와 小腸에서 停畜하고 消導하여 생성되는 氣運은 熱한 성질을 가지고, 여기서 생성된 氣運이 上升과 下降을 거치게 되면 寒한 성질을 가지게 되는 것으로 파악한 것이다.

☆水穀溫熱凉寒氣의 寒熱구분

臟腑論 4-2

水穀 自胃脘而入于胃 自胃而入于小腸 自小腸而入于大腸 自大腸而出于肛門者
水穀之都數 停畜於胃　　而薰蒸爲熱氣
　　　　　　消導於小腸 而平淡爲凉氣
熱氣之輕淸者 上升於胃脘 而爲溫氣
凉氣之質重者 下降於大腸 而爲寒氣.

熱氣와 凉氣는 인체의 중앙부인 中上焦에서 停畜과 中下焦에서 消導를 통해 1차적으로 만들어지는 氣運이고, 溫氣는 熱氣가 2차적으로 上焦로 上升하여 上焦에서 口鼻를 통해 외부와 소통되고, 寒氣는 凉氣가 2차적으로 下焦로 下降하여 下焦에서 肛門을 통해 외부와 소통되는 氣運이다. 안에서 停畜과 消導를 통해 만들어지는 氣運은 寒熱의 양태는 熱하며 이러한 熱한 氣運들이 이동하면서 외부로 소통되는 氣運의 寒熱 양태는 상대적으로 寒하다고 볼 수 있다. 즉 내부에 있는 氣運은 寒熱양태가 熱하고 외부로 소통되는 氣運은 寒熱양태가 寒하다고 정의할 수 있다. 溫氣는 熱氣에 비해 차갑기 때문에 溫氣라고 명명한 것이지 실질적으로는 中下焦에서 만들어지는 凉氣보다는 찬 氣運이고, 凉氣는 寒氣에 비해서 덜 차기 때문에 凉氣라고 붙여졌지만, 실질적으로 溫氣보다 따뜻한 氣運이다. 溫熱은 上焦의 氣

運을 표현한 것이고 凉寒은 下焦의 氣運을 표현한 것이지, 실질적으로 중앙부에서 만들어진 熱氣와 凉氣가 熱한 氣運이고, 중앙부에서 먼 溫氣와 寒氣가 寒한 氣運인 것이다. 保命之主로 설명하면 陽煖之氣와 吸聚之氣는 뜨거운 氣運이고 呼散之氣와 陰淸之氣는 차가운 氣運이다.

☆傷寒에 대한 東武의 관점

東武은 張仲景을 醫學의 始興으로 보았고, 東武가 인용한 내용 중 가장 많은 부분이 張仲景의 傷寒論에서 나왔다. 傷寒을 현대 의학적 관점에서 하나의 병으로 정의하는 것은 불가능하다. 인플루엔자라는 설도 있고, 장티푸스라는 설도 있고 다른 병이라는 설도 있다. 명확히 하나로 한정할 수는 없지만 심한 惡寒 또는 發熱을 동반한 급성 감염성 질환을 포괄한다고 볼 수 있다. 또한 傷寒은 호흡기질환이나 소화기 질환 하나로 국한할 수는 없고 表裏에 걸쳐 다양한 병태를 보인다. 古人들은 六經을 활용해 病位와 병태를 설정하여 해결하려고 하였고, 그 후에 東武의 생존시대와 가까운 시대인 청나라 때는 기존 傷寒에 대한 치료에 한계를 느끼고, 溫病學이 새로이 발달하기도 하였다.

우선, 傷寒과 유사해 보이는 傷風이라는 병태가 있다. 傷風은 일반적으로 흔히 걸리는 감기 정도의 병태를 의미한다고 볼 수 있다. 심하지 않은 發熱과 惡寒을 위주로 나타나며 가벼운 소화기 증상도 나타난다. 傷寒論에서 太陽中風 또는 少陽中風이라고 표현했는데 東醫寶鑑에서 傷風으로 바꿔 기록하였으며, 東武는 東醫寶鑑의 내용을 인용하였다.

東武가 傷風을 인용하거나 본인의 論旨에 표현할 때는 주로 少陰人과 少陽人 表病의 順證의 初證이나 中證 주로 제시하였다[22)23)24)]. 즉 傷風은 가벼운 병태임을 의미한다. 이와 달리, 太陰人은 傷風을 인용하거나 논하지 않았고 傷寒에 대한 내용만 나오며, 瘟病이란 병태도 새로이 제시하였다. 太陽人은 傷風, 傷寒 모두 인용하지도 論하지도 않았다.

---

22) 6-5論曰 張仲景所論 太陽傷風 發熱惡寒者 卽少陰人 腎受熱表熱病也.
　此證 發熱惡寒而無汗者 當用桂枝湯 川芎桂枝湯 香蘇散 芎歸香蘇散 藿香正氣散.
　　發熱惡寒而有汗者 此亡陽初證也 必不可輕易視之 先用黃芪桂枝湯 補中益氣湯 升陽益氣湯
　　三日連服而 汗不止病不愈 則當用桂枝附子湯 人蔘桂枝附子湯 升陽益氣附子湯.
23) 6-47
　論曰 張仲景所論厥陰病 初無腹痛下利等證而六七日猝然而厥 手足遂冷則此非陰證之類也.
　　乃少陰人 太陽傷風 惡寒發熱 汗自出之證 正邪相持日久 當解不解 而變爲此證也.
　　此證 當謂之太陽病 厥陰證也.
24) 9-5
　口苦 耳聾 胸滿者 少陽傷風證也.

傷寒을 인용하거나 본인의 論旨에 표현 할 때를 살펴보면 주로 危重한 병태나 表裏兼病 내지 表裏俱病의 병태를 논할 때 사용하였다[25][26][27][28][29][30][31][32].

즉, 東武는 傷風보다는 傷寒이 危重한 병태임 인식하고 있었으며 傷寒에 걸렸을 때 체질별 나타나는 양상이 다름을 판단한 것으로 보인다. 특히 少陰人의 경우 傷寒에 걸렸을 때 다른 체질에 비해 裏病의 양상이 더 두드러지는 것을 알 수 있다. 즉 傷寒이란 급성 감염병이 발현될 때 亡陽病과 같은 表病만 나타나는 것이 아니라 太陰病 少陰病과 같은 소화관 위주의 裏病도 나타난다. 이와 달리, 少陽人의 경우는 傷寒에 걸리면 結胸病 또는 亡陰病과 같은 表病에서 출발한 表裏兼病 내지 俱病의 양태로 발현되어 결국 譫語壞證으로 발현되는 것으로 보았다. 太陰人은 少陰人과 少陽人과 달리 傷風의 양태로 발현되는 경우는 드물고, 傷寒의 양태로 발현되는 비중이 높으며 발현되더라도 인플루엔자에 걸려 생명이 위험한 것과 같은 양상이 많음을 東武는 구별하고 있다. 또한 傷寒과 다른 양상의 감염병인 瘟病까지도 太陰人病證論에서 제시하였는데, 太陰人은 체질적으로 감염병에 취약한 개체임을 論하고 있다. 太陽人은 傷風이나 傷寒과 같은 감염병은 드물고 주로 解㑊이나 噎膈과 같은 정신적 원인에 의한 병태가 나타난다고 서술하였다.

東武는 기존 역대 醫家들이 內經부터 張仲景을 거쳐 許浚에 이르기까지 치료하기 위해 노력한 傷寒이란 重證의 감염병에 대한 해법으로 四象體質을 제시하고 있는 것이다. 東武는 性命論, 四端論, 擴充論, 臟腑論을 통해 체질별로 나타나는 臟局大小에 의한 생리병리 차이가 있음을 밝혔으며, 醫源論에서 六經이 아닌 腹背表裏라는 새로운 辯證觀을 제시하였다. 체질에 따라 傷寒의 발병과 발현의 차이가 발생하고, 그 치료법을 체질로 나누고 六經이 아닌 表裏上下寒熱이라는 새로운 辨證觀을 통해 제시하고 있는 것이 바로 四象人病證論이다. 또한 傷寒 뿐만 아니라 여러 범주의 병까지도 四象醫學에 근거하여 치료할 수 있음도 같이 四象人病證論을 통해 제시하였다.

---

25) 7-39
論曰 少陰人 喜好不定 而計窮力屈 則心煩躁也
　　少陰病傷寒 欲吐不吐 心煩 但欲寐者 此非計窮力屈者之病乎
　蓋喜好者 所慾也
　　何故 至於計窮力屈 而得此少陰病乎 何不早用君子寬平心乎
　然 初證傷寒 欲吐不吐 心煩 但欲寐者 早用藥 則猶可免死也
　　其病 至於躁無暫定而厥 則勢在極危也 豈不可憐乎
　此證 當用蔘萸湯 四逆湯 官桂附子理中湯 吳茱萸附子理中湯.

26) 9-19
少陰人 傷寒病 有小腹硬滿之證
少陽人 傷寒病 有心下結胸之證
此二證 俱是表氣陰陽 虛弱 正邪相爭 累日不決之中 裡氣亦秘澁不和 而變生此證也.

27) 9-41
嘗治 少陽人 傷寒發狂譫語證 時則乙亥年 淸明節候也.
少陽人 一人 得傷寒 寒多熱少之病 四五日後 午未辰刻 喘促短氣
　伊時 經驗未熟 但知少陽人應用藥 六味湯 最好之理故 不敢用他藥
　而秪用六味湯一貼 病人喘促 卽時頓定

표 4. 表裏寒熱順逆證의 의미

表證	*表 부위의 면역반응 表 부위는 皮筋肉骨 즉 인체의 외부를 구성하고 있는 근골격계 즉 表證이란 근골격계에서 나타나는 면역반응 *감별 Point 근골격계 부위 즉 表 부위에 통증, 열감, 냉감, 부종, 발적 등의 증상이 보이면 表證으로 진단 脈이 浮한 경우가 많다 - 浮脈이란 체표 혈류량이 상대적으로 증가되고, 내장혈류량이 상대적으로 감소된 결과이다. 外感과 관련 깊다; 바이러스나 세균감염에 대해 면역체계를 활성화하기 위해, 체온조절 중추 조절점이 上升하여, 체온을 높이기 위해 체표 혈관이 수축하고, 근육은 긴장이 되며(頭痛, 身體痛), 惡寒(근육을 진동시켜 체온을 올림)이 발생한다. 이런 면역반응이 해소되면 체온이 떨어지고, 근육긴장이 감소하고, 통증양상도 줄게 된다. 頭痛, 身體痛, 惡寒의 表證의 주된 지표가 된다.
裏證	*裏 부위의 면역반응 裏 부위란 소화관(胃脘, 胃, 小腸, 大腸)을 의미한다. 즉 裏證이란 소화관에서 나타나는 면역반응 특히 소화관은 자율신경의 지배를 받기 때문에 정서적인 측면과 관련성이 깊다. *감별 Point 消化不良, 腹痛, 嘔逆, 食慾亢進, 食慾不進, 便秘, 泄瀉, 痢疾 등 소화관에 나타나는 증상이 보이면 裏證으로 진단 脈은 沈脈이 많다. 沈脈이란 체표 혈류량이 상대적으로 감소되고, 내장혈류량이 상대적으로 증가된 결과이다. 內傷과 관련이 깊다. 잘못된 식습관이나 七情傷 등에 의해 소화관의 흡수 또는 배출 기능의 저하 또는 항진으로 인해 消化不良, 腹痛, 便秘, 泄瀉 등이 발생 消化不良, 腹痛, 便秘, 泄瀉는 裏證의 주요지표가 된다.
寒證	*부교감신경의 亢進과 관련이 깊은 편 열 생산량 감소로 인해 惡寒, 喜溫, 四肢厥冷 등이 나타난다. *감별Point 表證: 惡寒, 手足冷, 활동성 저하 裏證: 부교감 신경의 亢進으로 인해, 소화기의 흡수력은 떨어지고, 연동운동은 증대되어 배출은 과다 → 消化不良, 食慾低下, 大便이 무르거나, 자주 보고, 泄瀉, 小便自利 심박동 감소로 인해 脈이 느린 편이다(70회 이하). 얼굴은 蒼白한 편이고, 舌質은 淡白

(계속)

28) 9-42
其後 又有 少陽人 一人 **得傷寒 熱多寒少之病**
　有人 敎服雉肉湯 仍成陽毒發斑 余敎服白虎湯 連三貼 而其人 只服半貼
　數日後 譫語而病重 病家恐急 顚倒往觀 則病人外證 昏憒 已有動風之漸 而耳聾譫語 舌上白胎.

29) 11-9
少陽人 **傷寒喘促** 宜先用 靈砂一分 溫水調下 因煎 荊防瓜蔞等藥用之 則必無煎藥時刻遲滯救病.

30) 12-2
論曰 此　**卽太陰人傷寒** 背顀表病輕證也.
　此證 麻黃湯 非不當用 而桂枝甘草 皆爲蠹材 此證 當用麻黃發表湯.

31) 13-1
論曰 此謂之厥者 但惡寒不發熱之謂也 非手足厥逆之謂也.
太陰人 傷寒表證 寒厥四五日後 發熱者 重證也

32) 13-1
朱肱曰 陽毒 面赤斑 斑如錦紋 咽喉痛 唾膿血 宜葛根解肌湯 黑奴丸.
　　陽毒及壞傷寒 醫所不治 精魄已竭 心下尙煖 幹開其口 灌黑奴丸 藥下咽 卽活.

熱證	*교감신경의 亢進과 관련이 깊은 편 열 생산량 증가로 인해 惡熱, 喜冷, 手足溫 등이 나타난다. *감별 Point 表證: 發汗, 惡熱, 手足溫, 활동성 증가 *裏證: 교감 신경의 亢進으로 인해, 소화기의 흡수력은 증대되고, 연동운동은 감소되어 배출은 감소 → 食慾亢進, 食滯痞滿, 大便이 단단하고, 자주 안 보고, 便秘, 小便赤澁 심박동 증가로 인해 맥이 빠른 편이다(70회 이상). 얼굴은 붉은 편이고, 舌質은 紅
順證	*인체의 正氣(保命之主)가 實한 상태 즉 생명활동에 관여하는 물질의 과다와 생리기능 항진이 특징 → 즉 면역 기능의 과항진으로 인해 病態가 급박하게 나타나거나, 지속적으로 해결되지 않는 면역반응으로 나타난다. 病情이 急迫하더라도 굳이 치료하지 않아도 자연 치유되는 경향이 있고, 완만한 경우는 만성적이고, 동반된 病態가 다양한 경향이 있다(호소증상이 많다). 寒證과 熱證이 뚜렷이 구별되어서 나타나는 경우가 많지만, 病情이 만성화된 경우 寒熱證이 섞여서 나오기도 한다. 表證과 裏證이 뚜렷이 구별되어 나타나는 경우가 많지만, 病情이 만성화된 경우 表裏證이 섞여서 나오기도 한다. *감별Point 表證이나 裏證 한 쪽으로 두드러져 나타나면 順證일 가능성이 높다. 寒證이나 熱證 한 쪽으로 두드러져 나타나면 順證일 가능성이 높다. 섞여서 나올 경우 素證이나 병의 초기 상태를 문진해 보았을 때, 表裏證, 寒熱證이 섞여 있지 않다. 病位를 上下로 나누었을 때 上下에 동시에 나타나지는 않는 편이다.
逆證	*인체의 正氣(保命之主)가 虛한 상태 즉 생명활동에 관여하는 물질의 부족과 생리기능 저하가 특징 → 즉 면역 기능의 저하로 인해 病態가 급박하게 나타나거나, 지속적으로 해결되지 않는 면역반응으로 나타나기도 한다. 病情이 急迫한 경우 치료하지 않으면 危重한 상태로 진행되는 경향이 있고, 완만한 경우는 만성적이고, 동반된 病態가 다양하지 않은 경향이 있다.(호소증상 한정됨) 寒熱證이 섞여서 나온다. 表裏證이 섞여서 나온다. *감별Point 表裏證이 동시에 나타나면 逆證일 가능성이 높다. 寒熱證 동시에 나타나면 逆證일 가능성이 높다. 素證이나 병의 초기 상태를 문진해 보았을 때, 表裏證, 寒熱證이 섞여 있다. 病位를 上下로 나누었을 때 上下에 동시에 나타나는 편이다.

六. 少陰人

腎受熱表熱病論

52條

☆編名의 의미

腎受熱: 여기서 腎受熱이라는 것은 腎局 즉 下焦 부위에서 熱證양태의 병이 주로 발현되고 관찰됨을 의미한다. 少陰人 表病에 있어 腎局의 熱氣가 邪氣인 寒氣와 싸우는 과정에서 주로 熱證이 겉으로 드러난다. 즉, 腎局의 熱氣가 寒氣와 싸우는 과정이 腎受熱이다. 表病은 正氣가 邪氣를 對敵하는 形局이기 때문에 주로 正氣인 熱氣에 의한 熱證이 나타나며 이때 주된 病位는 腎局 즉 下焦 부위이다.

表熱病: 表 부위에서 熱證이 나타남을 말한다. 즉 少陰人 腎受熱表熱病은 腎局熱氣가 寒氣와 적극적으로 조절하는 과정에서 나타나는 病態이며, 寒熱 양상은 熱證으로 表裏의 病位는 주로 表에서 上下의 病位는 下焦에서 나타난다.

6-1) 張仲景 傷寒論曰 發熱 惡寒 脈浮者 屬表 卽太陽證也.

張仲景이 傷寒論에서 이르길 發熱 惡寒 脈이 浮한 것은 表에 속하며 즉 太陽證이다.

* 腎受熱表熱病의 기본 病態는 發熱과 惡寒이고 病位는 겉에 있다.

6-2) 太陽傷風[33] 脈陽浮而陰弱 陽浮者 熱自發 陰弱者 汗自出.
嗇嗇惡寒 淅淅惡風 翕翕發熱 鼻鳴乾嘔 桂枝湯主之.

太陽傷風의 脈은 陽浮하고 陰弱한데, 陽이 浮한 것은 熱이 스스로 發하는 것이요, 陰이 弱한 것은 땀이 스스로 나오는 것이다. 으슬으슬 춥고 오싹오싹 바람을 싫어하고 후끈후끈 열이 나고 코에서 쌕쌕 소리가 나고 마른 구역질이 날 때는 주로 桂枝湯을 쓴다.

* 여기서 陰陽은 脈의 깊이를 의미한다. 살짝 짚었을 浮脈이 나타나고 깊게 짚었을 때는 脈이 弱하다(細脈). 그러면서 惡寒과 汗出이 있고 發熱과 약간의 소화기 증상이 나타난다. 太陽傷風은 傷寒論에는 太陽中風으로 기록되어 있다. 東醫寶鑑에서 太陽傷風으로 바꾸었는데 東武가 그대로 인용하였다. 傷風은 傷寒에 비해 가벼운 감염성 질환을 의미한다.

* 亡陽 初證이다.

---

33) 傷寒論 辨太陽病脈證幷治法 13條
    太陽中風 陽浮而陰弱 陽浮者 熱自發 陰弱者 汗自出 嗇嗇惡寒 淅淅惡風 翕翕發熱 鼻鳴乾嘔者 桂枝湯主之
『東醫寶鑑』雜病 寒 太陽傷風
    太陽傷風 脉陽浮而陰弱 陽浮者 熱自發 陰弱者 汗自出 嗇嗇惡寒 淅淅惡風 翕翕發熱 鼻鳴乾嘔 桂枝湯主之
<仲景>

危亦林 得效方曰 四時瘟疫 當用香蘇散.

危亦林이 得效方에서 이르길 四時瘟疫에는 마땅히 香蘇散을 써야 한다.

※香蘇散에 當歸와 川芎이 들어가면 芎歸香蘇散이 된다. 得效方에서는 傷寒, 傷風, 傷濕, 傷食에 쓴다고 되어 있으며, 太平惠民和劑局方에는 形寒身熱, 頭痛無汗, 不思飮食, 胸脘痞悶에 사용한다고 記載되어 있다. 즉 香蘇散은 表證과 裏證에 모두 활용할 수 있다. 表裏兼病에 활용하는 藿香正氣散으로 넘어가는 중간 단계의 처방이다.

※芎歸香蘇散은 鬱狂初證에서 소화기 증상이 같이 겸해 있을 때 활용한다.

龔信 醫鑑曰 傷寒 頭痛 身疼 不分表裏證 當用藿香正氣散.

龔信이 醫鑑(古今醫鑑)에서 이르길 傷寒 頭痛 몸이 쑤시고 表裏證을 나눌 수 없을 때는 마땅히 藿香正氣散을 써야 한다.

※藿香正氣散은 鬱狂 中證의 表裏兼病으로 大腸怕寒 즉 소화기 증상과 表證이 겸해 있을 때 사용하거나, 太陰病 心下痞 또는 下利淸穀이 있을 때 사용할 수 있다. 이때 病位는 下焦에 국한되며 아직 胃局까지는 파급되지 않을 때 사용한다.

論曰 張仲景所論 太陽傷風 發熱惡寒者 卽少陰人 腎受熱表熱病也
此證 發熱惡寒而無汗者 當用桂枝湯 川芎桂枝湯 香蘇散 芎歸香蘇散 藿香正氣散.
　　　　發熱惡寒而有汗者 此亡陽初證也 必不可輕易視之 先用黃芪桂枝湯 補中益氣湯 升陽益氣湯
　　　　　　三日連服而 汗不止病不愈 則當用桂枝附子湯 人蔘桂枝附子湯 升陽益氣附子湯.

論하여 이르길 張仲景이 말한 太陽傷風 發熱惡寒은 少陰人 腎受熱表熱病이다. 이 證에 發熱惡寒無汗할 때는 마땅히 桂枝湯 川芎桂枝湯 香蘇散 芎歸香蘇散 藿香正氣散을 사용한다.
發熱惡寒有汗의 경우 이는 亡陽 初證이니 반드시 그것을 가벼이 쉽게 보아서는 안 되며 먼저

黃芪桂枝湯 補中益氣湯 升陽益氣湯을 3일 동안 연이어 복용한다.
땀이 그치지 않고 병이 낫지 않을 경우에는 즉 桂枝附子湯 人蔘桂枝附子湯 升陽益氣附子湯을 사용한다.

＊無汗과 有汗을 기준으로 鬱狂과 亡陽을 구분하고 있다. 發熱惡寒이 있지만 腎局熱氣가 寒氣와 충분히 對敵하고 싸울 때는 식은땀이 나지 않는다. 이때 땀은 피로감을 동반한 식은땀 또는 虛汗을 의미한다. 鬱狂初證은 桂枝湯 川芎桂枝湯 香蘇散 芎歸香蘇散 藿香正氣散을 통해 치료한다. 芎歸香蘇散 藿香正氣散은 川芎桂枝湯보다는 병이 진행되어 소화기증상이 겸한 表裏兼病에 활용한다.

腎局熱氣가 寒氣를 제압하지 못하고 脾局熱氣까지 위협을 받게 되면 식은땀이 난다. 이것은 陽氣가 도망(逃亡)간다고 해서 亡陽이라고 한다. 이때는 黃芪桂枝湯 補中益氣湯 升陽益氣湯을 활용한다. 만약 증세가 더 심하면 附子를 추가하여 桂枝附子湯 人蔘桂枝附子湯 升陽益氣附子湯을 쓴다.

＊亡陽初證의 땀의 양상

끈적끈적하고, 손발이 차고, 發汗 후 상쾌하기 보다는 피로감을 호소한다.

---

(2) 鬱狂病 中證-胃家實

6-6) 張仲景曰　太陽病　脈浮緊　發熱無汗而衄者　自愈也.

張仲景이 말하길 太陽病으로 脈浮緊 發熱無汗한데, 코피가 나면 저절로 낫는다고 하였다.

＊여기서 無汗이 중요하다. 鬱狂初證의 경우 保命之主가 健實하기 때문에 自汗양상의 陽氣가 소모되는 증상은 보이지 않고, 코피를 통해 解熱이 되면 저절로 낫는다. 즉 熱만 풀리면 發汗하지 않아도 나을 만큼 건실하다.

6-7) 太陽病六七日　表證因在　脈微而沈　反不結胸　其人如狂者　以熱在下焦　小腹當滿　小便自利者　下血乃愈　抵當湯主之.

太陽病이 6~7일이 되었는데도 表證이 있고, 脈이 微하고 沈한데 도리어 結胸이 되지 않고 그 사람이 미친 듯한 것은, 熱이 下焦에 있기 때문이다. 비록 小腹이 그득할지라도 小便이 순조로운 자는 下血하면 이내 낫는다. 주로 抵當湯을 써야 한다.

*東武의 관점으로 보면 이 환자는 胃家實(鬱狂病 中證)로 진행된 상태이다. 太陽病 胃家實輕證[34]이면 하루 만에 땀이 나면서 낫고, 더 심한 정도면 3일 안에 땀이 나면서 낫는데, 6일이 넘어도 병이 풀리지 않으면, 이제 表裏兼病으로 表證뿐만 아니라 裏證까지 나타난다. 그래도 아직 病位는 偏大한 부위인 下焦 부위에 머물러 있으며, 亡陽과 같은 津液의 손상은 나타나지 않으므로 小便에는 이상이 없다. 鬱狂病 中證의 상태로 볼 수 있다.

*其人如狂이라는 熱證을 동반한 정신적 증상과 小腹當滿이라는 하복부가 차면서 그득하고 불편한 증상이 동시에 같이 발현됨을 볼 수 있다. 겉으로는 熱證이 나타나면서 속으로는 寒證이 동반된다.

6-8) 太陽證　身黃發狂　小腹硬滿　小便自利者　血證　宜抵當湯.　傷寒小腹滿　應小便不利　今反利者　以有血也.

太陽證으로 몸은 노랗고 發狂하며 小腹은 단단하고 그득하고 小便이 순조로운 자는 血證이다. 마땅히 抵當湯을 쓴다. 傷寒으로 小腹이 그득하면 응당 小便이 不利해야 하는데 지금 오히려 순조로운 것은 血證이기 때문이다.

*여기서 血證은 하복부의 血液循環低下를 의미한다. 大腸 부위의 血液循環低下로 인한 자각적인 하복부 冷感과 排便障碍를 호소한다. 하지만 津液 손상까지는 나타나지 않아 小便에는 이상은 없다.

---

34) 8-6
　　發熱一汗 而病卽解者 太陽之輕病也
　　食滯一下 而病卽解者 太陰之輕病也
　　　太陽太陰之輕病 不用藥而亦自愈也
　　發熱三日 不得汗解者 太陽之尤病也
　　食滯三日 不能化下者 太陰之尤病也
　　　太陽太陰之尤病 已不可謂輕證 而用藥二三貼 亦自愈也
　　發熱六日 不得汗解 食滯六日 不能化下者 太陽太陰之胃家實黃疸病也
　　　太陽太陰之胃家實黃疸 正邪壅錮之病 不可大用藥也.

6-9) 太陽病不解 熱結膀胱 其人如狂 血自下者 自愈. 但小腹急結 者 宜攻之 宜桃仁承氣湯.

太陽病이 풀리지 않고 熱이 膀胱에 뭉쳐 있고 그 사람이 미친 것 같은 자는, 血이 스스로 下血 되면 저절로 낫는다. 무릇 小腹이 갑자기 結하면 마땅히 攻해야 하는데 마땅히 桃仁承氣湯을 쓴다.

*熱結膀胱 其人如狂은 하복부의 冷感과 배변장애로 인한 불편감으로 인해 굉장히 답답해 하는 모습을 의미한다. 傷寒論에서 겉으로는 熱證이 심하고 病位가 주로 下焦에서 나타나 기 때문에 熱結膀胱이란 표현을 사용했다. 膀胱을 오줌보만을 의미하는 것은 아니고 골반 강 후면부의 조직과 기관을 포괄하는 것으로 봐야한다. 東武의 관점으로 背表의 下焦部를 의미한다. 이때 下血되면 낫는다는 것은 하복부의 血液循環의 개선을 의미한다. 下血 된 뒤 小腹冷感이 소실되고, 겉의 熱도 내리고, 大便도 편하게 보게 된다. 이때 傷寒論에서는 血液循環을 적극적으로 개선하기 위해 桃仁承氣湯이나 抵當湯과 같은 破血하고 解熱시 키는 공격적인 약을 쓴다. 하지만 東武는 腎局熱氣를 보충하고 大腸寒氣를 조절하는 뜨거 운 성질의 藥을 통해 益氣升揚하는 해법을 제시한다. 즉 少陰人의 경우 表熱證을 동반한 하복부 血液循環低下의 근본 원인은 腎局의 熱氣가 寒氣에 의해 압박을 받기 때문이다. 만약 이것을 모르고 大黃이 들어간 찬 성질의 藥(抵當湯과 桃仁承氣湯 모두 大黃이 들어 간다)을 사용하면 오히려 腎局熱氣를 손상시킬 수 있다.

6-10) 太陽病外證未除而數下之 遂下利不止 心下痞硬 表裏不解 人 蔘桂枝湯主之.

太陽病外證이 아직 제거되지 않았는데 여러 번 下法을 써서 下利가 그치지 않고 心下가 막히 고 단단하며 表裏가 풀리지 않을 경우에는 人蔘桂枝湯을 주로 쓴다.

*發熱惡寒이 풀리지 않는다고 계속 攻下하는 약을 쓰면, 결국 大腸의 기능은 더욱 더 손상 되어 泄瀉를 하는 양태로 악화되고, 下焦뿐만 아니라 心下 부위 즉 中上焦까지 영향을 받 아 病位가 확장되고, 表裏는 동시에 病이 더 악화된다. 이때는 乾薑과 人蔘으로 表와 裏 를 보충해줘야 한다. 誤治로 인해 鬱狂病 末證으로 진행된 경우로 볼 수 있다.

6-11) 論曰　此證　其人如狂者　腎陽困熱也　小腹硬滿者　大腸怕寒也. 二證俱見　當先其急.

　　　腎陽困熱則當用　川芎桂枝湯　黃芪桂枝湯　八物君子湯　升補之

　　　大腸怕寒則當用　藿香正氣散　香砂養胃湯　和解之

　　　若外熱包裏冷而毒氣重結於內　或將有養虎遺患之弊　則當用　巴豆丹　下利一二度　因以　藿香正氣散　八物君子湯　和解而峻補之.

論하여 이르길 이 證에 미친 것 같은 것은 腎陽이 熱을 받아 困窮해진 상태이며, 小腹硬滿한 것은 大腸이 寒을 두려워하고 있는 것이다. 이 두 증상이 모두 보이면 당연히 急한 것을 먼저 치료한다.

腎陽困熱하면 즉 川芎桂枝湯 黃芪桂枝湯 八物君子湯을 사용하여 升補한다.

大腸이 寒을 두려워하며 벌벌 떨면 藿香正氣散 香砂養胃湯을 사용하여 和解시킨다.

마치 外部로 熱이 나면서 裏의 冷을 싸고 있으며, 毒氣가 거듭 內部에서 뭉쳐 있는 것과 같다. 혹 장차 호랑이를 길러 禍를 당하는 弊端이 있는 것 같다. 마땅히 巴豆丹을 써 下利를 한두 번 시킨 후 이어 藿香正氣散 八物君子湯으로 和解하거나 峻補해야 한다.

*其人如狂은 高熱로 인해 혹은 장시간 發熱이 지속되어, 정신이 몽롱하여 헛소리나 잠꼬대를 하는 것을 말한다. 이것의 원인은 腎局의 熱氣가 寒氣를 對敵하여 脾局熱氣와 소통해야 하는데 그러지 못하고 膀胱 부위(背表)에 鬱滯되었기 때문이다. 이때 膀胱은 背表 부위의 下焦部를 대표한다. 오줌보만을 지칭하는 것이 아니다.

*小腹硬滿은 腎局熱氣가 大腸에 있는 寒氣를 조절해줘야 하는데 膀胱에 鬱縮되어 그로 인해 大腸의 기능저하가 발생하여 大便을 잘 보지 못하고, 딱딱하고 冷感을 느끼는 것을 말한다. 원인은 大腸怕寒 즉 大腸이 寒氣로 인해 기능이 떨어진 것이다.

*이 두 가지 증상은 동시에 같이 나타난다. 즉 겉으로는 심한 熱證이 속으로는 寒證이 나타나는 表裏兼病의 양상으로 두 가지 증상 중 더 심한 것을 먼저 치료한다. 腎陽困熱의 경우에는 陽氣를 보충하여 빠르게 鬱滯된 腎局熱氣를 풀어내기 위한 川芎桂枝湯 黃芪桂枝湯 八物君子湯을 사용하고, 大腸怕寒의 경우에는 우선 大腸의 寒氣를 조절하기 위해 藿香正氣散 香砂養胃湯을 사용하여 조화롭게 풀어줘야 한다.

*外, 裏, 內의 표현이 같이 나오는데, 이것은 명확히 구별해야 한다. 東武가 말하는 表裏는 바로 신체 부위 자체(表:皮筋肉骨−裏:胃脘 胃 小腸 大腸)를 의미한다. 內外는 신체부위 자체가 아닌 신체의 내부 공간(胃脘胃小腸大腸의 안)이나 皮筋肉骨을 싸고 있는 외부 공간

을 의미한다. 즉 外熱은 表熱로 인해 외부공간으로 熱이 발현되는 것이고, 裏冷은 大腸이 혈류저하로 인해 冷해지는 것이고, 毒氣重結於內은 痼冷積滯가 大腸이라는 소화관 안에 쌓여 있는 것이다(腹滿不減 減不足言者 有痼冷積滯也 當用巴豆 而不當用大承氣湯). 이 毒氣는 巴豆를 통해 해결한다.

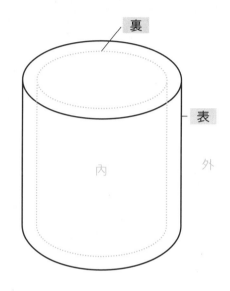

그림 2. 表裏內外圖

6-12) 張仲景所論 下焦血證 卽少陰人 脾局陽氣爲寒邪所掩抑而 腎局 陽氣爲邪所拒 不能直升 連接於脾局 鬱縮膀胱之證也.

張仲景이 論한 下焦血證은 즉 少陰人의 脾局陽氣가 寒邪에 가리어 눌린 바가 되고, 腎局陽氣가 邪氣와 겨루는 바가 되어 곧장 올라 脾局에 連接하지 못하고 膀胱에 鬱縮한 증상이다.

其人如狂者 其人亂言也 如見鬼狀者 恍惚譫語也.

그 사람이 미친 것 같다는 것은 그 사람이 횡설수설하는 것이다. 귀신을 본 것 같다는 것은 헛것을 보고 중얼거리는 것이다.

太陽病表證因在者 身熱煩惱而惡寒之證 間有之也

太陽病에 表證이 아직 있다는 것은 身熱煩惱하면서 惡寒이 간간히 있는 것이다.

太陽病外證除者　身熱煩惱而惡寒之證　都無之也

太陽病外證이 없어진 것은 身熱煩惱하는데 惡寒證은 전혀 없는 것이다.

此證　益氣而升陽則　得其上策也　破血而解熱則　出於下計也.

이 證은 氣를 더하고 陽을 올리면 즉 그 上策을 얻는 것이요, 破血解熱하는 것은 졸렬한 계책에서 나오는 것이다.

太陽病外證未除而數下之遂下利不止云云者　亦可見　古人之於此證　用承氣湯則下利不止　故　遂變其方而用抵當桃仁湯耳.

太陽病에 外證이 아직 제거되지 않은 상황에서 여러 번 下法을 써 下利가 그치지 않는 것을 운운하는 경우를 역시 볼 수 있는데, 古人의 이 證에 承氣湯을 쓰면 下利가 그치지 않았기 때문에 끝내 그 方을 바꾸어 抵當桃仁湯을 썼을 따름이다.

太陽病外證未除則　陽氣其力　雖有鬱抑　猶能振寒而與寒邪相爭於表也.

太陽病外證이 아직 제거 되지 않았을 때는 陽氣의 힘이 비록 울체되고 억압됨이 있더라도 오히려 능히 寒氣를 떨치고 寒邪와 더불어 서로 表에서 다툴 수 있다.

若外證盡除則　陽氣其力　不能振寒而遂爲窮困縮伏之勢也.

만약 外證이 다 제거되었다면 陽氣의 힘이 寒邪를 능히 떨치지 못하고 끝내 곤궁하여 오그라져 엎드려 있는 형세이다.

攻下之藥　何甚好藥而　必待陽氣窮困縮伏之時而　應用耶.　人蔘桂枝湯　不亦晚乎.

攻下하는 약이 어찌 심히 좋은 약이 길래, 반드시 陽氣가 困窮하여 위축되어 엎드려있을 때를 기다려 應用해야 하는 것인가? 人蔘桂枝湯 또한 늦지 않겠는가?

*여기서 下焦血證의 병리적인 설명이 나온다. 下焦血證은 胃家實證(鬱狂病 中證)을 의미한다. 鬱狂病은 초기에 땀이 나면서 發熱惡寒이 소실되어야 하는데, 6일이 지나도 풀리지 않

아 결국 表裏兼病의 양상으로 진행된 것이 下焦血證이다. 下焦血證이라는 표현에서 볼 수 있듯이 小腹의 血液循環低下를 동반한 表熱證의 病態이다. 이것의 치료는 단순히 攻下하는 약으로 解熱하고, 血液循環低下는 破血하는 약으로 개선시키는 대증치료가 아니라 東武는 그 근본원인을 치료할 것을 제시한다.

腎局에 있는 熱氣[35]가 下焦의 寒氣를 조절해줘야 하는데 그러지 못하고 억눌려 있는 것이 下焦血證이 근본 원인이므로, 가장 치료의 上策은 腎局의 熱氣를 보충해주는 것이다. 즉 益氣升陽함으로써 下焦血證이 치료되는 것이다. 大腸怕寒은 兼證으로 나타난 것이므로 升陽益氣를 하면 더불어 소실되는 증상이다. 만약 裏證 심하다면 裏病에 활용하는 藿香正氣散 香砂養胃湯을 활용할 수 있음을 알 수 있다. 하지만 치료의 근본은 八物君子湯이나 川芎桂枝湯을 통해 陽氣를 보충해주는 것이다. 여기서 亡陽病에 쓰는 黃芪桂枝湯이 제시된 이유는 혹시 寒氣의 조절에 실패하여 脾局熱氣까지 압박을 받아 自汗의 양상이 나타날 수 도 있기 때문이다. 하지만 亡陽病과 같은 심한 병태가 나타날 만큼 鬱狂病의 正氣는 약하지 않기 때문에 亡陽病 初證에 쓰는 黃芪桂枝湯 정도로 치료할 수 있다.

③ 鬱狂中證-胃家實 不可下證

6-13)
張仲景曰　婦人傷寒發熱　經水適來適斷　晝日明了　夜則譫語　如見鬼狀　此爲熱入血室　無犯胃氣及上二焦　必自愈.

張仲景이 말하길 婦人이 傷寒으로 發熱하고 月經이 때마침 오거나 때마침 끊어지고, 낮에는 명료한데 밤이 되면 즉 헛소리를 하는데 마치 귀신을 본 것과 같다. 이는 熱이 子宮으로 들어온 것이니 胃氣와 上焦 中焦를 범하지 않으면 스스로 낫는다.

부인이 下焦血證으로 인해 月經不順(大腸怕寒)과 晝日明了 夜則譫語 如見鬼狀(其人如狂)하는 증상이 있다. 이러한 증상의 원인을 傷寒論에서는 熱入血室이라고 하였다. 熱結膀胱과 마찬가지로 下焦 부위에 병이 있는데, 부인의 경우 月經不順의 원인을 血室 즉 子宮에 熱이 들어간 것으로 설명하였다. 傷寒論에서 小腹의 硬滿과 배변곤란의 증상은 熱結膀胱으로 병리적인 설명을 하였다. 東武는 이러한 下焦血證을 腎陽困熱과 大腸怕寒을 병리적 원인으로 새롭게 제시하였고 鬱狂病으로 분류하였다.

---

35) 東武는 少陰人 少陽人 병리를 설명할 때 陽氣, 陰氣, 溫氣, 冷氣, 淸陽. 淸陰 등 혼재해서 사용하였다. 太陰人 太陽人의 경우에는 少陰人 少陽人과 같이 자세히 병리를 설명하지 않았다. 筆者는 각 체질별 正氣와 邪氣를 논할 때 각각의 臟局에서 활동하는 기본 대사물질인 溫熱涼寒之氣로 설명하고자 한다.

甲午本에서 이 조문은 원래 앞의 下焦血證에 대한 인용조문들에 있었던 것인데 辛丑本으로 개초하면서 위치를 뒤로 뺐다. 그 이유는 바로 無犯胃氣를 강조하기 위한 것으로 사료된다. 東武가 이 조문을 인용했던 東醫寶鑑에서는 犯胃氣는 下法을 사용하는 것을 의미하고, 犯上二焦 發汗시키는 것을 의미하는 것으로 서술하였다[36]. 傷寒論에서 下法은 大黃을 통해 泄瀉시키는 것을 의미하고, 發汗은 주로 麻黃을 통해 땀을 내는 것을 의미한다. 少陰人 鬱狂病의 치료의 기본원칙은 益氣而升陽이다. 傷寒論의 下法과 汗法은 모두 少陰人의 保命之主를 손상시킬 수 있는 방법이다. 東武는 少陰人의 下法에 대해서 大黃 대신 巴豆를 활용하여 痼冷積滯를 배출시키는 방법을 제시하였는데, 6-13, 6-14, 6-15의 경우에는 환자가 巴豆를 사용하여 下法을 사용하기에는 무리가 있기 때문에 藿香正氣散 香砂養胃湯 八物君子湯을 활용하여 和解시키거나 升補시켜 부드럽게 치료할 것을 강조하고 있다.

즉 이 조문은 6-14, 6-15 조문들과 마찬가지로 下法을 사용하기에는 무리가 되는 상황이기 때문에 순서를 바꾼 것이다. 다시 말하면 鬱狂 中證인 胃家實이지만 月經不順이 있으면서 정신과적 증상이 있거나, 물을 잘 마시지 못하면서 코피를 흘리거나, 음식을 잘 먹지 못 하고 吐할 때는 巴豆를 이용한 下法을 사용해서는 안 된다.

[6-14)] **陽明病 口燥 嗽水 不欲嚥 此必衄 不可下.**

陽明病으로 입이 말라 양치질을 하나 물을 넘기고자 하지 않는 것은 이는 반드시 코피가 나니 下法을 써서는 안 된다.

*물을 넘기지 못할 정도로 胃局이 약해졌을 때는 下法을 써서는 안 된다.

36) 東醫寶鑑
婦人以血爲主. 血室卽衝脈血海也. 婦人傷寒發熱, 經水適來適斷, 晝日明了, 夜則譫語, 如見鬼狀, 此爲熱入血室. 無犯胃氣及上二焦, 必自愈. 活人書云, 小柴胡湯, 加生地黃主之. **犯胃氣謂下之, 犯上二焦謂發汗也.** <仲景>

⁶⁻¹⁵⁾ 陽明病　不能食　攻其熱　必噦.　傷寒嘔多　雖有陽明　不可攻.　胃家實　不大便　若表未解　及有半表者　先以桂枝柴胡　和解　乃可下也.

陽明病으로 음식을 먹지 못하는데 그 熱을 공격하면 반드시 딸꾹질을 하게 된다. 傷寒으로 嘔吐가 많으면 비록 陽明病이더라도 공격해서는 안된다. 胃家實證으로 大便을 보지 못하는데 만약 表가 아직 풀리지 않았거나 表證이 반쯤 풀렸을 때 먼저 桂枝柴胡를 써서 和解시킨 후에 下法을 시킬 수 있다.

*傷寒論에는 음식을 먹지 못하는 이유로 胃氣가 虛하고 冷하기 때문이라고 하였다[37]. 東武는 인용하면서 이 문구를 제거하였다. 즉 鬱狂病의 中證의 경우에 病位가 胃局 즉 偏小한 부위까지 진행되어 물이나 음식을 마시거나 먹지 못할 정도로 弱할 때는 下法을 사용해서는 안 된다.

⁶⁻¹⁶⁾ 論曰　右諸證　當用藿香正氣散　香砂養胃湯　八物君子湯.

論하여 말하길 위의 모든 證은 마땅히 藿香正氣散 香砂養胃湯 八物君子湯을 써야 한다.

*여기서 巴豆가 빠져 있다. 東武는 胃氣가 약할 때는 巴豆를 통한 下法은 제시하지 않음을 알 수 있다.

*위 세 조문은 胃家實 中證 혹은 末證으로 月經不順이 있거나, 물이나 음식을 먹지 못할 정도일 때는 下法을 사용하기보다는 藿香正氣散 香砂養胃湯 八物君子湯으로 和解하거나 補益하여 부드럽게 치료할 것을 제시하고 있다. 즉 鬱狂病이지만 熱이 나고 胃家實 痼冷積滯로 인해 大便을 보기 힘들더라도 巴豆를 사용하여 下法을 쓰는 것이 오히려 환자에게 부담이 되고 해가 되는 증상들도 나타날 수 있음을 東武가 인용하여 설명하고 있는 것이다.

---

37) [203] 陽明病 不能食 攻其熱 必噦 所以然者 胃中虛冷故也 以其人 本虛 故攻其熱 必噦

6-17) 張仲景曰　陽明之爲病　胃家實也.
　　　　問曰　緣何得陽明病.
　　　　答曰　太陽病　發汗　若下　若利小便者　此亡津液　胃中乾燥
因轉屬陽明
　　　　　　不更衣　內實　大便難者　此名陽明病也.

張仲景이 이르길 陽明病은 胃家實이다.
물어 이르길 어떠한 까닭으로 陽明病을 얻게 되는가? 답하여 이르길 太陽病을 發汗하거나 또
는 만약 下하거나 利小便 시키면 이는 津液을 망하게 하여 胃中이 건조해져 그로 인하여 轉變
되어 陽明病에 屬하게 된다. 옷을 고쳐 입지 않고 內部는 實하고 大便보기가 힘든 것을 名하여
陽明病이라고 한다.

不更衣[38]: 身不着衣 煩躁發狂 답답해서 옷을 입지 않는다.

*鬱狂 末證은 大腸뿐만 아니라 胃까지 즉 소화관 전체의 기능이 떨어져 大便을 보지 못하
면서, 겉으로 熱證도 심한 상태이다.

*張仲景은 胃家實을 六經으로 辨證 時 陽明病으로 보았다. 하지만 東武는 太陽病胃家實
證으로 새로이 정의하였다. 즉 胃家實을 六經으로 辨證時 張仲景과 달리 陽明病이 아닌
太陽病의 범주로 본 것이다. 甲午本에 그에 대한 설명이 제시된다[39].

　　東武는 甲午本과 辛丑本에서 太陽病과 陽明病을 鬱狂病과 亡陽病으로 새롭게 분류
하였지만, 太陽病 陽明病이라는 張仲景의 분류를 완전히 버리지 못한 채 섞어서 사용한
다. 하지만 만약 새롭게 개초를 했다면 太陽病胃家實證 대신 鬱狂病胃家實證, 太陽病厥
陰證 대신 鬱狂病厥陰證, 陽明病 대신 亡陽病으로 바꾸었을 것으로 사료된다.

---

38) 甲午本 6-25
論曰 太陽病發汗若下若利小便者 醫人者誤用麻黃承氣猪苓藥湯之謂也.
不更衣者 身不着衣 煩躁發狂之謂也.
內實大便難者 腹滿大便硬之謂也.
39) 甲午本 6-28
論曰 **張仲景所論 胃家實病 卽少陰人太陽病** 外證盡除而陽氣其力不能振寒 逐爲窮困縮伏之證也.
太陽外邪深入外束而 鬱陽內困則 胃中燥煩大便難而發狂者 其勢然也.
此病 無惡寒者 非寒邪退却也 乃寒邪深入外束也. 此病 **當謂之太陽病.**

傷寒轉屬陽明　其人濈然微汗出也.

傷寒에 轉變되어 陽明病에 속하면 그 사람은 땀이 축축하게 약간 난다.

*鬱狂病은 脾局熱氣가 강하기 때문에 亡陽病과 같은 뚜렷한 自汗이 나타나지는 않지만, 末證까지 진행되면 축축한 양상의 땀이 나면서 피로감이 심해진다.

傷寒　若吐　若下後　不解　不大便五六日　至十餘日　日晡所發潮熱不惡寒　狂言如見鬼狀　若劇者　發則不識人　循衣摸床　惕而不安　微喘直視　脈弦者生　脈濇者死.

傷寒에 吐法 下法 후 풀리지 않고, 大便을 5~6일에서 10여 일에 이를 때까지 보지 못하고 오후에 潮熱이 發하고 惡寒하지 않고 미친 소리를 마치 귀신을 본 것 같이 한다. 만약 심한 자는 發하면 사람을 알아보지 못하고, 옷깃을 어루만지고 침상을 더듬고, 두려워하며 불안해 하고 약간 숨을 헐떡이면서 곧추 보는데, 脈이 弦한 자는 살지만 濇한 자는 죽는다.

*大便을 10여 일간 보지 못할 정도로 소화관 기능이 無力해지고, 오후에는 熱이 나면서 정신도 몽롱해지고, 호흡도 고르지 않고 굉장히 불안해하며 답답해한다. 이때 脈象도 힘이 없고 津液의 소모로 인해 꺼끌꺼끌 해지면 위험하다.

*鬱狂病 末證에는 津液의 소모를 관찰 할 수 있다.

論曰　秦漢時醫方治法　大便秘燥者　有大黃治法　無巴豆治法.

論하여 말하길 秦漢시대의 醫方治法에 大便이 秘燥한 것에 대해 大黃을 이용한 治法은 있었으나, 巴豆를 이용한 治法은 없었다.

故　張仲景　亦用大黃大承氣湯　治少陰人　太陽病轉屬陽明

그러한 까닭으로 張仲景 또한 大黃大承氣湯으로 少陰人의 太陽病이 陽明病으로 轉屬된 것을 치료 하였다.

其人濈然微汗出　胃中燥煩實　不大便五六日　至十餘日　日晡發潮
熱　不惡寒　狂言如見鬼狀之時而用之則神效.

그 사람이 땀을 축축하게 약간 흘리고 胃中이 乾燥하고 답답해하면서 實해져, 大便을 5~6일
못 보고 10여 일에 이르러 해질 무렵 潮熱이 發하고 惡寒을 느끼지 못하고 귀신을 본 듯한 미
친 말을 할 때는 그것을 쓰면 신비한 효과가 있다.

若劇者　發則不識人　循衣摸床　惕而不安　微喘直視　用之於此
則脈弦者生　脈濇者死.

만약 심한 자는 發하면 다른 사람을 알아보지 못하고 옷깃을 어루만지며 침상을 더듬고 두려
워하고 불안해하고 약간 숨이 차면서 눈동자를 곧추 세우는 경우에 이것을 쓴다면 脈이 弦한
자는 살고, 脈이 濇한 자는 죽는다.

蓋此方　治少陰人太陽病轉屬陽明　不大便五六日　日晡發潮熱者
可用　而　其他則不可用也.

대개 이 방법은 少陰人의 太陽病이 陽明病으로 轉屬된 것을 치료함에 大便을 5~6일 못보고 해
질 무렵 潮熱이 나는 자에게는 가히 쓸 수 있으나 기타의 경우에는 쓸 수 없다.

仲景　知此方　有可用不可用之時候故　亦能昭詳　少陰人　太陽陽
明病證候也.

仲景은 이 方의 가히 쓸 때와 쓰면 안 되는 경우의 證候를 알고 있는 까닭으로 역시 능히 少陰
人의 太陽陽明病 證候를 소상히 알고 있었다.

蓋仲景　一心精力　都在於深得　大承氣湯可用時候故　不可用之
時候　亦昭詳知之也.

대개 仲景의 一心精力은 大承氣湯을 가히 쓸 수 있는 證候를 깊이 얻는데 있는 까닭에 쓸 수 없
는 때의 證候 역시 소상히 알고 있었다.

仲景　太陽陽明病　藥方中　惟桂枝湯　人蔘桂枝湯　得其彷彿而
大承氣湯則置人死生於茫無津涯之中　必求大承氣湯　可用之時候
而　待其不大便五六日　日晡發潮熱　狂言時　是豈美法也哉.

仲景의 太陽陽明病 藥方 중 오직 桂枝湯 人蔘桂枝湯은 그 비슷한 효력을 얻었으나, 大承氣湯은 사람의 生死를 아득하고 끝없는 물가 가운데에 두는 것이다. 반드시 大承氣湯의 可用 시기의 症候를 구하여 大便을 5~6일 못보고 해질 무렵 潮熱이 나고 미친 소리를 하는 때를 기다리는 것이 어찌 아름다운 방법이겠는가!

蓋少陰人病候　自汗不出則　脾不弱也
　　　大便秘燥則　胃實也

대개 少陰人病의 證候로 自汗이 나지 않는 것은 脾가 弱하지 않는 것이고, 大便이 막히고 건조한 것은 胃가 實한 것이다(胃中燥煩實).

少陰人　太陽陽明病　自汗不出　脾不弱者　輕病也　大便雖硬　用藥則易愈也　故　大黃枳實厚朴芒硝之藥　亦能成功於此時　而劇者　猶有半生半死

少陰人 太陽陽明病에 自汗이 나지 않고 脾가 弱하지 않으면 輕病이다. 大便이 비록 硬하더라도 약을 쓰면 쉽게 낫는다. 이런 까닭으로 大黃枳實厚朴芒硝의 藥으로 역시 능히 이 시기에는 成功할 수 있으나 심한 자는 반은 살고 반은 죽는다.

若用八物君子湯　升陽益氣湯　與巴豆丹則　雖劇者　亦無脈弦者生　脈濇者死之理也.

만약 八物君子湯 升陽益氣湯과 巴豆丹을 쓰면 즉 비록 극심한 자라도 또한 脈이 弦하면 살고 脈이 濇하면 죽어야 할 이치가 없다.

又太陽病表證　因在時　何不早用溫補升陽之藥　與巴豆　預圖其病而　必待陽明病　日晡發潮熱　狂言時　用承氣湯　使人半生半死耶.

또 太陽病表證이 아직 있을 때 일찍이 溫補升陽하는 藥을 쓰거나 巴豆를 써서 그 병을 豫防하지 않고 반드시 陽明病이 되어 해질 무렵 潮熱이 나고 미친 소리를 할 때를 기다려 承氣湯을 써서 사람을 半生半死하게 하는가!

*鬱狂病 末證에 이르면 우선 소화관의 기능이 떨어져 大便을 장기간 보지 못하고, 진땀이 나면서 불안감과 정신과적 증상이 심해진다. 이러한 상황에 이르기 전에 미리 溫補升陽하는 藥으로 미리 예방하는 것이 가장 중요하고, 이러한 증상이 있더라도 大承氣湯을 써서

解熱하기보다는 八物君子湯 升陽益氣湯 巴豆丹를 사용하면 고칠 수 있다. 즉 東武는 鬱
狂病 末證은 脾局熱氣가 亡陽病 만큼 약하지는 않지만 어느 정도 손상된 상황이므로 人
蔘을 적극적으로 활용하여 치료할 것을 제시하고 있다. 八物君子湯뿐만 아니라 亡陽病에
사용하는 升陽益氣湯 역시 鬱狂病이라도 脾局熱氣가 손상되었을 경우에는 활용할 수 있
음을 알 수 있다. 하지만 亡陽病의 경우처럼 附子까지 쓸 만큼 脾氣가 弱한 것은 아니므로
藥만 잘 쓴다면 고칠 수 있다. 결국 東武는 鬱狂病의 경우 亡陽病과 같이 自汗으로 발현
되지 않고 末證이라도 濈然微汗出정도로 발현되기 때문에 脾不弱이라고 하였고, 치료의
원칙을 溫補升陽할 것을 제시하였고 심한 경우에도 충분히 치료될 수 있는 병으로 서술하
였다.

⑤ 鬱狂末證에 溫補升陽하는 약을 통해 치료한 역대 醫家의 치험례

6-21) 許叔微 本事方曰 一人 病傷寒 大便不利 日晡發潮熱 手循衣
縫 兩手撮空 直視喘急 諸醫 皆走 此誠惡候.
　　仲景 雖有證而無法 但云 脈弦者生 脈濇者死.
　　謾且救之 與小承氣湯 一服而 大便利 諸疾漸退 脈且微弦
半月愈.

許叔微가 本事方에 이르길 어떤 사람이 傷寒病을 앓고 大便이 不利하고 해질 무렵 潮熱이 나고
손으로 옷깃을 어루만지고 두 손으로 허공을 잡으려고 하고 눈동자를 곧추 세워보고 숨을 급
하게 쉬는데 모든 의사가 달려 와서 이는 진실로 惡한 증후라고 하였다.
仲景은 비록 證은 알았지만, 治法은 없었다. 단지 이르길 脈이 弦한 자는 生하고 脈이 濇하는
죽는다고 하였다. 속는 섬치고 그 사람을 구하기 위해 小承氣湯을 투여하니, 한번 복용하니 大
便이 풀리고 모든 질환이 점점 없어지니 脈 또한 微弦하고 15일 후 나았다.

*張仲景의 치료법은 오직 환자가 下法을 버틸 수 있을 정도의 컨디션일 때 解熱을 시켜서
치료되기를 기다리는 것이다.

6-22) 王好古 海藏書曰 一人 傷寒 發狂欲走 脈虛數 用柴胡湯 反
劇
　　　以蔘芪歸朮陳皮甘草 煎湯一服 狂定 再服 安睡而愈.

王好古 海藏書에서 이르길 어떤 사람이 傷寒으로 發狂하여 달리려 하고 脈은 虛하고 빨랐다. 柴胡湯을 썼으나 도리어 심해져 蔘芪歸朮陳皮甘草를 煎湯하여 한번 복용하니 狂證이 安定되고 두 번 복용하니 편안히 자고 나았다.

*王好古는 張仲景이 제시한 承氣湯을 활용한 下法대신 人蔘, 黃芪, 當歸, 白朮, 陳皮, 甘草를 활용하여 溫補升陽하여 陽明病을 치료하였다.

6-23) 醫學綱目曰 嘗治循衣摸床者 數人 皆用大補氣血之劑.
　　惟一人 兼瞤振脈代 遂於補劑中 略加桂 亦振止 脈和而愈.

醫學綱目에 이르길 일찍이 옷깃을 어루만지고 침상을 더듬는 자를 치료했는데, 여러 사람에게 대개 大補氣血하는 方劑를 사용하였다. 오직 한 사람이 눈꺼풀이 떨리고 脈이 代한 증상이 兼하였는데 補劑 중에 대략 桂枝를 추가하여 썼더니 또한 떨리는 것이 그치고 脈이 조화로워지면서 나았다.

*大補氣血하는 약을 통해 陽明病에 걸린 많은 사람들이 치료되었고, 그 중 한 사람이 눈꺼풀이 떨리고 脈이 불규칙하였는데, 이 증상까지도 치료가 되었다. 즉 溫補升陽하는 방법을 통해 鬱狂病 末證을 치료할 수 있음을 論하고자 인용한 것이다.

6-24) 成無己 明理論曰 潮熱屬陽明 必於日晡時發者 乃爲潮熱也.
　　陽明之爲病 胃家實也 胃實則譫語 手足漐然汗出者 此 大便已硬也.
　　譫語有潮熱 承氣湯下之 熱不潮者 勿服.

成無己가 明理論에서 이르길 潮熱은 陽明에 속하며 반드시 해질 무렵에 發하는 것을 潮熱이라고 이른다. 陽明의 病은 胃家實이다. 胃가 實하면 譫語하고 手足에서 땀이 축축이 나는데 이때 大便은 이미 硬하다. 譫語하면서 潮熱이 있으면 承氣湯으로 泄瀉시키지만, 만약 潮熱이 없는 경우에는 함부로 쓰지 말라.

*成無己 역시 承氣湯을 통해 陽明病을 치료할 때 쓸 수 있는 시기와 없는 시기를 구별하였다. 즉 承氣湯을 이용한 陽明病 치료는 한계가 있음을 보여주는 사례이다.

朱震亨 丹溪心法曰 傷寒壞證 昏沈垂死 一切危急之證 好人蔘
一兩 水煎一服而盡 汗自鼻梁上出 涓涓如水.

朱震亨이 丹溪心法에서 이르길 傷寒壞證 혼미해져 거의 죽게 된 경우에는 일체 위급한 증후니
좋은 人蔘 한 냥을 물에 끓여서 한 번 복용하게 하니 나았다. 땀이 鼻梁 위에서 나오는데 물이
졸졸 나오는 것과 같았다.

＊陽明病이 심하여 혼수상태에 빠진 경우에도 人蔘을 대량 투입하여 치료하였다. 즉 人蔘으
로 강력하게 溫補升陽시켜 치료한 사례이다. 여기서 鼻梁은 콧등의 가장 높은 부분을 의
미한다. 東武는 人中에서 땀이 나면 少陰人은 병이 낫는 것으로 판단하였다. 같은 의미로
볼 수 있다.

論曰 右論 皆以張仲景 大承氣湯 始作俑而 可用不可用時候
難知. 故 紛紜多惑而 始知張仲景之不可信也.
　　張仲景 大承氣湯 元是殺人之藥而 非活人之藥則 大承氣湯
不必擧論.
　　此胃家實病 不更衣發狂證 當用巴豆全粒 或用獨蔘八物君子
湯 或先用巴豆 後用八物君子湯以壓之.

論하여 이르길 위에서 論한 것은 대개 張仲景의 大承氣湯으로 시작하였으나 可用과 不可用의
시기의 證候 알기 어렵다. 이런 까닭에 분분하고 의혹이 많아지고, 비로소 張仲景을 믿을 수
없음을 알게 되었다. 張仲景의 大承氣湯은 원래 사람을 죽이는 藥이지 살리는 藥이 아니다. 즉
大承氣湯을 반드시 거론할 필요가 없다. 胃家實病으로 옷을 고쳐 입지 않으면서 發狂하는 증상
은 巴豆 한 개를 다 쓰거나 혹은 獨蔘八物君子湯을 쓴다. 혹은 巴豆를 먼저 쓰고 후에 八物君子
湯으로 그것을 눌러야 한다.

＊東武는 張仲景과 달리 鬱狂末證의 治法으로 巴豆나 獨蔘八物君子湯을 활용하거나, 아님
巴豆를 쓴 뒤 八物君子湯을 연이어 쓸 것을 제시하였다. 소화관 내에 있는 痼冷積滯를 제
거하거나, 腎局熱氣와 脾局熱氣 즉 陽氣를 강력하게 보충하는 방법이다. 즉 鬱狂病 中證
胃家實病 치료의 연장선에서 鬱狂病 末證을 치료하고 있다. 만약 大腸怕寒이 극심해 痼
冷積滯가 심하다면(大便을 장기간 못 보면서, 小腹冷感을 심하게 호소함) 巴豆를 써서 풀
어주고, 潮熱이 발생하고 진땀이 나고 정신까지도 혼미하다면 이때는 人蔘을 과량으로 활
용한다. 그 정도가 아니라면 巴豆와 八物君子湯을 적절히 활용하여 치료한다. 여기서 藿
香正氣散이나 香砂養胃湯이 제시되지 않은 이유는 痼冷積滯가 심해 그 두 가지 처방으로

和解시키기에는 부족하기 때문이다.

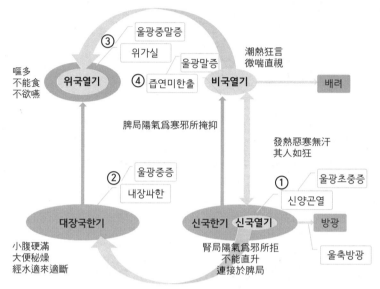

그림 3. 鬱狂病의 初中末證

6 亡陽病

6-27) 張仲景曰 陽明病 外證 身熱 汗自出 不惡寒 反惡熱.

張仲景이 이르길 陽明病 外證으로 몸에서 熱이 나고 땀이 저절로 나고 惡寒하지 않고 도리어
惡熱한다.

*亡陽病은 惡寒보다는 發熱 또는 惡熱 위주의 病態이다. 특이점은 진땀이 나면서 피로감이
심하다.

*汗自出: 밥 먹을 때 이유없이 땀이 줄줄 나거나, 신체 특정 부위에 치우쳐 머리, 사타구니,
겨드랑이 등 에서 많이 나는 경우도 포함한다.

6-28) 傷寒陽明病　自汗出　小便數則　津液內竭　大便必難　其脾爲約
麻仁丸主之.

傷寒陽明病에 땀이 저절로 나면서 小便을 자주 보면, 津液이 안에서 마르고 大便은 반드시 보기 어려워지니 이는 脾約한 것이니 주로 麻仁丸을 써야 한다.

*亡陽病의 小便 양태는 자주 보면서 색이 진하고 시원하지 않으며, 大便도 便秘 양상이다.

6-29) 陽明病　自汗出　小便自利者　此爲津液內竭　大便雖硬　不可攻之
宜用蜜導法　通之.

陽明病에 땀이 저절로 나면서 小便이 잦은 것은 이는 津液이 안에서 마른 것이니 大便이 비록 硬하더라도 攻下해서는 안 된다. 마땅히 蜜導法을 써서 통하게 해야 한다.

*亡陽病이 심해지면 땀이 줄줄 새는 듯 나면서 小便을 자주 보게 되고, 그 결과 津液이 부족해져서 大便은 단단해지는데 이때 함부로 大黃을 이용한 下法을 써서는 안 된다.

6-30) 陽明病　發熱汗多者　急下之　宜大承氣湯.

陽明病에 發熱하고 땀이 많이 나는 자는 급히 下法을 쓰는데 마땅히 大承氣湯을 써야 한다.

*張仲景은 亡陽病에 解熱을 목적으로 下法을 사용하였다.

6-31) 李梴　醫學入門曰　汗多不止　謂之亡陽　如心痞胸煩　面靑膚瞤者
難治　色黃手足溫者　可治.
　　凡汗漏不止　眞陽脫亡故　謂之亡陽　其身必冷　多成痺寒　四肢
拘急　桂枝附子湯　主之.

李梴이 醫學入門에 이르길 땀이 많이 나면서 그치지 않는 것을 亡陽이라고 하는데 心下가 막히는 것과 같고 가슴이 번거롭고 얼굴은 푸르고 피부는 떨리는 증상이 나타나면 치료하기 어렸다. 色이 누렇고 手足이 따뜻한 자는 치료할 수 있다. 무릇 땀이 새는 것이 그치지 않는 것은 眞陽이 脫하여 亡하는 까닭에 이를 亡陽이라고 하며 그 몸은 반드시 차갑고 저리고 寒證을 이루는 경우가 많고 四肢가 당기는데 桂枝附子湯을 주로 써야 한다.

＊이 인용조문을 통해 亡陽病의 病位를 알 수 있다. 가슴이 답답하면서 번거로운데 이는 中上焦에 病位가 있으며 피부가 푸르스름하면서 피부가 떨리는 경우는 表裏俱病을 의미한다. 땀나는 게 지속되면서 發熱 양상에서 체온이 떨어지고 사지가 저리고 차며 경직되는 느낌이 들면 附子까지 활용한다.

7 亡陽病 치험례

6-32) 嘗治 少陰人 十一歲兒 汗多亡陽病 此兒 勞心焦思 素證 有時以泄瀉爲憂而 每飯時 汗流滿面矣.

일찍이 少陰人 十一歲 아이가 있었는데 땀을 많이 흘리는 亡陽病이었다. 이 아이는 勞心焦思하고 평소 증상으로 때때로 泄瀉하는 것을 걱정으로 삼았으며, 매번 밥을 먹을 때마다 땀이 얼굴 가득히 흘렀다.

＊이 아이는 평소 胃受寒裏寒病의 少陰病을 앓고 있던 아이였다. 하지만 이번에는 腎受熱表熱病 亡陽病 발생한 것이다.

忽一日 頭痛發熱 汗自出 大便秘燥. 以此兒 素證 泄瀉爲憂故 頭痛身熱 便秘汗出之熱證 以其反於泄瀉寒證而 曾不關心 尋常治之 以黃芪 桂枝 白芍藥等屬 發表矣.

홀연히 하루는 머리가 아프고 열이 나고 땀이 저절로 나며 大便은 秘燥하였다. 이 아이는 평소에 泄瀉를 걱정한 까닭에 머리가 아프고 몸에서 열이 나고 便秘에 땀이 나는 熱證은 泄瀉를 하는 寒證에 반하는 까닭에 일찍이 관심을 갖지 않았고, 일상적인 방법인 黃芪 桂枝 白芍藥 등으로 發表하는 치료를 하였다.

＊裏寒病의 素證이 있었던 아이로, 이에 반하는 熱證은 正氣가 회복되는 반응으로 생각하여 가볍게 보았다. 이 문장을 통해 東武는 素證이 寒證인지 熱證인 지가 병의 예후를 판단하는 기준임을 알 수 있다. 즉 素證이 寒證이면 現證도 寒證으로 주로 나타나며, 熱證

이면 주로 熱證으로 나타나고 이와 반대로 나타나는 경우에는 가벼운 증상으로 볼 수 있다. 하지만 이 치험례의 아이의 경우에는 통상적인 경우와 다름을 알 수 있다.

至于四五日　頭痛發熱不愈.
六日平明　察其證候則　大便燥結已四五日　小便赤澁二三匙而一晝夜間　小便度數不過二三次　不惡寒而發熱　汗出度數則一晝夜間二三四次不均而　人中則或有時有汗　或有時無汗　汗流滿面滿體　其證可惡. 始覺汗多亡陽證候　眞是危證也. 急用巴豆一粒仍煎黃芪桂枝附子湯　用附子一錢　連服二貼　以壓之. 至于未刻大便通　小便稍清而稍多.

4~5일에 이르러 頭痛과 發熱이 낫지 않았다. 6일이 되던 날 그 證候를 살피니 大便이 燥結한지 이미 4~5일이 되었고, 小便은 赤澁하여 2~3숟갈밖에 되지 않았으며, 하루에 小便을 2~3번밖에 보지 않았고 惡寒하지 않고 發熱하였으며 땀이 나는 횟수는 하루에 2, 3, 4차로 균등하지 않았고 人中에는 때때로 땀이 나거나 혹은 땀이 나지 않으면서 땀이 얼굴과 몸에 그득하게 흘렀으니 그 證은 가히 좋지 않았다. 비로소 汗多亡陽病의 證候라는 것을 깨달았고 진실로 위험한 증후이다. 급히 巴豆一粒을 사용하여 거듭 黃芪桂枝附子湯에 附子 1돈을 사용하여 달여 두 첩을 연이어 복용하여 그 기세를 눌렀다. 오후 1~3시에 이르러 大便이 통하였고 小便이 조금 맑아지고 많아졌다.

*가볍게 보고 치료했으나 증상이 낫지 않았고, 大便과 小便을 잘 보지 못하고, 땀이 심하게 나자 亡陽病으로 진단하고 우선 巴豆를 활용하여 痼冷積滯를 풀고 附子를 써서 陽氣를 급하게 보충하자 大便과 小便이 풀리기 시작하였다.

其翌日　卽得病七日也.　以小兒附子太過之慮　故　以黃芪桂枝附子湯一貼分兩日服矣.

그 다음날 病을 얻은 지 7일째 되었다. 小兒에게 附子를 너무 많이 쓰는 것이 걱정된 까닭에 黃芪桂枝附子湯 1첩을 2일간 나눠먹게 하였다.

*附子의 毒性이 걱정되어 양을 줄였다.

兩日後　其兒　亡陽證　又作　不惡寒　發熱　汗多而小便赤澁　大便秘結如前　面色帶青　間有乾咳　病勢比前太甚. 其日卽得病九日也　時則　巳時末刻也. 急用巴豆一粒　仍煎人蔘桂枝附子湯　用人蔘五錢　附子二錢　連二貼　以壓之. 至于日晡　大便始通　小

便稍多而色赤則一也 又用人蔘桂枝附子湯 人蔘五錢 附子二錢
一貼服矣. 至于二更夜 其兒 側臥而頭不能擧 自吐痰一二匙而
乾咳仍止.

2일 후 그 아이는 亡陽證이 또 發하여 惡寒하지 않고 發熱하면서 땀을 많이 흘리고 小便이 赤
澁하고 大便이 굳어서 전과 같이 結하고 面色은 푸르스름해지고 간간히 마른기침을 하며 病勢
가 전에 비하여 더 심해졌다. 그 날은 즉 病을 얻은 지 9일째였다. 시간은 오전 11시였다. 급히
巴豆一粒을 써서 거듭 人蔘桂枝附子湯에 人蔘 5돈과 附子 2돈을 사용하여 연이어 2첩을 복용
시켜 눌렀다. 해질 무렵에 大便이 비로소 통하고 小便도 약간 많아졌으나, 색깔은 여전히 붉었
다. 다시 人蔘桂枝附子湯에 人蔘 5돈 附子 2돈을 가해서 한 첩을 먹였다. 그날 밤 이 아이는 모
로 누웠으나 머리를 들지 못했다. 가래를 1~2 술가락 뱉더니 마른 기침이 멎었다.

＊附子를 줄이자 다시 熱도 심해지고 땀도 많아지고, 大小便이 不利해졌다. 안색이 어두워지
면서 호흡도 불안해졌다. 다시 巴豆를 써서 痼冷積滯를 풀고 人蔘과 附子를 과량으로 사
용하여 급격히 陽氣를 보충하였다.

其翌日 又用人蔘桂枝附子湯 人蔘五錢 附子二錢 三貼 食粥
二三匙 每用藥後則身淸凉 無汗 小便稍多而大便必通.

그 다음날(10일째) 또 人蔘桂枝附子湯에 人蔘 5돈 附子 2돈을 사용하여 3첩을 쓰자, 죽을 2~3
순가락 먹고 매번 약을 복용한 후 몸이 淸凉하고 땀이 없고 小便이 점점 많아지고 大便을 반드
시 보았다.

＊소화관의 寒氣가 풀리면서 식욕이 증가되고, 열도 내리고 땀도 줄고 大小便도 편안해졌다.

又翌日 用此方二貼 食粥半碗.

또 다음날(11일째) 이 처방을 2첩 사용한 후 죽을 반 사발 먹었다.

＊식욕이 더욱 개선되고 식사량도 늘었다.

又翌日 用此方二貼 食粥半碗有餘 身淸凉 自起坐房室中 此日
卽得病十二日也. 此三日內 身淸凉 無汗 大便通 小便淸而多者
連用附子二錢 日二三貼之故也.

또 다음날(12일째) 이 처방을 2첩 쓰니 죽 반사발도 더 먹었다. 몸은 淸凉하게 식었으며 방에서

스스로 일어나 앉았다. 이 날은 즉 12일째였다. 이 3일 동안 몸은 淸凉하고 땀이 멈추었고 大便은 통하고 小便은 맑아지고 많아진 까닭은 附子 2돈을 연달아 사용하여 하루에 2~3첩 썼기 때문이다.

*기력이 회복되어 활동이 가능해졌으며 解熱된 상태가 유지되고, 땀, 大便, 小便도 정상 상태 유지되었다. 모두 附子를 2돈으로 증량하여 연속적으로 썼기 때문이다.

至于十三日　又起步門庭　而擧頭不能仰面　懲前小兒附子太過之慮　用黃芪桂枝附子湯　用附子一錢　每日二貼服.

13일에 이르러 일어나서 뜰을 걸었으며 힘이 없어서 머리를 들었으나 능히 얼굴을 잘 들지 못하였다. 이것은 전에 小兒에게 附子를 너무 많이 써서 그런 걸로 생각되어 黃芪桂枝附子湯에 附子 1돈을 매일 2첩씩 복용시켰다.

*附子 양을 다시 줄였다.

至于七八日　頭面　稍得仰擧而面部浮腫　又每日二貼服.

그 후 7~8일이 되자 머리와 얼굴을 조금 들었으나 얼굴이 부었다. 또 매일 2첩씩 복용시켰다.

*기력은 더 회복되었으나, 아직 浮腫은 남아 있었다.

至于七八日　頭面　又得仰擧而面部浮腫　亦減.

그 후 7~8일이 되자 머리와 얼굴을 또 들었고 얼굴 浮腫 또한 감소하였다.

其後　用此方每日二貼服　自得病初　至於病解　前後一月餘　用附子　凡八兩矣.

그 후 이 처방을 매일 2첩씩 복용 시켰다. 처음 病을 얻었을 때부터 病이 풀릴 때까지 1달 조금 지났는데 附子를 무릇 8냥을 썼다.

*위 치험례는 우선 亡陽病 치험례로 辛丑本에 새로 들어간 조문이다. 처음에 少陰病 素證을 가지고 있던 아이라 寒證이 아닌 熱證이 나타나는 것을 가볍게 보고 치료하다가 급격히 亡陽病으로 악화되었다. 東武는 평소 그 사람이 가지고 있는 素證의 양상을 중시하였음을 알 수 있다. 하지만 表裏病은 항상 한 가지 경우만 나타나는 것이 아님을 이 아이를 통해

깨달았다. 轉變이 가능함을 알 수 있다. 즉 경우에 따라서는 現在 그 사람이 가지고 있는 表裏病證을 판단하여 치료하는 것이 더 중요하다. 또한 亡陽病으로 大便秘燥가 심할 때는 鬱狂病과 마찬가지로 巴豆를 사용한다. 이때 巴豆만을 단독으로 쓰는 것이 아니라 꼭 湯藥으로 補益해줘야 한다[10].

8 鬱狂病 亡陽病 비교

6-33)
張仲景日　陽明病　有三病　太陽陽明者　脾約是也
　　　　　　　　　　　　　正陽陽明者　胃家實是也
　　　　　　　　　　　　　少陽陽明者　發汗利小便　胃中燥煩實
大便難是也.

張仲景이 이르길 陽明病에는 三病이 있는데 太陽陽明病은 脾約이다. 正陽陽明病은 胃家實이다. 少陽陽明病은 發汗하고 利小便하여 胃中이 燥煩實하고 大便을 보기 어렵다.

張仲景은 陽明病을 세 가지로 나눠서 설명하지만 東武는 鬱狂病과 亡陽病 두 가지로 구별한다. 正陽陽明病과 少陽陽明病은 모두 鬱狂病의 범주이다.

6-34)
論日　張仲景所論　陽明三病
　　一日　脾約者　自汗出　小便利之證也
　　二日　胃家實者　不更衣　大便難之證也
　　三日　發汗利小便　胃中燥煩實者　此亦胃家實也　其實　非三病也　二病而已.

論하여 이르길, 張仲景이 論한 陽明三病에서 첫 번째 말한 脾約은 自汗이 나면서 小便을 자주 보는 증상이다. 두 번째 말한 胃家實은 옷을 고쳐 입지 않으며 大便 보는 것이 어려운 증상이

40) 新定 少陰人病 應用要藥 二十四方
巴豆丹
蓋 巴豆 少陰人病之必不可不用 而又不可輕用 必不可浪用 而又不可疑用之藥
巴豆 獨行腸胃間 太半用力 然後 服湯藥則 湯藥 可以與巴豆 同行
通快腸胃 升提其氣也 再煎湯藥 大便通後 又連服之
巴豆 全粒 下利 半粒 化積

다. 세 번째 말한 發汗하고 利小便하여 胃中이 燥煩實하게 된 것은 이 역시 胃家實이다. 실제로 세 가지 病이 아니라 두 가지 病일 따름이다.

仲景意　脾約云者　　津液漸竭　脾之潤氣　漸約之謂也
胃家實云者　津液已竭　胃之全局　燥實之謂也.

仲景이 脾約이라고 이른 뜻은 津液이 점점 고갈되어 脾의 潤氣가 점점 쇠약해지는 것을 이름이다.
胃家實이라고 이르는 것은 津液이 이미 고갈되어 胃의 전체가 건조한 열매처럼 되는 것을 이름이다.

中古戰國秦漢之時　醫家單方經驗　其來已久　汗吐下三法　始爲盛行
太陽病表證因在者　或以麻黃湯發汗　或以猪苓湯利小便　或以承氣湯下之
承氣湯下之則　下利不止之證　作矣　麻黃湯　猪苓湯　發汗利小便則　胃中燥煩實　大便難之證　作矣.　仲景有見於此　故　以脾約之自汗出　自利小便者　脾之潤氣　漸約　亦將爲胃燥實之張本矣.

中國 古代 戰國秦漢시대에 醫家單方經驗의 유래가 이미 오래되었고 汗吐下 三法이 비로소 盛行하였다. 太陽病 表證이 아직 남아 있을 때에는 麻黃湯으로 發汗하거나 혹은 猪苓湯으로 利小便하거나 혹은 承氣湯으로 泄瀉시키는데, 承氣湯으로 泄瀉시키면 下利가 그치지 않는 증상이 발생하고 麻黃湯 猪苓湯으로 發汗利小便하면 胃中이 번거로우면서 말린 열매 같이 되고, 大便을 보기 힘든 증상이 생기게 된다. 仲景이 이것을 보고 脾約으로 自汗이 나고, 小便이 잦은 것을 脾의 潤氣가 점점 쇠약해져 장차 胃가 燥實하게 되는 근본이라고 하였다.

然　脾約　　自脾約也
　　胃家實　自胃家實也
　　寧有其病　先自脾約而後　至於胃家實之理耶.

그러나 脾約은 스스로 脾約이다. 胃家實은 스스로 胃家實이다. 정녕 먼저 脾約으로부터 시작하여 그 후에 胃家實에 이르는 이치의 병이 있겠는가?

*張仲景은 汗吐下를 통해 땀이나 小便 또는 大便을 통해 津液이 소모되어 점점 소화관이 기능이 떨어져 大便을 잘 보지 못하는 것을 근거삼아 脾約으로 인해 땀이 많이 배출되고, 小便을 자주 보는 증상이 발생하였는데, 이것 역시 결국 진행되면 胃家實로 전변되는 것으

로 보았다. 張仲景은 脾約을 胃家實의 근본 원인으로 보았으며 이것을 통해 胃家實의 병리를 설명하고자 하였다. 東武는 脾約과 胃家實은 처음부터 출발이 다른 病態이지 先後관계에 있는 병이 아니라고 하였다. 胃家實 즉 鬱狂病은 병의 시작이 腎局 즉 下焦에서 시작되어 大腸怕寒의 表裏兼病으로 진행되어, 陽明病 胃家實에 이르면 胃局까지 病位가 확장되며, 末證에 이르면 脾局의 熱氣도 영향을 받지만 亡陽病처럼 熱氣가 亡하는 증상까지나타나지는 않는다. 鬱狂病은 亡陽病에 비해 正氣가 邪氣와 對敵할 수 있을 정도에서 출발하기 때문이다.

　脾約 즉 亡陽病은 병의 시작부터 脾局에서 시작되고 表裏俱病의 형태로 胃局에서 병이 같이 발현되어, 극심한 自汗出, 식욕저하, 구갈 등의 증상이 나타난다. 또한 腎局과 大腸局 역시 같이 병이 발현되어 大便은 秘燥하고, 小便頻數, 小便赤澁도 나타나게 된다. 즉亡陽病은 처음부터 正氣가 邪氣에 의해 눌림을 심하게 받는 상태로 偏小한 臟腑에서부터병이 발현되며, 偏大한 臟腑 역시 같이 병이 발현된다[41].

　東武가 말한 脾約과 胃家實의 병의 시작이 다르다는 것은 鬱狂病은 正氣가 강하기 때문에 偏大한 臟腑에서 병이 발현되지만, 亡陽病은 正氣가 약하기 때문에 偏大한 臟腑 뿐만 아니라 처음부터 偏小한 臟腑에서도 병이 발현된다. 따라서 張仲景의 脾約이 進行되어胃家實이 되는 것이 아니고 脾約과 胃家實은 다른 病이다.

41) 8-6
　發熱汗出 則病必解也 而發熱汗出 而病益甚者 陽明病也
　通滯下利 則病必解也 而通滯下利 而病益甚者 少陰病也
　　陽明少陰 以邪犯正之病 不可不急用藥也
　惡寒汗出 則病必盡解也 而惡寒汗出 而其病 半解半不解者 厥陰之漸也
　腹痛下利 則病必盡解也 而腹痛下利 而其病 半解半不解者 陰毒之漸也
　　厥陰陰毒 正邪相傾之病 不可不預用藥也
　發熱一汗 而病卽解者 太陽之輕病也
　食滯一下 而病卽解者 太陰之輕病也
　　太陽太陰之輕病 不用藥而亦自愈也
　發熱三日 不得汗解者 太陽之尤病也
　食滯三日 不能化下者 太陰之尤病也
　　太陽太陰之尤病 已不可謂輕證 而用藥二三貼 亦自愈也
　發熱六日 不得汗解 食滯六日 不能化下者 太陽太陰之胃家實黃疸病也
　　太陽太陰之胃家實黃疸 正邪壅錮之病 不可不大用藥也.

胃家實 脾約二病 如陰證之太陰少陰病 虛實證狀 顯然不同 自
太陽病 表證因在時 已爲兩路分岐 元不相合.

胃家實 脾約 두 가지 病은 陰證의 太陰少陰病과 같이 虛實 증상이 현저히 다르다. 太陽病으로
表證이 아직 있을때부터 이미 두개의 길로 나누어져 있고 원래 서로 합할 수 없다.

太陽病 表證因在而 其人如狂者　　鬱狂之初證也
　陽明病 胃家實 不更衣者　　　　鬱狂之中證也
　陽明病 潮熱 狂言 微喘直視者 鬱狂之末證也

太陽病 表證이 있을 때 그 사람이 미친 것 같은 것은 鬱狂의 初證이다.
陽明病으로 胃家實하고 옷을 고쳐 입지 않는 것은 鬱狂의 中證이다.
陽明病으로 潮熱이 있고 미친 소리를 하며 약간 숨이 차고 곧추 세워보는 것은 鬱狂의 末證이
다.

太陽病 發熱惡寒 汗自出者　　　　　亡陽之初證也
　陽明病 不惡寒 反惡熱 汗自出者 亡陽之中證也
　陽明病 發熱汗多者　　　　　　　　亡陽之末證也

太陽病으로 發熱하고 惡寒하는데 땀이 저절로 나는 것은 亡陽의 初證이다.
陽明病으로 惡寒하지 않고 도리어 惡熱하고 땀이 저절로 나는 것은 亡陽의 中證이다.
陽明病으로 發熱하고 땀이 과다하게 나는 것은 亡陽의 末證이다.

蓋鬱狂證 都是身熱 自汗不出也. 亡陽證 都是身熱 自汗出也.

대개 鬱狂證은 모두 몸에서 熱이 나는데 自汗은 나지 않는다. 亡陽證은 모두 몸에서 熱이 나
는데 自汗이 난다.

＊東武는 기존의 太陽病과 陽明病을 鬱狂病 亡陽病 初中末證으로 다시 정리하였다. 脾約
은 亡陽中證이고, 胃家實은 鬱狂中證이다. 初中末을 통해 각각의 예후를 알 수 있도록 정
리한 점이 특징적이다. 鬱狂과 亡陽은 모두 發熱 또는 惡熱이 나타나는 病態이지만, 自汗
의 有無가 그 구별점이 된다. 즉 少陰人이 병에 걸려 특별히 땀을 내지 않는데도 땀이 이
유 없이 나면서 병은 낫지 않고 피로감을 호소한다면 이것은 亡陽病으로 진단할 수 있다.

陰證　口中和　　而有腹痛泄瀉者　太陰病也
　　　　口中不和　而有腹痛泄瀉者　少陰病也
陽證　自汗不出　而有頭痛身熱者　太陽陽明病　鬱狂證也
　　　　自汗出　　而頭痛身熱者　　太陽陽明病　亡陽證也.
陰證之太陰病　陽證之鬱狂病　有輕證重證也.
陰證之少陰病　陽證之亡陽病　有險證危證也.　亡陽少陰病　自初
痛　已爲險證　繼而爲危證也.

陰證으로 입안이 조화로우면서 腹痛과 泄瀉가 있는 것은 太陰病이다. 입안이 부조화하면서 腹
痛과 泄瀉가 있는 것은 少陰病이다.
陽證으로 自汗이 나지 않으면서 頭痛과 몸에 熱이 나는 것은 太陽陽明病 鬱狂證이다. 自汗이
나면서 頭痛과 몸에 熱이 나는 것은 太陽陽明病 亡陽證이다.
陰證의 太陰病과 陽證의 鬱狂病은 輕證과 重證이 있다. 陰證의 少陰病과 陽證의 亡陽病은 險
證과 危證이 있다. 亡陽少陰病은 처음 아플 때부터 이미 險證이고, 계속되면 危證이 된다.

*陰病은 胃受寒裏寒病을 의미하고, 陽病은 腎受熱表熱病을 의미한다. 太陰病과 少陰病은
모두 腹痛과 泄瀉가 나타나지만 입안의 和의 여부가 구별 기준이다. 和는 구갈이 없는 상
태를 의미하고 不和는 구갈이 있는 것을 의미한다. 이때 口渴은 단순한 수분부족을 의미
하는 것이 아니라 勞心焦思로 인해 입안이 바싹바싹 마르는 증상이 있는 지를 살피는 것이
다.

　　鬱狂病과 亡陽病은 東武가 張仲景이 분류한 太陽病 陽明病을 모두 포괄하는 개념으
로 六經으로 논하면 鬱狂亡陽病의 初證은 太陽病이고, 鬱狂亡陽病의 中證과 末證은 陽
明病이다. 鬱狂病과 亡陽病의 初證과 中末證의 구별은 惡寒의 유무이다[42]. 惡寒이 있다
는 것은 鬱狂病이든 亡陽病이든 아직은 正氣가 버티고 있는 初證임을 알 수 있다. 張仲景
은 太陽病과 陽明病을 구별하는 것을 중요시 하였는데, 東武는 自汗이라는 지표를 기준으
로 鬱狂病과 亡陽病을 구별할 것을 중시하였다. 이것이 가장 큰 차이이다. 東武의 입장에
서는 太陽病과 陽明病은 鬱狂病과 亡陽病에서 모두 나타날 수 있는 病證이고, 太陽病과
陽明病의 시작에 있어 鬱狂病과 亡陽病이라는 더 근본적인 병리적인 출발점임을 알았기
때문에 새로이 太陽病과 陽明病을 정리할 수밖에 없었다. 즉 東武는 六經을 통한 辨證의
한계를 인식하고 腹背表裏를 통한 辨證을 제시하고 있는 것이다.

*東武는 亡陽病과 少陰病은 鬱狂病과 太陰病에 비해 危險한 병임을 제시하고 있다. 그리
고 亡陽病과 少陰病은 초기부터 病態가 險하고, 危重한 상태로 진행되기 쉽다.

亡陽病證 非但觀於汗也 必觀於小便多少也
　　若小便淸利而自汗出 則脾約病也 此險證也
　　　小便赤澁而自汗出 則陽明病 發熱汗多也 此 危證也.
　　然 少陽人裏熱證 太陰人表熱證 亦有汗多而小便赤澁者 宜
察之 不可誤藥.

亡陽病證은 비단 땀만 보아서는 안 된다. 반드시 小便의 多少를 보아야 한다.
만약 小便이 淸利 하고 自汗이 나면 脾約病이고 이는 險證이다.
만약 小便이 赤澁 하고 自汗이 나면 陽明病 發熱汗多이고 이는 危證이다.
그러나 少陽人 裏熱證 太陰人 表熱證 또한 땀이 많고 小便이 赤澁한 경우가 있으니 마땅히 살
펴 藥을 잘못 써서는 안 된다.

*亡陽病의 예후를 살핌에 있어, 땀의 많고 적음뿐만 아니라 小便의 많고 적음도 중요하다.
만약 小便이 맑으면서 양이 많고 자주 본다면 아직은 亡陽病 中證이고, 小便이 진하면서
양이 적고 시원하게 보지 못한다면 이것은 亡陽病 末證이다.

*少陽人 裏熱證의 경우와 太陰人 表熱證의 경우에는 땀과 小便의 상태를 살필 것을 추가
적으로 설명한다. 우선 체질을 떠나 小便과 땀은 津液의 상태를 살피는 지표로 같이 봐야
함을 알 수 있으며, 모두 熱證이 동반될 때 나타나는 증상이다. 여기서 특이한 점은 少陽
人 裏熱病과 太陰人 表熱病이 아니라 證이라고 표현한 것이다. 少陽人과 太陰人 모두 表
病과 裏病에서 모두 裏熱證 또는 表熱證이 나타날 수 있다. 이때 證은 病을 분류하는 기
준이 아니라 관찰함으로써 알 수 있는 증상이다. 즉 少陽人의 경우 表裏病과 상관없이 裏
熱證으로 인해 大便은 不通하면서 겉으로 땀이 많이 날 때는 小便의 상태도 같이 살펴야
한다. 太陰人 역시 胃脘受寒 表寒病의 素證을 가지고 있더라도 瘟疫에 걸려 熱證이 심하
면 이것은 表熱證인 것이다. 이때 땀의 多少와 小便의 多少를 살펴서 처방에 반영해야지
단순히 表寒病의 素證만을 고려해서 치료하면 亡陽病에 걸린 少陰病 素證의 아이의 치료
과정에서 발생했던 실수를 되풀이할 수 있다.

42) 8-1
論曰 發熱惡寒者 爲太陽病
　　發熱不惡寒者 爲陽明病
　　太陽陽明之發熱形證 一也 而惡寒不惡寒之間 相去遠甚 而陽氣之進退强弱 泰山之比岡陵也
　　自利而不渴者 爲太陰病
　　自利而渴者 爲少陰病
　　太陰少陰之自利形證 一也 而渴不渴之間 相去遠甚 而冷氣之聚散輕重 雲夢之比潴澤也.
　　是故 藿香正氣散 香砂養胃湯之證勢 平地駿馬之病勢也
　　　獨蔘八物湯 桂附理中湯之證勢 太行短笻之病勢也
　　若使一天下 少陰人稟賦者 自知其病之陽明少陰證 如太行之險路 得之可畏 救之不易
　　　　攝身療病 戒懼謹愼之道 有若大路然 而不迷 則其庶幾乎.

胃家實病　其始焉　汗不出　不惡寒　但惡熱而其病垂危則　濈然微
汗出　潮熱也
　　濈然微汗出潮熱者　表寒振發之力　永竭故也　胃竭之候也

胃家實病은 그 시작은 땀은 나오지 않으며 惡寒하지 않으며 단지 惡熱하는데 그 病이 危證에
다다르면 땀이 축축이 약간 나면서 潮熱이 생긴다. 땀이 축축이 약간 나면서 潮熱이 발생하는
것은 表寒을 떨쳐 내는 힘이 영원히 고갈된 까닭으로 胃가 고갈된 증후 이다.

*鬱狂病도 末證에 이르면 脾局熱氣가 손상되는 증상이 나타난다. 하지만 亡陽病처럼 땀이
줄줄 나는 양상은 아니다. 脾局熱氣는 그래도 寒氣와 대적할 수 있기 때문이다. 病位도 胃
局에 국한되지 脾局까지 나타나는 것은 아니다. 즉 胃局의 熱氣가 고갈되어 결국 胃中이
마른 열매처럼 기능이 저하되게 된다.

脾約病　其始焉　身熱　汗自出　不惡寒而若其病垂危則　發熱汗多
而惡寒也
　　發熱汗多而惡寒者　裏熱撑支之勢　已窮故也　脾絶之候也.

脾約病은 그 시작은 몸에서 熱이 나고 땀이 절로 나는데 惡寒하지 않으며, 만약 그 病이 危證
에 다다르면 發熱汗多하면서 惡寒하게 된다. 發熱汗多하면서 惡寒하는 것은 裏熱이 버리는 세력
이 이미 困窮해진 까닭으로 脾가 끊어진 것이다.

*亡陽病 中證인 脾約病은 처음부터 脾局熱氣가 寒氣에 의해 압박을 받아 땀이 줄줄 나고,
末證에 이르면 땀이 더욱 더 많아지고, 없던 惡寒도 동반된다. 이때 惡寒은 正氣가 邪氣
와 싸워서 발현되는 증상이 아니라 脾局熱氣가 더 이상 지탱하지 못함으로써 나타나는 전
신의 심한 냉감, 근육의 떨림, 안면의 창백을 의미한다(汗漏不止 眞陽脫亡故 謂之亡陽 其
身必冷 多成痺寒 四肢拘急). 病位는 脾局이다. 즉 가장 少陰人의 保命之主의 근원인 脾
가 病이 든 것이다.

*6-38에서 表裏가 나온다. 表寒振發之力 永竭의 의미는 表즉 皮筋肉骨의 寒氣를 떨쳐내
지 못하여 결국 濈然微汗出과 潮熱이 나타나는 것을 의미한다. 裏熱撑支之勢 已窮의 의
미는 裏즉 胃脘胃小腸大腸 즉 소화관에서 少陰人의 正氣인 熱氣가 지탱하지 못하여 결국
發熱汗多가 심해지고 惡寒까지도 나타나는 것이다.

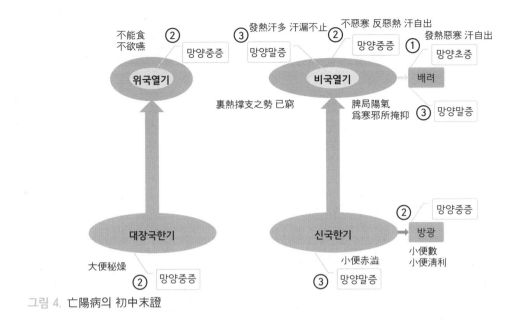

不能食
不欲嚥 ② 발양중증

③ 發熱汗多 汗漏不止 망양말증

不惡寒 反惡熱 汗自出 ② 망양중증

發熱惡寒 汗自出 ① 망양초증

위국열기

비국열기

배려

裏熱撑支之勢 已窮

脾局陽氣
爲寒邪所掩抑 ③ 망양말증

② 망양중증

대장국한기

신국한기

방광

小便數
小便淸利

大便秘燥 ② 망양중증

小便赤澁 ③ 망양말증

그림 4. 亡陽病의 初中末證

6-39) 張仲景曰 厥陰證 手足厥冷 小腹痛 煩滿 囊縮 脈微欲絶 宜
當歸四逆湯.

張仲景이 이르길 厥陰證은 手足이 冷하고 아랫배가 아프고 번거롭고 그득하고 睾丸이 당기고
脈이 微弱하여 끊어질 듯하다. 마땅히 當歸四逆湯을 써야 한다.

*東武의 관점으로 厥陰證을 보면 腎受熱表熱病이면 表熱證이 나타나야 하는데 厥陰證에
서는 오히려 手足이 차다. 또한 表裏兼病의 病態로 腹痛증상이 있다. 컨디션 또한 굉장히
떨어져 脈象이 弱하다.

6-40) 凡厥者 陰陽氣 不相順接 便爲厥. 厥者 手足逆冷 是也.

무릇 厥이라는 것은 陰陽의 氣가 서로 順接하지 못하고, 곧 厥이 되는 것이다. 厥이라는 것은 手足이 逆으로 冷해지는 것이다.

＊厥證은 上升하는 氣運과 下降하는 氣運이 분리되는 것을 의미한다. 그로 인해 손발이 차가워지는 증상이 나타난다.

6-41) 傷寒 六七日 尺寸脈微緩者 厥陰受病也. 其證 小腹煩滿而囊縮 宜用承氣湯 下之.

傷寒 6~7일 尺寸脈이 微緩한 자는 厥陰經이 病을 받은 것이다. 그 證은 小腹이 煩滿하고 음낭이 오그라든다. 마땅히 承氣湯으로 泄瀉시켜야 한다.

＊足厥陰肝經을 따라 병이 나타나는 것을 설명하고 있다. 小腹과 음낭은 厥陰經이 지나가는 부위이다.

6-42) 六七日 脈至皆大 煩而口噤 不能言 躁擾者 必欲解也.

6~7일에 脈이 大脈에 이르고 번거로우면서 입을 다물고 능히 말을 할 수 없고 잠시도 가만히 있지 못하고 흔드는 자는 病이 풀리고자 하는 것이다.

＊厥陰病에서 煩躁證이 심하면 오히려 好轉증상이다. 이때의 煩躁證은 컨디션이 회복되면서 腎局의 熱氣가 寒氣를 이겨내는 과정에서 나타나는 증상이다. 亡陽病이나 少陰病의 勞心焦思로 인한 煩躁와는 다르다.

6-43) 朱肱 活人書曰 厥者 手足逆冷 是也.
手足指頭微寒者 謂之淸 此疾爲輕. 陰厥者 初得病 便四肢厥冷 脈沈微而不數 足多攣.

朱肱이 活人書에 이르길 厥은 手足이 逆으로 冷한 것이니, 手足의 끝이 약간 찬 것을 이르러 淸이라 하고 이 질환은 가볍다. 陰厥은 처음에 병을 얻어 곧 四肢厥冷하고 脈은 沈微하면서 빠르지 않으며 발은 痙攣을 많이 일으킨다.

*厥陰證이 가벼울 때는 손발 끝이 찬 정도지만 심해지면 四肢가 다 차지고, 脈도 약해지고, 다리에는 쥐가 자주 난다.

(6-44) 傷寒六七日　煩滿　囊縮　尺寸俱微緩者　足厥陰經受病也.　其脈
微浮爲欲愈　不浮爲難愈.
脈浮緩者　必囊不縮　外證　必發熱惡寒　爲欲愈　宜桂麻各半湯.
若尺寸　俱沈短者　必囊縮　毒氣入腹　宜承氣湯下之　速用承氣湯
可保五生一死.
六七日　脈微浮者　否極泰來　水升火降　寒熱作而　大汗解矣.

傷寒 6~7일에 煩滿하고 음낭이 오그라들고 尺寸脈이 모두 약간 완만한 것은 足厥陰經이 病을 받은 것이다. 그 脈이 약간 浮한 것은 나으려는 것이고, 浮하지 않은 것은 낫기 어렵다. 脈이 浮緩한 것은 반드시 음낭이 오그라들지 않고, 外證으로 반드시 發熱惡寒이 있으면 나으려는 것이니 마땅히 桂麻各半湯을 써야 한다.

만약 尺寸脈이 모두 沈短하면 반드시 음낭이 오그라들고 毒氣가 배로 들어온 것이니 마땅히 承氣湯으로 泄瀉시켜야 한다. 빨리 承氣湯을 쓰면 가히 5명을 살리고 1명은 죽는다. 6~7일에 맥이 약간 浮한 것은 막혔다가 極에 이르면 태평함이 오는 것처럼 水氣가 上升하고 火氣가 내려가 寒熱이 생기고 크게 땀이 나면서 병이 풀린다.

*厥陰病이 나을 때는 脈象이 회복되면서 컨디션이 개선되며, 더웠다 추웠다 하면서 크게 땀이 난다.

(6-45) 諸手足厥冷　皆屬厥陰　不可汗下
然　有須汗須下者　謂手足雖逆冷時有溫時　手足掌心　必煖　非正
厥逆　當消息之.

모든 手足厥冷은 대게 厥陰에 속한다. 땀을 내거나 泄瀉시켜서는 안 된다.

六. 少陰人 腎受熱表熱病論　●　181

그러나 모름지기 땀을 내야할 것도 있고, 泄瀉를 시켜야 할 것도 있다. 손발이 비록 逆으로 冷하다가도 때로 따뜻해지고 손발바닥이 반드시 따뜻해질 때도 있다. 正厥逆이 아니다. 마땅히 잘 살펴야 한다.

*厥陰證은 發汗하거나 下法을 써서는 안 된다. 그러나 땀을 내거나 泄瀉를 시켜야 하는 경우도 있는데 이때는 손발이 차다가도 따뜻해지기도 한다. 이는 厥陰證이 아니다. 잘 살펴서 치료해야 한다. 즉 보통의 厥陰證은 땀을 내거나 泄瀉를 시켜서는 안되는데 경우에 따라서는 땀을 내거나 泄瀉를 시켜야 하는 厥陰證도 있다. 東武는 泄瀉를 시켜야 할 경우 承氣湯 대신 巴豆를 사용하였다.

6-46) 李梴曰　舌卷厥逆　冷過肘膝　小腹絞痛　三味蔘萸湯　四順湯主之
　　　　　囊縮　手足乍冷乍溫　煩滿者　大承氣湯主之.

李梴이 이르길 혀가 말리고 사지가 厥逆하여 冷함이 팔꿈치와 무릎을 넘어가고 小腹이 꼬이듯 아프면 三味蔘萸湯 四順湯을 주로 사용하여야 한다. 음낭이 오그라들고 手足은 잠깐 冷하고 잠깐 따뜻하며 煩滿한 자에게는 大承氣湯을 주로 써야 한다.

*厥陰證이 심해지면 表裏兼病의 病態로 발전한다. 초기에는 손끝 발끝만 찬 정도이지만, 심해지면 四肢전체가 차지면서 소화관 부위까지 영향을 받아 꼬이듯이 아프다. 手足이 잠시 따뜻해지는 것은 正氣가 회복되는 징조이니 張仲景은 大承氣湯으로 내부의 毒氣를 빨리 배출시켜 해결하려 했지만, 東武는 巴豆를 사용하였다.

6-47) 論曰　張仲景所論厥陰病　初無腹痛下利等證而六七日猝然而厥
　　　　手足遂冷則此非陰證之類也.
　　　　　乃少陰人　太陽傷風　惡寒發熱　汗自出之證　正邪相持日久　當
　　　解不解　而變爲此證也.
　　　　　此證　當謂之太陽病　厥陰證也.

論하여 말하길 張仲景이 말한 厥陰病은 초기에 腹痛下利 등의 증상이 없고 6~7일에 갑자기 厥證을 일으키고 手足이 끝내 冷해지면 이는 陰證의 종류가 아니다. 이는 少陰人 太陽傷風으로 惡寒發熱이 나타나고 땀이 저절로 나오는 증상이 나타나다가 正氣와 邪氣가 서로 지탱함이 오래 되어 당연히 풀려야 하는데 풀리지 않아 변하여 이 證이 되었다. 이 證을 太陽病 厥陰證이라고 이른다.

*東武는 厥陰證의 시작을 少陰人 太陽傷風으로 보았다. 즉 傷寒이 아니라 傷風으로 보았다. 傷風은 앞에서도 論하였지만 傷寒과 같은 惡寒發熱이 심한 重證의 감염성 질환이 아니라 감기와 같은 惡寒發熱이 비교적 가벼운 질환을 의미한다. 즉 東武가 張仲景의 厥陰病을 太陽病 厥陰證이라고 이른 이유는 厥陰病은 傷風에서 시작된 正氣가 邪氣에 어느 정도 對敵하는 병태이지 傷寒에 의해 급격히 保命之主가 무너져가는 重病의 病態는 아니라고 판단하였기 때문이다. 그래서 亡陽病과 같은 逆證으로 분류하지 않았다.

　　　此證　不必用當歸四逆湯　桂麻各半湯而　當用蔘萸湯　人蔘吳茱
萸湯　獨蔘八物湯.
　　　　不當用大承氣湯而　　　　　　　　　當用巴豆.

이 證에는 當歸四逆湯 桂麻各半湯을 반드시 쓸 필요가 없고 蔘萸湯 人蔘吳茱萸湯 獨蔘八物湯을 마땅히 쓴다.
大承氣湯은 마땅히 써서는 안 되고 마땅히 巴豆를 써야 한다.

*太陽病 厥陰證은 鬱狂病이 病變한 것이다. 우선 表病이기 때문에 初證에 腹痛과 泄瀉의 증상은 없다. 泛論에 제시된 太陽病 厥陰證의 설명대로 惡寒이 있으면서 땀이 나면 병이 반드시 다 풀리는 것인데, 오히려 풀리지 않고 병이 지속되어 厥證 위주의 病態로 변한 것이 太陽病 厥陰證이다[43]. 즉 惡寒이 있다는 것은 아직 腎局熱氣가 寒氣와 대적하고 있는 것인데, 이 상황에서 땀이 나면서 병이 낫는 것이 일반적인데, 반 정도밖에 풀리지 않고 正氣와 邪氣가 對敵하는 상황이 길어지면서, 겉으로 熱證이 나타나기보다는 오히려 手足이 厥冷하면서 裏證으로 腹痛이 나타난다.

　즉 太陽病 厥陰證은 鬱狂證의 腎陽困熱과 大腸怕寒이 같이 나타나는 鬱狂病中證 胃家實의 양상과 비슷하지만, 증상은 더 심하다. 胃家實보다 컨디션이 더 떨어지면서 腎陽困熱로 인해 나타나는 其人如狂에 비해 더 심한 증세로 消渴 氣上衝心 心中疼熱와 같은 熱證과 手足厥冷과 같은 寒證이 같이 나타나고 大腸怕寒으로 인한 小腹硬滿보다 더 심한 증상으로 小腹이 꼬이듯이 아프면서 煩滿하거나 飢不欲食 食則吐蛔하되 泄瀉는 하지는 않는다.

　즉 太陽病 厥陰證은 鬱狂病이 변해서 발현된 表裏兼病의 특이한 病態이다. 다시 말하면 鬱狂病은 太陽病 厥陰證과 太陽病 胃家實證으로 나뉘어 발현될 수 있다. 둘 다 鬱狂

---

43) 惡寒汗出 則病必盡解也 而惡寒汗出 而其病 半解半不解者 厥陰之漸也

病의 병리로 시작되었지만, 太陽病 厥陰證은 太陽病 胃家實證에 비해 正氣가 약하기 때문에 나타나는 病態가 다른 것이다. 太陽病 厥陰證은 正氣와 邪氣가 正邪相傾之病의 양태이고, 太陽病 胃家實證은 正邪壅錮之病의 양태이다. 太陽病 厥陰證은 太陽病 胃家實證처럼 正氣가 邪氣와 계속 對敵하고 있는 것이 아니라 점점 기울어지면서 병이 나타난다. 東武는 太陽病 胃家實證의 腎陽困熱과 大腸怕寒으로 나타나는 증상에 대해 각각의 치법을 제시한 것처럼 太陽病 厥陰證에서도 치법을 두 가지 방향으로 제시한다. 手足厥冷 증상이나 消渴, 氣上衝心, 心中疼熱 등의 表證에 대해서는 腎陽困熱의 치법인 升補하는 처방인 川芎桂枝湯 黃氣桂枝湯 八物君子湯 대신 더 강력한 蔘萸湯 人蔘吳茱萸湯 獨蔘八物湯을 제시하였다. 또한 小腹絞痛, 煩滿, 飢不欲食 食則吐蛔 등의 裏證에 대해서는 藿香正氣散이나 香砂養胃湯과 같은 和解하는 처방보다는 더 강력한 치법인 溫胃하는 처방인 太陰病에 쓰는 白何烏理中湯과 痼冷積滯를 없애는 巴豆를 제시하였다.

결론적으로 太陽病 厥陰證은 太陽病 鬱狂病의 變證이다. 表裏兼病의 양상으로 나타나며, 胃家實證에 비해 증세가 더 심하다. 甲午本에서는 厥陰證을 太陽病 危證으로 설명하였다[44].

표 5. 胃家實證과 厥陰證 비교

	胃家實證	厥陰證
腎陽困熱	其人如狂, 發熱惡寒	手足厥冷 / 消渴, 氣上衝心, 心中疼熱
	川芎桂枝湯 黃氣桂枝湯 八物君子湯	蔘萸湯 人蔘吳茱萸湯 獨蔘八物湯
大腸怕寒	小腹硬滿	小腹絞痛, 煩滿 / 飢不欲食 食則吐蛔
	藿香正氣散 香砂養胃湯 巴豆	白何烏理中湯 巴豆

44) 甲午本 6-53
今考更定 **此厥陰證卽 太陽病危證**也. 此證 當用 獨蔘官桂理中湯 薑朮壯胃湯.
  囊縮毒氣入腹者 當用 巴豆半粒 因以薑朮壯胃湯 三四服以壓之
  汗出人中 兼用 黃芪蘇葉湯 又連日服.
此證 當歸四逆湯 桂麻各半湯 藥力單薄 重病危證 快無可恃 元不當用.

6-48) 凡少陰人 外感病六七日 不得汗解而死者 皆死於厥陰也.
四五日 觀其病勢 用黃芪桂枝湯 八物君子湯 三四五貼豫防 可
也.

무릇 少陰人 外感病 6~7일에 땀이 나면서 풀리지 않고 죽는 것은 대게 厥陰病으로 죽는 것이
다. 4~5일 그 병세를 살펴 黃芪桂枝湯 八物君子湯 3~4첩으로 예방하는 것은 가능하다.

＊外感病은 太陽傷風을 의미한다. 厥陰病은 外感病에서 시작되는 것을 계속 강조한다. 鬱狂
初證에 黃芪桂枝湯 八物君子湯을 미리 써서 厥陰病으로 진행될 수 있는 가능성을 차단
해야 한다.

＊甲午本 6-56 凡少陰人外感病六七日 不得眞汗而死者 皆死於厥陰也. 若四五日間 用黃
芪蘇葉湯三四服則 非但免六七日厥陰之患也 脾約胃家實變證 亦可豫防.

    甲午本의 厥陰證에 기술된 조문이다. 여기서도 黃芪蘇葉湯이라는 升補하는 약을 통해
厥陰證을 예방할 것을 제시하고 있고, 이러한 방법은 厥陰證뿐만 아니라 脾約이나 胃家實
이 더 심해지는 것을 예방할 수 있다. 즉 鬱狂病, 亡陽病, 厥陰證 모두 初證에서 正氣를 補
益하는 약을 미리 써서 中末證으로 진행되는 것을 예방하는 것이 가장 중요하다.

6-49) 朱肱曰 厥陰病 消渴 氣上衝心 心中疼熱 飢不欲食 食則吐
蛔.

朱肱이 이르길 厥陰病으로 消渴 氣가 심장까지 치받히고 心中이 아프면서 熱이 나고 배는 고
픈데 음식을 먹고자 하지 않고 먹으면 회충을 토한다.

6-50) 龔信曰 傷寒 有吐蛔者 雖有大熱 忌下 凉藥犯之必死.
        蓋胃中有寒 則蛔不安所而上膈 大凶之兆也 急用理中
湯.

龔信이 이르길 傷寒에 회충을 토하는 것은 비록 심한 열이 있으나 泄瀉시키는 것을 삼가고 찬
약을 犯하게 되면 반드시 죽는다. 대개 胃中에 寒氣가 있으니 즉 蛔蟲이 불안하여 胸膈 위로 오
르게 되는 것이니 크게 흉한 징조이다. 급히 理中湯을 써야 한다.

論曰 此證 當用理中湯 日三四服 又連日服 或理中湯加陳皮 官
桂 白何首烏.

論하여 말하기 이 證에는 마땅히 理中湯을 써야 하며 하루 3~4회 복용하고 또 연달아 날로
복용시킨다. 혹은 理中湯에 陳皮 官桂 白何首烏를 넣어서 사용한다.

*東武는 蛔蟲에 감염되어 나타나는 증상을 太陽病 厥陰證으로 분류하였고 그에 대한 조문
을 인용하였다. 蛔蟲에 감염되어 증상이 나타나게 되는 근본 원인을 龔信은 胃中有寒으로
보았으며, 그와 더불어 특이하게 消渴 氣上衝心 心中疼熱 飢不欲食와 같은 熱證을 동반
한 소화관 증상이 나타난다. 하지만 병의 근본 원인은 소화관의 寒氣이기 때문에, 겉으로
는 발현되는 熱證만을 보고 찬 약으로 泄瀉시키는 것이 아니라 理中湯으로 溫胃해야 한다
고 하였다. 여기서 東武는 腎受熱表熱病인데 太陰病에 사용하는 白何烏理中湯을 사용할
것을 논하였다. 그 이유는 寒氣에 對敵하는 正氣가 더욱 더 기울어졌기 때문에 鬱狂病 大
腸怕寒에 사용했던 藿香正氣散 香砂養胃湯과 같은 和解하는 정도의 약보다는 더 적극적
으로 溫胃하는 게 낫기 때문이다. 東武는 表裏病을 명확히 분류했지만 表證과 裏證이 섞
여 있는 상황에서는 처방함에 있어 유연성을 발휘하였다.

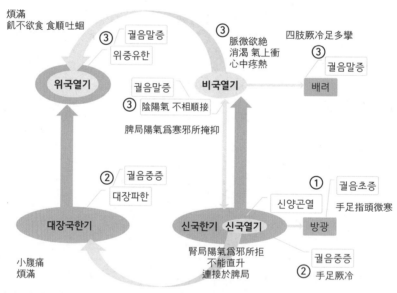

그림 5. 太陽病 厥陰證의 初中末證

6-52) 重病危證　藥不三四服則藥力不壯也　又不連日服則　病加於少愈也　或病愈而不決也.
連日服者　或日再服　或日一服　或日三服　或二三日連日服　或五六日連日服　或數十日連日服　觀其病勢　圖之.

重病危證에 약을 3~4회 복용시키지 않으면 藥力이 굳세지 않게 된다. 또 연달아 날로 복용하지 않으면 病이 약간 나음을 얻거나 혹은 病이 낫지만 완쾌되지 않는다. 연일 복용함은 혹 1일 2회 혹 1일 1회 혹 1일 3회 혹 2~3일간 연일 복용하거나 혹은 5~6일 연이어 복용하거나 혹 수십일 연이어 복용하는 것이다. 그 병세를 관찰하고 도모해야 한다.

＊重病危證의 복약 원칙을 설명하였다. 藥을 맹목적으로 하루 2번 이런 식으로 복용하는 것이 아니라 병세를 잘 관찰하여 그에 맞게 복용하는 것이 중요하다.

☆少陰人 腎受熱表熱病 鬱狂病, 厥陰證, 亡陽病 비교

少陰人 腎受熱表熱病을 上下, 表裏, 寒熱을 통해 정리해보면, 鬱狂病은 주된 病態가 下焦 부위를 중심으로 시작되며, 初證에서는 表熱證 위주의 惡寒發熱無汗의 양상에서 中證으로 진행되면 其人如狂과 大腸怕寒이라는 表裏兼病의 양상으로 腎-大腸 중심의 下焦 病證에서 胃家實이라는 下焦 뿐만 아니라 中上焦 부위까지 病位가 확장되어, 소화관 전체의 기능저하 인해 大便秘燥가 심해지고, 소화기능도 떨어진다. 末證에 이르면 大便秘燥는 더욱더 심해지고, 偏小之臟이며 保命之主의 중심이되는 脾局까지도 압박을 받아 축축한 진땀이 흐르면서 脈象도 약해진다.

太陽病 厥陰證은 鬱狂病과 같이 주된 病態가 下焦 부위를 중심으로 시작되며, 初證에서 鬱狂病에서 나타나는 發熱 위주의 表熱證 양상보다는 손끝 발끝이 찬 表寒證이 나타나며, 中證으로 진행되면 表裏兼病의 양상으로 小腹痛과 煩滿 증상과 손끝 발끝에서 厥證이 더 진행되어 팔과 다리 전체가 冷해지는 양상이 된다. 鬱狂中證에 비해 腹痛의 정도가 심하지만, 泄瀉는 하지 않는다. 末證에 이르면 中上焦까지 病位가 확장되어 胃局이 압박을 받아, 배는 고프지만 입맛은 없고, 먹으면 蛔蟲을 토하기도 하고, 가슴이 치받치고 열감이 있으면서 아프며, 더욱 더 답답한 느낌을 받는다. 脾局 역시 압박을 받아 脈은 거의 잡히지 않을 정도로 약해지고, 사지가 싸늘하면서 쥐가 난다. 鬱狂病과 달리 末證에 진땀과 高熱이 나타나기보다는, 전신의 심한 冷證과 근육에 경련이 생길정도로 말초 부위에 순환이 떨어지고, 脈이 잡히지 않을 정도로 약해지는 것이 특징이다. 시작은 大腸怕寒과 腎陽困熱이라는 鬱狂病의 병리에서 시작하였지만, 病態에 있어 上下 表裏의 病位는 비슷하지만, 寒熱에 있어 表寒證 위주의 극심한 말초순환저하라는 것이 鬱狂病과의 큰 차이이다.

亡陽病은 鬱狂病과 厥陰證과 病態의 발현에 있어 上下의 차이가 뚜렷하다. 亡陽病은 初證부터 中上焦인 脾局에서 압박을 받아 自汗出이라는 陽氣가 소모되는 양상의 病態가 나타난다. 中證에 이르면 病位가 胃局과 中下焦까지 다 파급되어, 惡熱위주로 小便을 자주 보면서, 大便은 보기 힘들어지며, 식욕은 감소된다. 末證에 이르면 脾局이 더욱더 압박을 받아 陽氣가 津液과 함께 과다 소모되며, 小便은 赤澁하고, 더욱더 심해지면 오히려 厥陰證과 유사하게 몸은 冷感이 들면서 저림증과 쥐가나는 증상이 생긴다.

표 6. 鬱狂病, 厥陰證, 亡陽病 증상 비교

	鬱狂病(順證)	厥陰證(順證)	亡陽病(逆證)
正氣VS邪氣	正邪壅錮之病 不可不大用藥	正邪相傾之病 不可不預用藥	以邪犯正之病 不可不急用藥
上下[45]	下	下	上
表裏	表 → 表裏兼病	表 → 表裏兼病	表裏俱病
寒熱	表熱證	表寒證	表熱證
氣力(컨디션)	强	中	弱
呼吸	別無異狀 → 微喘	太息 → 短氣	太息 → 短氣 → 喘
小便	別無異狀	別無異狀	小便頻數 → 小便不利
汗	無自汗 → 진땀	別無異狀	진땀->自汗過多
大便	別無異狀 → 大便秘燥	別無異狀 → 大便秘燥	大便秘燥
食慾	別無異狀	別無異狀 → 食慾低下	食慾低下 → 不思飮食
消化	別無異狀	消化不良	消化不良
腹滿-腹痛	小腹硬滿	小腹絞痛 → 心下痛	心下痛
飮水-口渴	別無異狀->口乾	別無異狀 → 口乾	口渴 → 不飮水
睡眠	別無異狀	別無異狀 → 淺眠	淺眠 → 不眠
脈	別無異狀	弱	弱
筋骨格系	가벼운 筋肉痛	手足冷證 → 筋肉痙攣	痺證, 無力感, 痙攣
頭面部	別無異狀 → 頭痛	頭痛, 眩暈	頭痛, 眩暈 → 耳鳴
皮膚	別無異狀	레이노현상	濕疹, 搔痒
性情	말이 많고 급함 말에 조리가 없음	怔忡	勞心焦思 不安
生殖	別無異狀 → 月經痛 → 月經不順	月經痛 → 月經不順	月經痛 → 月經不順 → 難姙

---

45) 少陰人의 上은 中上焦 부위를 의미하고 下는 下焦 부위를 의미한다.

七. 少陰人
胃受寒裏寒病論

67條

☆編名의 의미

胃受寒: 胃는 胃家實에서의 胃의 개념인 소화관 전체를 포괄하는 개념이 아니라 中上焦의 胃局을 말한다. 少陰人 裏病은 病態가 주로 胃局의 溫[46]氣가 邪氣인 寒氣와 싸우는 과정에서 寒證이 속에서 나타난다. 表病과 달리 裏病은 正氣가 邪氣를 조절하지 못하는 形局이 주로 나타나 邪氣인 寒氣에 의한 寒證이 주로 나타나며 주된 病位는 胃局 즉 中上焦이다.

裏寒病: 裏는 소화관을 의미한다. 즉 少陰人 裏病의 경우 소화관 중심의 寒證양상의 病態이다. 즉 少陰人 胃受寒裏寒病은 주로 胃局溫氣가 寒氣를 조절하지 못하여 나타나는 病態이며, 寒熱 양상은 寒證으로 表裏의 病位는 주로 裏에서 上下의 病位는 中上焦에서 나타난다.

⁷⁻¹⁾ 張仲景曰 太陰之證 腹滿而吐 食不下 自利益甚 時腹自痛.

張仲景이 이르길 太陰의 證은 배가 그득하고 吐하고 먹은 것이 소화가 되지 않고 泄瀉가 더욱 심하고 때때로 배가 저절로 아프다.

*少陰人 太陰病 腹痛泄瀉證(太陰病 初證)은 腹痛과 腹滿을 동반하며 泄瀉를 한다. 아직 嘔吐를 할 정도의 胃中溫氣는 버티는 상황이다. 病位는 胃局이 아니라 大腸局이다. 大腸局에서 腹痛과 泄瀉 위주의 病態가 나타난다. 太陰病 初證으로 病勢가 急하지만, 裏證이 두드러지며, 表證은 나타나지 않는다. 表裏兼病인 痞滿 黃疸 浮腫에 비해서는 병이 가볍다고 볼 수 있다.

⁷⁻²⁾ 腹滿時痛 吐利不渴者 爲太陰 宜四逆湯 理中湯. 腹滿不減 減不足言 宜大承氣湯.

배가 그득하고 때때로 아프고 吐하고 泄瀉하되 갈증이 없는 것은 太陰病이니 마땅히 四逆湯 理中湯을 써야 한다. 배가 그득함이 감소하지 않고, 감소함이 충분하지 않다고 말할 때는 大承氣湯을 쓴다.

*太陰病의 경우 갈증은 없다. 胃中溫氣가 寒氣에 의해 少陰病 만큼 심하게 압박을 받지 않으며 勞心焦思로 인한 煩躁도 나타나지 않는다. 少陰病의 경우에는 처음부터 胃中溫氣가 압박을 받아 갈증이 나타난다.

---

⁴⁶⁾ 여기서 溫氣라고 표현한 것은 東武의 胃中溫氣라는 표현에서 따온 것이다. 脾局의 正氣는 熱氣라고 하였고 胃局의 正氣는 溫氣로 표현하였다. 사실 모두 熱氣이다.

7-30
少陰病 初證 因爲險證 繼而爲危證 此病 初證 早不辨證 而措置 則危境也
凡腹痛自利 無口渴   口中和者 爲太陰病
  腹痛自利 而有口渴 口中不和者 爲少陰病
少陰病 有身體痛骨節痛表證 此則表裏俱病   而大腸寒氣必勝胃中溫氣而上升也
太陰病 無身體痛骨節痛表證 此則裏病 表不病   而胃中溫氣猶勝大腸寒氣而下降也

⁷⁻³⁾ 傷寒　自利不渴者　屬太陰　以其臟有寒故也　當溫之　宜用四逆湯.

傷寒에 泄瀉하면서 갈증이 없는 것은 太陰證이니 그 臟에 寒氣가 있어서 그런 거다. 마땅히 그것을 따뜻하게 해야 하는데 四逆湯을 써야 한다.

*張仲景은 치법으로 溫法을 사용한다. 東武 역시 太陰病 치법으로 溫胃를 제시하였다.

⁷⁻⁴⁾ 太陰證　腹痛自利不渴　宜理中湯　理中丸　四順理中湯丸　亦主之.

太陰證은 배가 아프고 泄瀉하되 갈증이 없는 것이니 理中湯 理中丸 四順理中湯丸 으로 또한 주로 써야 한다.

*갈증이 나타나지 않는 다는 조문을 계속 인용하고 있다.

⁷⁻⁵⁾ 論曰　右證　當用理中湯　四順理中湯　四逆湯　而古方草刱　藥力不具備
　　　　此證　當用白何烏理中湯　白何烏附子理中湯
　　　　腹滿不減　減不足言者　有痼冷積滯也　當用巴豆　而不當用大承氣湯.

論하여 이르길 위의 증상은 마땅히 理中湯 四順理中湯 四逆湯을 써야 하는데 古方은 초창기에 藥力이 구비되지 않았다. 이 證에는 마땅히 白何烏理中湯 白何烏附子理中湯을 써야 한다. 배의 그득함이 감소되지 않고 감소됨이 충분치 않다고 하는 것은 痼冷積滯가 있는 것이다. 마땅히 巴豆를 써야 하지 大承氣湯을 써서는 안 된다.

*東武는 人蔘이 들어가 있는 理中湯 대신 白何首烏가 들어간 理中湯을 처방으로 제시하였다. 白何首烏 與 人蔘 性味相近 而淸越之力 不及 溫補之力 過之 不無異同之處 險病 危證 人蔘二錢以上 不可全恃白何首烏代用" 이란 내용에서 볼 수 있듯이, 白何首烏는 人蔘

---

47) 白何烏理中湯
　　白何首烏 白朮 白芍藥 桂枝 乾薑炮 各二錢 陳皮 甘草灸 各一錢
　　有人蔘 則用人蔘 無人蔘 則用白何首烏
　　白何首烏 與 人蔘 性味相近 而淸越之力 不及 溫補之力 過之 不無異同之處
　　險病 危證 人蔘二錢以上 不可全恃白何首烏代用 古方 經驗不多 藥材生疎 故也
　　然 此一味 必不可遺棄於補藥中 而古方 何人飮 用白何首烏五錢 治瘧病

보다 따뜻하게 補益하는 성질이 강하다. 특히 太陰病 急性 腹痛 泄瀉證의 경우 빨리 胃中溫氣를 보충하여 寒氣를 제거하는 것이 중요하기 때문에 人蔘대신 白何首烏를 활용한 것으로 사료된다. 人蔘은 少陰病에 주로 활용하는데, 少陰病은 胃中溫氣뿐만 아니라 이를 조절해주는 脾局熱氣까지 압박을 받고 있으므로, 人蔘의 淸越之力을 활용하여 脾局의 熱氣를 보익해주는 것을 중요시하였다.

2 太陰病 心下痞證(太陰病 中證)

7-6) 張仲景曰 病發於陰而反下之 因作痞 傷寒 嘔而發熱者 若心下滿而不痛 此爲痞 半夏瀉心湯主之 胃虛氣逆者 亦主之.

張仲景이 이르길 病이 陰에서 發한 것을 도리어 泄瀉시키면 그로 인하여 꽉 막히는 증상이 생긴다. 傷寒에 구역질하고 發熱하는 자가 만약 心下가 그득하면서 아프지 않는 것은 이는 痞證이니 半夏瀉心湯을 주로 써야 한다. 胃氣가 虛하고 氣運이 거스르는 것 또한 半夏瀉心湯을 주로 쓴다.

*앞에서 急性 腹痛위주의 太陰病 腹痛泄瀉證과 달리 誤治로 인해 腹痛보다는 心下痞를 주소증으로 하는 太陰病이다. 즉 太陰病으로 淸穀下利를 하는 환자를 下法을 써서 心下가 답답하지만 腹痛은 나타나지 않는 증상이 나타난 것이다. 이 환자도 溫法을 써야 했다.

7-7) 下後 下利日數十行 穀不化 腹雷鳴 心下痞硬 乾嘔心煩 此乃結熱 乃胃中虛 客氣上逆故也 甘草瀉心湯主之.

泄瀉 시킨 후 泄瀉가 10일 동안 계속 되고 穀食이 소화되지 않고 배에서 천둥소리가 나고 心下가 꽉 막혀 단단해지고 마른 구역질과 心煩이 있는 것은 熱이 結해서 그런 것이다. 이는 胃中이 虛하여 客氣가 위로 거슬러서 그런 것이다. 甘草瀉心湯을 주로 써야 한다.

*下法을 쓴 뒤 淸穀下利가 그치지 않고 헛구역질이 나면서 명치 부위가 답답한 증상이 발생하였다. 여기서 胃中虛는 胃中溫氣가 부족한 것을 의미하고, 客氣는 大腸의 寒氣가 胃中溫氣를 압박하는 것으로 볼 수 있다. 즉 心下痞硬의 경우에는 앞의 腹痛泄瀉證의 太陰

病과 病位가 다름을 알 수 있다. 太陰病 腹痛泄瀉證은 病位가 下焦인 大腸 부위에 국한되는데, 太陰病 心下痞證의 경우에는 胃局까지도 病態가 나타난다. 表病의 大腸怕寒이 심해져 胃家實이 발현되어 大腸局과 胃局까지 病이 나타난 것과 유사하다. 胃中溫氣가 압박을 받으면 心煩이 생긴다. 太陰病 腹痛泄瀉證보다는 中上焦까지 病位가 확장되었음을 알 수 있다.

*此乃結熱은 잘못 인용되었다. 此非結熱로 傷寒論에 기재되어 있는데, 東醫寶鑑에서 잘못 인용한 것을 東武가 그대로 인용한 것이다.

7-8) 太陰證 下利淸穀 若發汗 則必脹滿 發汗後 腹脹滿 宜用厚朴半夏湯.

太陰證으로 소화되지 않은 穀物을 泄瀉하고 만약 發汗하면 반드시 脹滿해지고 發汗 후에 腹脹滿할 경우에는 厚朴半夏湯을 써야 한다.

*太陰病 淸穀下利를 發汗시켜 腹脹滿이라는 증상이 나타났다. 胃中溫氣가 發汗하는 과정에서 더욱 弱해져 寒氣가 위로 역상하게 된 것이다.

7-9) 汗解後 胃不和 心下痞硬 脇下有水氣 腹中雷鳴 下利者 生薑瀉心湯主之.

땀을 낸 후 胃氣가 조화롭지 않고 心下가 꽉 막혀 단단해지고 脇下에 水氣가 있고 뱃속에서 천둥소리가 나고 泄瀉하는 자에게는 生薑瀉心湯을 주로 써야 한다.

*여기서도 땀을 냄으로써 胃中溫氣가 더욱 약해져 心下 즉 中上焦 부위에 病態가 나타났다. 太陰病 腹痛泄瀉證의 경우에는 誤治에 의한 증상은 아니며, 心下痞硬을 동반한 太陰病에 비해서는 胃中溫氣가 强한 상태이기 때문에 中上焦 부위에는 病態가 나타나지 않는다.

傷寒 下利 心下痞硬 服瀉心湯後 以他藥下之 利不止 與理中
湯 利益甚 赤石脂禹餘粮湯主之.

傷寒에 泄瀉하고 心下가 꽉 막혀 단단해져 瀉心湯을 복용한 후 다른 약으로 泄瀉시키자 泄瀉가 그치지 않으며 理中湯을 주면 더욱 더 泄瀉가 심해지는 경우에는 赤石脂禹餘粮湯을 주로 써야 한다.

*理中湯은 쓰면 泄瀉가 더 심해지는 이유는 理中湯은 太陰病 腹痛泄瀉證으로 胃中溫氣가 충분히 버틸 힘이 있고 病位가 下焦에 국한될 때 사용하는 처방이기 때문이다. 太陰病 心下痞證의 경우에는 誤治로 인해 胃中溫氣가 弱해진 상황이고 病位도 中上焦까지 확장되어 있기 때문에 藿香正氣散 香砂養胃湯 薑朮寬中湯을 통해 완만하게 치료해야 하다.

論曰 病發於陰 而反下之云者 病發於胃弱 當用藿香正氣散 而
反用大黃下之之謂也
　　麻黃大黃 自是太陰人藥 非少陰人藥 則少陰人病 無論表裏
麻黃大黃 汗下 元非可論.
　　少陰人病 下利淸穀者 積滯自解也
　　　太陰證 下利淸穀者 當用 藿香正氣散 香砂養胃湯 薑朮寬
中湯 溫胃而降陰
　　　少陰證 下利淸穀者 當用 官桂附子理中湯 健脾而降陰.

論하여 이르길 病이 陰에서 發하였는데 도리어 泄瀉시키는 것을 운운하는 것은 病이 胃氣가 弱한 것으로 부터 發한 것이므로 마땅히 藿香正氣散을 써야 하는데 도리어 大黃으로 泄瀉시킨 것을 이름이다. 麻黃 大黃은 太陰人藥이지 少陰人藥은 아니다. 즉 少陰人病에 表裏를 막론하고 麻黃 大黃으로 땀내거나 泄瀉시키는 것은 원래 가히 論할 바가 아니다. 少陰人病에 소화되지 않은 穀物을 泄瀉하는 것은 積滯가 스스로 풀리는 것이다.
太陰證 下利淸穀에는 藿香正氣散 香砂養胃湯 薑朮寬中湯을 사용하여 胃氣를 따뜻하게 하여 陰氣를 내려야 한다.
少陰證 下利淸穀에는 마땅히 官桂附子理中湯을 사용하여 脾氣를 健實하게 하여 陰氣를 내려야 한다.

*腹痛은 두드러지지 않고 만성적으로 心下가 그득하면서 단단하고 泄瀉를 할 때는 白何烏理中湯을 사용하는 것이 아니라 和解시켜주는 藿香正氣散 香砂養胃湯 薑朮寬中湯으로 완만하게 치료해줘야 함을 이야기하고 있다. 또한 溫胃라는 것은 胃中溫氣를 補益하는 것

이고, 降陰은 소화관 내에 있는 冷氣(寒氣)가 積滯된 것을 밖으로 배출해주는 것이다. 이 때 배출하는 방식은 寒氣에 의해 기능이 떨어진 소화관의 기능을 개선해서 스스로 배출시키는 것이지 장을 자극해서 泄瀉시키는 것이 아니다.

＊健脾라는 것은 脾局熱氣를 補益하는 것이고, 降陰은 소화관 내에 있는 冷氣(寒氣)가 積滯된 것을 밖으로 배출해주는 것이다. 少陰病은 胃中溫氣뿐만 아니라 脾局熱氣까지도 寒氣에 의해 압박을 받고 있기 때문에 官桂附子理中湯을 이용해서 적극적으로 치료해야 한다.

7-12) 藿香正氣散　香砂六君子湯　寬中湯　蘇合元　皆張仲景瀉心湯之變劑也
此所謂靑於藍者　出於藍　噫　靑雖自靑　若非其藍　靑何得靑.

藿香正氣散　香砂六君子湯　寬中湯　蘇合元 모두 張仲景瀉心湯의 變劑이다. 이는 소위 靑出於藍이다. 푸름이 비록 스스로 푸르나 만약 그 쪽이 아니면 푸름이 어찌 푸름을 얻을 수 있겠는가.

＊藿香正氣散　香砂六君子湯　寬中湯　蘇合元 모두 瀉心湯을 변통해서 만든 처방이다. 理中湯과의 차이점은 완만하게 화해시키면서 大腸과 胃 즉 下焦와 中上焦를 모두 따뜻하게 풀어주는 처방이다.

③ 太陰病 陰毒證

7-13) 張仲景曰　傷寒陰毒之病　面靑　身痛如被杖　五日可治　七日不治.

張仲景이 이르길 傷寒陰毒의 病은 얼굴은 푸르고 몸은 몽둥이로 맞은 듯이 아프고 5일 된 것은 치료할 수 있으나 7일 된 것은 치료할 수 없다.

＊表裏兼病이 뚜렷하게 드러난다. 얼굴색이 어둡고 全身의 근육통이 심하다.

⁷⁻¹⁴⁾ 李梴曰　三陰病深　必變爲陰毒　其證　四肢厥冷　吐利不渴　靜踡
而臥　甚則咽痛鄭聲　加以頭痛頭汗　眼睛內痛　不欲見光　面脣指
甲青黑　身如被杖　又此證　面靑白⁴⁸⁾黑　四肢厥冷多睡.

李梴이 이르길 三陰病이 깊으면 반드시 변하여 陰毒이 되는데 그 증상은 四肢가 厥冷하고 토하고 泄瀉하는데 갈증나지는 않고 가만히 구부리고 누워 있고 심하면 咽喉가 아프고 중얼중얼거리고 頭痛과 頭汗이 더해지고 눈동자가 아프고 빛을 보려하지 않고 얼굴과 입술과 손톱이 푸르고 검으며 몸이 몽둥이로 맞은 것 같고 또한 이 證은 얼굴이 푸르거나 하얗거나 검고 四肢가 厥冷하고 잠을 많이 자려한다.

*갈증은 없다. 즉 陰毒證은 少陰病은 아니며, 胃中溫氣가 寒氣에 버티고 있음을 알 수 있다. 泄瀉증상과 다양한 통증뿐만 아니라 四肢厥冷과 같은 表寒證도 같이 나타난다. 누워서 잠을 많이 자려고 하는 것으로 보아 컨디션도 굉장히 떨어져 있다.

⁷⁻¹⁵⁾ 論曰　右證　當用人蔘桂皮湯　人蔘附子理中湯.

論하여 이르길 위 증상에는 人蔘桂皮湯 人蔘附子理中湯을 쓴다.

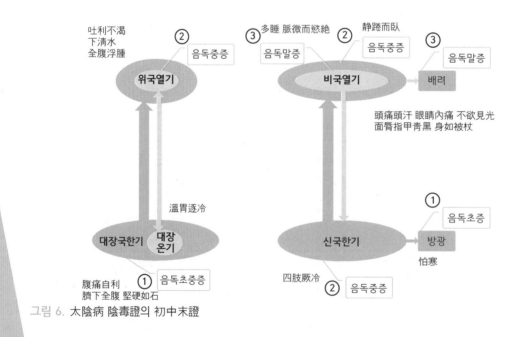

그림 6. 太陰病 陰毒證의 初中末證

---

48) 白->舌로 바꿔야 한다. 東醫寶鑑을 잘못 인용하였다.

*少陰人 泛論에 기술된 腹痛下利 則病必盡解也 而腹痛下利 而其病 半解半不解者 陰毒之漸也에 나오는 조문처럼 원래는 腹痛과 泄瀉를 하면 병이 풀려야 하는데 풀리지 않고 계속 正氣와 邪氣가 서로 싸우다가 正氣가 기우는 病態이다.

*太陰病 陰毒證은 表寒證과 裏寒證이 처음부터 같이 나타나는 表裏兼病이다. 東武는 人蔘과 乾薑을 위주로 溫胃逐冷하는 치법을 제시한다. 즉 胃中溫氣를 더욱더 강력히 補益하면서, 表 부위까지 파급된 寒氣를 쫓아내는 것이 목적이다. 太陰病 初證인 太陰病 腹痛泄瀉 證의 경우에는 人蔘을 활용하지 않는다. 그 이유는 白何首烏의 溫補하는 힘만으로도 치료가 가능하지만 陰毒證의 경우에는 胃局 뿐만 아니라 脾局熱氣까지도 압박을 받고 있기 때문에 人蔘을 활용한다. 하지만 少陰病처럼 胃中溫氣와 脾局熱氣가 寒氣에 의해 완전히 억눌린 것은 아니고, 버티고 있는 상황이다. 그렇기 때문에 갈증이 없다. 太陰病 心下痞證과의 차이는 병세가 급하기 때문에 완만하게 치료하기 보다는 강하게 치료해야 한다.

(4) 太陰病 直中陰經 乾霍亂關格病

7-16) 張仲景曰 傷寒直中陰經 初來無頭痛 無身熱 無渴 怕寒踡臥
沈重欲眠 脣靑厥冷 脈微而欲絶 或脈伏
宜四逆湯 四逆者 四肢逆冷也.

張仲景이 이르길 傷寒으로 陰經이 直中되면 초기에는 頭痛 身熱 渴證이 없고 寒氣를 싫어하고 몸을 구부리고 눕고 가라앉고 무거운 모양으로 자려고 하고 입술은 푸르고 厥冷하고 脈은 약하여 끊어지는 듯하고 혹 伏脈이다. 마땅히 四逆湯을 써야 한다. 四逆은 四肢가 逆으로 冷한 것이다.

*直中陰經病은 陰毒證보다 더 심한 병세를 보인다. 하지만 少陰病의 범주는 아니다. 갈증이 없다는 것은 아직 脾局熱氣와 胃中溫氣까지 심하게 압박을 받는 상황은 아니라는 것을 의미한다. 하지만 몸을 잘 가누지 못할 정도로 컨디션을 떨어진 상태이며, 表寒證이 두드러진다. 直中陰經病 역시 表裏兼病의 太陰病이다.

7-17)

論曰　嘗治　少陰人　直中陰經　乾藿亂關格之病

時屬中伏節候　少陰人　一人　面部氣色　或靑或白　如彈丸圈　四五
點成團

　起居如常　而坐於房室中倚壁　一身委靡無力　而但欲寐

問其這間原委　則曰　數日前　下利淸水一二行　仍爲便閉　至今爲
兩晝夜　別無他故云

問所飮食　則曰　食麥飯云

論하여 이르길 일찍이 少陰人 直中陰經 乾藿亂關格病을 치료하였다.

이때는 中伏節候이었다. 少陰人 한 사람이 얼굴의 기색이 푸르거나 하얀데, 탄환크기의 반점 4~5개가 덩어리를 이루었다. 起居함은 평상시와 같은데 방안에 벽에 기대어 앉아 一身이 밀려 쓰러질 듯이 힘이 없고 단지 자려고만 하였다. 그 동안의 원인을 물어보니 이르길 수일 전 맑은 물 설사를 1~2회 하고 이내 大便이 막혀 지금까지 2일이 된 것 외에는 별다른 이유가 없다고 하였다. 음식을 물어보니 보리밥을 먹었다고 하였다.

※성질이 찬 보리밥을 먹고 소화관의 기능저하로 인해 食滯가 발생하였다. 直中陰經 乾藿亂 關格病은 太陰病 腹痛泄瀉證이나 心下痞證에 나타나는 下利淸穀과 다른 양태인 少陰病 에 주로 나타나는 下利淸水가 나타나면서 表寒證이 두드러진다. 또한 급격한 컨디션 저하 도 동반된 상태이지만 갈증이 없는 것으로 보아 直中陰經 乾藿亂關格病 역시 太陰病이다.

　急用巴豆如意丹　一半時刻　其汗　自人中穴出　而達于面上　下
利一二度　時當日暮

　觀其下利　則淸水中　雜穢物而出　終夜下利十餘行

翌日　平明至日暮　又十餘行下利　而淸穀麥粒　皆如黃豆大

其病　爲食滯故　連三日　絶不穀食　日所食　但進好熟冷　一二碗

급히 巴豆如意丹을 썼더니 1시간 쯤 후 그 땀이 人中穴로부터 나와 顔面위에 이르렀으며 泄瀉 를 1~2번 하였고 시각은 해가 저물 때였다. 그 下利를 살펴보니 즉 淸水 중에 섞인 찌꺼기가 나 왔고 밤새 泄瀉를 10여 회 하였고 다음날 새벽부터 해가 저물 때까지 또다시 泄瀉를 십여 회 하였다. 소화되지 않은 보리알의 크기가 누런 콩 만하였다.

그 病은 食滯로 인한 까닭으로 3일을 연이어 곡식을 끊고 날마다 단지 좋은 숭늉을 1~2사발 씩 먹게 하였다.

※병의 원인을 食滯로 보고 있다. 즉 巴豆를 통해 痼冷積滯가 풀리면서 泄瀉 중에 食滯가 풀리면서 나오고, 陽煖之氣가 회복되면서 人中에 땀이 관찰된다.

至第三日平明　病人面色　則無不顯明　而一身皆冷　頭頸墜下　去地二三寸　而不能仰擧
　　病證更重　計出無聊

3일 새벽에 이르러 환자의 얼굴색이 밝게 드러나지 않음이 없었고 몸은 모두 차갑고 머리와 목을 아래로 떨어드리고 땅에서 겨우 2~3촌까지밖에 들지 못하였다.

＊表寒證이 굉장히 심하고, 컨디션 저하도 심각하다.

　　仔細點檢　病人一身　則手足膀胱腰腹　皆如氷冷　臍下全腹　堅硬如石
　　　　　　　　　　　而胸腹上中脘　熱氣熏騰　灸手可熱　最爲可觀

자세하게 환자의 몸을 點檢하니 手足膀胱腰腹은 모두 얼음같이 냉하고 배꼽아래의 모든 배 부위는 굳고 단단하여 돌과 같았다. 胸腹의 上中脘 부위는 熱氣가 찌는 듯하여 손이 구워질 정도로 열이 있어 아주 可觀이였다.

＊心下部의 열감은 胃中溫氣가 寒氣를 떨쳐내는 양상의 호전반응이다.

＊손과 발, 허리와 골반 뒤쪽은 얼음장같이 차면서 小腹의 硬結은 심하지만, 中脘 上脘 부위는 따뜻하다. 여기서도 表寒證과 小腹硬滿이라는 下焦 부위를 중심의 表裏兼病임을 알 수 있다. 즉 太陰病 直中陰經 乾藿亂關格病은 太陰病 陰毒證의 범주이며 上下 病位로는 下焦에서 中上焦까지, 表裏로는 表裏兼病, 寒熱로는 寒證 위주의 病態임을 알 수 있다.

至第五日平朝　一發吐淸沫　而淸沫中　雜米穀一朵而出　自此　病勢大減　因進米飮聯服數碗
其翌日　因爲粥食

제5일째 새벽에 이르러 1번 맑은 거품을 토했는데 맑은 거품 중에 섞인 米穀 一朵가 나왔다. 이로부터 病勢가 크게 감소하여 米飮을 연달아 수 사발 복용하였고 그 다음날(6일째)에는 粥을 먹게 되었다.

＊胃中溫氣가 더욱 회복되어 嘔吐하는 것이다. 즉 이때의 嘔吐는 胃局의 기능이 안에 있는 食滯를 吐해서 제거할 정도로 개선된 것을 의미한다.

此病 在窮村故 未暇溫胃和解之藥.

이 환자는 窮僻한 마을에 있는 까닭에 溫胃和解시키는 약을 쓸 여유가 없었던 것이다.

*여기서 太陰病 陰毒證의 치법이 제시되었다. 胃中溫氣를 보충하면서 和解하는 방법으로 치료한다. 여기서 溫胃는 실제적으로 胃와 大腸을 모두 포괄해서 따뜻하게 하는 것이다. 太陰病 陰毒證의 경우 주된 病位는 下焦의 裏部位 즉 大腸 부위에 있지만, 胃局까지도 영향을 받고 있기 때문에, 大腸뿐만 아니라 胃까지도 고려해서 치료해야 한다.

其後 又有少陰人 一人 日下利數次 而仍下清水 全腹浮腫
　初用桂附藿陳理中湯 倍加人蔘 官桂 各二錢 附子二錢 或一
錢 日四服 數日後 則日三服 至十餘日
　遂下利清穀 連三日三四十行 而浮腫 大減.

그 후 또 少陰人 한 사람이 하루에 泄瀉를 수차례 하고 맑은 물 설사한 뒤 배 전체가 부었다. 초기에 桂附藿陳理中湯의 人蔘을 倍로 하고 官桂 각 2돈으로 附子 2돈 혹은 1돈으로 하루에 4번씩 수일간 복용한 뒤 그 후에는 하루 세 번씩 복용하여 10여 일에 이르니 결국 소화되지 않은 곡물 泄瀉를 3일간 30~40회 하더니 浮腫이 크게 감소하였다.

*下利清水에서 下利清穀으로 바뀌었다. 이것은 호전반응이다.

*이 환자는 위에 제시된 사람보다 병세가 더 重하다. 우선 下腹部뿐만 아니라 中脘 부위까지도 浮腫이 생길 정도로 胃局까지 심하게 寒氣에 의해 압박을 받고 있고 脾局熱氣도 압박을 받고 있다. 앞의 환자는 巴豆와 숭늉정도만 써서 회복될 정도로 胃中溫氣는 버티고 있었지만, 이 환자의 경우에는 附子, 人蔘을 적극적으로 활용해 胃中溫氣과 脾局熱氣를 補充해서 치료하였다.

又少陰人 小兒一人 下利青水 面色青黯 氣陷如睡
用獨蔘湯 加生薑二錢 陳皮 砂仁 各一錢 日三四服 數日後 下
利十餘行 大汗解.

또 少陰人 한 아이가 下利青水하고 面色이 푸르면서 어두웠는데 氣運이 빠져서 졸고 있었다. 獨蔘湯에 生薑 2돈 陳皮 砂仁 각 1돈씩 하루에 3~4회 복용한지 수일 후에 泄瀉를 10여 회 한 후 크게 땀이 나고 풀렸다.

*약 복용 후 발생한 泄瀉는 胃中溫氣가 寒氣를 밀어내는 泄瀉이다. 호전반응이다.

*이 少陰人 소아의 경우도 人蔘 한 냥을 활용할 정도로 병세가 危重하였고, 表裏兼病이 심한 상태였다.

*여기서 獨蔘湯+生薑2돈 陳皮, 砂仁 1돈은 바로 人蔘陳皮湯에 生薑을 1돈을 추가하고 大棗가 빠진 처방이다. 人蔘陳皮湯은 太陰病 陰毒證에 제시한 처방이다. 즉 直中陰經 乾藿亂關格病은 少陰病이 아니라 太陰病 陰毒證의 범주임을 알 수 있다.

蓋少陰人　藿亂關格病　得人中汗者　始免危也
　　　　　　　　　　　食滯大下者　次免危也
　　　　　　　　　　　自然能吐者　快免危也
禁進粥食　但進好熟冷　或米飮者　扶正抑邪之良方也
宿滯之彌留者　得好熟冷　乘熱溫進　則消化　無異於飮食　雖絶食
二三四日　不必爲慮.

대게 少陰人 藿亂關格病에서 人中汗은 비로소 위험함을 免한 것이요, 食滯大下는 다음으로 위험함을 免한 것이요, 自然能吐는 쾌히 위험함을 免한 것이다.
粥을 먹는 것을 금하고 좋은 숭늉 혹은 米飮을 먹게 하는 것은 正氣를 북 돋고 사기를 억제하는 좋은 방법이다. 宿滯가 오랫동안 지체될 때는 좋은 숭늉으로 熱氣를 가해 따뜻하게 먹게 하면 소화가 잘 된다. 음식과 다를 바가 없고 비록 음식을 끊더라도 2, 3, 4일 동안 걱정할 필요가 없는 것이다.

*人中 부위에 땀이 나면 이제 胃中溫氣가 寒氣를 밀어내기 시작한 것이고, 食滯大下는 소화관의 기능이 회복되어 물만 빠져나가는 것이 아니라 食滯까지도 제거되는 것을 의미한다. 嘔吐는 胃中溫氣가 완전히 寒氣를 밀어냈다는 것을 의미한다.

*만약 사정이 여의치 않아 藥을 쓸 수 없다면 숭늉 역시 溫胃和解하는 효과가 있으니 약으로 충분히 활용할 수 있다.

7-18) **張仲景曰 少陰病 脈微細 但欲寐[49].**

張仲景이 이르길 少陰病은 脈이 微細하고 단지 자려고만 한다.

*少陰病은 컨디션이 떨어진 상태이며 피로감이 심하다. 또한 잠을 자려고 하지만 피로감과 煩躁로 인해 실제로는 잠을 이루지 못한다.

7-19) **傷寒 欲吐不吐 心煩 但欲寐 五六日 自利而渴者 屬少陰 小便色白 宜四逆湯.**

傷寒에 吐하려고 해도 吐하지 못 하고 가슴은 답답하면서 단지 자려고만 하고 5~6일에 泄瀉하면서 갈증을 느끼는 것은 少陰에 속한다. 小便色이 맑으면 四逆湯을 써야 한다.

*煩躁證을 동반한 갈증을 호소하며, 泄瀉를 한다. 갈증은 勞心焦思로 인해 胸悶 胸煩을 동반한 갈증이지 실제적으로 수분이 부족해서 나타나는 갈증은 아니다. 또한 少陰病은 수면장애가 주된 증상 중 하나이다.

7-20) **少陰病 身體痛 手足寒 骨節痛 脈沈者 附子湯主之.**

少陰病으로 몸이 아프고 수족이 차고 뼈마디가 아프고 脈이 沈하면 附子湯을 주로 써야 한다.

*少陰病은 손발이 찬 表寒證과 전신의 근육과 관절에 통증이 나타난다. 즉 表裏俱病이다.

---

49) 甲午本 7-48
今考更定 已上諸證 卽少陰人內守胸膈胃中之胃氣虛弱 冷氣內侵 下利不止之證也.
　　此證 口中和者　　其勢緩 口中不和者 其勢急.
　　　　下利不靑者 其證輕 下利靑者　　其證重.
　　此少陰病但欲寐心煩下利之證 無論輕重緩急 俱是重證 不可不重治也.
　　但欲寐者 非眞就睡也. 膈氣抵陷 精神困短肢體昏蹉之謂也.

⁷⁻²¹⁾ 下利腹脹滿 身體疼痛 先溫其裏 乃攻其表 溫裏 宜四逆湯 攻
表 宜桂枝湯.

泄瀉하고 배가 그득하게 부르고 신체가 아프면 먼저 그 裏를 따뜻하게 하고 그 表를 공격한다.
裏를 따뜻하게 하는 것은 四逆湯으로 하고 表를 공격하는 것은 桂枝湯으로 한다.

*위 조문에서 알 수 있듯이 少陰病은 裏證과 表證이 같이 나타난다. 이때 張仲景은 먼저
四逆湯으로 裏 부위를 치료하고 桂枝湯으로 表 부위를 치료할 것이 제시하였다. 東武는
官桂附子理中湯으로 表裏를 동시에 치료할 것을 제시하였다.

⁷⁻²²⁾ 論曰 右證 當用官桂附子理中湯.

論하여 말하기 위의 證에는 官桂附子理中湯을 써야 한다.

*官桂附子理中湯은 人蔘이 3돈 들어가는 처방으로 적극적으로 脾局熱氣를 보충하는 것을
목적으로 하고 있다(健脾). 附子를 통해 소화관의 冷氣를 몰아내고(降陰), 官桂를 통해 表
부위의 陽氣를 보충한다. 위의 조문들은 少陰病 初證으로 下利靑水나 口渴이 아주 심한
상태는 아니다.

6 少陰病 特異證

*아래의 조문들은 少陰病에서 나타나는 일반적인 양상은 아니다. 少陰病은 裏寒證이므로
泄瀉위주의 病態와 表寒證의 身體痛, 手足厥冷 증상이 같이 나타나는 表裏俱病이다. 하
지만 아래의 조문들은 少陰病인데도 表熱證이 나타나거나, 갈증이 없거나, 泄瀉가 없거나,
下利淸水가 아닌 下利淸穀을 하는 특이한 증상들이 나타난다. 이때 중요한 것은 환자의
素證을 살펴, 少陰病으로 진단하여 치료하는 것이다.

⁷⁻²³⁾ 張仲景曰 少陰病 始得之 反發熱 脈沈者 麻黃附子細辛湯主之.

張仲景이 말하기 少陰病을 처음 얻었을 때 오히려 發熱하면서 脈이 沈할 경우에는 麻黃附子細
辛湯을 주로 써야 한다.

*少陰病 初證에 表寒證이 아니라 表熱證이 나타나는 경우도 있다. 少陰病은 太陰病처럼 表寒證 양상위주로 나타나기보다는 表熱證이 나타나는 경우도 있다. 하지만 이때 腎受熱 表熱病의 범주로 보지 말고, 素證을 살펴 胃受寒裏寒病으로 치료해야 한다.

⁷⁻²⁴⁾ 少陰病　一二日　口中和　背惡寒　宜附子湯.

少陰病 1~2일에 입안이 부드럽고 등에서 惡寒이 느껴지는 경우 附子湯을 써야 한다.

*少陰病인데 口中不和가 아니라 口中和이다. 少陰病 初證에는 아직 갈증이 나타나지 않을 수 있다. 하지만 背膂 부위에 惡寒이 두드러지는 表裏俱病이므로 少陰病으로 진단하여 치료한다.

⁷⁻²⁵⁾ 少陰病　二三日　用麻黃附子甘草湯　微發之　以二三日　無證故 微發汗也　無證　謂無吐利厥證也.

少陰病 2~3일에 麻黃附子甘草湯으로 약간 땀을 나게 한다. 2~3일간 증상이 없는 까닭에 약간 發汗한 것이다. 증상이 없다는 것은 吐하고 泄瀉하고 厥證이 없다는 것이다.

*少陰病 初證에 吐하거나 泄瀉하거나 四肢厥冷이 없을 수도 있다.

⁷⁻²⁶⁾ 下利　脈沈而遲　其人　面小赤　身有微汗⁵⁰⁾　下利淸穀　必鬱冒汗出 而解　病人　必微厥　所以然者　其面戴陽　下虛故也.

泄瀉하고 脈이 沈遲한 그 사람이 얼굴은 약간 붉고 몸에는 약간 땀이 나고 소화되지 않은 곡물을 泄瀉하고 반드시 별안간 현기증이 나고 땀이 나면서 병이 풀리지만, 病者는 반드시 약간 四肢가 厥冷하니, 그러한 이유는 그 얼굴은 陽을 이고 아래는 虛하기 때문이다.

---

50) 身有微汗는 傷寒論에 身有微熱로 기록되어 있다. 東醫寶鑑이 잘못 인용한 것을 東武가 그대로 인용하였다.

*少陰病인데 얼굴이 약간 붉으면서 表熱證이 나타나면서 淸穀을 泄瀉하는 경우에는 땀이 나면서 병이 풀릴 수 있다. 이때 表熱證은 脾局熱氣가 寒氣를 이겨내는 상황에서 나타나는 호전증상이다.

7-27) 少陰病 脈細沈數 病爲在裏 不可發汗
少陰病 但厥無汗 而强發之 必動其血 或從口鼻 或從目出 是爲下厥上渴 難治.

少陰病에 脈이 細沈數하면 病이 裏에 있으니 發汗해서는 안 된다. 少陰病으로 단지 厥하고 땀이 없는데 억지로 發汗하면, 반드시 그 血을 動하게 하여 혹 입과 코를 따라 나오거나 혹 눈으로 나오게 되는데 이는 下厥上渴이니 치료하기 어렵다.

*少陰病은 병이 裏에 있으므로 發汗시켜서 陽氣를 손상시켜서는 안 된다. 만약 四肢厥冷하고 땀이 나지 않는다고 해서 發汗을 시키게 되면, 오히려 두면부의 출혈증상과 갈증이 심해지고, 四肢厥冷 또한 심해지게 된다.

7 少陰病 太陰病 비교 1

7-28) 論曰 張仲景所論 太陰病 少陰病 俱是少陰人 胃氣虛弱泄瀉之證
而太陰病泄瀉 重證中平證也
少陰病泄瀉 危證中險證也
人 但見泄瀉 同是一證 而易於尋常做圖 少陰病泄瀉 尋常做圖則必不免死
蓋太陰病泄瀉 大腸之泄瀉也　　　　少陰病泄瀉 胃中之泄瀉也
太陰病泄瀉 溫氣逐冷氣之泄瀉也 少陰病泄瀉 冷氣逼溫氣之泄瀉也.

論하여 이르길 張仲景이 말한 바는 太陰病 少陰病 모두 少陰人의 胃氣가 虛弱하여 泄瀉하는 증상이다.
太陰病 泄瀉는 重證 중에 평범한 증상이다.
少陰病 泄瀉는 危證 중에 險한 증상이다.
사람들이 단지 泄瀉만 보고 이를 하나의 증상으로 같이 보고 섭사리 일상적인 방법으로 圖謀

하는데 少陰病 泄瀉는 일상적인 방법으로 圖謀하면 반드시 죽음을 면할 수 없다.
대개 太陰病 泄瀉는 大腸의 泄瀉이다. 少陰病 泄瀉는 胃中의 泄瀉이다.
太陰病 泄瀉는 溫氣가 冷氣를 쫓아내는 泄瀉이며, 少陰病 泄瀉는 冷氣가 溫氣를 핍박하는 泄瀉이다.

*여기서 胃氣는 소화관에 있는 溫氣(熱氣)를 말한다. 胃와 大腸을 모두 포괄하는 개념이다.
즉 胃와 大腸의 기능저하로 인해 음식을 納하거나 出하는 작용에 이상이 생긴 것이다.

*太陰病과 少陰病의 주된 病位와 病因이 나온다. 두 病證 모두 泄瀉라는 공통 증상이 있지만, 太陰病 泄瀉의 경우 胃中溫氣가 大腸局의 冷氣(寒氣)를 조절하여 痼冷積滯가 풀리면서 나타나는 증상이지만, 少陰病의泄瀉의 경우 胃中溫氣가 大腸局의 冷氣에 압박을 받아 大腸뿐만 아니라 胃까지 즉 소화관 전체의 기능저하로 인해 발현되는 증상이다. 東武는 裏病에서는 熱氣와 寒氣 대신 溫氣와 冷氣로 병리적 상황을 설명한다.

표 7. 太陰病泄瀉와 少陰病泄瀉 비교

| 太陰病泄瀉 | 裏强 | 정체된 음식 또는 노폐물을 배출하는 泄瀉 | 食滯 |
| 少陰病泄瀉 | 裏弱 | 음식이나 노폐물은 나오지 않고 腸液만 줄줄 새는 泄瀉 | 心滯 |

8 少陰病 特異證에 대한 고찰

7-29) 少陰病　欲自愈　則面小赤　身有微汗　必鬱冒汗出而解故
古人　有見於此　少陰病　但厥無汗者　亦以麻黃　强發汗　欲其自愈
　　而反動其血　從口鼻出故　於是乎　始爲戒懼

少陰病이 스스로 나으려고 하면 즉 얼굴이 약간 붉고 몸에서 약간 땀이 나고 반드시 별안간 현기증이 나고 땀이 나면서 풀리게 된다. 옛 사람인 이것을 보고 少陰病인데 단지 厥하면서 땀이 없으면 역시나 麻黃으로 억지로 發汗하여 스스로 낫게 하고자 하였는데 도리어 그 血을 動하게 하여 입과 코로 나왔다. 이제야 비로소 경계하고 두려워하게 되었다.

*얼굴이 약간 붉으면서 몸에 땀이 나는 상황은 少陰病이지만 脾局熱氣가 회복되고 있는 상황에서 나타나는 증상으로, 시간이 지나면서 땀이 나면서 환자가 회복되는데, 이를 잘 모르고 少陰病도 땀을 내면 낫는다는 착각을 하여, 四肢厥冷하고 땀이 나지 않는 少陰病 환자를 麻黃으로 發汗하면 결국 脾局熱氣는 더욱 더 손상되어 치료하기 더욱 어렵게 된다.

凡少陰病 不敢輕易用麻黃 而少陰病 始得之 一二日 二三日
初證 以麻黃附子甘草湯 微發之也
　　然 麻黃 爲少陰病害藥 則雖二三日 初證 必不可用麻黃發之也
此證 當用官桂附子理中湯 或以桂枝 易官桂.

무릇 少陰病은 감히 쉽게 麻黃을 써서는 안 되며 少陰病을 처음 얻었을 때 1~2일 2~3일 初證
에 麻黃附子甘草湯으로 약간 땀을 내었다. 그러나 麻黃은 少陰病에 해로운 약이니 비록 2~3일
初證이더라도 반드시 麻黃을 써서 땀을 내어서는 안 된다. 이 證에는 官桂附子理中湯을 쓰거나
혹 桂枝로 官桂를 바꿔 쓴다.

*少陰病 初證에는 아직 脾局熱氣까지 심하게 압박 받은 상황은 아니므로, 麻黃을 사용해
서 發汗을 시키고 附子를 통해 裏 부위의 冷氣를 쫓아내면 나을 수도 있다. 하지만 麻黃
은 少陰人의 陽氣를 밖으로 손상시킬 수 있기 때문에 少陰病처럼 脾局熱氣 즉 陽氣가 약
할 때는 좋은 방법은 아니다. 官桂附子理中湯이나 桂枝附子理中湯으로 치료해야 한다.

---

9 少陰病 太陰病 비교 2

7-30) 少陰病 初證 因爲險證 繼而爲危證 此病 初證 早不辨證 而
措置 則危境也
凡腹痛自利 無口渴 口中和者 爲太陰病
　　腹痛自利 而有口渴 口中不和者 爲少陰病
少陰病 有身體痛骨節痛表證 此則表裏俱病 而大腸寒氣
必勝胃中溫氣而上升也
太陰病 無身體痛骨節痛表證 此則裏病 表不病 而胃中溫氣猶
勝大腸寒氣而下降也.

少陰病 初證은 이미 險證이 되었고, 연달아 危證이 되었다. 이 病은 初證에 일찍이 辨證하여
조치하지 못해 위험한 지경이 된다.
무릇 腹痛泄瀉하고 口渴이 없고 입안이 조화로운 것은 太陰病이다.
　　腹痛泄瀉하고 口渴이 있고 입안이 조화롭지 못한 것은 少陰病이다.
少陰病은 身體痛 骨節痛 表證이 있고 이는 表裏俱病이며 大腸寒氣가 胃中溫氣를 반드시 이겨서
上升한 것이다.
太陰病은 身體痛 骨節痛 表證이 없는데 이는 裏病이며 表은 병들지 않았다. 胃中溫氣가 오히려

大腸寒氣를 이겨 下降하는 것이다.

*少陰病은 太陰病에 비해 危重한 病態이다. 또한 少陰病과 太陰病 모두 腹痛과 泄瀉가 있지만 胃中溫氣의 압박 정도에 따라 渴證의 有無가 다르다. 그리고 少陰病은 身體痛 骨節痛과 같은 表證이 처음부터 동반되어 같이 나타나지만, 太陰病은 病이 악화되면서 兼하여 나타나지 처음부터 두드러지게 表證이 나타나지 않는다.

*7-28에서는 冷氣라고 하였는데 7-30에서는 寒氣라고 표현하였다. 東武는 表病에는 주로 寒氣과 熱氣로 설명하고, 裏病은 溫氣와 冷氣로 병리관계를 설명하는데, 混用해서 설명하는 부분도 있음을 알 수 있다.

*少陰病의 병리 설명을 보면 우선 大腸과 胃라는 裏 부위를 중심으로 설명하고 있다. 즉 주된 病態가 表 부위보다는 소화관 중심의 裏 부위에서 나타나며, 大腸의 寒氣가 胃中溫氣를 이기는 상황으로 증상이 中上焦를 중심으로 나타난다(有口渴 口中不和).

*太陰病의 병리 설명을 보면 우선 大腸과 胃라는 裏 부위를 중심으로 설명하고 있다. 즉 太陰病 역시 주된 病態는 表 부위 보다는 소화관 중심의 裏 부위에서 나타난다. 東武가 생각하는 編名의 表裏病에 대한 관점을 여기서 한번 더 확인할 수 있다. 東武는 병의 발현이 表 부위에서 주로 나타나면 表病, 裏 부위에서 나타나면 裏病으로 구별하였으며, 表證과 裏證은 병의 진행과정에 따라 表病과 裏病에서 表裏兼病 또는 表裏俱病의 양상으로 나타난다. 太陰病은 胃中溫氣가 大腸의 寒氣를 이겨내는 과정에서 나타나므로 下焦를 중심으로 病態가 나타난다(無口渴 口中和).

10 少陰病 中證-下利青水

7-31) 張仲景曰 少陰病 自利純青水 心下痛 口燥乾者 宜大承氣湯.

張仲景이 이르길 少陰病에 순전히 물만 나오는 泄瀉를 하고 心下가 아프고 입이 마르고 건조하면 마땅히 大承氣湯을 써야 한다.

*少陰病의 泄瀉는 소화관 전체의 기능저하로 인해 음식물이나 기타 내용물은 나오지 않고 오로지 물만 나온다. 또한 하복부보다는 心下部 즉 中上焦 부위에 통증이 나타나며, 口渴이 동반된다.

朱肱曰　少陰病　口燥咽乾而渴　宜急下之　非若陽明　宜下而可緩也.

朱肱이 이르길 少陰病으로 口燥 咽乾 口渴이 나타나면 마땅히 급히 泄瀉시켜야한다. 비록 陽明病이 아니지만 下法을 쓰면 가히 완만해질 수 있다.

*원래 少陰病은 下法을 사용하는 것이 아니다. 陽明病 胃家實證의 경우에는 맞는 치법이지만 少陰病은 아니다. 하지만 承氣湯을 이용해 痼冷積滯를 배출시키면 병이 나을 수도 있다. 東武는 이러한 상황에 大黃을 사용하는 방법보다는 巴豆를 활용하거나 官桂附子理中湯을 이용해 陽氣를 보충하면서 치료할 것을 말하고 있다.

李杲　東垣書曰　少陰證　口中辨　口中和者　當溫　口中乾燥者　當下

　　　少陰證　下利辨　色不青者　當溫　色青者　當下.

李杲 東垣書에 이르길 少陰證은 입안을 辨別하여 입안이 부드러우면 마땅히 따뜻하게 하고, 입안이 마르고 건조하면 泄瀉시킨다.
少陰證은 泄瀉를 辨別하여 색이 푸르지 않으면 마땅히 따뜻하게 하고, 색이 푸르면 마땅히 泄瀉시킨다.

*少陰病이더라도 口中和한 경우가 있을 수 있다. 이때는 官桂附子理中湯으로 裏를 따뜻하게 하면 나을 수 있다. 하지만 口中乾燥하면서 下法을 써야 한다. 즉 少陰病의 輕重을 판단함에 있어 口渴의 정도는 굉장히 중요하며, 口乾 口渴이 심한 경우는 寒氣에 의해 胃中溫氣가 심하게 압박을 받고 있으므로, 급히 巴豆를 사용해서 寒氣를 몰아내야 한다. 少陰病의 경우에도 下裏淸穀이면 가볍게 보고 官桂附子理中湯을 쓰지만, 만약 下利靑水를 하면 병세가 急하므로 우선 巴豆로 痼冷積滯를 풀어줘야 한다. 즉 이 條文을 東武가 인용한 이유는 少陰病 중에서도 初證을 지나 中證이 되었을 경우에는 下法을 써야 할 수 있기 때문이다.

李梴曰　舌乾口燥　或下利清水　譫語便閉　宜小承氣湯　脣靑　四
肢厥冷　指甲靑黑　宜薑附湯.

李梴이 말하기 혀가 마르고 입안이 건조하고 혹 푸른 물 泄瀉를 하거나 헛소리하고 변이 막히
면 마땅히 小承氣湯을 쓴다. 입술이 푸르고 四肢가 厥冷하고 손톱이 푸르고 어두우면 薑附湯
을 쓴다.

*口乾　口渴 또는 下利靑水하다가 심해져 오히려 口乾口渴은 譫語로, 下利靑水가 便閉로
진행하면 巴豆를 써서 급히 痼冷積滯를 배출해줘야 한다. 하지만 입술이 푸르고 表寒證으
로 四肢가 厥冷하거나 손가락이 푸르스름할 때는 薑附湯과 같은 官桂附子理中湯을 이용
한 溫法을 사용한다.

論曰　下利靑水者　欲下之　則當用巴豆
　　　　　　　欲溫之　則當用官桂附子理中湯
　　　下利靑水　仍爲便閉者　先用巴豆　後用薑朮寬中湯.

論하여 이르길 下利靑水에 下法을 쓰고자 하면 마땅히 巴豆를 쓴다.
　　　　　　溫法을 쓰고자 하면 마땅히 官桂附子理中湯을 쓴다.
下利靑水하다가 大便이 막히면 먼저 巴豆를 쓰고 후에 薑朮寬中湯을 쓴다.

*少陰病 中證으로 갈증 심하거나 물만 나오는 泄瀉를 하는 경우에 巴豆를 사용할 수 있다.
만약 증상이 너무 심하고 급하게 치료를 원하면 巴豆로 강력하게 寒氣를 몰아내는 것도 좋
은 방법이다. 즉 下利靑水과 渴證이 심한 것은 寒氣에 의해 胃中溫氣가 심하게 압박을 받
고 있으므로 급하게 巴豆를 써서 痼冷積滯를 풀어야 한다. 증상이 완만하다면 官桂附子
理中湯으로 裏를 따뜻하게 해서 치료하는 것이 낫다. 하지만 만약 물조차도 나오지 않으면
이때는 반드시 巴豆를 쓴 뒤, 薑朮寬中湯으로 완만하게 和解시켜준다. 그 후에 官桂附子
理中湯으로 胃中溫氣와 脾局熱氣를 보충해줘야 한다.

7-36)
嘗見 少陰人 十歲兒 思慮耗氣 每有憂愁 一二日 則必腹痛泄
瀉

일찍이 少陰人 10세 아이를 보았는데 생각하고 걱정하여 氣를 消耗하며 매일 근심하기를 1~2
일 되었더니 반드시 腹痛泄瀉하였다.

*여기서 腹痛泄瀉는 太陰病의 腹痛泄瀉와 病因이 다르다. 太陰病의 경우 食滯인 경우가
많지만, 少陰病의 경우 심리적인 원인으로 인해 腹痛泄瀉를 한다.

一二日 用白何烏理中湯 二三四貼 或甚則附子理中湯 一二貼
則泄瀉必愈矣

1~2일 白何烏理中湯 2, 3, 4첩을 쓰거나 혹 심하면 附子理中湯 1~2첩을 주었더니 泄瀉가 반드
시 나았다.

*少陰病 1~2일 정도 되지 않은 初證 경우 口中和할 수도 있고, 아직 脾局熱氣까지 심하게
압박을 받지는 않으므로 太陰病 腹痛泄瀉證(太陰病 初證)에 쓰는 白何烏理中湯을 쓰거
나 심하면 官桂附子理中湯으로 치료하면 쉽게 나았다.

忽一日 此兒 心有憂愁 氣度不平 數日故
豫治次 用白何烏理中湯 二貼 則泄瀉因作 下利靑水 連用六貼
靑水不止
　急用附子理中湯 六貼 靑水變爲黑水 又二貼 黑水泄瀉 亦愈
又二三貼調理

홀연히 하루는 이 아이가 마음에 근심이 있고 氣度가 평안하지 않은지 여러 날이 된 까닭에
미리 예방적 조치로 白何烏理中湯 2첩을 썼더니 오히려 泄瀉가 그로 인해 생겼고, 下利靑水를
해서 6첩을 연속으로 써도 靑水가 그치지 않았다. 급히 附子理中湯 6첩을 쓰니 靑水가 黑水로
변하였고 또 2첩을 쓰니 黑水泄瀉 또한 나았다. 다시 2~3첩으로 調理하였다.

*그 아이가 勞心焦思로 인해 또 少陰病이 발생할 것을 걱정하여, 예방적 차원에서 白何烏
理中湯을 썼더니 오히려 泄瀉가 발생하였고, 下利靑水까지 진행되었다. 그래서 지속적으
로 白何烏理中湯을 썼지만 소용이 없었다. 그 이유는 白何烏理中湯은 실제적으로 少陰病
에 맞지 않는 처방이기 때문이다. 즉 白何烏理中湯은 大腸 부위의 腹痛泄瀉를 위주로 치

료하는 처방이기 때문에 病位가 胃까지 확장된 少陰病에는 맞지 않으며, 脾局熱氣까지 심하게 압박받는 상황에서는 白何首烏보다는 人蔘, 附子, 官桂를 사용해야 한다. 그래서 처방을 官桂附子理中湯으로 바꾼 뒤 치료가 된 것이다.

以此觀之 則下利靑水者 病人 有藿亂關格而後 成此證也
此證 當用巴豆 破積滯痼冷 自是無疑
此兒 十歲 冬十二月 有下利靑水病 十一歲 春二月 又得亡陽
病.

이로써 살펴보면 下利靑水는 환자가 藿亂(腹痛+下利淸穀)關格(腹痛+大小便不通)이 있은 이후에 이 증상이 생겼다. 이 증상에는 마땅히 巴豆를 써서 痼冷積滯를 깨야하는데 이는 의심할 필요가 없다. 이 아이는 10세 겨울 12월에 下利靑水病이 있었는데, 11세 봄 2월에 또 亡陽病을 얻었다.

*원래 藿亂은 嘔吐와 泄瀉가 나타나고, 關格은 嘔吐와 大小便不通의 증상이 나타나는 병이다. 東武는 藿亂의 경우는 腹痛과 下利淸穀을 동반한 상태로 보고 있으며, 關格는 腹痛과 下利靑水를 동반한 것으로 보고 있다. 즉 藿亂 정도일 때는 溫法을 위주로 白何烏理中湯이나 官桂附子理中湯을 쓰면 되지만, 關格의 경우에는 巴豆를 활용해야 하며, 官桂附子理中湯을 쓰는 것보다 우선한다. 이 아이가 關格이 있었다는 것은 大便閉가 있었다는 것을 의미한다. 이 상황에서 溫法보다는 巴豆를 이용한 破痼冷積滯의 치료가 더 낫다. 그 후 官桂附子理中湯을 이용해 陽氣를 보충하며 조리해야 한다. 즉 少陰病의 치료에 있어 東武는 口渴의 정도뿐만 아니라 泄瀉의 양상까지도 중시했음을 수 있다.

*이 조문에서 下利淸穀일 때는 附子를 사용하지 않아도 되지만 下利靑水의 경우에는 반드시 附子를 사용해야 한다는 것을 알 수 있다. 그리고 下利靑水가 下利黑水보다 심한 증상임을 알 수 있다.

*太陰病 陰毒證의 치험례에서 제시된 乾藿亂關格病에서도 下利靑水 증상이 제시되었다. 이때는 반드시 白何首烏가 아닌 人蔘을 君藥으로 치료하였다. 太陰病 乾藿亂關格病 치험례는 甲午本에서는 少陰病 다음에 기술되었던 치험례이다. 甲午本까지는 東武는 下利靑水의 경우에 太陰病보다는 少陰病의 범주로 구별하여 치료하였음을 알 수 있다.

하지만 위의 少陰病 藿亂關格病 後 下利靑水 치험례는 辛丑本에서 새로 제시되는 조문이며, 腎受熱表熱病論에 제시된 亡陽病 치험례 역시 辛丑本에서 새로이 제시된 치험례이다. 즉 辛丑本으로 개초하면서 東武의 病證 분류에 대한 생각의 변화를 알 수 있다. 즉 太陰病과 少陰病의 구별, 鬱狂病과 亡陽病의 구별에 있어 심리적 요인이 病因이 되는지를 살피게 된 것이다. 즉 太陰病과 少陰病 藿亂關格病의 차이를 살펴보면 病因에 있어서 太陰病은 食滯이고, 少陰病은 심리적 요인이 원인이다. 즉 증상은 下利靑水라는 공통증상이 나타날 수고 있고, 人蔘, 附子, 巴豆 등을 사용하여 치료하는 점도 유사하지만, 病因이 다르기 때문에 太陰病과 少陰病으로 구분하는 것이다. 결국 太陰病과 少陰病을 나눔에 있어 증상이 비슷하더라도 病因이 어디에 있는지 또한 素證이 어디서 출발하는지에 큰 의미를 두었음을 알 수 있다.

---

12 少陰病 末證-藏厥

7-37) 朱肱曰 躁無暫定 而厥者 爲藏厥.

朱肱이 이르길 躁證으로 잠시도 가만히 있지 못하고 厥證이 있는 것은 藏厥이 된 것이다.

*少陰病 末證으로 不安定之心이 극도로 심한 상태이다. 脾局熱氣가 寒氣에 의해 심각하게 압박받고 있는 상황으로 四肢는 厥冷하고 조바심이 심하다.

7-38) 李梴曰 藏厥者 發躁無休息時 發熱七八日 脈微 膚冷而躁 或吐或瀉 無時暫安者 乃厥陰眞藏氣絶
故曰藏厥 仲景無治法 而四逆湯 冷飮救之 又少陰病 厥而吐利
發躁者 亦不治 而三味蔘萸湯 救之.

李梴이 이르길 藏厥은 躁證이 발하여 休息하는 때가 없으며 發熱이 7~8일 지속되고 脈이 微하고 피부는 차고 躁證이 있으며 혹 吐하고 혹 泄瀉하며 잠시도 안정될 때가 없으니 이는 厥陰眞藏氣가 끊어진 것이다. 이런 까닭으로 이르길 藏厥은 仲景은 治法은 없으나 四逆湯을 차갑게 마시게 하여 구하였다. 또한 少陰病에 厥하고 토하고 泄瀉하면서 躁證이 發하면 또한 치료할 수 없으나 이는 三味蔘萸湯으로 구해야 한다.

*朱肱이 말하는 藏厥과 달리 李梴이 말하는 藏厥은 發熱이라는 증상이 있다. 또한 嘔吐도 한다. 少陰病에서 熱證이 나타나는 것은 아직 脾局熱氣가 버티고 있을 때 나타나는 것이며, 嘔吐를 하는 것을 통해 아직 胃中溫氣가 버티고 있음을 알 수 있다. 朱肱이 제시한 藏厥보다 李梴이 제시한 藏厥이 더 가벼운 病態임을 알 수 있다. 따라서 發熱과 嘔吐가 있

는 藏厥은 四逆湯이나 三味蔘萸湯으로 구할 수 있다.

7-39) 論曰 少陰人 喜好不定 而計窮力屈 則心煩躁也
少陰病傷寒 欲吐不吐 心煩 但欲寐者 此非計窮力屈者之
病乎

論하여 이르길 少陰人이 기뻐하고 좋아하는 것이 안정됨이 없고 계책하고 궁리하는 힘이 굽게 되면 마음이 煩躁하다. 少陰病 傷寒에 토하고자 해도 토하지 못하고 心煩하고 단지 잠만 자려 하는 것은 이는 계책하고 궁리하는 힘이 굽게 된 病이 아니겠는가?

＊少陰病의 경우 病因이 喜好不定 즉 喜情이 浪發하기 때문에 나타난다고 설명하고 있다. 또한 少陰病 傷寒이란 표현에서 알 수 있듯이, 傷寒이라는 감염성 질환에 의해 발현돼 少陰病의 근본적인 원인을 외부적인 것에서 찾는 것이 아니라 喜好不定 計窮力屈 이라는 心慾에 두는 것을 알 수 있다. 즉 東武의 병리관은 性情의 偏急을 병의 근본원인으로 설정하였음을 다시 한번 확인할 수 있다.

蓋喜好者 所慾也
何故 至於計窮力屈 而得此少陰病乎 何不早用君子寬平心
乎

대개 기뻐하고 좋아하는 것은 慾心이다. 어찌한 까닭으로 계책하고 궁리하는 힘이 굽음에 이르러 이 少陰病을 얻게 된 것인가! 어찌 일찍이 君子의 너그럽고 平安한 마음을 쓰니 않았는가!

＊喜好不定이라는 것은 慾心이며, 자신이 도움 받는 것을 기뻐하는 마음으로 交遇하려할 때 浪發하게 되는 것이다. 즉 少陰人이 생소한 이들과 만나 교우함에 있어 자신이 도움 받는 것만을 기뻐하는 마음으로 한다면 결국 속임을 당하게 되고, 기뻐하는 마음은 불안정한 마음이 되는 것이다. 이것이 심해지면 煩躁를 주소증으로 하는 少陰病이 된다.

然 初證傷寒 欲吐不吐 心煩 但欲寐者 早用藥 則猶可免死
也
其病 至於躁無暫定而厥 則勢在極危也 豈不可憐乎
此證 當用蔘萸湯 四逆湯 官桂附子理中湯 吳茱萸附子理中
湯.

그러나 初證 傷寒으로 吐하려 해도 吐하지 못하고 心煩하고 단지 자려고만 하는 자는 일찍 약을 쓰면 즉 오히려 죽음을 면할 수 있다.

그 病이 躁證으로 잠시도 안정되지 못하고 厥함에 이르면 病勢가 지극히 위험에 있는 것이니 어찌 불쌍하지 않겠는가!

이 證에는 마땅히 蔘萸湯 四逆湯 官桂附子理中湯 吳茱萸附子理中湯을 써야 한다.

*少陰病 初證으로 心煩하고 단지 자려고만 하면서, 躁證과 厥證이 없다면 일찍 약을 쓰면 구할 수 있다. 하지만 初證에서 치료하지 않고 진행되어 少陰病 末證인 藏厥에 이르면 치료하기 어려우니 때 꼭 初證일 때 치료해야 한다.

---

13 少陰病 末證-陰盛隔陽

7-40) 朱肱曰 病人 身冷 脈沈細而疾 煩躁而不飮水者 陰盛隔陽也
若飮水者 非此證也
　　厥陰病 渴欲飮水者 小小與之 愈.

朱肱이 이르길 病者가 몸이 차고 脈이 沈細하면서 疾하고, 煩躁하면서 물을 먹지 못하는 것을 陰盛隔陽이라고 한다. 만약 물을 먹을 수 있으면 이 증상이 아니다. 厥陰病으로 갈증이 나면서 물을 마시려하는 자는 조금씩 물을 주면 낫는다.

*陰盛隔陽은 躁證뿐만 아니라 煩證이 심하다. 몸은 싸늘한데 오히려 渴證이 극도로 심해 물을 찾는데 잘 먹지 못한다. 陰盛隔陽과 厥陰病은 사지가 厥冷하면서 煩躁증상이 나타난다는 점에서 비슷하게 보일 수 있지만 陰盛隔陽은 갈증이 나지만 물조차도 먹을 수 없을 정도로 胃局溫氣가 손상된 상태이다. 東武는 厥陰病을 太陽病 厥陰證으로 辨證하였으며 鬱狂病 變證으로 보았다. 따라서 飮水는 충분히 가능한 胃局溫氣를 가지고 있는 상태이며 경우에 따라서는 물만 잘 공급해줘도 저절로 나을 수 있는 생리력을 갖고 있다.

7-41) 成無己曰 煩 謂心中鬱煩也 躁 謂氣外熱躁也

成無己가 이르길 煩은 가슴 속이 막혀 번거로운 것이다. 躁은 氣가 밖으로 나가 熱이 나듯이 답답해하며 가만히 있지 못하는 것이다.

但煩不躁 及先煩後躁者 皆可治

단지 煩하기만 하고 躁하지 않거나 먼저 煩하다 이후에 躁하면 대개 치료할 수 있다.

*少陰病 初證을 의미한다.

但躁不煩 及先躁後煩者 皆不可治

단지 躁하고 煩하지 않거나 먼저 躁하다 이후에 煩하면 대개 치료할 수 없다.

*但躁不煩은 藏厥證이고 先躁後煩은 陰盛隔陽을 의미한다.

*甲午本에 제시된 藏厥과 陰盛隔陽의 차이는 煩의 유무[51]이다. 陰盛隔陽은 煩이 있다.

先躁後煩 謂怫怫然 更作躁悶 此 陰盛隔陽也雖大躁 欲於泥水中臥 但水不得入口是也 此 氣欲絶而爭 譬如燈將滅而暴明.

먼저 躁한 뒤 이후에 煩한 것은 화가 치밀어 오르는 것 같다가 다시 조바심이 나면서 답답해하는 것을 이른다. 이는 陰盛隔陽이다.
비록 躁證이 심하여 진흙물 중에 눕고자 하더라도 물을 입으로 넣지 못한다. 이는 氣가 끊어지려고 하면서 다투는 것이니, 비유하면 마치 등불이 장차 꺼지려고 할 때 갑자기 밝아지는 것과 같다.

*氣外熱躁는 실제로 타각적으로 몸은 차지만, 자각적으로 열감을 많이 느낀다.

*少陰病 初證에는 처음부터 躁證이 나타나지는 않는다. 하지만 藏厥이나 陰盛隔陽은 煩보다는 躁證이 위주로 나타나며 특히 陰盛隔陽은 마치 등불이 꺼지려 할 때 한번 밝게 타오르듯이 마치 심한 熱로 어쩔 줄 모르듯이 잠시도 가만히 있지 못하고 물을 찾지만 넘기질 못한다.

---

51) 甲午本 7-63
   今考更定 **但躁不煩者 卽躁無暫定也 此藏厥也.**
   　　　　　先躁後煩者 卽厥逆煩躁也 此陰盛隔陽也.
   　陰盛隔陽 胃氣將絶之候也.
   　發熱汗多 脾氣將絶之候也.
   　發熱汗多之藥 獨蔘黃芪八物湯 可以專恃而
   　陰盛隔陽之藥 獨蔘附子理中湯 難以專恃.
   此證 當圖之於此證未成之前可也 病至於此 豈容易哉.
   此證 當用獨蔘附子理中湯三貼連服 少頃又三貼連服而 其病有回頭之勢則 翌日單服二貼.
   然此證 用此法 他證不可用此法. 連服三貼中一貼 加生附子五分.

7-42) 李梴曰　傷寒　陰盛隔陽　其證　身冷反躁　欲投井中　脣靑面黑　渴
欲飮水復吐　大便自利黑水
　　　六脈　沈細而疾　或無脈　陰盛隔陽　大虛證也　宜霹靂散
　　　又曰　厥逆煩躁者　不治.

李梴이 이르길 傷寒으로 陰盛隔陽되면 그 증상은 몸이 冷한데 도리어 躁하여(氣가 밖으로 나아가 열이 나는 듯하며 가만히 있지 못함) 우물 안에 몸을 던지고자 하는데 입술은 푸르고 얼굴은 어둡고 갈증이 나 물을 마시나 다시 토하고 大便은 검은 泄瀉를 하고 六脈은 沈細하면서 疾하고 혹은 無脈하다. 陰盛隔陽은 大虛證이니 霹靂散을 써야 한다. 또 이르길 厥逆하면서 煩躁자는 치료할 수 없다.

＊陰盛隔陽은 大虛證이고 타각적으로 몸은 차나 가슴속은 답답하고 자각적 열감이 심한 증상이다. 즉 躁證이라는 것은 몸은 冷한데 본인은 심한 열감을 느껴 잠시도 가만히 있지 못할 정도로 답답하고, 갈증도 심해 물을 마시려 하지만 마시면 넘기질 못하고 吐하는 것을 의미한다.

7-43) 論曰　此證　當用　官桂附子理中湯　吳茱萸附子理中湯　或用霹靂散.

論하여 이르길 이 證에는 마땅히 官桂附子理中湯 吳茱萸附子理中湯 혹은 霹靂散을 쓴다.

＊처방을 제시하였지만 이 처방들은 藏厥이나 陰盛隔陽으로 진행되기 전 少陰病 初證에 미리 쓰는 것이 좋다.

7-44) 藏厥與陰盛隔陽病情　大同小異　俱在極危　如存一髮　措手難及
若論此病之可治　上策　莫如此證未成之前　早用　官桂附子理中
湯　吳茱萸附子理中湯.

藏厥과 陰盛隔陽은 病情은 大同小異하지만 모두 극히 위험하여 마치 머리카락 하나를 손으로 집는 것처럼 어렵다. 만약 이 病의 치료함의 가능함을 論하려면 가장 좋은 방법은 이 證이 이루어지기 전에 일찍이 官桂附子理中湯 吳茱萸附子理中湯을 쓰는 것이다.

*藏厥과 陰盛隔陽이 되기 전에 미리 少陰病 初證을 진단하여 치료해야 한다. 만약 藏厥과 陰盛隔陽에 이르면 치료가 마치 손가락으로 머리카락을 집어 올리는 것처럼 어렵다.

14 少陰人病의 輕重 비교 기준

(7-45)
凡 觀少陰人病 泄瀉初證者 當觀於心煩與不煩也
心煩　　則口渴而口中不和也
心不煩　則口不渴而口中和也

무릇 少陰人病으로 泄瀉 初證을 볼 때 마땅히 心煩한지 아닌지를 살펴야 한다.
心煩하면 갈증이 나고 입안이 조화롭지 않다.
心이 不煩하면 갈증이 나지 않고 입안이 조화롭다.

*口渴을 느끼는 근본 원인은 心煩이다. 마음이 불안하고 답답함을 느끼면서 갈증을 느낀다. 口渴의 유무는 太陰病과 少陰病을 나누는 기준으로 결국 心煩의 유무를 의사가 구별해야 함을 의미한다. 心煩은 喜好不定이라는 情氣의 浪動에 의해 발생된다. 결국 少陰病에서는 이러한 정신적 불안정이 심해져 泄瀉 初證부터 煩證이 나타나면 口渴과 口中不和가 나타나는 것이다. 太陰病은 食滯나 다른 신체적인 요인에 의한 기능장애로 인해 泄瀉가 나타난 것이기 때문에, 初證부터 胃中溫氣나 脾局熱氣까지는 압박을 받지 않으므로 初證으로 갈증이 나타나지 않는다. 하지만 少陰病은 喜好不定이라는 정신적 불안정에 의해 病이 발현되어 泄瀉가 나타나며, 初證부터 胃中溫氣와 脾局熱氣도 압박을 받기 때문에 初證부터 갈증이 나타난다.

觀少陰人病 危證者 當觀於躁之有定無定也
欲觀躁之有定無定 則必占 心之範圍 有定無定也

少陰人病의 危證을 볼 때 躁證이 안정됨이 있는지 없는지를 봐야 한다.
躁證의 안정됨이 있는지 없는지를 살피고 싶으면 반드시 心의 범위가 안정됨이 있는지 없는지를 점쳐야 한다.

*躁證이 나타나면 위험한 단계이다. 이것은 表裏病을 포괄하는 개념이다. 단순히 少陰病만을 말하고 있는 것은 아니다. 亡陽證에서도 躁證이 나타난다. 즉 脾局熱氣가 심하게 압박받는 상황인 亡陽病과 少陰病의 공통 증상이다.

心之範圍　綽綽者　心之有定　而躁之有定也
心之範圍　耿耿者　心之無定　而躁之無定也.
心雖耿耿忽忽　猶有一半時刻　綽綽卓卓　則其病　可治　可治者
用薑附而可效也.

心의 범위가 침착하고 여유가 있는 자는 心의 안정됨이 있고, 躁證도 안정됨이 있다.
心의 범위가 편안하지 못한 자는 心의 안정됨이 없고, 躁證도 안정됨이 없다.
心이 비록 편안하지 못하여 깜짝깜짝 놀라더라도 오히려 잠시 동안만이라도 침착하고 여유롭
다면 그 病은 가히 치료할 수 있으며 乾薑과 附子를 쓰면 가히 효과가 있다.

*心之範圍는 마음씀씀이다. 즉 마음씀씀이가 편안한지 안 한지가 바로 危證의 輕重을 나
누는 기준이 된다. 少陰人 危證의 경우에는 단순히 약을 써서 치료되는 것이 아니라 심리
적인 안정 역시 굉장히 중요한 요소이다.

15 少陰人의 泄瀉 횟수 및 大便 양상에 따른 輕重

7-46) 凡少陰人泄瀉　日三度　重於一二度也　四五度　重於二三度也　而
日四度泄瀉　則太重也
　　　　　　　泄瀉一日　輕於二日也　二日　輕於三四日也　而連三日
泄瀉　則太重也.
少陰人　平人　一月間　或泄瀉二三次　則不可謂輕病人也
　　　　　　　一日間　乾便三四度　則不可謂輕病人也
下利清穀者　雖日數十行　口中必不燥乾　而冷氣外解也
下利清水者　腹中　必有青水也
若下利黃水　則非清水　而又必雜穢物也.

무릇 少陰人이 泄瀉를 하루에 3회하는 것은 1~2회 보다 重하며, 4~5회는 2~3회보다 重하다.
하루에 4번 泄瀉하는 것은 매우 重하다. 泄瀉를 하루하는 것은 2일 하는 것보다는 가볍고, 2일
하는 것은 3~4일 하는 것보다 가볍고 연이어 3일 泄瀉하는 것은 매우 重한다.
少陰人 보통 사람이 1달간 혹 泄瀉를 2~3차례 하면 가벼운 病人이라고 이를 수 없다. 1일간 마
른 변을 3~4회 보면 가벼운 病人이라고 이를 수 없다.
下利清穀은 비록 하루에 수십 회를 해도 입안이 반드시 乾燥하지 않고 冷氣가 밖으로 풀리는
것이다.

下利淸水는 뱃속에 반드시 淸水가 있다.

만약 下利黃水하면 淸水는 아니고 반드시 穢物이 섞인 것이다.

*少陰人은 泄瀉는 자주 하지 않는 것이 좋고 굳은 변이라도 자주 보지 않는 것이 좋다. 또한
下利淸穀은 泄瀉 중에 음식물이 모양을 갖추고서 나가는 양상인데 이것은 소화관의 기능
이 회복되면서 積滯된 것이 밖으로 풀리는 호전반응이다. 下利黃水는 음식물을 모양은 갖
추지 못한 채 누렇게 물에 섞여 나가는 것이고, 下利淸水는 내용물은 소화관에 그대로 정
체된 체 물만 빠져나가고 있는 것이다. 즉 下利淸水는 痼冷積滯가 심한 상태이므로 巴豆
를 사용해야 한다.

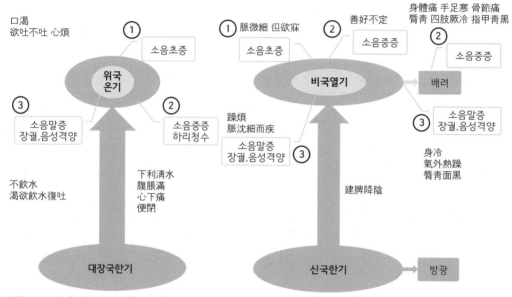

그림 7. 少陰病의 初中末證

---

52) 급성 A형 간염: 주로 비 특이적인 증상으로서 감기몸살처럼 열이 나거나 食慾이 감소하고, 구역질과 구토, 전
신적인 쇠약감, 腹痛과 泄瀉를 한다. 성인에서는 며칠 후에 黃疸이 생겨서 눈이 노래지고 小便 색깔이 진해질
수 있다.

53) 茵蔯四逆湯
茵蔯 一兩 附子 乾薑竝炮 甘草灸 各 一錢
○ 治陰黃病 冷汗不止

茵蔯附子湯
茵蔯 一兩 附子炮 甘草灸 各 一錢
○ 治陰黃病 身冷

茵蔯橘皮湯
茵蔯 一兩 陳皮 白朮 半夏 生薑 各 一錢
○ 治陰黃病 喘嘔不渴
右三方 出於朱肱活人書中

7-47) 張仲景曰　傷寒七八日　身黃如梔子色　小便不利　腹微滿　屬太陰
宜茵蔯蒿湯
　　　傷寒　但頭汗出　餘無汗　劑頸而還　小便不利　身必發黃.

張仲景이 이르길 傷寒 7~8일에 몸은 마치 치자색 같이 누렇고 小便은 不利하고 배가 약간 그
득한 것은 太陰에 속하니 마땅히 茵蔯蒿湯을 써야 한다. 傷寒으로 단지 머리에서 땀이 나고 나
머지에는 땀이 없고 목주위에서만 땀이 나고 小便이 不利한 것은 몸에 반드시 黃疸이 發한다.

*傷寒 黃疸의 경우 급성 A형 간염의 경우[52]와 유사하다. 東武는 傷寒으로 黃疸 뿐 만 아니
라 소화기 증상이 주로 나타나기 때문에 太陰病의 범주로 분류하였다. 뒤에 기술되는 內傷
黃疸과 달리 病情이 急하고, 感染에 의해 발현되기 때문에 따로 분류한 것으로 사료된다.
*傷寒黃疸 역시 表裏兼病의 범주이다.

7-48) 李梴曰　天行疫癘　亦能發黃　謂之瘟黃　殺人最急　宜瘴疸丸.

李梴이 이르길 流行하는 전염병으로도 또한 黃疸이 發할 수 있으니 이것을 瘟黃이라고 하며 사
람을 죽이는 것이 가장 急迫하니 마땅히 瘴疸丸을 써야 한다.

*전염병에 의해 발생된 黃疸이다. 사망률이 매우 높을 정도로 위중한 상태임을 알 수 있다.

7-49) 論曰　右證　當用　茵蔯橘皮湯　茵蔯附子湯　茵蔯四逆湯　瘴疸丸
或用　巴豆丹.

論하여 이르길 위의 證에는 마땅히 茵蔯橘皮湯 茵蔯附子湯 茵蔯四逆湯 瘴疸丸 혹은 巴豆丹을
써야 한다.

*東武가 인용한 처방들의 主治[53]를 종합해보면, 太陰病 黃疸의 경우 表寒證이 나타나면서
식은땀이 나면서, 구역감과 호흡이 가쁘지만 갈증은 나타나지 않는다. 갈증이 없기 때문에
少陰病은 아니며 아직 胃中溫氣는 버티고 있는 상황이지만, 脾局熱氣도 압박을 받기 때문
에 亡陽病과 유사하게 땀이 많이 나지만 머리에서만 줄줄 난다.

7-50) 醫學綱目曰 但結胸 無大熱者 此爲水結 但頭汗出 名曰水結胸 小半夏湯主之.

醫學綱目에 이르길 다만 結胸으로 큰 熱이 없으면 이는 水結이고 다만 머리에서 땀이 나는데 명명하여 말하길 水結胸이라 한다. 小半夏湯을 주로 쓴다.

*東醫寶鑑에서는 醫學入門에서 이 조문을 인용하였다고 기술되어 있는데, 醫學入門에는 동일 조문은 없고, 醫學綱目에도 동일한 조문이 없다. 다만 醫學綱目의 小半夏湯에 관한 조문[54]에서 중요한 것은 갈증이 없을 때 쓴다는 것이다. 즉 水結胸은 갈증이 없는 病態이고 따라서 少陰人의 경우 太陰病의 범주이다. 즉, 太陰病 結胸은 病位는 心下 주변에 나타나는 것으로 미루어 보면 大腸局뿐만 아니라 中上焦인 胃局까지 病位가 확장되었지만, 아직 胃中溫氣는 버티고 있기 때문에 갈증은 없다. 그리고 脾局熱氣도 어느 정도 압박을 받기 때문에 머리에서 땀이 난다.

7-51) 龔信曰 寒實結胸 無熱證者 宜三物白散.

*龔信의 醫鑑에는 이런 조문이 없다. 東醫寶鑑에만 있다. 無熱證은 겉으로 나타나는 熱證이 없다는 것을 의미하고 더불어 갈증은 없다는 것도 내포한다.

7-52) 論曰 右證 當用 桂枝半夏生薑湯 赤白何烏寬中湯 三物白散 或用 巴豆丹.

論하여 이르길 위의 證에는 마땅히 桂枝半夏生薑湯 赤白何烏寬中湯 三物白散 혹은 巴豆丹을 쓴다.

*病位가 中上焦까지 파급된 太陰病 結胸의 경우에는 桂枝半夏生薑湯 赤白何烏寬中湯과 巴豆를 활용한다.

---

54) 醫學綱目 脾胃部 嘔吐膈氣總論 嘔
諸嘔吐, 穀不得下者, 小半夏湯主之. 嘔家本渴, 渴者爲欲解, 今反不渴, 心下有支飮故也. 小半夏湯主之

7-53) 少陽人病　心下結硬者　名曰結胸病　其病　可治也
少陰人病　心下結硬者　名曰藏結病　其病　不治也
醫學綱目　醫鑑所論　水結胸　寒實結胸證藥　俱是少陰人太陰病

少陽人病으로 心下가 結硬한 것을 명명하여 結胸病이라고 하며 그 病은 치료할 수 있다.
少陰人病으로 心下가 結硬한 것을 명명하여 藏結病이라고 하며 그 病은 치료할 수 없다.
醫學綱目 醫鑑에서 논한 水結胸 寒實結胸의 證과 藥은 모두 少陰人太陰病이다.

*少陰人 少陽人 모두 結胸證으로 中上焦에 해당하는 心下 부위에 증상이 나타날 수 있으며, 少陰人의 경우는 太陰病의 범주이다. 또한 少陰人 結胸病은 경우 少陽人 結胸病과의 차이는 少陽人 結胸病은 心下가 結硬하지만 少陰人 結胸病은 心下가 痞滿하다.

而與張仲景　茵蔯蒿湯證　相類　則此病　想必非眞結硬於心下
而卽痞滿於心下者也
張仲景　瀉心湯證　傷寒下利　心下痞硬　汗解後　心下痞硬云者
亦皆痞滿於心下
或臍上近處　結硬也　而非眞結硬於心下者也
若少陰人病　而心下右邊　結硬則不治.

張仲景이 제시한 茵蔯蒿湯證 같은 유형은 이 病에 생각건대 반드시 진짜로 心下가 結硬한 것은 아니다. 즉 心下가 꽉 막혀 그득한 것이다. 張仲景 瀉心湯證은 傷寒에 下法을 써서 心下痞硬이 생기거나 發汗법을 쓴 뒤 心下가 痞硬해지는 것 이른 것이다. 이 또한 대개 心下가 痞滿한 것이다. 혹 배꼽 위 근처가 結硬한 것은 心下가 진짜 結硬한 것이 아니다. 만약 少陰人病으로 心下의 오른쪽 주변이 結硬하면 죽는다.

*太陰病 水結胸 寒實結胸 外感黃疸證 瀉心湯證 모두 太陰病 心下痞證에 속한다. 모두 太陰病으로 心下痞滿에서 발전된 病態이다. 즉 藏結이 아니라 太陰病 心下痞證의 同出一屬이다. 정말로 藏結이면 고칠 수 없다.

7-54) 張仲景曰 病有結胸 有藏結 其狀如何 曰按之痛 寸脈浮 關脈
沈 名曰結胸也
何謂藏結 曰如結胸狀 飮食如故 時時下利 寸脈浮 關脈細小沈
緊 名曰藏結 舌上白胎滑者 難治
病人胸中 素有痞 連在臍傍 引入小腹 入陰筋者 此名藏結
死.

張仲景이 이르길 病에 結胸이 있고 藏結이 있는데 그 형상은 어떠합니까? 이르길 누르면 아프
고 寸脈은 浮하고 關脈은 沈한 것을 명명하여 結胸이라 한다.
藏結은 어찌 이릅니까? 이르길 마치 結胸과 형상이 비슷하지만 음식을 먹는 것은 평소와 같고
때때로 泄瀉를 하며 寸脈은 浮하고 關脈은 細小沈緊한 것을 명명하여 이르길 藏結이라 한다. 舌
上이 희고 胎가 滑하면 치료하기 어렵다.
病人의 胸中의 평소에 꽉 막힌 듯함이 배꼽주변까지 연결되어 小腹이 당기고 陰筋(고환의 인
대)에 까지 들어가는 것을 藏結이라고 명명한다. 죽는다.

＊藏結은 結胸과 비슷하지만, 식욕이나 소화는 평소와 다르지 않고 때때로 泄瀉는 하고, 脈
은 弱하다. 그리고 혀에 희고 끈적끈적한 태가 끼면 더 심해져 치료하기가 어렵고, 만약 心
下부터 睾丸까지 당기는 느낌이 들면 치료할 수 없고 죽는다.

＊藏結은 비록 가끔씩 泄瀉 증상은 있지만 太陰病과 같은 양상의 소화관 증상 위주로 나타
나기 보다는 오히려 太陽病 厥陰證과 같이 소복부가 당기는 증상이 위주로 나타나고 이름
처럼 뚜렷한 心下結硬이 있다.

7-55) 朱肱曰 藏結 狀如結胸 飮食如故 時時下利 而舌上白胎
歌曰 飮食如常 時下利 更加舌上白胎時 連臍腹痛 引陰筋 此
疾 元來死不醫.

朱肱이 이르길 藏結은 結胸과 형상은 비슷한데 음식을 먹는 것은 평소와 같고 때때로 泄瀉하
고 舌上에 白胎가 있다. 이를 노래로 하면 음식은 여전하고 때때로 泄瀉를 하니 다시금 혀에 白
胎가 끼는구나. 배꼽 아래 아픈 것이 陰筋까지 당기기 이 질병은 원래 죽고 나을 수 없구나.

*여기서도 때때로 泄瀉는 하지만 식욕과 소화는 평상시와 같다고 이야기하고 있다. 그리고 혀에 백태가 끼면서 아랫배와 고환까지도 당기는 느낌이 들면 고칠 수 없다고 하였다.

7-56)
論曰 嘗見 少陰人 一人 心下右邊結硬 百藥無效 與巴豆如意
丹 反劇 搖頭動風 有頃而止 數月後死
其後 又有 少陰人 一人 有此證者
用巴豆丹 面上身上 有汗 而獨上脣人中穴左右邊 無汗 此人 一
周年後 亦死
　　凡少陰人 心下結硬 有此證者 目睹四五人 或半年 或一年
針灸醫藥 無不周至 而個個 無回生之望
　　此 卽藏結病 而少陰人病也.

論하여 이르길 少陰人 한 사람이 心下의 오른편이 뭉쳐 단단하였는데 모든 藥이 효과가 없었다. 巴豆如意丹을 주었더니 도리어 심해졌다. 머리를 흔들고 풍증을 일으키다 잠깐 그치니 몇 달 후 죽었다.
그 후 또 少陰人 한 사람이 같은 증세가 있어 巴豆丹를 썼더니 얼굴과 전신에 땀이 흐르지만 人中穴 左右에서는 땀이 나지 않았다. 이 사람도 일 년 남짓해서 역시 죽었다. 무릇 少陰人이 心下結硬이 있는 환자를 4~5명 목격했지만 혹 반 년 혹 일 년 동안 침 뜸 또는 약을 썼어도 소용이 없었고 대개 회생의 가망이 없었다. 이는 즉 藏結病이니 少陰人病이다.

☆ 少陰人 藏結病은 表病일까? 裏病일까?

우선 7-53은 甲午本에서 少陰人內觸胃病論에 기술되었고, 7-54 7-55 7-56은 少陰人腎胃病篇尾泛論에 기술되었다. 辛丑本에서는 胃受寒裏寒病論에 같이 기술되었다. 우선 甲午本에서 藏結病이 泛論에 기재되었다는 것은 일반적으로 나타나는 病態는 아니라는 것을 의미한다. 그리고 藏結病의 병리적 설명은 甲午本 少陽人膀胱大腸病篇尾泛論에 자세히 기술되어 있다. 甲午本 少陽人膀胱大腸病篇尾泛論[55]을 보면 少陰人 藏結病은 表 부위 溫氣가 비록 끊어졌지만, 裏 부위의 溫氣가 버티고 있는 病態라고 제시되어 있다. 즉 表病으로 분류하였다. 辛丑本에서는 이러한 내용은 삭제되었다. 甲午本에서 東武는 少陰人 藏結을 表病이 오랜 기간 지속되어 表氣는 손상되었지만, 아직 裏氣가 버티고 있는 表裏兼病으로 보고 있다. 裡陰溫氣가 버티는 과정에서 太陰病 心下痞硬와 비슷하게 心下 부위가 답답하면서 단단하지만, 食

慾이나 消化가 유지되는 것은 藏結은 表病이기 때문이다. 증상을 좀 더 살피면 連在臍傍 引入小腹 入陰筋의 증상은 小腹硬滿이 심해져 小腹交通이 나타나는 太陽病厥陰證과 유사한 증상이 나타난다.

즉 증상은 太陰病 心下痞硬과 유사해 보여 裏病에 서술되었지만, 藏結의 心下結硬은 裏 부위 즉 소화관의 기능저하로 인해 나타나는 心下痞硬이 아니다. 鬱狂病의 變證인 太陽病 厥陰證과 마찬가지로 鬱狂病의 한 變證으로 분류해야 한다. 정리하면 少陰人 腎受熱表熱病 鬱狂病末證의 變證 藏結病으로 보는 게 타당하다.

東武가 胃受寒裏寒病論에 藏結病을 모두 기술한 이유는 太陰病 水結胸 寒實結胸 外感黃疸證 瀉心湯證 모두 太陰病 心下痞證에서 발전된 病態이고 혹시라도 藏結病과 증상이 비슷하여 혼동될 수 있으니 이것을 명확히 구별해서 알려주기 위한 것으로 사료된다.

---

55) 甲午本 11-25
　　浮腫之爲病 急治則生 不急治則危. 用藥早則最易愈也 不早則孟浪而死也.
　　　此病 外勢寬緩 似不速死故 人必易之.
　　　此病 實是急證 四五日內 必治之疾而 謾不可以十日論之者也.
　　浮腫初發 當用 木通大安湯 日再服則六七日內浮腫必解
　　　浮腫解後又數日服 小便赤則每日一服
　　　　　　　　　小便淸則間三四五日一服以防再發.
　　凡浮腫再發則難治 過一月則難治 或十餘日內已成鼓脹而百藥無效者有之 木通大安湯無效則百藥亦無效也.
　　少陽人浮腫已成鼓脹而 歷五六七八月 或一周年後死者 皆膂膜淸氣已絶於膀胱而苟延命也
　　　　　　　　　　　與少陰人藏結病　膀胱陽氣已絶於膂膜而苟延命者 相類也.
　　蓋少陰人 藏結病 膂氣雖絶　胃氣猶旺　故苟延命也
　　　少陽人 鼓脹病 膀胱氣雖絶 大腸氣猶旺 故苟延命也.
　　喘促結胸之病 亦皆急用藥則易愈 不急用藥則陷於孟浪死之病也.
　　少陽人 中消者 腹脹 則必成鼓脹 鼓脹不治.
　　少陽人 鼓脹病 如少陰人 藏結病 皆經歷五六七八月 或周年而竟死
　　蓋少陰人 藏結 表陽溫氣 雖在幾絶 裏陰溫氣　猶恃完壯
　　　少陽人 鼓脹 裏陽淸氣 雖在幾絶 表陰淸氣 猶恃完壯 故皆經歷久遠 而死也.

7-57) 張仲景曰 黃疸之病 當以十八日 爲期 十日以上 宜差 反劇 爲
難治
發於陰部 其人必嘔 發於陽部 其人振寒而發熱.

張仲景이 이르길 黃疸病은 18일이 기한이니 10일 이상은 마땅히 차도가 있어야 하는 데 도리
어 심해지는 것은 치료하기 어렵다. 陰部에서 發하면 그 사람은 반드시 吐하고, 陽部에 發하면
그 사람은 振寒과 發熱이 있다.

*黃疸의 발병 부위에 따른 분류가 제시된다. 陰部는 裏 부위 즉 소화관을 의미한다. 따라서
嘔逆을 동반한 黃疸이 나타난다. 陽部는 表 부위 즉 皮筋肉骨을 의미한다. 따라서 겉으로
振寒과 發熱을 동반한 黃疸이 나타난다. 즉 東武는 앞에서 말한 外感으로 인한 黃疸 이
외에도 內傷으로 인한 黃疸이 있음을 설명하기 위해 이 조문을 인용하였다.

7-58) 諸疸 小便黃赤色者 爲濕熱 當作濕熱治
小便色白 不可除熱者 無熱也 若有虛寒證 當作虛勞治.

모든 黃疸에서 小便이 黃赤色이면 濕熱이니 마땅히 濕熱治法을 한다.
小便의 色이 白한 것은 熱을 제거해서는 안 되니 熱이 없기 때문이다. 만약 虛寒證이 있으면 虛
勞治法을 한다.

*黃疸에는 濕熱에 의한 黃疸과 虛寒에 의한 黃疸이 있는데, 虛寒이 원인인 황달은 小便色
이 맑으며 붉거나 누렇지 않다. 이러한 경우에는 虛勞로 보고 치료해야 한다. 東武는 少陰
人 內傷黃疸의 경우 小便色이 주로 寒證에 의한 맑은 색이기 때문에 이것에 대한 조문을
인용하였다.

7-59) 腹脹滿 面萎黃 躁不得睡.

배가 脹滿하고 얼굴이 누렇게 떠 있고 躁證으로 잠을 자지 못한다.

*腹脹滿이라는 소화관의 기능저하에 의한 증상과 얼굴색이 윤택하지 않으면서 누런 빛깔을

띠며 잠을 잘 자지 못하는 黃疸은 少陰人 太陰病 黃疸이다.

7-60) 黃家日晡時 當發熱 反惡寒 此爲女勞得之
膀胱急 小腹滿 一身盡黃 額上黑 足下熱 因作黑疸
腹脹如水狀 大便黑 或時溏 此女勞之病 非水也 腹滿者 難
治.

黃疸은 해질 무렵 당연히 열이 나는데 도리어 惡寒이 있는 것은 女勞로 피로하여 얻은 것이다. 방광이 뻐근하고 아랫배가 그득하고 몸 전체가 누렇고 이마가 어둡고 발바닥에서 열이 나면 이는 黑疸이 된 것이다. 배가 脹滿하여 물이 찬 것 같고 大便이 검고 또는 진흙 같으면 이는 女勞의 病이지 水腫은 아니다. 배가 그득한 것은 치료하기 어렵다.

*女勞로 인하여 黑疸이 된 경우는 少陰人 黃疸이 아니다(7-67).

7-61) 朱肱曰 陰黃 煩躁 喘嘔不渴 宜用茵蔯橘皮湯.
一人 傷寒發黃 脈微弱 身冷 次第用藥 至茵蔯四逆湯 大效
一人 傷寒發黃 脈沈細遲無力 次第用藥 至茵蔯附子湯 大效.

朱肱이 이르길 陰黃으로 煩躁와 숨이 차고 嘔吐를 하는데 갈증이 없으면 마땅히 茵蔯橘皮湯을 쓴다.
한 사람이 傷寒으로 黃疸이 發하여 脈이 微弱하고 몸이 차서 차례로 약을 쓰다가 茵蔯四逆湯을 쓰니 크게 효과를 보았다.
한 사람이 傷寒으로 黃疸이 發하여 脈이 細遲하고 느리며 無力해 차례로 약을 쓰다가 茵蔯附子湯을 썼더니 크게 효과를 보았다.

*茵蔯橘皮湯, 茵蔯四逆湯, 茵蔯附子湯은 東武가 太陰病 黃疸證의 주된 치료 처방으로 제시한 것이다. 각 처방의 主治를 살펴보면[56] 특징적으로 少陰病과 달리 갈증은 없으며, 表寒證이 두드러지며, 정신적으로 不安定하면서 컨디션은 굉장히 떨어져 있다.

7-62) 醫學綱目曰　濕家之黃　色暗不明　一身不痛
　　　　　　熱家之黃　如橘子　一身盡痛.

醫學綱目에 이르길 濕으로 인한 黃疸은 색이 어둡고 밝지 않으며 온몸이 아프지 않다.
熱로 된 黃疸은 유자 빛 같이 노랗고 또한 온몸이 쑤시고 아프다.

※熱家의 黃疸은 表證으로 통증이 두드러지고 黃疸로 인한 피부색의 변화가 명확하지만, 濕
　家의 黃疸은 表證으로 통증이 나타나지 않고, 색도 명확하지 않다.

※熱家의 黃疸은 少陰人 黃疸이 아니다(7-67).

7-63) 王好古曰　凡病　當汗而不汗　當利小便而不利　亦生黃.

王好古가 이르길 무릇 病은 땀을 내야 하는 땀을 내지 못하거나, 利小便시켜야 하는데 利小便
시키지 못하면 또한 黃疸이 발생한다.

※利小便之黃에 대한 東醫寶鑑의 인용조문을 보면 黃疸이 생기는 원인으로 四肢의 寒濕와
　內熱이 서로 합쳐져서 발생한다고 하였다[57]. 즉 少陰人 太陰病 黃疸의 원인은 內熱로 인
　한 것이 아니라 內寒이다. 따라서 東武는 利小便之黃을 7-67에서 少陰人 黃疸이 아니라
　고 하였다.

---

56) 茵蔯四逆湯
　　茵蔯 一兩 附子 乾薑竝炮 甘草灸 各 一錢
　　○ 治陰黃病 冷汗不止

　　茵蔯附子湯
　　茵蔯 一兩 附子炮 甘草灸 各 一錢
　　○ 治陰黃病 身冷

　　茵蔯橘皮湯
　　茵蔯 一兩 陳皮 白朮 半夏 生薑 各 一錢
　　○ 治陰黃病 喘嘔不渴
　　右三方 出於朱肱活人書中
57) 東醫寶鑑 雜病 黃疸門 凡 黃疸之因
　　病當汗而不汗則生黃, 當利小便而不利亦生黃. 盖脾主肌肉四肢, 寒濕與內熱相合故也.《海藏》

朱震亨曰　黃疸　因食積者　下其食積　其餘　但利小便　小便利白其黃自退.

朱震亨이 이르길 黃疸에 있어 食積으로 인한 것은 食積을 내려야하며 그 나머지는 단지 小便을 잘 보게 하면 되니 小便이 통하여 맑으면 그 黃疸은 스스로 물러난다.

*東武는 이 조문을 통해 黃疸의 病因과 치료의 大綱을 얻은 것으로 사료된다. 東武는 少陰人 太陰病의 원인을 食積으로 보고 있고 黃疸 역시 太陰病의 범주로 분류하였다. 또한 7-67에서 黃疸에 대한 치료법으로 利小便을 추가적으로 제시하였다. 즉 黃疸은 치법은 食積을 溫胃降陰시키고 나머지는 小便을 잘 통하게 하여 치료한다. 즉 黃疸은 茵蔯橘皮湯 茵蔯四逆湯 茵蔯附子湯으로 溫胃降陰한 뒤, 寬中湯으로 小便을 통하게 한다.

李梴曰　黃疸十日以上　入腹　喘滿煩渴　面黑者　死.

李梴이 이르길 黃疸은 열흘이 넘으면 배로 들어가 숨이 차고 번갈이 나면 얼굴빛이 검어지면 죽는다.

*黃疸로 인해 소화기 증상이 더 심해져 호흡이 힘들고 번갈이 있고, 얼굴빛이 검게 되면 죽는다. 太陰病 黃疸의 末證이다. 즉 원래는 갈증이 없지만, 더 심해지면 호흡곤란과 갈증이 심해지면서, 얼굴빛이 더욱 더 어두워진다.

王叔和　脈經曰　黃家寸口脈　近掌無脈　口鼻冷　黑色　並不可治.

王叔和가 脈經에 이르길 黃疸에 걸린 사람의 寸口脈이 손바닥에 가까이 가서 脈이 없고, 입과 코가 冷하고 얼굴이 검으면 다 치료할 수 없다.

*太陰病 黃疸이 더 심해져 脈이 잡히지 않을 정도로 컨디션이 떨어지고, 입과 코가 싸늘해지면서 검은 빛이 돌면 치료하기 어렵다. 太陰病 黃疸의 末證이다.

論曰 陰黃 卽少陰人病也 當用朱氏茵蔯橘皮湯 茵蔯四逆湯

論하여 이르길 陰黃은 少陰人病이다. 마땅히 朱氏 茵蔯橘皮湯 茵蔯四逆湯을 써야 한다.

＊東武가 제시하는 황달의 1차적인 치료약은 茵蔯橘皮湯 茵蔯四逆湯이다. 東武는 우선 食
積을 제거하는 것을 우선으로 보았고, 그 나머지 증상들은 보조적으로 寬中湯을 활용해서
利小便시켜서 해결할 것을 제시하고 있다.

女勞之黃 熱家之黃 利小便之黃 想或非少陰人病 而余所經驗
未嘗一遇黃疸 而治之故 未得仔細裏許
   然 痞滿 黃疸 浮腫 同出一證 而有輕重

女勞로 온 黃疸(7-60), 熱로 온 황달(7-62), 利小便을 해야 할 黃疸(7-63)은 생각건대 혹 少
陰人病이 아닌지도 모르겠다. 내가 일찍이 黃疸을 치료한 경험이 없기 때문에 자세히는 말하기
어렵지만 痞滿 黃疸 浮腫은 같은 곳에서 나온 하나의 證으로 다만 輕重이 있을 따름이다.

＊東武는 黃疸을 치료한 경험이 없다. 그래서 치험례는 제시되지 않고 인용문만 제시되어 있
다. 東醫寶鑑의 黃疸에 대한 조문을 東武가 분석한 뒤 내린 결론은 痞滿 黃疸 浮腫은 모
두 같은 원인에서 출발한 같은 證이고 痞滿→黃疸→浮腫순으로 병이 重하다

   若欲利小便 則乾薑 良薑 陳皮 靑皮 香附子 益智仁 能利
少陰人小便
            荊芥 防風 羌活 獨活 茯苓 澤瀉   能利
少陽人小便.

만약 利小便을 하고자 할 때 乾薑 良薑 陳皮 靑皮 香附子 益智仁은 少陰人의 小便을 잘 나오게
하고 荊芥 防風 羌活 獨活 茯苓 澤瀉는 少陽人의 小便을 잘 나오게 할 수 있다.

＊痞滿 黃疸 浮腫 同出一證이란 기술과 利小便 시켜 주는 약물에 대한 내용은 辛丑本에 처
음 기술되었다. 東武는 辛丑本에서 痞滿 黃疸 浮腫을 모두 太陰病 心下痞證의 범주로 묶
었으며 치료에 있어서도 溫胃降陰하는 방법뿐만 아니라 利小便하는 방법까지도 추가적으
로 제시하였다.

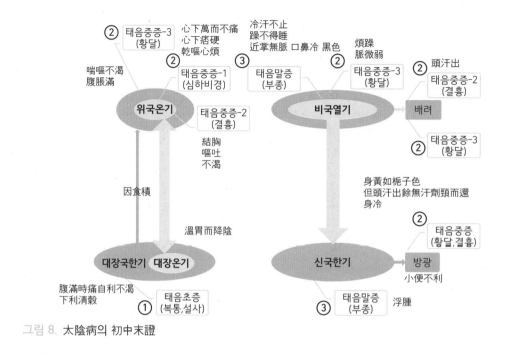

그림 8. 太陰病의 初中末證

☆少陰人 胃受寒裏寒病 太陰病, 陰毒證, 少陰病 비교

少陰人 胃受寒裏寒病을 上下, 表裏, 寒熱을 통해 정리해보면, 太陰病은 다른 少陰人 病證에 비해 變證이 많다. 세분하면 太陰病 腹痛泄瀉證, 太陰病心下痞證, 太陰病 結胸證, 太陰病 黃疸證, 太陰病 浮腫證으로 나눌 수 있다.

우선 太陰病 初證은 太陰病 腹痛泄瀉證이다. 上下로 보면 下焦에 속하는 小腹 부위의 急性腹痛을 主證으로 하고, 심한 泄瀉를 동반한다. 表裏는 裏寒證이 주로 나타나고, 表證은 동반되지 않는다. 즉 下焦 大腸局에서 주로 病態가 나타나며, 胃中溫氣가 버티고 있기 때문에 胃 부위에서 증상이 잘 나타나지 않는다. 치료는 白何烏理中湯이나 컨디션 저하가 동반되면서 胃 부위 즉 中上焦 부위에서도 증상이 나타날 때는 白何烏附子理中湯을 사용한다. 腹痛腹滿이 심하면 巴豆를 이용해 痼冷積滯을 적극적으로 배출해줄 수 도 있다.

太陰病 中證은 腹痛이 주소증은 아니라 心下痞를 주소증으로 가진다. 즉 下焦 大腸局뿐만 아니라 偏小한 부위인 中上焦 胃局까지도 病位가 확장된 상태이다. 太陰病 心下痞證은 心下痞와 때때로 淸穀下利를 동반한다. 心下痞가 가볍거나 淸穀下利를 동반할 때는 藿香正氣散 香砂養胃湯 薑朮寬中湯을 사용한다. 太陰病 心下痞證이 심해지면 結胸證이 된다. 이때는 中上焦 부위에 증상이 뚜렷하며, 泄瀉양상은 없고, 오히려 大便을 보기 힘들어 할 수 있다. 이때는 桂枝半夏生薑湯이나 赤白何烏寬中湯을 사용한다. 太陰病 黃疸證은 表裏兼病의 양상이다. 心下痞뿐만 아니라 表 부위에 통증, 식은땀, 피부색 변화까지 나타난다. 이 경우에는 蔯陳橘皮湯 茵蔯四逆湯 茵蔯附子湯 赤白何烏寬中湯을 활용한다.

太陰病 末證은 浮腫證이다. 이때는 脈象이 굉장히 약하면서 환자의 컨디션이 심하게 떨어져 있다. 또한 裏寒證 뿐만 아니라 表寒證이 심하다. 十二味寬中湯이나 芎歸蔥蘇理中湯을 활용한다.

陰毒證은 表裏兼病이다. 病位는 中上焦 胃局까지 확장된 상태이며, 表 부위의 寒證과 통증이 두드러지며, 裏 부위는 心下痞보다 심한 腹脹滿까지도 나타난다. 脾局熱氣도 寒氣에 압박을 받기 시작하여, 컨디션이 상당히 떨어지지만, 少陰病과 같은 煩躁證이나 口渴이 나타나지는 않는다. 치료는 人蔘陳皮湯이나 人蔘附子理中湯을 사용한다.

少陰病은 表裏俱病이다. 脾局熱氣가 처음부터 寒氣에 압박을 받으며, 胃中溫氣도 심하게 압박을 받아 初證부터 口渴과 컨디션 저하로 인한 수면장애가 나타난다. 表 부위에서도 身體痛, 骨節痛이 나타나며, 末證에 이르면 타각적으로 촉진 시 피부는 冷한데, 환자는 煩躁證으로 인해 자각적으로 심한 열감을 느끼는 증상이 나타난다. 泄瀉양상은 심한 경우에는 下利靑水로 장기능이 무력해 장관 안에 있는 내용물은 나오지 않고, 물만 배출되면서 腹脹滿이 나타나기도 한다. 이 경우에는 巴豆를 써서 痼冷積滯를 적극적으로 배출해야 한다. 치료는 官桂附子理中湯이나 심할 경우 吳茱萸附子理中湯을 사용한다.

표 8. 太陰病, 陰毒證, 少陰病 증상 비교

	太陰病(順證)			陰毒證(順證)	少陰病(逆證)
正氣VS邪氣	正邪壅錮之病 不可不大用藥			正邪相傾之病 不可不預用藥	以邪犯正之病 不可不急用藥
小分類	太陰病腹痛 泄瀉 (太陰初證)	太陰病痞滿 結胸黃疸 (太陰中證)	太陰病 浮腫 (太陰末證)		
上下[58]	下	下+上	下+上	下+上	上
表裏	裏病	裏→表裏兼病	裏→表裏兼病	裏→表裏兼病	表裏俱病
寒熱	裏寒證	裏寒證+表寒證	裏寒證+表寒證	裏寒證+表寒證	裏寒證+表寒證
氣力(컨디션)	强	中	弱	中→弱	弱
呼吸	別無異狀	別無異狀→微喘	微喘	微喘	太息→微喘→喘
小便	別無異狀	別無異狀→小便不快	小便不利	小便不快→小便不利	小便頻數→小便赤澁
汗	別無異狀	別無異狀→頭汗出	頭汗出	頭汗出	頭汗出→自汗過多
大便	下利淸穀	下利淸穀 or 滑便	滑便	下利淸穀→下利淸水	下利淸穀→下利淸水→便閉
食慾	別無異狀	약간 低下	低下	低下	低下→不思飮食
消化	약간消化不良	消化不良	消化不良	消化不良	消化不良甚
腹滿-腹痛	腹痛	心下痞→腹脹滿	腹脹滿	腹痛→腹脹滿	腹痛→腹脹滿→心下痛
飮水-口渴	別無異狀	別無異狀	別無異狀→口乾	別無異狀→口乾	口乾→口渴→不飮水
睡眠	別無異狀	別無異狀→淺眠	淺眠→不眠	淺眠→不眠	淺眠→不眠
脈	中	中→弱	弱	中→弱	弱
筋骨格系	別無異狀	手足冷證	四肢厥冷	四肢厥冷(指甲靑黑)→身體痛	四肢厥冷→身體痛, 骨節痛→全身冷
頭面部	別無異狀	別無異狀	別無異狀→眩暈	顔色이 어둡다. 眼睛內痛 不欲見光	입술과 顔色이 어둡다→頭痛, 眩暈→耳鳴
皮膚	別無異狀	別無異狀→黃疸	浮腫	레이노현상	레이노현상
性情	別無異狀	別無異狀	不安證	不安證	勞心焦思, 喜好不定, 躁證
生息	別無異狀	月經痛	月經痛→月經不順	月經痛→月經不順→難姙	月經痛→月經不順→難姙

[58] 少陰人의 上은 中上焦 부위를 의미하고 下는 下焦 부위를 의미한다.

八. 少陰人 泛論

24條

*泛論: 전체에 걸쳐 논함. 또는 널리 의논함을 의미한다. 즉 少陰人 病證을 전체적으로 論하는 編이다.

8-1) 論曰 發熱惡寒者 爲太陽病
發熱不惡寒者 爲陽明病
太陽陽明之發熱形證 一也 而惡寒不惡寒之間 相去遠甚 而陽
氣之進退强弱 泰山之比岡陵也

論하여 이르길 發熱惡寒은 太陽病이고, 發熱不惡寒은 陽明病이다.
太陽陽明의 發熱形證은 같지만 惡寒과 不惡寒의 차이는 서로 거리가 심히 멀어서 陽氣의 進退
强弱은 마치 泰山과 언덕을 비교하는 것 같다.

＊鬱狂病과 亡陽病의 初證은 太陽病이고, 中末證은 陽明病이다[59]. 위 조문은 甲午本에서
辛丑本으로 오면서 개초되지 않은 조문이다. 東武가 鬱狂病과 亡陽病을 치료함에 있어
惡寒의 유무로 初證과 中末證의 구별을 중시했음을 알 수 있다.

＊表病에 해당하는 太陽病, 陽明病을 구별함에 있어 陽氣 즉 少陰人의 正氣를 중심으로 설
명하고 있다. 表病의 경우 正氣가 나아가고 물러감이 强하고 弱하냐에 따라 病態와 病位
가 결정된다. 이와 같은 관점은 다른 체질 病證에서도 통용된다.

8-1) 自利而不渴者 爲太陰病
自利而渴者 爲少陰病
太陰少陰之自利形證 一也 而渴不渴之間 相去遠甚 而冷氣
之聚散輕重 雲夢之比潴澤也.

泄瀉하면서 갈증이 없는 것은 太陰病이고, 泄瀉하고 갈증이 있는 것은 少陰病이다.
太陰少陰의 泄瀉形證은 같지만 渴不渴의 차이는 서로 거리가 심히 멀어서 冷氣의 모이고 흩어
짐과 가볍고 무거움은 마치 큰 연못과 작은 연못을 비교하는 것과 같다.

＊裏病의 경우 邪氣인 冷氣를 중심으로 설명한다. 邪氣의 정도와 輕重에 의해 病態와 病位
가 결정된다. 이와 같은 관점은 다른 체질 病證에서도 통용된다.

59) 6-35
胃家實 脾約二病 如陰證之太陰少陰病 虛實證狀 顯然不同 自太陽病 表證因在時 已爲兩路分岐 元不相合.
太陽病 表證因在而 其人如狂者　　　鬱狂之初證也
陽明病 胃家實 不更衣者　　　　　　鬱狂之中證也
陽明病 潮熱 狂言 微喘直視者　　　　鬱狂之末證也
太陽病 發熱惡寒 汗自出者　　　　　　亡陽之初證也
陽明病 不惡寒 反惡熱 汗自出者　　亡陽之中證也
陽明病 發熱汗多者　　　　　　　　　亡陽之末證也

*즉 體質病證의 寒熱을 결정함에 있어서도 正氣 중심의 病態인가 그와 반대되는 邪氣중심의 病態인가에 따라 달라진다. 각 체질별 正氣와 邪氣는 아래와 같다.

표 9. 체질별 表裏病의 正氣와 邪氣의 寒熱 樣態

	正氣위주(表病)	邪氣위주(裏病)	水穀과 氣液
少陰人	陽煖之氣(熱)	陰淸之氣(寒)	出
少陽人	陰淸之氣(寒)	陽煖之氣(熱)	納
太陰人	呼散之氣(寒)	吸聚之氣(熱)	吸
太陽人	吸聚之氣(熱)	呼散之氣(寒)	呼

인체를 기준으로 呼나 出을 통해 밖으로 나가는 氣運은 寒한 氣運, 納이나 吸을 통해 안으로 들어오는 氣運은 熱한 氣運으로 東武가 寒熱을 나누고 있음을 알 수 있다. 表病은 正氣가 邪氣를 조절하고 있는 상황에서 주로 발현되는 양상이고, 裏病은 邪氣가 正氣를 압박하는 상황에서 주로 나타나는 양상이다. 즉 우위에 있는 氣運의 寒熱특성에 의해 病態의 寒熱이 결정된다. 또한 각각의 表病과 裏病의 順證의 初證에 있어서는 寒熱이 명확하지만, 병이 진행되어 表裏兼病이 되거나 表裏俱病인 逆證의 경우에는 寒熱이 섞여서 나타나는 경우가 많다[60].

是故 藿香正氣散 香砂養胃湯之證勢 平地駿馬之病勢也
　　　獨蔘八物湯 桂附理中湯之證勢 太行短節之病勢也

이와 같은 까닭으로 藿香正氣散 香砂養胃湯의 證의 勢力은 平地에서 駿馬의 病勢이고 獨蔘八物湯 桂附理中湯의 證의 勢力는 험한 산을 짧은 지팡이로 넘어가는 病勢와 같다.

*이 부분은 甲午本 기준이다. 여기 제시되는 처방은 辛丑本 처방이 아닌 甲午本 처방이다. 甲午本에서 亡陽病 發熱汗多에 獨蔘八物湯을 사용하였고, 藿香正氣散 香砂養胃湯은 太陽病 太陰病에 모두 사용하였다. 辛丑本과 이름은 같지만 처방 구성이 다르다.

若使一天下 少陰人稟賦者 自知其病之陽明少陰證 如太行之險路 得之可畏 救之不易
　　　　　　　　　　攝身療病 戒懼謹愼之道 有若大路然 而不迷 則其庶幾乎.

만약 한 세상에 少陰人으로 稟賦받은 자로 하여금 그 病이 陽明少陰證이면 험한 산의 험한 길과 같아 그것을 얻으면 과연 두려운 것이고 참으로 구하기 쉽지 않음을 알게 하고, 攝身하고

---

60) 四象人 病證論 들어가기의 '水穀溫熱凉寒氣의 寒熱구분'을 참고하길 바랍니다.

병을 치료하고 경계하고 두려워하고 근면하고 삼가는 方道가 마치 넓은 길을 걷는 것과 같이 하여 迷惑되지 않게 해야 하지 않겠는가?

*鬱狂病 亡陽病의 中末證인 陽明病과 少陰病은 藥보다도 攝身하고 마음을 수양하는 것이 더 중요하다.

8-2)
太陽病汗出　熱氣却寒氣之汗出也
陽明病汗出　寒氣犯熱氣之汗出也
太陰病下利　溫氣逐冷氣之下利也
少陰病下利　冷氣逼溫氣之下利也.

太陽病에서 땀이 나는 것은 熱氣가 寒氣를 물리치는 땀이다.
陽明病에 땀이 나는 것은 寒氣가 熱氣를 犯하는 땀이다.
太陰病 泄瀉는 溫氣가 冷氣를 쫓아내는 泄瀉이다.
少陰病 泄瀉는 冷氣가 溫氣를 밀어내는 泄瀉이다.

*太陽病의 汗出은 병이 풀리는 양상의 땀이다. 즉 鬱狂 初證과 亡陽 初證에서는 그래도 脾 局熱氣가 寒氣를 밀어낼 힘이 남아 있기 때문에 땀이 나면서 병이 풀린다. 하지만 鬱狂 中 末證과 亡陽 中末證의 땀의 양상은 서로 다르지만 모두 寒氣에 의해 脾局의 熱氣가 압박 을 받아 나는 양상이다. 東武는 鬱狂病과 亡陽病의 구별에 있어 自汗의 有無를 통해 備 局의 열기의 정도 차이가 있음을 말했지만, 鬱狂病이든 亡陽病이든 初證에 있어서는 땀이 나면서 表熱證이 풀리면서 나을 수 있음을 여기서 설명하고 있다.

*東武는 腎受熱表熱病論에서 太陽病과 陽明病을 鬱狂病 亡陽病 初中末證으로 다시 분 류를 했는데, 아직 甲午本에서는 그 분류에 대한 확신이 부족한 것으로 사료된다. 그래서 泛論에서는 鬱狂病과 亡陽病으로 명확히 분류하지 못하고, 太陽病과 陽明病이라는 張仲 景의 분류를 계속 사용하고 있다.

*太陰病과 少陰病의 泄瀉도 正氣가 邪氣를 밀어내는가 아니면 邪氣가 正氣를 압박하는 가에 따라 양상이 다르다. 太陰病은 下利淸穀을 통해 食滯나 冷氣가 풀리면서 낫지만, 少陰病은 冷氣에 의해 소화관의 기능이 극도로 약해져서 소화관내 내용물은 그대로 정체된 체 물만 나오는 下利淸水의 양상이다. 病이 진행될수록 더욱 더 病이 심해진다.

③ 少陰人病의 好轉反應과 惡化反應

8-3) 少陰人病　有二吉證　人中汗　一吉證也
　　　　　　　　　能飮水　一吉證也.

少陰人病에 두 가지 吉한 증상이 있으니 하나는 人中에 땀이 나는 것이고 또 하나는 능히 물을 마실 수 있는 것이다.

*少陰人이 病에 들어 人中 부위에 땀이 나거나 능히 물을 마실 수 있으면 이것을 호전반응이다. 人中에서 땀이 난다는 것은 陽煖之氣가 회복되는 것이 겉으로 나타는 것이고, 飮水를 할 수 있다는 것은 소화관 부위에 冷氣가 물러나고, 陽煖之氣가 회복되었다는 것이다.

8-4) 少陰人病　有二急證　發熱汗多　一急證也
　　　　　　　　　下利淸水　一急證也.

少陰人病에 두 가지 위급한 증상이 있으니 열이 나면서 땀을 많이 흘리는 것이 하나의 위급한 증상이고, 泄瀉를 하되 맑은 물을 쏟는 것은 또 하나의 위급한 증상이다.

*高熱을 동반한 全身의 多汗은 脾局熱氣가 심하게 손상될 때 나타나는 증상이다. 下利淸水는 소화관 전체의 극심한 기능저하로 인해 적체된 내용물은 그대로 인데, 배는 불러오면서 물만 빠져나가는 상황이다.

⁸⁻⁵⁾ 少陰人病 有六大證 一曰 少陰病
二曰 陽明病
三曰 太陰病陰毒證也
四曰 太陽病厥陰證也
五曰 太陰病黃疸證也
六曰 太陽病胃家實證也.

少陰人病에 여섯 가지 큰 증세가 있다. 첫째 少陰病, 둘째 陽明病, 셋째 太陰病 陰毒證, 넷째 太陽病厥陰證, 다섯째 太陰病黃疸證, 여섯째 太陽病 胃家實證이다.

*東武의 少陰人病을 바라보는 6대증이 제시된다. 우선 여기서 陽明病은 脾約證 즉 亡陽病을 의미한다. 그 이유는 아래 太陽病 胃家實證이 있기 때문이다. 胃家實證은 張仲景의 분류 상 陽明病이다. 하지만 東武는 胃家實을 太陽病에 속하는 증상으로 새로이 이름 지었다. 甲午本에서도 胃家實을 太陽病이라고 설명하였다⁶¹⁾. 8-1과 8-2에 나오는 太陽病, 陽明病은 鬱狂 亡陽初證과 鬱狂 亡陽 中末證을 구별하기 위한 분류였다면, 여기서 太陽病 亡陽病은 鬱狂病과 亡陽病을 구별하는 용어이다. 東武의 분류가 아직 張仲景의 분류를 완전히 버리지 못한 점을 발견할 수 있다. 아마도 辛丑本에서 이 부분이 개초가 되었으면, 陽明病은 亡陽病으로 太陽病 胃家實證은 鬱狂病 胃家實證로 太陽病 厥陰證도 鬱狂病 厥陰證으로 개초되었을 것으로 사료된다.

표 10. 少陰人 泛論의 太陽病 陽明病의 鬱狂病 亡陽病 재분류

	8-1 8-2	8-5
太陽病	鬱狂初證, 亡陽初證	鬱狂病
陽明病	鬱狂中末證, 亡陽中末證	亡陽病

61) 甲午本 6-28
論曰 張仲景所論 **胃家實病 卽少陰人太陽病** 外證盡除而陽氣其力不能振寒 逐爲窮困縮伏之證也.
太陽外邪深入外束而 鬱陽內困則 胃中燥煩大便難而發狂者 其勢然也.
此病 無惡寒者 非寒邪退却也 乃寒邪深入外束也. 此病 當謂之太陽病.

發熱汗出　則病必解也　而發熱汗出　而病益甚者　陽明病也
通滯下利　則病必解也　而通滯下利　而病益甚者　少陰病也
　陽明少陰　以邪犯正之病　不可不急用藥也

熱이 나면서 땀이 나면 病이 반드시 풀려야 하는데, 熱이 나면서 땀이 나도 病이 더욱 심해지는 것은 陽明病이다.

체한 것이 通하면서 泄瀉를 하면 病이 반드시 풀리는 것인데, 체한 것이 通하면서 泄瀉를 해도 病이 더욱 심해지는 것은 少陰病이다.

陽明病과 少陰病은 邪氣가 正氣를 犯한 것이니 급히 藥를 쓰지 않을 수 없다.

*亡陽病과 少陰病은 正氣 즉 陽煖之氣가 寒氣에 의해 압박을 받아 나타나는 病態이다. 즉 偏小之臟인 脾局의 熱氣가 寒氣를 이겨내지 못하고, 압박을 받아 급격히 病이 진행하므로, 급히 藥을 써야 한다. 이때 人蔘官桂附子湯이나 官桂附子理中湯을 사용한다.

惡寒汗出　則病必盡解也　而惡寒汗出　而其病　半解半不解者　厥
陰之漸也
腹痛下利　則病必盡解也　而腹痛下利　而其病　半解半不解者　陰
毒之漸也
　　厥陰陰毒　正邪相傾之病　不可不預用藥也

惡寒이 있으면서 땀이 나면 病이 반드시 다 풀리는 것인데, 惡寒이 있으면서 땀이 나도 그 病이 半은 풀리고 半은 풀리지 않는 것은 점차 厥陰證으로 되는 것이다.

배가 아프면서 泄瀉를 하면 病이 반드시 다 풀려야 하는 데, 배가 아프면서 泄瀉를 하는데 그 病이 半은 풀리고 半은 풀리지 않는 것은 점차 陰毒證으로 되는 것이다.

厥陰證과 陰毒證은 正氣와 邪氣가 서로 힘을 기울이는 병이니, 미리 藥을 쓰지 않을 수 없다.

*太陽病厥陰證은 太陽病表證(惡寒)이 있으면서 땀이 나면서 병이 풀리지 않고 正氣와 邪氣가 서로 힘을 기울이는 病이다. 여기서 惡寒은 아직 腎局熱氣와 脾局熱氣가 寒氣와 싸우고 있다는 것을 의미한다. 그런데 여러 날 동안 땀이 나면서 병이 풀려야 하는데 지지부진하다가 四肢厥冷을 주소증으로 하는 太陽病 厥陰證이 되는 것이다. 惡寒이 厥證으로 진행된다.

*陰毒證은 腹痛이 있으면서 泄瀉하는데(太陰病) 病이 낫지 않고 오히려 심해지는 病이다. 腹痛은 癨亂關格病으로 진행된다.

*원래 惡寒汗出과 腹痛下利은 鬱狂病初證과 太陰病初證에서 正氣가 邪氣를 이겨내는 과

정에서 나타나는 반응이다. 하지만 이상하게도 病이 풀리는 듯 하면서도 풀리지 않으며 진행되어 나타나는 病態가 바로 厥陰證과 陰毒證이다. 즉 惡寒汗出이나 腹痛下利와 같은 正氣가 邪氣를 물리치는 양상의 증상이 나타나면 굳이 저절로 낫기를 기다리기 보다는 아예 미리 약을 써서 더 심한 상태로 病이 진행되는 것을 예방하는 것이 낫다.

* 厥陰證과 陰毒證은 각각 脾局熱氣와 胃中溫氣가 처음부터 寒氣를 제압하지는 못하고, 지지부진하게 세력싸움을 하다가 결국은 패배하는 양태의 병이다. 따라서 질 때까지 기다리지 말고, 미리 미리 脾局熱氣와 胃中溫氣를 補益하는 처방을 써서지지 않도록 예방해야 한다. 惡寒이나 腹痛이 발생하자마자 八物君子湯이나 白何烏理中湯 등을 써야한다.

發熱一汗　而病卽解者　太陽之輕病也
食滯一下　而病卽解者　太陰之輕病也
　太陽太陰之輕病　不用藥而亦自愈也

熱이 나고 한 번 땀이 흘린 후 病이 풀리면 太陽病의 輕病이다.
食滯로 한번 泄瀉한 후 病이 풀리면 太陰病의 輕病이다.
太陽病과 太陰病의 輕病은 약을 쓰지 않아도 스스로 낫는다.

* 鬱狂初證과 太陰初證은 약을 쓰지 않아도 病이 저절로 發熱汗出과 淸穀下利 후 풀어진다.

發熱三日　不得汗解者　太陽之尤病也
食滯三日　不能化下者　太陰之尤病也
　太陽太陰之尤病　已不可謂輕證　而用藥二三貼　亦自愈也

熱이 난지 3일이 되어도 땀으로 病이 풀리지 않으면 太陽病의 심한 病이다.
食滯가 생긴지 3일이 되어도 消化되어 내려가지 않으면 太陰病의 심한 病이다.
太陽病과 太陰病의 심한 病은 이미 가볍게 보아서는 안 되고, 藥을 2~3貼 쓰면 역시 스스로 낫는다.

* 鬱狂中證과 太陰中證은 發熱과 心下痞가 있으면서 땀이 나거나 泄瀉를 하지 않는다. 이때는 이미 가벼운 상태는 아니니 약을 2~3貼만 쓰면 낫는다. 이때는 川芎桂枝湯이나 藿香正氣散을 쓴다.

發熱六日　不得汗解　食滯六日　不能化下者　太陽太陰之胃家實黃
疸病也
　　太陽太陰之胃家實黃疸　正邪壅錮之病　不可不大用藥也.

熱이 난지 6일이 되어도 땀으로 病이 풀리지 않고, 食滯가 생긴지 6일이 되어도 消化가 되어 내
려가지 않으면 太陽病 太陰病의 胃家實 黃疸病이다. 太陽病 太陰病의 胃家實黃疸病은 正氣와 邪
氣가 꽉 막힌 病이니 대량으로 藥을 쓰지 않을 수 없다.

＊發熱과 心下痞가 6일이나 되었는데도 땀이 나지 않거나, 淸穀下利를 통해 병이 풀리지 않
는 것이 바로 太陽病 胃家實證과 太陰病黃疸證이다. 그 이유는 正氣와 邪氣가 서로 완고
하게 엉켜있기 때문이다. 이때는 藥을 대량으로 써야 한다. 巴豆를 사용하여 邪氣를 급격
히 몰아내거나, 獨蔘八物君子湯이나 茵蔯四逆湯 등으로 正氣를 강력히 보충해준다.

8-7) 太陽太陰之病　六七日　或成危證　或成重證　而十日內　必有險證
陽明少陰之病　自始發　已爲重證　而二三日內　亦致險證
是故　陽明少陰之病　不可不察於始發也
　　太陽太陰之病　不可不察於四五日間也.

太陽病 太陰病이 6~7일 지나면 혹 危證이 되거나 혹은 重證이 되기도 하며, 10일 이내에는 반
드시 險證이 된다. 陽明病과 少陰病은 처음부터 이미 重證이 되며 2~3일 내에 반드시 險證
이 된다. 이런 까닭으로 陽明病과 少陰病은 처음부터 살피지 않을 수 없고, 太陽病과 太陰病은
4~5일간 살피지 않을 수 없다.

＊亡陽病과 少陰病은 병의 시작부터 重한 상태이고 병세의 악화가 빠르고, 鬱狂病과 太陰
病은 病勢가 처음에는 가볍고 진행 또한 느리다.

8-8) 太陽太陰之病　病勢緩　而能曠日持久故　變證多也

太陽病 太陰病은 病勢가 緩慢하여 능히 여러 날을 버티고 오래될 수 있는 까닭에 變證이 많다.

＊鬱狂病은 變證으로 厥陰證이 되기도 하고, 藏結證이 되기도 한다. 太陰病은 變證으로 陰
毒證이 되기도, 乾癨亂關格證이 되기도 한다.

陽明少陰之病　病勢急　而不能曠日持久故　變證少也

陽明病 少陰病은 病勢가 急하여 여러 날 버티고 오래 끌 수 없어 變證은 적다.

*亡陽病이나 少陰病은 病勢가 急하고, 버티는 힘이 약하기 때문에 變證이 될 가능성이 낮다.

蓋陽明少陰病　過一日　而至二日　則不可不用藥也
　太陽太陰病　過四日　而至五日　則不可不用藥也
　太陽太陰之厥陰陰毒　皆六七日之死境也　尤不可不謹也.

대개 陽明病 少陰病은 하루 지나 이틀이 되면 藥을 쓰지 않을 수 없다.
太陽病 太陰病은 4일이 지나 닷새가 되면 藥을 쓰지 않을 수 없다.
太陽太陰의 厥陰陰毒證은 6~7일이 되면 죽음에 이르게 되므로 더욱 더 조심하지 않을 수 없다.

*亡陽病少陰病은 진단 처음부터 적극적으로 약물치료를 해야 하고, 鬱狂病과 太陰病은 병이 풀리는 지를 지켜보다가 藥을 쓰고, 鬱狂病厥陰證과 太陰病陰毒證은 처음부터 惡寒汗出과 腹痛下利라는 병이 풀리는 듯 한 반응이 있어 6~7일까지 지켜보지만, 굳이 지켜보지 말고 미리 藥을 쓰는 것이 낫다.

8-9) 陽明太陽之危者　獨蔘八物湯　補中益氣湯　可以解之
　　而病勢危時　若非日三四服　而又連日服　則難解也
　　少陰太陰之危者　獨蔘附子理中湯　桂附藿陳理中湯　可以解之
　　而病勢危時　若非日三四服　而又連日服　則難解也.

陽明病과 太陽病의 危重한 자는 獨蔘八物湯 補中益氣湯 같은 것으로 풀 수 있고, 病勢가 危重할 때는 하루에 3~4번 복용하거나 또는 連日 服用 하지 않으면 풀기가 어렵다.

少陰病과 太陰病의 危重한 자는 獨蔘附子理中湯 桂附藿陳理中湯으로 풀 수 있고, 病勢가 危重할 때는 하루에 3~4번 복용하거나 連日 服用 하지 않으면 풀기 어렵다.

8-9) 病勢極危時　日四服
病勢半危時　日三服
病勢不減　則日二服
病勢少減　則二日三服　而一日則一服　一日則二服
病勢大減　則日一服
病勢又大減　則間二三四五日　一服
蓋有病者　可以服藥　無病者　不可以服藥　重病可以重藥　輕病不
可以重藥
　　若輕病好用重藥　無病者好服藥　臟氣脆弱　益招病矣.

病勢가 극히 危重할 때는 하루 4번 服用하고, 病勢가 절반 정도 危重하면 하루 3번 服用하고, 病勢가 감소되지 않으면 하루 2번 服用한다. 病勢가 약간 감소되면 2일에 3회 服用하거나 하루에 한 번 내지 두 번 服用한다. 病勢가 크게 감소하면 하루에 1번 服用한다. 病勢가 또 한 번 크게 감소하면 2~3~4~5일에 한 번씩 복용한다.

대개 病이 있으면 가히 服藥할 수 있고, 病이 없으면 服藥해서는 안 된다. 重病에는 重한 藥을 쓰고 輕病에는 重한 藥을 써서는 안 된다. 만약 輕病에 重한 약 쓰기를 좋아하고 병이 없는 사람이 服藥하길 좋아하면 臟氣는 脆弱해지고 더욱 病을 부르게 된다.

* 獨蔘八物湯 補中益氣湯은 甲午本에서 胃家實 脾約證의 危證에서 공통으로 사용하였다. 甲午本에서 獨蔘附子理中湯을 陰盛隔陽과 陰毒證에서 桂附藿陳理中湯은 黃疸 藏厥에서 사용하였다.

* 病勢가 危重할 때는 적극적으로 하루에도 여러 차례 약을 수일간 연속적으로 많이 써야한다. 또한 病이 없는 경우에는 약을 써서는 안 되고, 가벼운 病에는 성질이 강한 약을 써서는 안 된다.

8-10) 膏粱 雖則助味 常食則損味 羊裘 雖則禦寒 常着則攝寒
膏粱羊裘 猶不可以常食常着 況藥乎
若論常服藥之有害 則反爲百倍於全不服藥之無利也
蓋有病者 明知其證 則必不可不服藥
　　無病者 雖明知其證 必不可服藥
歷觀於世之服鴉片煙水銀 山參 鹿茸者 屢服 則無不促壽者 以
此占之 則可知矣.

膏粱珍味은 비록 입맛에는 좋지만 평상시 먹으면 입맛을 잃는다. 양가죽 옷은 비록 추위를 막지만 항상 입으면 추위를 타게 된다.
膏粱珍味나 양가죽 옷은 오히려 항상 먹거나 항상 착용해서는 아니 되는데 하물며 藥은 어떻겠는가?
만약 항상 服藥하는 것의 有害를 論하면 도리어 服藥하지 않는 불리함보다 백 배나 더하다.
대개 病이 있는 사람은 그 증상을 밝게 알면 반드시 藥을 쓰지 않을 수 없고, 病이 없는 자는 비록 증상을 밝게 알더라도 반드시 藥을 쓸 수 없다.
지나간 歷史와 現世를 살펴보건대 阿片을 피우거나 水銀 山蔘 鹿茸을 여러 번 복용하면 목숨을 재촉하지 않음이 없으니 이로서 미루어 보건대 가히 알 수 있다.

*病이 있다면 그 證을 밝혀 약을 반드시 써야하고, 病이 없다면 그 證을 알더라도 藥을 쓰며 안 된다고 하였다. 病이 없는데 그 證을 안다는 게 무슨 의미일까? 東武의 素證과 病證에 대한 구분이 있음을 알 수 있다. 예를 들어 少陰人이 便秘가 있다든지, 少陽人이 大便이 평소에 무르다든지, 太陰人이 땀이 과하다든지 이런 증상들은 환자 본인이 느낄 때는 불편하고 병으로 인식할 수도 있다. 하지만 完實無病의 조건에 어긋날 정도의 병은 아니고 체질적인 소인에 의해 나타나는 증상이므로 굳이 藥을 써서 치료할 필요는 없는 것이다.

62) 甲午本 11-8
少陰人 瘧疾亦熱畜膀胱之屬也.
　　　吐血亦脾約之屬也.
　　　咽喉痛亦少陰證之屬也.
63) 甲午本 11-9
黃疸 元是少陰人病而 少陽人黃疸亦有之. 少陽人黃疸 卽中消之屬也.
消渴 元是少陽人病而 少陰人食消亦有之. 少陰人食消 卽陰黃之屬也.

8-11) 少陰人　吐血　　　當用獨蔘八物湯
　　　　咽喉痛　當用獨蔘官桂理中湯.

少陰人 吐血에는 마땅히 獨蔘八物湯을 쓴다. 咽喉痛에는 獨蔘官桂理中湯을 쓴다.

＊甲午本에서 吐血은 亡陽病의 범주로, 咽喉痛은 少陰病의 범주로 보았다[52]. 少陰人의 亡陽病이 심해지면, 表裏俱病의 양상으로 소화관의 기능저하도 심해져 吐血에 이를 수 있음을 알 수 있다. 少陰病이 심해지면 咽喉 부위에 熱이 나면서 붓는 증상이 발현될 수 있다. 위 두 가지 모두 人蔘을 1냥을 사용하는 것으로 보아, 脾局熱氣가 심각하게 약해진 상태에서 나타남을 알 수 있다. 즉 少陰人의 吐血이나 咽喉痛은 극심한 컨디션 저하를 동반한 發熱汗多 또는 口渴과 같이 나타난다.

8-12) 嘗見　少陰人　飮食倍常　口味甚甘　不過一月　其人　浮腫而死
　　　　少陰人　食消　卽浮腫之屬　而危證也　不可不急治　當用芎
歸葱蘇理中湯.

일찍이 少陰人이 음식을 평소보다 배로 먹고 입맛이 심히 달았는데 불과 1달 만에 그 사람이 浮腫으로 죽는 것을 보았다. 少陰人 食消는 浮腫에 속하는데 이것은 위험한 증상이다. 급히 치료하지 않아서는 안 된다. 芎歸葱蘇理中湯을 써야 한다.

＊甲午本에서는 芎歸葱蘇理中湯을 太陰病 黃疸과 少陰病 藏厥에 사용하였다. 少陰人의 食消[53]는 陰黃에 속하는데 즉 太陰病이고 결국 食滯로 인해 발현되는 消渴證을 의미한다. 즉 少陰人이 갑자기 음식을 평소보다 많이 먹고 이로 인해 소화관에 食滯가 생겨, 痞滿證이 되고 이게 급격히 악화되어 浮腫에 까지 이른 것이다. 처음부터 藿香正氣散 香砂養胃湯이나 薑朮寬中湯을 써서 예방했어야 한다.

8-13) 嘗見 少陰人浮腫 獐肝一部 切片作膾 一服盡 連用五部 其病
卽效
又有 少陰人 服獐肝一部 眼力倍常 眞氣湧出
少陽人虛勞病 服獐肝一部 其人 吐血而死.

일찍이 少陰人 浮腫에 노루 간 한 부분을 회로 썰어서 한 번에 다 먹이고 연이어 다섯 부분을 쓰니 그 病에 즉시 효과가 있었다. 또 少陰人이 노루 간 한 부분을 복용하자 視力이 평소보다 배로 좋아지고 眞氣가 솟구쳐 나왔다. 少陽人 虛勞病에 노루 간 한 부분을 복용하더니 그 사람이 피를 토하면서 죽은 것을 보았다.

* 少陰人 太陰病 浮腫에 노루의 간을 사용한다. 노루의 간은 虛勞에도 사용한다. 노루는 東醫寶鑑에 보면 성질이 따뜻하고, 氣力을 補益하는 효과가 있는 동물이다. 여기서 東武는 太陰病 末證에 해당하는 浮腫에 노루를 사용하는데, 아마도 컨디션이 굉장히 떨어진 상태에서 浮腫이 동반된 상태로 사료된다. 그래도 少陰病이 아니라 太陰病이기 때문에 약물을 복용 후 신속히 회복된 것이다. 아직 脾局熱氣는 寒氣에 대적하고 있고 胃中溫氣도 버티고 있다. 노루간은 人蔘과 비슷한 약효를 지는 것으로 사료된다. 東武는 少陽人의 경우에는 虛勞病에 陰淸之氣를 보충하는 굴이나 해삼과 같은 것을 복용시켜야 하는데 陽煖之氣가 강한 노루 간을 복용시켜 吐血이라는 부작용과 함께 사망한 것으로 보았다.

8-14) 嘗見 少陰人浮腫 有醫 敎以服海鹽 自然汁 日半匙 四五日服
浮腫大減 一月服 永爲完健 病不再發.

일찍이 보건대, 少陰人 浮腫에 한 의사가 간수를 복용하라 하여 자연즙으로 하루에 반 숟가락 정도 4~5일간 복용하였는데 浮腫이 크게 감소하였고 1달간 복용 후 영원히 완쾌되고 병이 다시 재발하지 않았다.

*간수의 주성분(염화마그네슘이 15~19%, 황산마그네슘이 6~9%, 염화칼륨이 2~4%, 염화나트륨이 2~6%, 브로민화마그네슘이 0.2~0.4%)은 마그네슘이다. 저마그네슘혈증에 의해 浮腫이 나타날 수 도 있다. 특히 저마그네슘혈증의 주된 원인은 심한 영양불량, 크론씨 병, 慢性 消化障碍, 간경화 등 영양분 흡수가 불량한 경우나 嘔吐, 위장관 흡인, 泄瀉, 회장루, 하제 남용, 방사선 치료로 인한 장염 등 위장관계로 소실되는 경우에서 주로 발생한다. 즉 장관으로부터 吸收가 떨어지는 상황에서 주로 발생한다. 少陰人 太陰病으로 인해 장관으로부터 마그네슘의 흡수가 부족해지면서, 동반된 浮腫과 근육 신경계통의 이상이 위 환자의 주소증이다. 이때 마그네슘과 기타 전해질이 풍부한 간수는 좋은 치료제가 될 수 있다.

*즉 상기 환자는 少陰人 太陰病 浮腫의 환자이다. 위의 경우도 太陰病 末證으로 인해 소화관의 기능저하로 인해, 전해질 불균형이 발생하여 그로 인한 浮腫이 발생한 것이다. 사실 간수만 복용하기 보다는 赤白何烏寬中湯이나 香砂養胃湯을 같이 복용해야 한다. 東醫四象新編에서는 간수가 保命飮이라고 기재되어 있다. 즉 생명을 지키는 물이다. 전해질 흡수장애로 인해 발생된 부종에는 간수가 바로 保命하는 치료제이다.

11 少陰人 咽喉痛

8-15) 嘗見 少陰人 咽喉痛 經年不愈 有醫 教以服金蛇[64] 酒 卽效 金蛇酒 卽金色黃章蛇釀酒者也.

일찍이 보건대 少陰人 咽喉痛이 수년이 지나도록 낮지 않았는데 한 의사가 金蛇酒를 복용하라 하였다. 그랬더니 즉시 효과가 있었다. 金蛇酒는 즉 금색의 점들이 있는 뱀으로 빚은 술이다.

*咽喉痛은 少陰人 少陰病에서 발현되는 증상이다. 脾局熱氣가 극도로 약해진 상태에서 咽喉部가 붓고 아프며, 컨디션이 굉장히 떨어진 상황에서 陽氣를 급격히 보충해줘야 한다. 金蛇酒는 官桂附子理中湯과 비슷한 역할을 한 것으로 사료된다.

64) 金蛇: 무족도마뱀

8-16)
嘗見　少陰人　痢疾　有醫　教以服項赤蛇煎湯　卽效
　　項赤蛇　去頭斷尾　納二疊紬囊中　藥缸內　別設橫木　懸空掛
之　用水五碗　煎取一碗服
　　二疊紬囊　懸空掛煎者　恐犯蛇骨故也　蛇骨有毒.

일찍이 少陰人 痢疾에 한 의사가 項赤蛇를 끓인 탕을 먹으라 하였는데 먹었더니 즉시 효과가
있었다. 項赤蛇는 머리를 제거하고 꼬리는 절단하여 두 겹의 명주 주머니에 넣어서 藥 항아리
안에 별도로 나무를 가로로 세우고 거기에 매달아 놓은 후 물을 다섯 사발 붓고 한 사발을 취
할 때까지 끓여서 마신다. 두 겹의 명주 주머니에 넣어 허공에 매달에 달이는 것은 뱀의 뼈가
걸릴까 두렵기 때문이다. 뱀의 뼈는 毒이 있다.

痢疾에 뱀을 달인 탕으로 치료하였다. 痢疾 처방으로 東武는 蒜蜜湯과 鷄蔘膏를 제시하였
다 [65]. 痢疾은 太陰病의 범주로 사료된다. 세균성 痢疾로 大便을 시원하게 보지 못하면서,
腹痛과 泄瀉 양상이 있다. 巴豆를 활용하거나, 白何首烏理中湯으로 치료될 것으로 사료된
다.

8-17)
嘗見　少陰人　痢疾　有醫　教以大蒜三顆　淸蜜半匙　同煎　三日服
卽效.

일찍이 少陰人 痢疾에 한 의사가 마늘 세 쪽을 쓰라 하였는데, 꿀 반 숟가락을 같이 넣고 끓여
3일간 복용하니 즉시 효과가 있었다.

甲午本에 마늘은 附子를 대용할 수 있다고 기술되어 있다[66]. 甲午本의 薑朮破積湯과 白何
鳥理中湯에는 마늘을 약재로 활용하고 있다[67]. 이 두 처방은 太陰病에 쓰는 처방이다. 즉
痢疾은 太陰病의 범주로 附子를 대체할 수 있는 마늘을 활용해 冷氣를 강력히 몰아낼 정
도의 病態임을 알 수 있다.

---

65) 蒜蜜湯
白何首烏 白朮 白芍藥 桂枝 茵蔯 益母草 赤石脂 罌粟殼 各一錢 薑 三片 棗 二枚 大蒜 五根 淸蜜 半匙
治痢疾.
鷄蔘膏
人蔘 一兩 桂皮 一錢 鷄 一首
濃煎服 或以胡椒 淸蜜 助滋味 無妨
此方 自古有方 治瘧疾 痢疾 神效
嘗治久瘧 先用 巴豆 通利大便 後數三日連用 鷄蔘膏 快效 桂皮 或以桂心 代用.

8-18) 嘗見 少陰人 乳傍近脇 有漏瘡 歷七八月 瘡口不合 惡汁常流
有醫 敎以山參 熊膽末 各一分 傅之卽效
　　　又少陰人 一人 滿身有瘡 以人蔘末 塗傅卽效.

일찍이 少陰人 乳傍 근처 늑골 밑에 습진이 생겨 고름이 흐른 지 7~8개월 되었는데 瘡口는 아물지 않고 더러운 고름이 계속 나왔다. 한 의사가 山參 熊膽 가루를 쓰라고 했는데, 각 한 分을 붙이니 즉시 효과가 있었다.
한 少陰人이 全身에 濕疹이 있었는데 人蔘가루를 바르고 즉시 효과를 보았다.

*少陰人 濕疹에 人蔘 가루를 외용제로 활용하였더니 회복되었다. 熊膽은 太陰人 약재인데 외용제로 少陰人에게 효과가 있는지는 확실히 알 수 없다.

8-19) 嘗見 少陰人 乳傍近脇 發內癰 有醫 敎以火針取膿
　　　醫曰 內癰外證 惡寒發熱 似傷寒 而有痛處也 察其痛處 明
知有膿 則不可不用火針.

일찍이 少陰人이 유방 근처 늑골 밑에 內癰이 생겼는데 한 의사가 火針으로 고름을 빼내라 하였다. 의사가 말하길 內癰은 外證으로 惡寒 發熱하는 것이 마치 傷寒과 비슷하고 일정한 곳에 아픈 곳이 있다. 그 아픈 곳을 살펴 고름이 있는 곳을 명확히 알면 火針을 못 쓰지 않을 수 없다.

*火針을 통해 腫氣를 제거하였다. 少陰人 腫氣의 경우 외과적 처치도 가능함을 알 수 있다. 사실 腫氣의 경우 체질을 불문 하고 심한 경우에는 외과적 처치를 해야 한다.

---

66) 人蔘 附子 官桂 爲藥材之貴種 貪窮艱難之家
　　難得爲用 人蔘一二錢 或以白何首烏代用 附子 或以獨頭蒜代用 獨頭蒜 三錢 可代附子一錢.
67) 薑朮破積湯 ： 蒼朮 白朮 良薑 乾薑 白何首烏 **獨頭蒜** 陳皮 靑皮 厚朴 枳實 木香 大腹皮 各一錢
　　　　　　　白芍藥 炙甘草 各五分 大棗 二枚.
　　白何烏理中湯 ： 白何首烏 白芍藥 白朮 **獨頭蒜** 桂枝 乾薑 各二錢 山査肉 陳皮 炙甘草 各一錢 大棗 二枚

8-20) 嘗見 少陰人 背癰 有醫 教以火刀裂瘡

　　醫曰 火刀裂瘡 宜早也 若疑訝 而緩不及事 則全背堅硬 悔之無及.

일찍이 少陰人 등창에 한 의사가 火刀로 腫氣를 째라고 하였는데 의사가 말하길 火刀로 腫氣를 째는 것은 마땅히 빨리 조치해야 하는 것이며, 만약 의심하여 지체하다 미치지 못하면 모든 등이 딱딱해지니 후회를 해도 소용이 없다.

*火針뿐만 아니라 火刀로 더욱 더 적극적으로 腫氣를 치료하였다.

---

15 少陰人 半身不遂病

8-21) 嘗見 少陰人 半身不遂病 有醫 教以服鐵液水 得效.

일찍이 보건대, 少陰人 半身不遂病에 한 의사가 鐵液水를 복용하라 하였는데 효과가 있었다.

*少陰人 半身不遂病은 中風(stroke)을 의미한다. 무쇠를 물에 넣어 우려낸 물을 먹여 치료하였다. 鐵液의 주성분은 산화된 철인데, 염색할 때도 활용하던 푸르스름한 액체이다. 혈소판 증가증의 경우 철분 부족에 의해 발생할 수 있는데, 심각한 혈소판 증가증의 경우 뇌경색을 일으킬 수 있다. 이 경우에 鐵液水가 도움이 될 수 있을 것으로 사료된다. 하지만 鐵液水의 정확한 치료기전은 알 수가 없다.

---

16 少陰人 腹瘧病

8-22) 嘗見 少陰人小兒 腹瘧病 有醫 教以瘧病將發之早朝 用火煅金頂砒 極細末六厘 生甘草湯 調下卽效

일찍이 少陰人 小兒가 腹瘧病을 앓았는데 한 의사가 瘧病이 장차 발하려는 이른 아침에 火煅(불에 달구거나 굽는 것)한 金頂砒를 쓰되 극히 세밀하게 가루 내어 6厘를 生甘草湯과 함께 같이 복용하니 즉시 효과가 있었다.

醫曰 砒藥 必金頂砒然後 可用 而又火煅然後可用也
　　　必不可過六厘 而又不可不及六厘也
　　　　　過六厘 則藥毒 太過也 不及六厘 則瘧不
愈也
　　　　　此藥 屢試屢驗 而有一服愈後 瘧又再發者 又用
之 則其病 益甚而危
　　　　　蓋此藥 可以一服 不可再服云.

의사가 말하길 砒霜은 반드시 金頂砒를 만들어서 써야 가히 쓸 수 있고, 이것은 火煅한 연후에
야 가히 쓸 수 있다. 반드시 6厘를 넘지 않도록 하고 또 6厘가 못 되어도 안 된다. 6厘를 넘으면
藥은 毒이 있고 크게 과한 것이다. 6厘가 되지 않으면 瘧이 낫질 않는다. 이 藥은 여러 번 시험
하고 여러 번 경험하였으나, 1번 복용한 후 瘧이 재발하여 또 쓰면 그 病이 더욱 심해져 위험해
지므로 이 藥은 한번만 복용해야 하고 두 번 복용해서는 안 된다.

聽醫言 而究其理 則一服愈而瘧不再發者 皆少陰人兒也
　　　　　　　　一服愈而瘧又再發者 皆非少陰人兒也
惟少陰人兒 腹瘧病難治者 用此藥 尋常瘧 不必用此不祥之藥
少陰人 尋常間日瘧 惡寒時 用川芎桂枝湯 二三貼 則亦無不愈
　　　又腹中 實滿而大便硬 瘧發者 亦可用巴豆.

의사의 말을 듣고 그 이치를 궁구해 보면 즉 1번 복용하여 낫고 재발하지 않는 자는 모두 少陰人
아이이고, 병이 재발한 자는 모두 少陰人 아이가 아니다. 오직 少陰人 아이 중 腹瘧病으로 치료하
기 어려운 아이에게 이 약을 쓰고 보통의 瘧疾에는 이런 상서롭지 못한 약을 써서는 안 된다.
少陰人이 보통 하루씩 걸러서 앓는 瘧疾에는 惡寒이 있을 때는 川芎桂枝湯 2~3첩을 쓰면 낫지
않음이 없고 또 배가 그득하고 大便이 단단하면 瘧疾이라도 역시 巴豆를 쓸 수 있다.

※甲午本에서 少陰人 瘧疾은 鬱縮膀胱 즉 鬱狂病으로 보았다[68]. 瘧疾은 大腸怕寒과 腎陽
困熱이라는 表裏兼病의 상황이다. 川芎桂枝湯으로 升陽시키고, 巴豆를 이용하여 痼冷積
滯를 풀어줘야 한다. 또한 砒素를 활용해서 瘧疾(말라리아)을 치료하기도 하지만, 이 砒素
는 瘧疾이 심한 少陰人에게만 소량으로 한번 정도만 써야 하고, 타 체질에는 맞지 않는다
고 하였다. 또한 腹瘧病처럼 말라리아가 심해 脾臟腫大까지 동반되어 일반적인 처방으로
치료하기 어려울 때 어쩔 수 없이, 砒素라는 강력한 殺蟲성질이 있는 약을 쓰는 것이지, 일
반적인 瘧疾은 少陰人 鬱狂病으로 보고 가볍게 치료할 것을 기술하였다.

---

68) 甲午本 11-8
　　少陰人 **瘧疾亦熱畜膀胱之屬也.**
　　　　　吐血亦脾約之屬也.
　　　　　咽喉痛亦少陰證之屬也.

8-23) 百藥　莫非善藥　而惟少陰人信砒藥　太陰人瓜蔕藥　最爲惡藥也
何哉
少陰人信砒藥　百病　用之皆殆　而秪有治瘧之一能者　亦有名無實
不無危慮
　　萬不如桂枝　人蔘　白芍藥　三四服之治瘧　則此非天下萬害無用
之藥乎

모든 藥 치고 좋지 않은 藥은 없지만 오직 少陰人의 信砒藥과 太陰人 瓜蔕藥은 가장 有害한 약
이다. 어찌 그러한가? 少陰人 信砒藥은 모든 病에 쓰면 모두 죽는다. 단지 瘧疾을 치료하는 하
나의 능력이 있으니 역시 有名無實하고 위태로움을 걱정하지 않음이 없다
차라리 桂枝 人蔘 白芍藥 3~4회 복용하여 瘧病을 치료하는 것만 못하다. 이는 천하에 만 가지
害가 있는 쓸 때 없는 약이 아니겠는가?

太陰人瓜蔕藥　百病　用之皆殆　而秪有治痰涎壅塞之一能者　亦有
名無實　不無危慮
　　萬不如桔梗　麥門冬　五味子　三四服之治痰涎壅塞　則此非天
下萬害無用之藥乎
此二藥　外治可用　內服不可用.

太陰人 瓜蔕藥도 모든 病에 위험하며 오직 痰飲으로 막힌 것을 치료하는 한 가지 능력만을 가
지고 있으므로 이 역시 有名無實하며 위태로워서 걱정하지 않을 수 없다. 차라리 桔梗 麥門冬
五味子 3~4 첩 복용하여 痰飲으로 막힌 것을 치료하는 것보다 못하다. 이는 천하에 만 가지 害
만 있고 쓸모없는 약이 아니겠는가? 이 두 가지 약은 外治에는 쓸 수 있지만 內服에는 사용할
수 없다.

*砒霜과 瓜蔕는 각각 毒性으로 인해 사용하여 얻는 이득보다 잃을 수 있는 피해가 많기 때
문에 사용하지 않을 것은 東武는 말하고 있다. 砒霜은 桂枝 人蔘 白芍藥 등의 약으로 대
체한다. 瘧疾의 경우 少陰人 鬱狂病의 범주로 치료하면 되기 때문에 川芎桂枝湯이나 八
物君子湯으로 치료한다.

　　瓜蔕는 桔梗 麥門冬 五味子로 대체하여 치료하는데 이것은 補肺元湯[69]이다. 즉 肺元
을 補益하여 치료하는 것이 瓜蔕를 활용하는 것보다 낫다.

8-24) 嘗見 少陰人 中氣病 舌卷不語 有醫 針合谷穴 而其效如神 其
他諸病之藥 不能速效者 針能速效者 有之
蓋針穴 亦有太少陰陽四象人 應用之穴 而必有升降緩束之妙 繫
是不可不察 敬俟後之謹厚而好活人者.

일찍이 少陰人 中氣病에 혀가 굳어서 말을 못하는데 한 의사가 合谷穴에 침을 놓으니 그 病이
神通하게 나았다. 기타 모든 病이 藥으로 빠른 효과를 보지 못한 것은 針으로 능히 速效를 볼
수 있음을 알 수 있다.
대개 針穴에도 太少陰陽四象人에 따라 응용되는 穴이 있으며 반드시 升降緩束의 이치가 있을
것으로 생각된다. 이에 대하여서도 살펴보지 않을 수 없으며 공손히 바라건대 이후에 謹慎하
고 厚德하여 사람 살리기를 좋아하는 이를 기다리노라.

*經穴을 통해 四象人의 氣運의 升降緩束을 조절 할 수 있을 것이라고 東武는 생각하였다.
合谷穴의 침치료의 경우 中氣病[70]과 같은 기운의 급성 순환장애로 인한 질환에는 약물 치
료보다 훨씬 더 효과가 빠르다고 하였다. 升降緩束은 東武가 생각하는 臟의 기운의 특성
을 의미한다[71]. 經絡을 통해 각 臟의 기운을 조절하여 病을 치료할 수 있다고 東武가 생각
한 것이다. 肺는 升, 脾는 束, 肝은 緩, 腎은 降의 특성을 가지고 있다[72].

---

69) 補肺元湯
麥門冬 三錢 桔梗 二錢 五味子 一錢
加 山藥 薏苡仁 蘿葍子 各一錢 則尤妙
70) 木香順氣散
烏藥 香附子 靑皮 陳皮 厚朴 枳殼 半夏 各一錢 木香 縮砂 各五分 桂皮 乾薑 甘草灸 各 三分
薑 三片 棗 二枚
○ 此方 出於龔信萬病回春書中 治中氣病 **中氣者 與人相爭 暴怒 氣逆 而 暈倒也**
先以薑湯救之 甦後用此藥
71) 黃連猪肚丸
雄猪肚 一箇 黃連 小麥炒 各五兩 天花粉 白茯神 各四兩 麥門冬 二兩
右爲末 入猪肚中 封口 安甑中蒸 爛搗 作丸 梧子大
○ 此方 出於危亦林得效方書中 治强中證
○ 今考更定 此方中 麥門冬一味 肺藥也.
肺與腎 一升一降 上下貫通 腎藥五味中 肺藥一味 雖爲贅材 亦自無妨 不必苛論
72) 2-11
肺氣直而伸 脾氣栗而包 肝氣寬而緩 腎氣溫而畜.

張仲景 傷寒論 中에서 少陰人病에 대한 經驗方으로 設定된 23방

桂枝湯	桂枝 三錢 白芍藥 二錢 甘草 一錢 薑 三片 棗 二枚
理中湯	人蔘 白朮 乾薑 各二錢 甘草灸 一錢
薑附湯	乾薑 一兩 附子竝炮 一枚 剉取 五錢 水煎服 附子生用 名曰 白通湯.
四順理中湯	人蔘 白朮 乾薑 甘草灸 各二錢
人蔘桂枝湯	甘草灸 桂枝 各一錢 八分 白朮 人蔘 乾薑 各一錢 五分
四逆湯	甘草灸 六錢 乾薑炮 五錢 生附子 一枚 剉分二貼 水煎服
厚朴半夏湯	厚朴 三錢 人蔘 半夏 各一錢 五分 甘草 七分 五厘 薑 七片
半夏散	半夏製 甘草灸 桂枝 各二錢
赤石脂禹餘粮湯	赤石脂 禹餘粮 各二錢 五分
附子湯	白朮 四錢 白芍藥 白茯苓 各三錢 附子炮 人蔘 各二錢
麻黃附子細辛湯	麻黃 細辛 各二錢 附子炮 一錢
麻黃附子甘草湯	麻黃 甘草 各三錢 附子炮 一錢
當歸四逆湯	白芍藥 當歸 各二錢 桂枝 一錢 五分 細辛 通草 甘草 各一錢
半夏瀉心湯	半夏製 二錢 人蔘 甘草 黃芩 各一錢五分 乾薑 一錢 黃連 五分 薑 三片 棗 二枚
生薑瀉心湯	生薑 半夏 各二錢 人蔘 乾薑 各一錢五分 黃連 甘草 各一錢 黃芩 五分 棗 三枚
甘草瀉心湯	甘草 二錢 乾薑 黃芩 各一錢 五分 半夏製 人蔘 各一錢 棗 三枚
茵陳蒿湯	茵陳 一兩 大黃 五錢 梔子 二錢 先煎茵陳 減半 納二味煎 又減半服日二 小便當利 色正赤 腹漸減 黃從小便去也

먼저 茵陳을 달여서 半으로 졸인 후에 두 가지 약을 넣어서 달이되 다시 半으로 줄여서 하루에 두 번 복용한다.

抵當湯	水蛭 虻蟲 竝炒去足翅[73] 桃仁留尖 各十枚 大黃蒸 三錢
桃仁承氣湯	大黃 三錢 桂心 芒硝 各二錢 甘草 一錢 桃仁留尖 十枚
麻仁丸	大黃蒸 四兩 枳實 厚朴 赤芍藥 各二兩 麻子仁 一兩 五錢 杏仁 一兩 二錢 五分 爲末蜜丸 梧子大 空心 溫湯下 五十丸
蜜導法	老人虛人 不可用藥者 用蜜熬 入皂角末少許 稔作錠子 納肛門卽通

노인과 허약한 사람에 있어 약을 쓸 수 없을 때 꿀을 끓이면서 皂角 가루를 조금씩 넣어서 환을 만들어 이것을 항문에 넣으면 곧 大便이 통한다.

*조협 가루와 꿀을 섞어서 촛대 같이 만든 후 肛門에 넣어 관장하는 방법이다. 刺戟性 瀉下法이며, 巴豆도 역시 刺戟性 瀉下法이다. 노인이나 허약한 사람의 경우에는 大黃을 이용해 腸의 연동운동을 촉진해서 泄瀉시키는 것은 부담스럽기 때문에 가볍게 腸 점막을 자극해서 泄瀉시키는 것이다.

大承氣湯	大黃 四錢 厚朴 枳實 芒硝 各二錢 水二大盞 先煎枳朴 至一盞 乃下大黃煎 至七分 去滓 入芒硝 再一沸 溫服
小承氣湯	大黃 四錢 厚朴 枳實 各一錢 五分 剉作一貼 水煎服

73) 『東醫壽世保元』7판본에 '翅'로 되어 있다.

宋元明 三代醫家의 著述 中에서 少陰人病에 經驗한 중요한 藥 13方과 巴豆藥 6方

十全大補湯

人蔘 白朮 白芍藥 甘草灸 黃芪 肉桂 當歸 川芎 白茯苓 熟地黃 各 一錢 薑 三片 棗 二枚
- 此方 出於王好古海藏書中 治虛勞
- 今考更定 此方 當去 白茯苓 熟地黃 當用 砂仁 陳皮

이 처방은 王好古海藏書中 虛勞를 치료한다.
지금 새로 고쳐 정하는데 白茯苓 熟地黃을 빼고 砂仁 陳皮를 쓴다.

補中益氣湯

黃芪 一錢五分 甘草灸 人蔘 白朮 各一錢 當歸 陳皮 各七分 升麻 柴胡 各三分 薑 三片 棗 二枚
- 此方 出於李杲東垣書中 治勞倦虛弱 身熱而煩 自汗倦怠
- 今考更定 此方 黃芪 當用 三錢 而當去 升麻 柴胡 當用 藿香 紫蘇葉

이 처방은 李杲의 東垣書 中에 나온 勞倦 虛弱 身熱 煩躁 自汗 倦怠을 치료한다.
지금 새로이 고쳐 정하면 黃芪는 3돈으로 하고 升麻 柴胡는 빼고 藿香 紫蘇葉을 사용한다.

香砂六君子湯

香附子 白朮 白茯苓 半夏 陳皮 厚朴 白豆蔲 各一錢 人蔘 甘草 木香 縮砂 益智仁 各五分 薑 三片 棗 二枚
- 此方 出於龔信醫鑑書中 治不思飮食 食不下 食後倒飽
- 今考更定 此方 當去 白茯苓 當用 白何首烏

이 처방은 龔信의 醫鑑에서 나온 것으로 음식 생각이 없고, 음식을 넘기지 못하고 음식을 먹으면 더부룩한 것을 치료한다.
지금 새로이 고쳐 정하면 白茯苓을 빼고 白何首烏를 쓴다.

木香順氣散

烏藥 香附子 靑皮 陳皮 厚朴 枳殼 半夏 各一錢 木香 縮砂 各五分 桂皮 乾薑 甘草灸 各 三分 薑 三片 棗 二枚
- 此方 出於龔信萬病回春書中 治中氣病 中氣者 與人相爭 暴怒 氣逆 而 暈倒也
  先以薑湯救之 甦後用此藥

이 처방은 龔信의 萬病回春에 나오는데 中氣病를 치료함에 中氣는 다른 사람과 싸우고 갑자기 화를 내 氣가 逆하여 어지러워 쓰러지는 것이다. 먼저 生薑湯을 써서 구하고 정신을 차리면 이 약을 쓴다.

蘇合香元

白朮 木香 沈香 麝香 丁香 安息香 白檀香 訶子皮 香附子 蓽撥 犀角 朱砂 各二兩 朱砂半爲 衣蘇合油 入安息香膏內 乳香 龍腦 各一兩

右細末 用安息香膏竝煉蜜 搜和千搗 每一兩 分作四十丸 每取 二三丸 井華水 或溫水下

주사를 半으로 나눠 반은 安息香膏에 蘇合油를 개어 乳香 龍腦를 각 한 냥과 다른 약을 가늘 게 가루 낸 것을 安息香膏와 꿀에 반죽하되 천 번을 절구에 찧는다. 매번 한 냥을 40개의 환으로 만들되 남은 주사로 옷을 입혀서 매 2~3개씩 井華水 또는 溫水에 먹는다.

- 此方 出於局方 治一切氣疾 中氣 上氣 氣逆 氣鬱 氣痛
- 許叔微本事方 曰 凡人 暴喜傷陽 暴怒傷陰 憂愁怫意 氣多厥逆 當用此藥 若槩作中風治 多致殺人

이 처방은 太平惠民和劑局方에 나온 것으로 모든 氣疾 中氣 上氣 氣逆 氣鬱 氣痛을 치료한다. 許叔微가 本事方에서 이르길, 갑자기 기뻐하면 陽을 傷하고 갑자기 怒하면 陰을 상한다. 걱정하고 근심하고 발끈하면 氣가 다 비어 거스르게 되고 당연히 이 약을 써야 한다. 만약 함부로 中風으로 잘못 치료하면 사람을 죽일 것이다.

*東武가 四端論에서 喜樂이 浪動하면 上焦가 傷하고, 哀怒가 暴動하면 下焦가 傷한다고 했다. 여기에 유사한 관점이 나온다.

- 危亦林得效方 曰 中風 脈浮身溫 口多痰涎 中氣 脈沈身凉 口無痰涎
- 今考更定 此方 當去 麝香 犀角 朱砂 龍腦 乳香 當用 藿香 茴香 桂皮 五靈脂 玄胡索

危亦林이 得效方에서 이르길 中風은 脈이 浮하고 몸이 따뜻하며 입에 痰涎이 많고 中氣는 脈이 沈하고 몸이 차고 입안에 痰涎이 없다.
지금 새로이 고쳐 정하면 이 처방은 麝香 犀角 朱砂 龍腦 乳香을 버리고 藿香 茴香 桂皮 五靈脂 玄胡索을 쓴다.

藿香正氣散

藿香 一錢 五分 紫蘇葉 一錢 厚朴 大腹皮 白术 陳皮 半夏 甘草 桔梗 白芷 白茯苓 各五分
薑 三片 棗 二枚

- 此方 出於龔信醫鑑書中 治傷寒
- 今考更定 此方 當去 桔梗 白芷 白茯苓 當用 桂皮 乾薑 益智仁

이 처방은 龔信의 醫鑑에서 나온 것으로 傷寒을 치료한다.
지금 새로이 고쳐 정하면 이 처방은 桔梗 白芷 白茯苓을 제거하고 桂皮 乾薑 益智仁을 쓴다.

香蘇散

香附子 三錢 紫蘇葉 二錢 五分 陳皮 一錢 五分 蒼术 甘草 各 一錢 薑 三片 蔥白 二莖

- 此方 出於危亦林得效方書中 治四時瘟疫
- 局方曰 昔有一老人 授此方 與一人 令其合施 城中大疫 服此皆愈

이 처방은 危亦林의 得效方에서 나온 것으로 四時瘟疫을 치료한다.
太平惠民和劑局方에서 이르길 옛날 한 성에서 瘟疫이 크게 발생하였는데 어떤 노인이 이 처방
을 어떤 사람에게 주고 함께 쓰도록 했는데 이것을 복용하면 모두 나았다.

桂枝附子湯

附子炮 桂枝 各三錢 白芍藥 二錢 甘草灸 一錢 薑 三片 棗 二枚

- 此方 出於李梴醫學入門書中 治汗漏不止 四肢拘急 難以屈伸

이 처방은 李梴의 醫學入門에 나오는데 땀이 그치지 않고 흐르며 사지에 痙攣이 생겨 屈伸하
기 힘든 것을 치료한다.

茵陳四逆湯

茵陳 一兩 附子 乾薑竝炮 甘草灸 各 一錢

- 治陰黃病 冷汗不止

陰黃病으로 식은땀이 그치지 않는 것을 치료한다

*黃疸은 太陰病인데 마치 亡陽病처럼 식은땀이 멈추지 않는다.

茵蔯附子湯

茵蔯 一兩 附子炮 甘草灸 各 一錢

- 治陰黃病 身冷

陰黃病으로 몸이 찬 것을 치료한다.

茵蔯橘皮湯

茵蔯 一兩 陳皮 白朮 半夏 生薑 各 一錢

- 治陰黃病 喘嘔不渴

陰黃病으로 숨이 차고 구역이 나는데 갈증이 없는 것을 치료한다.

*太陰病 黃疸에 쓰는 세 가지 처방에 나오는 主治證으로 유추해 볼 때, 少陰人 太陰病 黃疸은 갈증은 없고, 嘔逆과 같은 소화기 증상이 있으면서, 몸은 차고, 식은땀을 많이 흘린다.

右三方 出於朱肱活人書中

앞의 세 가지 처방은 朱肱의 活人書에서 나왔다.

三味蔘萸湯

吳茱萸 三錢 人蔘 二錢 薑 四片 棗 二枚

- 治厥陰證 嘔吐涎沫 少陰證 厥冷煩躁 陽明證 食穀欲嘔 皆妙

厥陰證으로 嘔吐하거나 입에 침이 많고, 少陰證으로 四肢厥冷하고 煩躁하고, 陽明證으로 음식이 입에 들어가면 즉시 吐하는 것에 妙가 있다.

*이 처방은 太陽病厥陰證과 少陰病 藏厥證에 제시된 처방이다. 吳茱萸를 嘔逆과 煩躁證에 활용함을 알 수 있다.

霹靂散

附子 一枚 炮過 以冷灰 培半時取出 切半枚 細剉 入臘茶 一錢 水一盞 煎至六分 去渣 入熟蜜半匙 放冷服之 須臾躁止 得睡汗出 差

附子 1개를 충분히 구워서 찬 재속에 30분간 묻어둔 뒤 꺼낸다. 半개를 가늘게 썰어 섣달에 꽃이 피는 차 1돈과 같이 물 한 잔에 넣어 달여 六分쯤 되면 찌꺼기를 내버리고 꿀 반 숟가락을 조합하여 식혀서 마신다. 얼마 후에 躁가 그치고 잠이 들면 땀이 나면 병이 풀린다.

- 治陰盛隔陽證

陰盛隔陽證을 치료한다.

- 右二方 出於李梃醫學入門書中

이상 두 가지 처방은 李梃의 醫學入門에서 나왔다.

溫白元

川烏炮 二兩 五錢 吳茱萸 桔梗 柴胡 石菖蒲 紫菀 黃連 乾薑炮 肉桂 川椒炒 赤茯苓 皂角灸 厚朴 人蔘 巴豆霜 各 五錢 右爲末 煉蜜和丸 梧子大 薑湯下 三丸 或 五丸 至七丸

가루 내어 꿀을 끓여서 반죽하여 梧子大로 丸을 만들어 生薑 달인 물로 먹되 한 번에 3~5환 또는 7환을 복용한다.

- 此方 出於局方 治積聚 癥癖 黃疸 鼓脹 十種水氣 九種心痛 八種痞塞 五種淋疾 遠年瘧疾
- 龔信醫鑑 曰 婦人 腹中積聚 有似懷孕 羸瘦困弊 或歌哭如邪祟 服此藥 自愈 久病服之 則皆瀉出蟲蛇 惡膿之物

이 처방은 太平惠民和劑局方에서 나온 것으로 積聚 癥癖 黃疸 鼓脹 十種水氣 九種心痛 八種痞塞 五種淋疾 遠年瘧疾을 치료한다.
龔信醫鑑에 이르길 婦人이 腹中에 積聚가 있어 마치 임신한 듯하고 파리하게 말라 困弊하고 혹은 미친 듯이 노래하거나 울 때 이 약을 쓰면 스스로 낫는다. 오래된 병에 복용하면 모든 蟲蛇와 惡膿을 泄瀉로 배출한다.

瘴疸丸

茵蔯 梔子 大黃 芒硝 各一兩 杏仁 六錢 常山 鱉甲 巴豆霜 各 四錢 豆豉 二錢.
右爲末 蒸餠和丸 梧子大 每 三丸 或 五丸 溫水送下.

모두 가루로 하여 찐 떡으로 반죽하여 梧子大 만하게 丸으로 만들어 세 알 내지 다섯 알씩 따뜻한 물에 한 번에 먹는다.

- 此方 出於危亦林得效方書中 一名 茵蔯丸.
  治時行瘟疫 及 瘴瘧 黃疸 濕熱病.

이 처방은 危亦林의 得效方에서 나왔는데 일명 茵蔯丸이라고 한다. 유행성 瘟疫과 瘴瘧 黃疸 濕熱病을 치료한다.

三稜消積丸

三稜 蓬朮 神麴 各七錢 巴豆和皮入米同炒黑去米 靑皮 陳皮 茴香 各五錢 丁香皮 益智仁 各三錢. 右爲末 醋糊和丸 梧子大 薑湯下 三四十丸.

모두 가루로 만들어서 식초로 풀을 쑤어 이를 반죽하여 梧子大로 丸을 만든다. 그리고 生薑 달인 물에 30~40환씩 복용한다.

- 此方 出於李杲東垣書中 治生冷物不消滿悶

이 처방은 李杲의 東垣書에서 나온 것으로 生冷한 음식을 먹고 소화가 안 되며 배 속이 그득하고 답답한 것을 치료한다.

秘方化滯丸

三稜 蓬朮 竝煨 各四錢 八分 半夏麴 木香 丁香 靑皮 陳皮竝去白 黃連 各二錢 五分 巴豆肉 醋浸一宿熬乾 六錢.
右爲末 以烏梅末 入麵少許 煮作糊和丸 黍尖大 每服 五七丸 至 十丸 欲通利 則以熱湯下 欲磨積 則陳皮湯下 欲止泄 則飲冷水.

모두 가루 내어 烏梅 가루에 밀가루를 약간 섞어서 풀을 쑤어 丸을 만들되 쌀알만 하게 만들어 매번 5~7환에서 10환까지 복용한다. 泄瀉를 시키려면 뜨거운 물에 먹고, 積을 녹여 내리려면 陳皮 달인 물에 먹고 泄瀉를 멈추려면 冷水에 먹는다.

- 此方 出於朱震亨丹溪心法書中 理一切氣 化一切積 久堅沈痼 磨之自消 暴積乍留 導之立法 奪造化 有通塞之功 調陰陽 有補瀉之妙.

이 처방은 朱震亨의 丹溪心法에 나오는데 모든 氣를 다스리고 積을 없애며 오래 굳고 깊이 잠긴 덩어리를 갈아 스스로 녹게 한다. 별안간 생긴 積滯나 잠시 생긴 것을 막론하고 消導하여 그 자리에서 제거하는데 이는 造化를 빼서 막힌 것을 通하게 하는 功이 있고 陰陽을 調和롭게 하고 補瀉의 妙가 있기 때문이다.

三物白散

桔梗 貝母 各三錢 巴豆去皮心熬研如脂 一錢

右爲末 和勻白湯 和服半錢 弱人減半 或吐 或利不利 進熱粥一碗 利不止 進冷粥一碗.

모두 가루로 내어 白湯에 타서 먹되 허약한 사람은 半으로 하고 혹 吐하거나 泄瀉를 시키고자 하되 泄瀉가 나오지 않으면 뜨거운 죽을 한 그릇 먹이고 泄瀉가 그치지 않으면 찬 죽을 한 그릇 먹인다.

如意丹

川烏炮 八錢 檳榔 人蔘 柴胡 吳茱萸 川椒 白茯苓 白薑 黃連 紫菀 厚朴 肉桂 當歸 桔梗 皂角 石菖蒲 各五錢 巴豆霜 二錢 五分. 右爲末 煉蜜和丸 梧子大 朱砂爲衣 每 五丸 或 十丸 溫水下.

모두 가루로 내여 煉蜜로 丸을 만들어 梧子大로 하고 朱砂로 옷을 입혀 매번 5환 또는 7환을 더운 물로 먹는다.

- 專治瘟疫 及 一切鬼祟
  右二方 出於李梴醫學入門書中

이는 오로지 瘟疫과 모든 鬼祟를 다스린다. 두 처방은 李梴의 醫學入門에서 나왔다.

- 論曰 右巴豆六方 卽 古人之各自置方 各自經驗而此六方 同是一巴豆之力 則所用 亦無異 而同歸於一也
  蓋 巴豆 少陰人病之必不可不用 而又不可輕用 必不可浪用 而又不可疑用之藥
  故 聯錄六方 備述經驗 昭明其理者 欲其用之必中 而不敢輕忽也.

論하여 이르길 위의 巴豆 6방은 古人의 각자 처방이며 각자 경험으로 이 6가지 처방은 모두 巴豆의 힘이며 그 용도도 다를 바 없다.
대게 巴豆는 少陰人病에 반드시 쓰지 않아서는 안 되며 가벼이 써서도 안 된다. 함부로 써서도 안 되고 의심하며 써서도 안 되는 약이다.
따라서 이 6방을 줄줄이 기록하여 그의 경험을 서술함은 그 이치를 밝히 아는 자는 이를 사용하되 반드시 효과를 얻을 것이며 경솔하게 써서는 안 된다.

새로 設定한 少陰人病에 應用하는 중요한 藥 24方

亡陽病 末證

- **黃芪桂枝附子湯**
  桂枝 黃芪 各三錢 白芍藥 二錢 當歸 甘草灸 各 一錢 附子炮 一錢 或 二錢 薑 三片 棗 二枚

- **人蔘桂枝附子湯**
  人蔘 四錢 桂枝 三錢 白芍藥 黃芪 各 二錢 當歸 甘草灸 各 一錢 附子炮 一錢 或 二錢 薑 三片 棗 二枚

- **升陽益氣附子湯**
  人蔘 桂枝 白芍藥 黃芪 各二錢 白何首烏 官桂 當歸 甘草灸 各一錢 附子炮 一錢 或 二錢 薑 三片 棗 二枚

- **人蔘官桂附子湯**
  人蔘 五錢 或 一兩 官桂 黃芪 各三錢 白芍藥 二錢 當歸 甘草灸 各一錢 附子炮 二錢 或 二錢五分 薑 三片 棗 二枚

- **右四方 皆亡陽危病藥也**
  亡陽病人 小便白而多 危有餘地 則用附子 一錢 日再服
  　　　　小便赤而少 危無餘地 則用附子 二錢 日二三服
  病在將危 用一錢 病在免危 用一錢 病在調理 亦一錢 日再服.

이상 4가지 처방은 모두 亡陽病의 위급한 증상에 쓰는 약이다. 亡陽病에 걸린 사람이 小便色이 맑고 양이 많으면 위험해도 아직 여지가 있으니 附子를 1돈을 넣어 하루 2번 복용한다. 小便色이 붉고 적으면 病이 위험하여 여지가 없으니 附子 2돈을 하루 2번 내지 3번 복용한다. 病이 장차 위험하면 1돈을 쓰고 病이 위험을 면하였더라도 한 돈을 쓰고 病을 調理할 때도 역시 한 돈을 쓰고 하루 두 번 복용한다.

*위 네 가지 처방은 黃芪桂枝湯이 기본 처방이며 이것을 변형한 것이다. 亡陽病은 調理할 때도 附子를 활용한다.

升陽益氣湯

人蔘 桂枝 黃芪 白芍藥 各二錢 白何首烏 官桂 當歸 甘草灸 各一錢 薑 三片 棗 二枚

補中益氣湯

人蔘 黃芪 各三錢 甘草灸 白朮 當歸 陳皮 各一錢 藿香 蘇葉 各三分 或 五分 薑 三片 棗 二枚

亡陽病 처방 중에 유일하게 白朮 陳皮가 들어가 있다. 黃氣桂枝湯에서 발전된 辛丑本 처방이 아니라 甲午本 때 東武가 생각했던 처방이다.

白朮 陳皮가 있는 것으로 보아 亡陽病이 있으면서 소화기 증상이 두드러질 때 사용한다.

黃芪桂枝湯

桂枝 三錢 白芍藥 黃芪 各二錢 白何首烏 當歸 甘草灸 各一錢 薑 三片 棗 二枚

川芎桂枝湯

桂枝 三錢 白芍藥 二錢 川芎 蒼朮 陳皮 甘草灸 各一錢 薑 三片 棗 二枚

芎歸香蘇散과 처방구성이 비슷하다. 芎歸香蘇散의 香附子, 紫蘇葉, 當歸, 蔥白이 桂枝와 白芍藥으로 바뀌었다.

芎歸香蘇散

香附子 二錢 紫蘇葉 川芎 當歸 蒼朮 陳皮 甘草灸 各一錢 蔥白 五莖 薑 三片 棗 二枚

• 藿香正氣散

藿香 一錢五分 紫蘇葉 一錢 蒼朮 白朮 半夏 陳皮 靑皮 大腹皮 桂皮 乾薑 益智仁 甘草灸
各五分 薑 三片 棗 二枚

＊甲午本에서는 藿香正氣散에 乾薑대신 生薑을 사용했다[74].

鬱狂病 中證

• 八物君子湯

人蔘 二錢 黃芪 白朮 白芍藥 當歸 川芎 陳皮 甘草灸 各一錢 薑 三片 棗 二枚
本方 以白何首烏 易人蔘 則 名曰 白何首烏君子湯
本方 用蔘芪 各一錢 加白何首烏 官桂 各一錢 則 名曰 十全大補湯
本方 用人蔘 一兩 黃芪 一錢 則 名曰 獨蔘八物湯

本方에서 人蔘대신 白何首烏를 쓰면 白何首烏君子湯이다.
本方에서 人蔘 黃芪를 한 돈으로 쓰고 白何首烏와 官桂 1돈을 가하면 十全大補湯이 된다.
本方에 人蔘 한 냥과 黃芪 1돈을 쓰면 獨蔘八物湯이다.

＊八物君子湯은 甲午本의 升揚八物湯(黃芪와 官桂 사용)에서 발전하였다[75]. 辛丑本에서는
黃芪와 陳皮를 사용하였다. 獨蔘八物湯은 鬱狂病 末證에 쓴다.

• 香附子八物湯

香附子 當歸 白芍藥 各二錢 白朮 白何首烏 川芎 陳皮 甘草灸 各一錢 薑 三片 棗 二枚
嘗治 婦人思慮傷脾 咽乾舌燥 隱隱有頭痛 神效.

婦人이 勞心焦思하여 脾가 傷하고 咽喉가 乾燥하고 혀가 마르고 은근하게 머리가 아플 때 神
效하다.

---

74) 藿香正氣散 : 藿香 一錢五分 紫蘇葉 一錢 白朮 半夏 厚朴 大腹皮 陳皮 桂皮 木香 益母草 炙甘草 各五分 生
薑 三片 大棗 二枚.
75) 升陽八物湯 : 人蔘 黃芪 各二錢 白芍藥 炙甘草 官桂 川芎 當歸 白朮 各一錢 生薑 三片 大棗 二枚.

• 桂枝半夏生薑湯

生薑 三錢 桂枝 半夏 各二錢 白芍藥 白朮 陳皮 甘草灸 各一錢

治虛寒嘔吐 水結胸 等證.

虛寒(脾胃)하고 嘔吐가 나거나 水結胸 등에 쓴다.

• 香砂養胃湯

人蔘 白朮 白芍藥 甘草灸 半夏 香附子 陳皮 乾薑 山査肉 砂仁 白豆蔲 各一錢 薑 三片 棗 二枚

• 赤白何烏寬中湯

白何首烏 赤何首烏 良薑 乾薑 靑皮 陳皮 香附子 益智仁 各一錢 棗 二枚

治四體倦怠 小便不快 陽道不興 將有浮腫之漸者 用之

사지가 倦怠롭고 小便이 不快하며 陽氣가 興하지 못하고 장차 浮腫이 생기려 할 때 쓴다.

本方 加 厚朴 枳實 木香 大腹皮 各五分 則又有通氣脈之功力[76]

　雖浮腫已成者 安心靜慮一百日 而日再服則 自無不效之理

本方에 厚朴 枳實 木香 大腹皮를 각각 5푼을 가하면 氣脈이 통하는 功效가 더욱 크다. 비록 浮腫이 이미 생겨도 마음을 편안히 하고 思慮를 고요히 백일은 하면서 하루 두 번씩 복용하면 효과가 없을 리 없다.

本方 以人蔘 易赤何首烏 則 名曰 人蔘白何烏寬中湯 ＊컨디션 저하가 심할 때

　以當歸 易赤何首烏 則 名曰 當歸白何烏寬中湯 ＊便秘가 있거나 瘀血이 있을 때

76) 東醫四象新編에서 十二味寬中湯이라고 한다.

본방에 赤何首烏 대신 人蔘을 쓰면 人蔘白何烏寬中湯이다. 赤何首烏 대신 當歸를 쓰면 當歸白何烏寬中湯이라 한다.

古方 有乾薑 良薑 靑皮 陳皮 等分 作湯丸 名曰 寬中湯
   嘗治 少陰人 小便不快 陽道不興 四體倦怠 無力者 用之 必效 百發百中
 又 寬中丸 本方 加 五靈脂 益智仁 各一錢 則治腹痛 神效. *腹痛이 동반될 때

古方에 乾薑 良薑 靑皮 陳皮를 각 등분하여 湯으로 하거나 丸으로 만든 것을 寬中湯이라 하였다. 일찍이 少陰人이 小便이 不快하고 陽道가 興하지 않고 사지가 倦怠하고 無力할 때 쓰니 효과가 百發百中이었다. 寬中丸 本方에 五靈脂 益智仁 한 돈을 가미하면 腹痛을 치료하는데 神效하다.

太陰病 初證-腹痛泄瀉

• 蒜蜜湯
白何首烏 白朮 白芍藥 桂枝 茵蔯 益母草 赤石脂 罌粟殼 各一錢 薑 三片 棗 二枚 大蒜 五根 淸蜜 半匙
治痢疾.

痢疾을 치료한다.

*痢疾은 太陰病 初證 腹痛泄瀉의 범주로 보고 치료한다.

• 鷄蔘膏
人蔘 一兩 桂皮 一錢 鷄 一首
濃煎服 或以胡椒 淸蜜 助滋味 無妨
此方 自古有方 治瘧疾 痢疾 神效
嘗治久瘧 先用 巴豆 通利大便 後數三日連用 鷄蔘膏 快效 桂皮 或以桂心 代用.

이 처방은 옛날로부터 전해진 처방으로 瘧疾 痢疾에 神效하다. 일찍이 오래된 瘧疾을 치료하였는데 먼저 巴豆를 써서 大便을 통하게 한 뒤 鷄蔘膏를 3일 연속 사용하니 빠른 효과가 있었다. 桂皮는 혹 桂心으로 바꾸기도 한다.

*瘧疾로 腹痛과 泄瀉가 심할 때 巴豆를 쓴 뒤 胃中溫氣와 脾局熱氣를 보강하는 처방이다.

- 巴豆丹

巴豆 一粒

去殼取粒 溫水吞下 全粒 或半粒 仍煎湯藥

以煎藥時刻 巴豆 獨行腸胃間 太半用力 然後 服湯藥則 湯藥 可以與巴豆 同行

通快腸胃 升提其氣也 再煎湯藥 大便通後 又連服之

巴豆 全粒 下利 半粒 化積

巴豆 한 알 껍데기를 까서 알맹이를 따뜻한 물로 한 개 또는 반개씩 먹고, 이내 湯藥을 달인다. 藥을 달이는 동안 巴豆는 腸胃間에서 홀로 작용을 하며 거의 藥力이 쓰인 후에 湯藥을 먹으면 巴豆와 함께 同行할 수 있어 腸胃의 내용물을 快하게 通하고 氣를 끌어올리게 된다. 다시 藥을 달여서 大便이 통한 후에 또다시 복용한다. 巴豆 한 알은 泄瀉시키고 반 알은 積滯를 풀어준다.

太陰病 陰毒證

- 人蔘陳皮湯

人蔘 一兩 生薑 砂仁 陳皮 各一錢 棗 二枚

本方 以炮乾薑 易生薑 又加桂皮 一錢 則 尤有溫胃逐冷之力

以本方 嘗治 未周年 小兒陰毒慢風 連服數日 病快愈矣 病愈後 更不服藥 再發不治.

本方에 生薑을 炮乾薑으로 바꾸고 桂皮 1돈을 가하면 胃를 따뜻하게 하고 冷을 쫓아내는 힘이 더욱 있다. 일찍이 돌이 못 된 아이의 陰毒慢風에 本方으로 연속으로 수일을 쓰니 병이 빠르게 나았다. 病이 나은 후 다시 약을 복용하지 않았더니 재발되어 고칠 수 없었다.

太陽病 厥陰證

- 人蔘吳茱萸湯

人蔘 一兩 吳茱萸 生薑 各三錢 白芍藥 當歸 官桂 各一錢

少陰病 初中末證

- 官桂附子理中湯

人蔘 三錢 白朮 乾薑炮 官桂 各二錢 白芍藥 陳皮 甘草灸 各一錢 附子炮 一錢 或 二錢

- **吳茱萸附子理中湯**

人蔘 白朮 乾薑炮 官桂 各二錢 白芍藥 陳皮 甘草灸 吳茱萸 小茴香 破故紙 各一錢 附子
炮 一錢 或 二錢

太陰病 初證-腹痛泄瀉

- **白何烏附子理中湯**

白何首烏 白朮炒 白芍藥微炒 桂枝 乾薑炮 各二錢 陳皮 甘草灸 附子炮 各一錢

太陰病 初證-腹痛泄瀉

- **白何烏理中湯**

白何首烏 白朮 白芍藥 桂枝 乾薑炮 各二錢 陳皮 甘草灸 各一錢
有人蔘 則用人蔘 無人蔘 則用白何首烏
白何首烏 與 人蔘 性味相近 而淸越之力 不及 溫補之力 過之 不無異同之處
險病 危證 人蔘二錢以上 不可全恃白何首烏代用 古方 經驗不多 藥材生疎 故也
然 此一味 必不可遺棄於補藥中 而古方 何人飮 用白何首烏五錢 治瘧病

人蔘이 있으면 人蔘을 쓰고 人蔘이 없으면 白何首烏를 쓴다.
白何首烏는 人蔘과 性味가 비슷하지만 氣運를 맑게 하고 널리 퍼지게 하는 힘은 부족하고 따
뜻하게 보충하는 힘은 지나쳐 약간의 차이는 있으나 險病의 위험한 증상에는 人蔘 2돈 이상을
쓸 때는 白何首烏로 대신 사용하는 것을 믿을 수 없다. 古方에는 경험이 많지 않으므로 이 약재
가 생소한 까닭에 잘 알지 못했다. 그러나 이 약은 補藥 中 뺄 수 없고 古方의 何人飮은 白何首
烏 5돈을 사용하여 瘧疾을 치료한다고 하였다.

- **右少陰人藥諸種**

附子 炮用 甘草 灸用 乾薑 炮用 或 生用 黃芪 灸用 或 生用
窮巷僻村 病起倉卒 雖單方 猶百勝於束手無策

窮僻한 산간벽지에서 별안간 病이 났을 때 束手無策으로 그대로 방치하는 것보단 單方藥을 쓰
는 것이 낫다.

陽明病 雖單黃芪 桂皮 人蔘 芍藥 亦可用
少陰病 雖單附子 芍藥 人蔘 甘草 亦可用
太陽病 雖單蘇葉 蔥白 黃芪 桂枝 亦可用
太陰病 雖單白朮 乾薑 陳皮 藿香 亦可用
爲先用單方 而一邊求得全方 則必無救病失機之理
然 當用 全方中 所有之藥 不當用 全方中 所無之藥

먼저 單方을 쓰는 한편 온전하게 藥을 구하여 쓴다면 病을 고칠 기회를 놓치지 않을 것이다. 그러나 藥을 쓸 때에는 처방 중에 들어 있는 藥만을 써야지 처방에 없는 것을 절대로 써서는 안 된다.

[附] 補遺方

• 桂附藿陳理中湯

人蔘 白朮 白芍藥 乾薑 官桂 各二錢 灸甘草 炮附子 藿香 砂仁 陳皮 各一錢 大棗 二枚 或 倍用 附子

• 獨蔘官桂理中湯

人蔘 五錢 白朮 乾薑 白芍藥 官桂 各二錢 陳皮 甘草灸 各一錢 棗 二枚
本方 加附子 2錢 名曰獨蔘附子理中湯

• 芎歸葱蘇理中湯

人蔘 白芍藥 白朮 乾薑 各二錢 官桂 灸甘草 附子 川芎 當歸 桂枝 紫蘇葉 各一錢 葱白 三 莖 棗 二枚

• 獨蔘湯

人蔘 一兩 乃至 五六兩 水煎去滓 安新汲水中取冷服 功難盡述

표 11. 少陰人病 應用要藥 表病

鬱狂病(順證)	鬱狂初證	川芎桂枝湯(外感) 芎歸香蘇散(內傷)
	鬱狂中證	香附子八物湯(內傷):思慮傷脾, 頭痛 八物君子湯: 컨디션저하, 不安증세 藿香正氣散: 小腹硬滿, 無汗, 消化不良 香砂養胃湯: 小腹硬滿, 有汗, 食滯, 消化不良, 食慾低下
	鬱狂末證	獨蔘八物湯: 심한 피로감, 심한 不安증상, 浥然微汗出, 高熱
太陽病厥陰證(順證)		人蔘吳茱萸湯, 獨蔘八物湯: 手足厥冷, 消渴, 氣上衝心, 心中疼熱 白何烏理中湯: 小腹絞痛, 煩滿, 飢不欲食 食則吐蛔
亡陽病(逆證)	亡陽初證	黃芪桂枝湯(外感)
	亡陽中證	升陽益氣湯: 自汗, 피로감, 小腹冷 補中益氣湯: 自汗, 食慾低下, 消化不良, 惡心乾嘔, 피로감, 不安甚
	亡陽末證	黃芪桂枝附子湯: 自汗甚, 小便淸利, 피로감 甚 升陽益氣附子湯: 自汗甚, 小便淸利, 無力感 人蔘桂枝附子湯: 自汗甚, 小便赤澁, 無力感, 飮食無味, 不安深 人蔘官桂附子湯: 自汗甚, 小便赤澁, 無力感, 惡寒, 飮食無味, 不安甚

표 12. 少陰人病 應用要藥 裏病

太陰病(順證)	太陰初證		白何烏理中湯: 腹痛, 下利淸穀 白何烏附子理中湯; 腹痛心, 下利淸水 巴豆: 腹痛甚 腹脹滿
	太陰中證	痞滿	藿香正氣散: 心下痞, 無汗, 小腹硬滿, 淸穀下利 香砂養胃湯: 心下痞滿, 有汗, 小腹硬滿, 淸穀下利, 食滯 薑朮寬中湯: 腹脹滿, 淸穀下利, 食滯, 食慾低下
		結胸	桂枝半夏生薑湯: 心下痞滿, 惡心, 嘔逆, 小便自利 赤白何烏寬中湯: 心下硬滿, 胸滿, 服滿, 小便不利, 피로감, 勃起力 低下, 性慾低下
		黃疸	茵蔯橘皮湯 茵蔯附子湯 黃疸, 小便不利, 服滿, 피로감, 頭汗出 茵蔯四逆湯
	太陰末證	浮腫	獨蔘八物湯: 심한 피로감, 심한 不安증상, 浥然微汗出, 高熱
太陽病厥陰證(順證)			人蔘桂皮湯 人蔘附子理中湯 身體痛, 皮膚蒼白, 腹痛, 下利淸水, 四肢厥冷, 심한피로감
亡陽病(逆證)	少陰初證		桂枝附子理中湯: 發熱惡寒, 身體痛, 口乾
	少陰中證		官桂附子理中湯: 身體痛, 煩躁, 口渴, 下利淸水, 피로감甚, 自汗
	少陰末證		吳茱萸附子理中湯: 不安感甚, 臍腹冷甚, 頭痛甚, 虛汗

九. 少陽人
脾受寒表寒病論

45條

☆編名의 의미

脾受寒: 여기서 脾受寒라는 것은 脾局 즉 中上焦 부위에서 寒證 양태의 病이 주로 발현되고 관찰됨을 의미한다. 少陽人 表病에 있어 脾局의 寒氣가 邪氣인 熱氣와 싸우는 과정에서 주로 寒證이 겉으로 드러난다. 즉, 脾局의 寒氣가 熱氣와 싸우는 과정이 脾受寒이다. 表病은 正氣가 邪氣를 주로 조절하는 形局이기 때문에 주로 正氣인 寒氣에 의한 寒證이 나타나며 이때 주된 病位는 脾局 즉 中上焦부위이다.

表寒病: 表 부위에서 寒證이 나타남을 말한다. 즉 少陽人 脾受寒表寒病은 脾局寒氣가 熱氣와 적극적으로 싸우는 과정에서 나타나는 病態이며, 寒熱 양상은 寒證으로 表裏의 病位는 주로 表에서 上下의 病位는 中上焦에서 나타난다.

9-1) 張仲景曰 太陽病 脈浮緊 發熱惡寒 身痛不汗出 而煩躁者 大青龍湯主之.

張仲景이 이르길 太陽病으로 脈이 浮하고 緊하고 熱이 나고 惡寒이 있고 온몸이 아픈데 땀이 나지 않으며 煩躁한 사람은 大靑龍湯을 주로 써야 한다.

*發熱惡寒을 동반한 表證이 있으면서 땀은 나지 않고, 身體痛(頭痛, 項强, 肢節痛)과 胸膈 부위에는 답답한 느낌이 든다. 表寒病으로 裏證은 煩躁證 외에는 거의 나타나지 않는다.

9-2) 論曰 發熱惡寒 脈浮緊 身痛不汗出 而煩躁者 卽 少陽人 脾受寒表寒病也
　　　　　此證 不當用 大靑龍湯 當用 荊防敗毒散.

論하여 이르길 熱이 나고 惡寒이 있고 脈이 浮緊하고 몸이 아픈데 땀이 나지 않고 煩躁한 것은 즉 少陽人 脾受寒表寒病이다. 이 증상에는 大靑龍湯은 마땅치 않고 마땅히 荊防敗毒散을 쓴다.

*張仲景은 상기 증상에 大靑龍湯을 썼지만, 東武는 脾受寒表寒病이라고 새롭게 병을 정의 한 뒤 荊防敗毒散을 사용한다. 表寒病으로 명확히 정의한 것으로 보아 같은 太陽病이지 만 少陰人 腎受熱表熱病과 달리 表熱證보다는 表寒證 위주의 病態임을 알 수 있다.

9-3) 張仲景曰 少陽之爲病 口苦 咽乾 目眩.

張仲景이 이르길 少陽病은 입이 쓰고 목안이 마르고 눈이 어찔하다.

*입이 쓰고 咽喉가 마르고 어지러운 것은 脾局寒氣가 熱氣에 의해 腎局寒氣와 소통되지 못 하여(脾局陰氣 爲熱邪所壅) 陰淸之氣가 부족해지기 때문이다. 즉 脾局寒氣가 熱氣에 의 해 압박을 받아 頭面部 쪽으로 陰淸之氣가 보충되지 않아(凝聚瞀間 膠痼囚滯) 발생되는

病態이다[77].

9-4) **眩而口苦　舌乾者　屬少陽.**

눈이 어찔하고 입이 쓰고 혀가 마른 사람은 少陽病에 속한다.

*少陽病은 脾局寒氣의 鬱滯로 인한 頭面部 증상이 특징이다.

9-5) **口苦　耳聾　胸滿者　少陽傷風證也[78].**

입이 쓰고 귀가 먹고 가슴이 그득한 것은 少陽傷風證이다.

*耳聾은 表寒證 즉 脾局寒氣의 鬱滯가 더욱 더 진행된 상태이며, 胸滿은 少陽人 太陽病에
서 나타났던 煩躁證 즉 裏熱證이 더 진행되어 나타난 病態이다. 즉 少陽傷風證은 表裏兼
病의 病態이다.

9-6) **口苦咽乾　目眩耳聾　胸脇滿　或往來寒熱而嘔　屬少陽　忌吐下　宜
小柴胡湯和之.**

입이 쓰고 목안이 마르고 눈이 어찔어찔하고 귀가 먹고 가슴과 옆구리가 그득하고 혹 추웠다
더웠다 하고 吐하려 하는 것은 少陽病에 속하는데 吐하거나 泄瀉시키는 것을 삼가하고 마땅히
小柴胡湯으로 풀어줘야 한다.

*여기서도 表裏兼病의 양상이 뚜렷하다. 口苦 咽乾 目眩 耳聾은 表寒證이 심해져 나타나
는 病態이며, 胸脇滿, 嘔逆은 裏熱證이 심해져 나타나는 病態이다.

---

77) 9-8 張仲景所論 少陽病 口苦咽乾 胸脇滿 或往來寒熱之證 卽 少陽人 腎局陰氣 爲熱邪所陷 而脾局陰氣 爲熱
邪所壅 不能下降 連接於腎局 而凝聚膂間 膠痼囚滯之病也.
78) 傷寒論 辨少陽病脈證幷治法 272條
　　少陽中風 兩耳無所聞 目赤 胸中滿而煩者 不可吐下 吐下卽悸而驚.
　東醫寶鑑 雜病 寒 少陽形證用藥
　　口苦耳聾胸滿者 **少陽傷風也** <仲景>

論曰 此證 不當用 小柴胡湯 當用 荊防敗毒散 荊防導赤散 荊防瀉白散.

論하여 이르길 이 증상에는 小柴胡湯을 써서는 안 되고 마땅히 荊防敗毒散 荊防導赤散 荊防瀉白散을 써야 한다.

＊東武는 증상이 表 부위에 주로 있을 때는 荊防敗毒散을 裏 부위까지 兼하기 시작하면 荊防導赤散을 裏熱證이 더욱더 심해지면 荊防瀉白散을 쓸 것을 제시하였다. 즉 表裏兼病의 양상이 뚜렷해질수록 병이 심한 것이다.

張仲景所論 少陽病 口苦咽乾 胸脇滿 或往來寒熱之證
卽 少陽人 腎局陰氣 爲熱邪所陷 而脾局陰氣 爲熱邪所壅 不
能下降 連接於腎局 而凝聚脊間 膠痼囚滯之病也.
此證 嘔者 外寒包裏熱 而挾疾[79]上逆也

張仲景이 論한 少陽病에 입이 쓰고 목 안이 마르고 가슴과 옆구리가 그득하거나 혹 추웠다 더웠다하는 증상은 少陽人의 腎局陰氣가 熱邪에 몰리는 바가 되고 脾局陰氣는 熱邪에 막혀 下降하지 못하여 腎局에 연접하지 못하므로 脊間에 응취하게 되고 아교처럼 굳어서 갇혀 막히게 된 병이다. 이 증상에 嘔逆이 나는 것은 外寒이 裏熱을 싸서 거슬러 올라오기 때문이다.

＊腎局陰氣과 脾局陰氣의 陰氣는 溫熱涼寒의 氣運으로 논하면 寒氣를 의미한다.

＊外寒은 겉으로는 寒證이 나타나고, 裏熱은 胸膈과 소화관 부위의 기능이상으로 인한 熱證을 말한다. 少陰人은 外熱包裏冷의 상황으로 胃家實하여 아래로 大便을 잘 보지 못하는 증상이 나타나는데, 少陽人은 胸脇滿으로 인해 위로 痰飮이 上逆하는 증상인 嘔逆이 나타나는 것이 특징이다. 즉 소화관의 기능이상에 의해 나타나는 증상도 체질에 따라 다름을 알 수 있다.

79) '痰'의 誤記로 보인다.

寒熱往來者　脾局陰氣　欲降未降　而或降故　寒熱或往或來也
口苦　咽乾　目眩　耳聾者　陰氣囚滯膂間　欲降未降故　但寒無熱
而至於耳聾也
口苦咽乾　目眩者　例證也　耳聾者　重證也
胸脇滿者　結胸之漸也　脇滿者　猶輕也　胸滿者　重證也.

寒熱이 오락가락하는 것은 脾局陰氣가 내려가고자 하나 내려가지 못하거나 혹 내려가게 되는
까닭에 寒熱이 오락가락한다.
입이 쓰고 목 안이 마르고 눈이 어찔하고 귀가 먹먹한 것은 陰氣가 膂間에서 갇혀 막히게 되어
내려가고자 하나 내려가지 못하여 단지 惡寒만 있고 熱은 없다가 결국 귀가 먹게 된다.
입이 쓰고 목 안이 마르고 눈이 어찔한 것은 예사로운 증상이나 귀가 먹먹한 것은 重證이다.
가슴과 옆구리가 답답한 증상은 장차 結胸病이 될 징조이며 옆구리만 답답하면 가벼운 증세지
만 가슴이 답답한 것은 重證이다.

＊寒證만 나타나게 되면 병이 진행된 것이다. 少陰人 腎受熱表熱病에서 惡寒이 없어지고 惡
　熱만 있으면 病이 심해진 것과 같은 이치이다. 즉 少陰人과 寒熱이 반대이다.

＊여기서 結胸이라는 病이 나온다. 즉 少陽傷風證이 심해지면 結胸病이 되는 것이다. 少陽
　傷風證은 結胸證의 初證으로 볼 수 있다. 結胸病에 이르면 胸滿 뿐만 아니라 胸痛까지도
　호소한다. 結胸病은 늑막염이나 심낭염과 같은 胸膈의 체액정체를 동반한 질환을 포괄한
　다고 볼 수 있다.

古人之於此證　用汗吐下三法　則其病　輒生譫語壞證　病益危險
故　仲景　變通之
　而用小柴胡湯　淸痰燥痰　溫冷相雜　平均和解　欲其病不轉變
而自愈
　此法　以汗吐下三法　論之則可謂近善而巧矣
　然　此小柴胡湯　亦非平均和解　病不轉變之藥　則從古斯今　得
此病者　眞是寒心矣.

옛 사람이 이 證에 대해 땀을 내거나 吐하게 하거나 泄瀉를 시키는 세 가지 방법을 쓰면 곧 그
病이 문득 헛소리를 하는 괴이한 證으로 발생하여 病이 더욱 위험해지는 까닭에 仲景이 그것
을 變通하여 小柴胡湯을 사용하여 痰을 맑게 하고 마르게 하고 따뜻하고 冷한 것을 서로 섞어
편안하고 고르게 和解시켜 그 病이 轉變되지 않도록 하여 스스로 낫게 하였다.
이 방법을 汗吐下三法과 論한다면 가히 좋고 巧妙한 것에 가깝다 이를 수 있다. 그러나 小柴胡
湯 역시 均平하게하고 和解시켜 病이 전변되지 않도록 하는 藥은 아니다. 그러므로 예로부터

지금까지 이 病을 얻은 환자가 있다면 정말로 寒心한 일이 아닐 수 없다.

*少陽病에 張仲景 이전의 사람들은 發汗을 하거나, 嘔吐를 시키거나, 泄瀉를 시켰다. 그랬더니 譫語壞證이라는 심한 熱證과 정신착란을 보이는 위급한 증상 발생하였다. 張仲景은 새로운 치법으로 痰飮을 맑히고 말리며 약물 구성이 차가운 성질과 따뜻한 성질이 섞인 小柴胡湯으로 和解시켜 치료할 것을 제시하였다. 하지만 東武가 볼 때는 少陽病은 脾局寒氣와 腎局寒氣가 熱邪에 의해 소통되지 못하여 脾局寒氣가 中上焦 부위에서 熱氣에 의해 압박을 받아 胃局寒氣까지도 영향을 받아 나타나는 表裏兼病이다. 따라서 脾局과 腎局의 寒氣를 보충하면서, 胃局에도 형성된 熱氣를 제거하는 방법을 치료를 해야 한다.

耳聾胸滿 傷風之病 豈可以小柴胡湯 擬之乎.
噫 後來 龔信所製 荊防敗毒散 豈非少陽人 表寒病 三神山 不死藥乎.
此證 淸裏熱 而降表陰 則痰飮自散 而結胸之證 預防不成也
　淸痰而燥痰 則無益於陰降痰散 延拖結胸 將成而或別生奇證也.

귀가 먹먹하고 가슴이 답답한 傷風의 病이 어찌 小柴胡湯을 가지고 치료가 될 수 있겠는가? 後世의 龔信이 만든 荊防敗毒散이 少陽人 表寒病에 三神山의 不死藥이 아니겠는가?
이 證는 裏熱을 맑히고 表陰을 내리면 즉 痰飮이 스스로 흩어지고 結胸의 證은 미리 防備하여 이루어지지 않는다. 痰을 맑게 하고 마르게 하는 것은 陰氣를 내리고 痰飮을 흩어내는 것보다 이로움이 없고, 질질 끌어 結胸이 장차 되거나 혹 다른 기이한 증상을 생기게 된다.

*少陽病은 痰飮이라는 체액정체를 해결하는 것이 치료의 주된 목표임을 알 수 있다. 張仲景은 小柴胡湯을 통해 淸痰燥痰 溫冷相雜 平均和解하는 방법을 사용하여 직접적으로 痰飮을 제거하는 방식으로 체액정체를 해소하고자 하였다. 하지만 이것은 東武의 입장에서는 대증치료일 뿐 痰飮이 생성되는 원인 자체를 치료하는 것이 아니다. 少陽病에서 痰飮이 정체되는 이유는 脾局寒氣와 腎局寒氣가 熱邪에 의해 소통되지 않는 것이 근본 원인이기 때문에 淸裏熱降表陰을 통해 소통시키면 痰飮의 생성 자체가 되지 않을 뿐 아니라 생성된 痰飮도 해결될 수 있음을 東武가 밝힌 것이다.

*痰飮은 脾局寒氣가 腎局寒氣와 소통되지 못하고, 胃局寒氣가 熱氣에 의해 압박을 받아 나타나는 순환장애로 인한 체액정체이므로, 근본적인 치료는 脾局과 腎局의 寒氣를 소통시키기 위해 降表陰하고, 胃局에 있는 熱氣를 제거하기 위해 淸裏熱해야 한다. 小柴胡湯으로 생성된 痰飮만을 제거하는 치료를 하면 결국 結胸으로 진행될 수 있다.

*東武가 張仲景의 少陽病을 少陽人病으로 정의한 이유도 9-8을 통해 유추해볼 수 있다. 少陽病이라는 체액의 순환장애 및 정체로 인해 주로 발생하는 病은 이러한 병리적 상황이 주로 발현되는 개체가 있음을 東武가 발견한 것이다. 少陽人의 생리적 특성에 의해 이러한 병태가 주로 나타나기 때문에 치료에 있어서도 체질적인 것을 고려해서 치료해야 함을 論하고 있는 것이다. 太陰人의 경우에도 長感病이나 瘟病과 같은 重證의 감염성 질환이 다른 체질에 비해 주로 나타남을 東武가 기술하였다. 즉 傷寒이나 傷風과 같은 감염성 질환에 있어 病이 발현되는 양상이 체질에 따라 다름을 東武가 東醫壽世保元을 통해 밝히고 있는 것이다.

표 13. 少陰人 鬱狂病과 少陽人 結胸病 비교

	少陰人 鬱狂病	少陽人 結胸病
表證	腎陽困熱 (其人如狂)	脾陰困寒[80] (口苦咽乾目眩耳聾)
裏證	大腸怕寒 (小腹硬滿)	胃怕熱[81] (結胸)
變證	太陽病 厥陰證, 藏結	身熱頭痛泄瀉病, 譫語壞證

(3) 發汗 양상을 통한 예후 판정

9-9) 朱肱曰 凡發汗 腰以上 雖淋漓 而腰以下 至足微潤 則病終不解.

朱肱이 이르길 무릇 땀이 나되 허리이상에서 줄줄 흐르더라도 허리 아래와 발까지 약간 축축하지 않으면 病이 결국 풀리지 않는다.

*中上焦 부위에서 땀이 줄줄 나더라고 中下焦 이하로 발까지 땀이 나지 않으면 病이 풀리지 않는다. 少陰人과 마찬가지로 少陽人도 땀이 나는 것은 대사가 회복되어 陰淸之氣가 陽煖之氣를 조절할 때 나타나는 호전반응으로 보았다. 특히 少陽人의 偏小之臟인 腎局 즉 下焦 부위까지 병이 풀려야 낫는 것으로 보았고, 그 평가는 땀이 발까지 축촉이 나는 것으로 판단하였다.

---

80) 少陰人 腎陽困熱에 대비되는 표현으로 脾陰困寒이란 용어를 筆者가 만들었음을 밝힌다. 즉 脾局寒氣가 膂間에 困窮한 것을 의미한다.
81) 少陰人 大腸怕寒에 대비되는 표현으로 胃怕熱이란 용어를 筆者가 만들었음을 밝힌다. 즉 胃局寒氣가 熱氣에 의해 압박받는 것을 의미한다.

論曰　少陽人病　無論表裏病　手足掌心有汗　則病解
　　　　　　　　　　　　　手足掌心不汗　則雖全體皆汗　而病
不解.

論하여 이르길 少陽人病은 表裏病을 막론하고 손바닥과 발바닥에 땀이 나면 病이 풀리는 것이고, 손바닥 발바닥에서 땀이 나지 않으면 비록 全身에서 모두 땀이 나더라도 病이 풀리지 않는 것이다.

*체간에 나는 것보다 사지말단에 땀이 나야 少陽人은 病이 풀리는 것이다. 東武는 땀을 통해 병의 예후를 판별하였다. 少陰人은 人中穴 주변의 땀, 太陰人은 顏面部 및 胸膈全面部의 땀, 少陽人은 手足掌心의 땀을 주된 관찰 부위로 제시하였다. 땀은 偏小之臟局과 偏大之臟局사이의 정체가 풀리고 疏通된 결과로 나타나는 반응으로 볼 수 있다. 이러한 疏通의 결과가 체질별로 다르게 나타남을 東武가 관찰한 것으로 보인다.

少陽人　傷寒病　有再痛三痛　發汗而愈者　此病　非再三感風寒
而再痛發汗　三痛發汗也.
少陽人　頭痛腦強　寒熱往來　耳聾胸滿　尤甚之病　元來如此　表
邪深結　至於三痛然後　方解也
　　無論初痛再痛三痛　用荊防敗毒散　或荊防導赤散　荊防瀉白散
　　每日二貼式　至病解　而用之　病解後　又用十餘貼　如此　則自
無後病　而完健.

少陽人 傷寒病에 두 번 세 번 아프고 땀이 난 뒤 병이 낫는다. 이 病은 두 번 세 번 風寒에 感觸하여 두 번 아프고 땀이 나고, 세 번 아프고 땀이 나는 것이 아니다. 少陽人이 머리가 아프고 목 뒤가 뻣뻣하고 寒熱이 오락가락하고 귀가 먹먹하고 가슴이 답답한 것은 더욱 심한 병으로 원래 이와 같으면 表邪가 깊이 맺혀 세 번 아픈 연후에 비로소 풀리는 것이다. 初痛 再痛 三痛을 論하지 말고 荊防敗毒散 或荊防導赤散 荊防瀉白散을 매일 2첩씩 쓰면 病이 풀린다. 그것을 써서 病이 풀린 후 또 10여 첩을 쓴다. 이와 같이 한다면 후에 저절로 病이 없고 건강해 진다.

*즉 여러 번 傷寒病에 걸린 게 아니라 통증과 發汗이 여러 번 되풀이되면서 낫는 것을 의미한다. 특히 病態가 두드러지지 않을 때도 調理하는 개념으로 약을 써야 재발이 되지 않는다. 두 번 세 번 아픈 뒤 땀이 나는 것은 寒氣가 熱氣를 물리치는 과정이다.

*少陽傷風證의 경우 주로 表 부위의 통증 위주의 病態임을 알 수 있다.

9-12)
張仲景曰　少陽證　漐漐汗出　心下痞硬滿　引脅下痛　乾嘔短氣
不惡寒　表解裏未和也　宜十棗湯
　　　　　若合下不下　令人脹滿　遍身浮腫.

張仲景이 이르길 少陽證에 축축하게 땀이 나고 心下가 꽉 막힌 듯하고 단단하고 그득하고 옆
구리가 당기고 아프고 헛구역질이 나고 숨이 차되 惡寒이 없는 것은 表證은 풀렸으나 裏證은
아직 풀리지 않은 것이다. 마땅히 十棗湯을 사용해야 한다. 만약 마땅히 下法을 써야하지만 下
法을 쓰지 않으면 脹滿하고 온몸이 붓는다.

*少陽傷風證에서 結胸病으로 진행되는 과정을 보여준다. 少陽傷風證은 表 부위에서 주로
病態가 나타나지만, 結胸病은 表裏兼病의 양상으로 裏 부위의 病態가 뚜렷하게 드러난
다. 少陽傷風證의 嘔逆이나 胸滿, 脇滿 정도의 裏證이 結胸病에서는 心下硬滿, 脇下 부
위의 통증으로 진행된다. 만약 치료가 되지 않으면 腹脹滿과 全身의 浮腫이 발생된다. 즉
少陽傷風證 단계에서 체액정체를 해결하지 못하면 結胸病이란 胸膈部의 重證의 체액정체
가 나타나며, 結胸病을 해결하지 못하면 脹滿 遍身浮腫과 같은 全身의 체액정체가 나타난
다.

9-13)
傷寒　表未解　醫反下之　膈內拒痛　手不可近　心下滿　而硬痛　此
爲結胸　宜大陷胸湯.

傷寒에 表證이 아직 풀리지 않았는데 의사가 도리어 泄瀉시키면 胸膈 안이 막혀서 아파 손을
댈 수가 없고 心下가 그득하고 단단하며 아프면 이는 結胸이다. 大陷胸湯을 써야 한다.

*心下 부위를 손으로 눌렀을 때 심한 통증을 호소한다. 結胸初證인 少陽傷風證의 胸滿이
나 脇滿보다는 증상이 심하다. 結胸病은 가볍게는 胸膈部의 가벼운 체액정체(가래, 구역
감, 인후부불편감)부터 늑막염 또는 심낭염과 같은 심한 체액정체를 동반한 질환을 포괄하
는 개념이다.

9-14) 渴欲飲水 水入卽吐 名曰水逆 五苓散主之.

渴證이 나서 물을 마시지만 물을 마시면 즉시 吐하는 것을 명명하여 水逆이라한다. 五苓散을 주로 쓴다.

*裏熱證으로 인해 갈증이 동반되지만, 물을 마시면 吐하는 증상이 발생한다. 表 부위뿐만 아니라 裏 부위인 胃局까지도 病位가 확장되었다. 즉, 체액정체가 심해 수분을 섭취하면 보상작용으로 토해낸다.

9-15) 杜壬曰 裏未和者 蓋痰與燥氣 壅於中焦故 頭痛 乾嘔 汗出 痰隔也 非十棗湯 不治.

杜壬이 이르길 裏證이 아직 풀리지 않은 것은 痰과 燥한 氣運이 中焦에서 막힌 것이다. 머리가 아프고 헛구역하며 땀이 나는 것은 痰이 막힌 것이다. 十棗湯 아니면 치료할 수 없다.

*少陽傷風證과 結胸病에서 痰飮이란 비정상적인 체액정체에 대한 이야기가 계속 나온다. 少陽人 結胸病은 痰飮으로 인한 惡心이 있으면서 表證으로 頭痛과 汗出이 나타난다. 모두 中焦 즉 胃局과 脾局의 熱氣를 제거해줘야 한다.

*汗出: 손바닥과 발바닥은 건조하면서 머리나 겨드랑이 사타구니 주변에서 축축한 땀이 난다.

9-16) 龔信曰 心下硬痛 手不可近 燥渴譫語 大便實 脈沈實有力 爲大結胸 大陷胸湯下之 反加煩躁者 死.
　　　　小結胸 正在心下 按之則痛 宜小陷胸湯.

龔信이 이르길 心下가 단단하고 아파서 손을 댈 수가 없고 燥渴證이 있고 헛소리를 하며 便秘와 脈이 沈實하고 힘이 있으면 大結胸이니 大陷胸湯으로 泄瀉시켜야 한다. 도리어 煩躁하는 자는 죽는다.
小結胸은 心下에 있으니 누르면 아프다. 小陷胸湯을 써야 한다.

*結胸이 심해져서 譫語壞證으로 진행되었다. 裏熱證이 심해져 燥渴譫語證과 大便을 잘 보지 못한다. 心下 부위의 압통도 굉장히 심하다. 大便을 잘 보지 못하는 것은 病位가 胃 뿐만 아니라 下焦 大腸까지도 확장된 것이다.

9-17) 論曰 右張仲景 所論三證 皆結胸病 而膈內拒痛 手不可近 燥渴譫語者 結胸之最尤甚證也

飮水水入卽吐 心下痞硬滿 乾嘔短氣者 次證也.

論하여 말하길 위의 張仲景이 말한 세 가지 證은 모두 結胸病인데 胸膈 안이 막혀 아프고 손을 가까이 할 수 없고 갈증이 심하고 헛소리 하는 것은 結胸의 가장 심한 증상이다. 물을 먹으면 토하고 心下가 막혀 단단하고 그윽하고 헛구역질과 숨이 찬 것은 그 다음 가는 증상이다.

*結胸으로 인용한 傷寒論 조문들을 묶어서 설명하고 있다. 結胸病의 輕重을 설명하는데, 燥渴譫語證과 膈內拒痛이 있으면 가장 심한 증상(大陷胸湯證)이고, 水逆證(五苓散證)과 心下痞硬滿 乾嘔短氣(十棗湯證) 그 다음으로 심한 증상이다. 燥渴譫語證과 膈內拒痛는 胸膈의 심한 체액 정체로 인해 上部로는 갈증이 심하고 譫語라는 헛소리를 하며 발광하는 정신증상이 발생하는 것을 의미한다. 가장 重한 단계이다. 이에 비해 飮水水入卽吐 心下痞硬滿 乾嘔短氣는 체액정체가 그래도 가벼워 과도한 수분이 들어오면 보상으로 吐하여 추가적인 흡수를 막을 수 있도록 正氣가 버티고 있고, 心下가 硬滿하기 하지만 손을 대지 못할 정도의 통증을 발생할 정도로 정체되어 있지는 않으며, 胸膈의 체액정체로 인해 미식거리고 숨쉬기 힘들지만 燥渴譫語까지는 나타나지 않는다. 그래서 次證이라고 한 것이다. 요약하면 少陽人 結胸病은 裏熱證을 동반한 胸膈部의 체액정체가 특징임을 알 수 있다.

凡結胸病 皆藥湯入口 輒還吐 惟甘遂末入口 口涎含下 因以溫水 嗽口而下 則藥不還吐.
嘗治結胸 用甘遂散 溫水調下 五次輒還吐 至六次 不還吐 而下利一度
其翌日 又水還吐 又用甘遂 一次快通利 而病愈.
凡結胸 無非險證 當先用甘遂 仍煎荊防導赤散 以壓之
乾嘔短氣 而藥不還吐者 不用甘遂 但用荊防導赤散 加茯苓澤瀉 各一錢 二三服 又連日服 而亦病愈.
燥渴譫語者 尤極險證也 急用甘遂 仍煎地黃白虎湯 三四貼以壓之 又連日服地黃白虎湯.

무릇 結胸病은 대개 藥이 입으로 들어오면 문득 吐하는데 오직 甘遂가루를 입으로 넣어 입안의 침과 함께 넘기고 따뜻한 물로 입을 양치한 뒤 마시면 藥을 吐하지 않는다.

일찍이 結胸을 치료함에 甘遂散을 사용하였는데 따뜻한 물과 함께 넘기니 5차례 문득 토하더니 6번째는 토하지 않고 泄瀉를 한 차례 하였다. 그 다음날 또 물을 먹이면 토하니 또 甘遂를 한 차례 쓰니 시원하게 泄瀉를 하고 병이 나았다.

무릇 結胸은 險한 증상이 아님이 없으니 당연히 먼저 甘遂를 쓰고 거듭 荊防導赤散으로 눌러야 한다. 헛구역하고 숨이 차더라도 藥을 토하지 않는 자는 甘遂를 써서는 안 되고 荊防導赤散에 茯苓 澤瀉 1돈을 넣어 2~3회 복용하고 또 연일 복용하면 病이 낫는다. 燥渴證이 있고 헛소리 하면 더욱 위험한 증상이니 급히 甘遂를 쓰고 연이어 地黃白虎湯 3~4첩을 써서 누르고 연일 地黃白虎湯을 복용한다.

*甘遂는 가능한 水逆證이 있을 때만 사용한다. 少陰人에게 巴豆를 사용해서 大腸의 痼冷積滯를 푸는 것처럼, 甘遂는 少陽人의 胃에 있는 痼熱積滯를 푸는 약이다. 따라서 熱氣가 심하게 積滯 되어 물이나 약을 먹으면 胃가 그것을 받아들이지 못하고 다시 위로 배출할 때 써야지, 그 정도의 熱氣가 울체되지 않았을 때는 쓰면 안 된다. 앞에서 少陰人에서도 鬱狂病이지만 巴豆를 쓸 수 없는 경우가 제시되었다. 甘遂 역시 胃局寒氣가 물을 토해낼 정도로 버틸 수 있을 때 사용하는 약이지 胃局이 너무 약해져있을 때는 되도록 사용하면 안 된다. 즉 少陰人이 痼冷積滯로 인해 大便不通이 심하고 腹痛이 심할 때 巴豆를 쓰고 그 정도가 아니면 藿香正氣散이나 香砂養胃湯과 같은 완만한 약을 쓰듯이, 甘遂의 경우도 水入則吐와 같은 裏熱證이 심하더라도 스스로 물을 토해낼 정도로 正氣의 상태가 강할 때 甘遂와 같은 자극성 사하제를 버틸 수 있다. 그리고 甘遂를 쓴 뒤에는 荊防導赤散으로 脾局寒氣와 腎局寒氣를 보충해주면서 남아 있는 熱氣를 몰아내야 한다. 만약 水入則吐 증상이 없고 乾嘔短氣 藥不還吐 정도의 상태라면 導赤降氣湯(荊防導赤散 加茯苓 澤瀉 各一錢)으로 완만하게 치료하는 것이 더 낫다.

*하지만 譫語壞證으로 진행되었을 때는 胃局의 상태를 막론하고 급히 甘遂를 써서 강력히 痼熱積滯를 풀어준 뒤, 地黃白虎湯으로 胃局과 脾局의 陰淸之氣를 강력히 보충하면서 熱氣를 조절해야 한다. 地黃白虎湯을 쓸 정도면 心下痛이 심하고 大便을 잘 보지 못한다.

82) 痼熱積滯는 少陰人의 痼冷積滯에 대비하여 筆者가 만든 용어이다.

張仲景 曰 傷寒表未解 醫反下之云者 以大承氣湯下之之謂也
非十棗陷胸下之之謂也.
　　然 十棗陷胸 不如單用甘遂 或用甘遂天一丸
結胸 甘遂末 例用三分 大結胸 用五分.
龔信所論 燥渴譫語煩躁死者 若十棗湯下後 因以譫語證 治之
連用白虎湯 則煩躁者 必無不治之理.

張仲景이 이르길 傷寒 表證이 아직 플리지 않았는데 의사가 도리어 泄瀉시킨 것을 云云한 것
은 大承氣湯으로 泄瀉시킨 것을 말한 것 이다. 十棗湯이나 陷胸湯으로 泄瀉시킴을 이르는 것이
아니다. 그러나 十棗湯과 陷胸湯은 甘遂를 단독으로 쓰는 것과 보다 못하고 或 甘遂天一九을 쓸
수도 있다. 結胸에 甘遂가루는 보통 3푼을 쓰고 大結胸에는 5푼을 쓴다. 龔信이 論한 燥渴이
있고 헛소리하고 煩躁로 죽을지라도 만약 十棗湯으로 泄瀉시켜 譫語證을 치료하고 이어서 白
虎湯을 쓰면 비록 煩躁가 심한 자라도 반드시 치료하지 못할 리 없다.

*燥渴譫語證은 十棗湯으로 泄瀉시키면 고칠 수 있고, 혹 그 후에 煩躁證이 있더라도 白虎
湯을 연이어 쓰면 고칠 수 있다. 즉 甘遂를 써서 燥渴譫語證을 다스린 후 地黃白虎湯으로
煩躁까지 치료하면 된다. 甘遂로 中上焦 胃局에 정체된 熱氣를 급히 제거한 뒤 地黃白虎
湯으로 陰淸之氣를 보충하면서 熱氣를 조절해줌으로써 結胸病을 치료할 수 있는 것이다.

5 石膏와 甘遂 비교

9-18) 甘遂 表寒病 破水結之藥也　　石膏 裏熱病 通大便之藥也
表病 可用甘遂 而不可用石膏 裡病 可用石膏 而不可用甘遂.
然 揚手擲足 引飮泄瀉證 用石膏
　　痺風膝寒 大便不通證 用甘遂.

甘遂는 表寒病 水結胸을 치는 약이다. 石膏는 裏熱病의 大便을 通하게 하는 약이다.
表病에 甘遂는 쓰는 것은 가능하지만 石膏를 쓰는 것은 不可하고, 裏病에 石膏를 쓰는 것은 가
능하지만 甘遂를 쓰는 것은 不可하다.
그러나 손을 내젓고 발을 내던지고 물을 들이키며 泄瀉를 하더라도 石膏를 쓴다.
風으로 저리고 무릎이 시리면 大便이 통하지 않더라도 甘遂를 써야 한다.

＊東武는 表寒病과 裏熱病으로 少陽人病을 나눈다. 이때 甘遂와 石膏는 모두 裏 부위에 작용하는 약이며 痰飮을 목표로 할 것인지, 裏熱을 목표로 할 것인지에 따라 활용법의 차이가 있다. 우선, 甘遂의 경우 裏熱을 해결하는 것보다는 순환 장애로 인해 발생된 痰飮을 제거한다. 破水結의 의미는 9-15 壬壬曰 裏未和者 蓋痰與燥氣 壅於中焦故 頭痛 乾嘔 汗出 痰隔也 非十棗湯 不治.에서 유추할 수 있다. 즉 痰飮과 燥氣가 中焦에서 엉켜 막혀 있는 것이 바로 水結이다. 따라서 물을 마시면 胃腸에 정체된 痰飮으로 인해 吐하는 水逆證이 심할 때 우선 쓸 수 있다. 甘遂天一丸[83]에 제시된 설명에서도 甘遂는 胸膈의 水結을 제거하는 약으로 설명되었다. 즉 甘遂는 胸膈즉 中上焦의 痰飮을 제거하는 약이다. 中上焦의 痰飮이 있다고 해서 裏熱이 심하지 않는 한 表寒病에서 大便不通은 나타나지 않는다. 그래서 甘遂가 泄瀉시키는 약이지만 大便不通을 목표로 사용하지는 않는 것이다.

東武는 少陽人의 치료에 있어 痰飮이란 비정상적인 체액정체를 해결하는 것에 비중을 두었다. 뒤에 이어질 結胸變證인 身熱頭痛泄瀉의 치료에도 黃連導白散을 쓰는데 이때 瓜蔞仁을 사용하는 것도 身熱頭痛이 있으면서 胸膈에 痰飮에 해당하는 증상이 있기 때문이다. 또한 痰飮으로 인해 사지말단으로 氣運이 소통이 되지 않아 四肢가 저리고 무릎이 시릴 때는 大便不通證이 있더라도 石膏 대신 甘遂를 쓴다. 만약 늑막염이나 심낭염과 같은 重證의 胸膈 부위의 체액정체로 인해 痰飮 증상이 있을 때는 반드시 甘遂를 써서 泄瀉를 통해 배출시켜야 한다.

石膏는 裏熱病에서 裏熱이 심해져 大便不通이 있으면 사용한다. 하지만 石膏는 泄瀉를 하더라도 裏熱證이 심하면 사용할 수 있다. 예를 들어 身熱頭痛泄瀉證의 경우 泄瀉에서 便秘로 전변되어 揚手擲足하면서 發狂譫語動風 기미가 보이면 泄瀉를 하더라도 石膏를 쓴다. 甘遂는 巴豆나 大黃처럼 자극성 사하제로 작용한다. 즉 腸管을 자극하여 강력히 설사를 시켜 정체된 체액을 배출시킨다. 破의 의미가 그러한 자극성을 의미한다. 하지만 石膏는 甘遂와 같은 자극성 사하제로 쓰는 것은 아니다. 熱氣를 강력히 제압하고 조절해주는 목적으로 사용하는 것이며 熱氣를 조절함으로써 소화관의 기능이 개선되어 大便을 통하게 해주는 것이다. 그렇기 때문에 泄瀉를 하더라도 發狂譫語動風과 같은 裏熱證이 심할 때 사용할 수 있다.

즉 東武는 表寒病 結胸病과 같은 中上焦 부위의 痰飮을 제거하기 위해 주로 甘遂를 사용하였고, 表裏病을 막론하고 裏熱證이 심할 때는 石膏를 사용하였다. 그리고 大便不通이 나타나더라도 만약 痰飮을 제거하는 것이 더 급하면 甘遂를 사용하였다. 즉 약물활용에 있어서 表裏病에 局限해서 사용하는 것이 아니라 병리적 상황을 고려해서 유연하게 사용함을 알 수 있다.

표 14. 甘遂 石膏 비교

	主治	上下	目標
甘遂	表寒病 水結	中上焦	痰飮
石膏	裏熱病 大便不通	中上焦+下焦	裏熱

(6) 少陰人 小腹硬滿과 少陽人 心下結胸의 병리

9-19) 少陰人　傷寒病　有小腹硬滿之證
少陽人　傷寒病　有心下結胸之證
此二證　俱是表氣陰陽　虛弱　正邪相爭　累日不決之中　裏氣亦秘
澁不和　而變生此證也.

少陰人은 傷寒病에 아랫배가 단단하고 그득한 증상이 있다.
少陽人은 傷寒病에 명치 밑에 結胸證이 있다.
이 두 가지 증상은 모두 表氣陰陽이 虛弱해져 正邪가 다툰 지 여러 날이 되어 결정되지 않은
중에 裏氣 또한 秘澁하여 고르지 못하여 이러한 증상으로 변한 것이다.

*少陰人 鬱狂病 大腸怕寒[84]과 少陽人 結胸病을 비교해서 설명하였다. 두 가지 病證 모두
表病에서 시작되어 表裏兼病으로 진행된 양태이다. 表氣은 少陰人은 腎局熱氣 少陽人은
脾局寒氣를 의미한다. 裏氣는 少陰人은 大腸熱氣 少陽人은 胃局寒氣를 의미한다. 1차적으
로 각각의 表 부위의 正氣가 약해지면서 2차적으로 裏 부위까지 병이 진행되어 나타난다.

표 15. 鬱狂病 結胸病 비교

	表氣陰陽 虛弱	裏氣亦秘澁不和
鬱狂病	鬱狂初證(腎陽困熱) 其人如狂	鬱狂中證(大腸怕寒) 小腹硬滿
結胸病	結胸初證(少陽傷風證) 口苦咽乾目眩	結胸中證 心下結胸

83) 輕粉 發汗 **甘遂 下水**.
　　輕粉藥力 一分 則快足 五厘 則無不及
　　甘遂藥力 一分五厘 則快足 七八厘 則無不及
　　輕粉 甘遂 自是毒藥 俱不可輕易過一分用之 斟酌輕重
　　病欲頭腦滌火 則輕粉爲君
　　病欲胸膈下水 則甘遂爲君
84) 9-36 少陰人胃家實病 少陽人結胸病 正邪陰陽 相敵而相格故 日久而後 危證始見也
　　少陰人亡陽病 少陽人亡陰病 正邪陰陽 不敵而相格故 初證 已爲險證 繼而因爲危證矣.

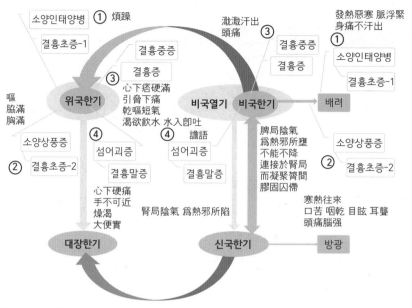

그림 9. 結胸病의 初中末證

9-20) 李子建 傷寒十勸論曰 傷寒腹痛 亦有熱證 不可輕服溫煖藥.
又曰 傷寒自利 當觀陰陽證 不可例服 溫煖
及止瀉藥.

李子建이 傷寒十勸論에서 이르길 傷寒으로 인한 腹痛에는 熱證도 있는데 溫煖한 藥을 가벼이
복용해서는 안 된다. 또 이르길 傷寒으로 인한 泄瀉에는 陰證인지 陽證인지 마땅히 살펴야 하
고 溫煖한 약이나 止瀉藥을 예사로이 복용해서는 안 된다.

*보통 腹痛과 泄瀉가 있는 경우, 張仲景은 寒證으로 진단하고 溫煖한 약을 위주로 사용했
다. 하지만 금원사대가 시대로 오면서 熱證으로 인한 腹痛 泄瀉가 있다는 것을 醫家들이
알았다. 따라서 이 경우에는 溫煖한 藥을 쓰면 안 된다. 東武는 少陽人 腹痛泄瀉의 병리
를 설명하기 위해 상기 조문을 인용하였다.

朱震亨曰　傷寒陽證　身熱脈數　煩渴引飮　大便自利　宜柴苓湯.

朱震亨이 이르길 傷寒陽證에 몸에서 熱이 나고 脈이 빠르고 煩渴이 있어 물을 찾고 大便이 泄瀉일 때는 마땅히 柴苓湯을 써야 한다.

*겉으로 熱證이 나타나면서 便秘가 아닌 泄瀉를 하는 경우 朱震亨은 小柴胡湯+猪苓湯인 柴苓湯을 사용하여 치료하였다.

盤龍山老人　論曰　少陽人　身熱頭痛泄瀉　當用　猪苓車前子湯
荊防瀉白散
　　　　　　　　　身寒腹痛泄瀉　當用　滑石苦參湯　荊
防地黃湯
　　　　此病　名謂之亡陰病.

盤龍山老人이 論하여 이르길 少陽人이 몸이 뜨겁고 頭痛과 泄瀉가 있으면 猪苓車前子湯 荊防瀉白散을 쓴다.
몸이 차고 腹痛과 泄瀉가 있으면 滑石苦參湯 荊防地黃湯을 쓴다.
이 病을 亡陰病이라 이른다.

*東武는 少陽人 亡陰病은 身熱頭痛과 身寒腹痛으로 분류하여 치료를 하였다. 우선 身熱과 身寒이라는 겉에서 나타나는 寒熱의 양상의 차이가 있고, 頭痛과 腹痛이라는 病位의 上下와 表裏의 차이가 있다.

표 16. 亡陰病 분류 및 비교

	寒熱	上下	表裏	處方
身熱頭痛泄瀉	熱	上	表->裏 表裏兼病	猪苓車前子湯(石膏有, 地黃無) 荊防瀉白散(石膏有, 地黃有)
身寒腹痛泄瀉	寒	下	表裏俱病	滑石苦參湯(石膏無, 地黃無) 荊防地黃湯(石膏無, 地黃有)

*여기서 특이한 病態는 바로 身熱頭痛泄瀉이다. 脾受寒表寒病은 表 부위의 寒證이 주로 나타나는 病態인데, 熱證이 나타난다. 이는 現證과 素證의 차이에 있다. 身熱頭痛泄瀉의 素證은 表寒病이다. 주로 表寒證으로 寒熱往來나 惡寒 등이 나타나는 환자가 갑자기 素證과 반대로 現證으로 熱證이 나타난 것이다. 東武는 表裏病의 분류에 있어 그 기준을 素證에 두었다. 現證이 熱證이지만 素證이 表寒證이므로 脾受寒表寒病에 둔 것이며, 또한 便秘

가 아닌 泄瀉가 나타났기 때문에 胃受熱裏熱病의 大便양상과는 반대되기 때문에 脾受寒表寒病으로 배속한 것이다. 즉 東武는 少陽人의 表裏病을 구별함에 있어, 寒熱뿐만 아니라 大便의 양상을 중요시 하였다.

10-9 조문을 보면[35], 泄瀉를 하는 경우에는 脾受寒表寒病으로, 便秘(大便燥)의 경우에는 胃受熱裏熱病의 범주로 보았다. 병의 원인 역시 脾受寒表寒病은 熱氣에 의해 脾局寒氣 뿐만 아니라 腎局寒氣까지 압박을 받아 결국 熱氣를 조절하지 못하고 陰淸之氣가 밖으로 새는 양상이 泄瀉형태로 나타난다. 陰淸之氣가 亡해가는 病態 즉 亡陰證이다. 便秘의 경우는 胃受熱裏熱病은 熱氣에 의해 胃局寒氣가 압박을 받아 나타나는 熱證으로 脾受寒表寒病과는 달리 泄瀉는 나타나지 않고, 처음부터 변을 보기가 힘들다. 東武는 少陽人뿐만 아니라 다른 體質病證의 구별에 있어서 大便의 양상을 중요시하였다. 寒證은 泄瀉, 熱證은 便秘(大便燥)로 보았는데, 少陰人 腎受熱表熱病의 大便양태는 便秘양상, 胃受寒裏寒病은 泄瀉양상, 太陰人 胃脘受寒表寒病은 泄瀉양상, 肝受熱裏熱病은 便秘양상으로 기술되어 있다. 즉 四象人 病의 寒熱을 구별하는데 있어 大便의 양상은 중요한 지표가 된다.

☆ 身熱頭痛泄瀉와 身寒腹痛泄瀉의 비교

身熱頭痛泄瀉와 身寒腹痛泄瀉 중 더 重한 病態는 身寒腹痛泄瀉이다. 身寒腹痛泄瀉는 身熱頭痛泄瀉에 비해 처음부터 病位가 偏小之臟局인 下焦에서 나타난다. 즉 脾局寒氣 뿐만 아니라 腎局寒氣까지도 熱氣에 의해 심하게 압박을 받고, 裏 부위인 大腸局까지도 熱氣에 의해 영향을 받아 腹痛泄瀉가 나타난다. 즉 身寒腹痛泄瀉는 表裏俱病의 양태이며, 처음부터 偏小한 부위에서 주로 病이 나타난다. 身熱頭痛泄瀉는 주된 病位가 中上焦이다. 下焦 부위에도 일부 病位가 형성되어 泄瀉가 나타나긴 하지만 腹痛은 없으며, 胃 부위가 熱氣에 의해 압박을 받으면서 심한 갈증이 나타난다. 그 후에 便秘가 생기면서 譫語증상이 나타난다. 身寒腹痛泄瀉에 비해 病位가 下焦까지 완전히 파급되지는 않았으며, 中上焦 부위의 熱證 위주의 病態이다. 結胸病처럼 痰飮으로 인한 증상도 나타난다. 頭痛이 대표적이며, 嘔逆도 나타난다. 身熱頭痛泄瀉는 表裏兼病의 양상으로 少陰人 太陽病厥陰證이 表熱病인데 表寒證이 주된 증상으로 나타나는 것처럼, 表寒病인데 表熱證이 주된 증상으로 나타나는 結胸病의 變證으로 추정된다. 즉 身熱頭痛泄瀉는 順證이지 逆證은 아니다. 즉 少陽人의 陰淸之氣가 망해가는 逆證인 亡陰病은 身寒腹痛泄瀉이다. 身熱頭痛泄瀉는 結胸變證으로 逆證의 亡陰病은 아니다. 다만, 東武가 두 가지 병태를 모두 亡陰病으로 묶은 이유는 泄瀉라는 공통증상 때문이다.

表 17. 結胸病 身熱頭痛泄瀉 身寒腹痛泄瀉 비교

	初證	中證	末證
結胸病(順證)	太陽病 少陽傷風證	結胸證	譫語壞證
身熱頭痛泄瀉 (順證-結胸變證)	身熱頭痛泄瀉	便秘, 發狂	譫語壞證, 中風
身寒腹痛泄瀉 (逆證-亡陰病)	食滯痞滿	嘔吐, 腹痛, 泄瀉	譫語壞證 中風, 吐血

9-23) 少陽人 身熱頭痛泄瀉 一二日 或三四日 而泄瀉 無故自止 身熱頭痛 不愈 大便反秘者 此 危證也 距譫語不遠.

少陽人이 몸이 뜨겁고 頭痛과 泄瀉가 1~2일 혹 3~4일에 泄瀉가 아무런 이유 없이 스스로 그쳤는데, 身熱頭痛이 낫지 않고 大便이 도리어 막히면 이는 위험한 증상이니 머지않아 헛소리를 할 것이다.

*初證으로 身熱頭痛泄瀉가 발생한 뒤 갑자기 泄瀉가 그치면서 便秘로 발전했다. 그 뒤 高熱을 동반한 譫語가 발생한다. 이때는 中上焦 부위의 熱氣와 下焦 부위의 熱氣를 동시에 제거하는 것이 치료의 목표이다. 身熱頭痛泄瀉는 結胸病의 變證형태로 結胸病은 中上焦 부위에 국한된 病態라면 身熱頭痛泄瀉는 中上焦에서 下焦까지도 病位가 확장된 病態이다. 그리고 結胸病만큼 中上焦 부위에 체액정체로 인한 痰飮증상은 심하지 않다. 체액 정체로 인해 頭痛이나 嘔吐 정도만 나타나기 때문에 甘遂는 사용하지 않는다. 結胸病에 비해 裏熱證은 더 심하기 때문에 石膏를 활용한 처방인 荊防瀉白散, 黃連導白散, 猪苓車前子湯, 地黃白虎湯을 사용해서, 中上焦와 下焦의 病態를 동시에 해결하고자 하였다.

表 18. 結胸病과 身熱頭痛泄瀉(結胸變證) 비교

	結胸病	身熱頭痛泄瀉
表裏	表->裏	表->裏
寒熱	寒->熱(燥渴譫語)	寒->熱(便秘, 譫語)
上下	中上焦(痰飮>裏熱)	中上焦+下焦(痰飮<裏熱)
痰飮	乾嘔, 短氣, 頭痛, 水逆, 結胸	頭痛, 嘔吐
處方	荊防導赤散 導赤降氣湯 甘遂散 地黃白虎湯	荊防瀉白散 猪苓車前子湯 黃連導白散 地黃白虎湯

85) 10-9 少陽人 胃受熱 則大便燥也
　　　脾受寒 則泄瀉也.
　故 亡陰證 泄瀉二三日 而大便秘 一晝夜 則清陰將亡 而危境也
　　胃熱證 大便 三晝夜不通 而汗出　則清陽將竭 而危境也.

泄瀉後　大便　一晝夜間　艱辛一次滑利　或三四五次　小小滑利
身熱頭痛　因存者
此　便秘之兆也　譫語前　有此證　則譫語當在數日
　　　　　　　譫語後　有此證　則動風必在咫尺.

泄瀉 후에 大便이 하루 동안 간신히 1차례 묽게 泄瀉 하거나 혹은 3~4~5회 조금씩 무르게 보고 身熱과 頭痛이 그대로 있으면 이는 便秘의 징조이니 헛소리하기 전에 이 증상이 있으면 즉 마땅히 수일 사이에 헛소리를 할 것이고, 譫語 후에 이 증상이 있으면 動風이 반드시 금방 일어날 것이다.

*便秘 → 譫語 → 動風의 순으로 발현된다.

*泄瀉를 한 다음에 변을 묽게 힘들게 자주 보면서 몸이 뜨겁고, 머리가 아프면 오히려 泄瀉는 그쳤지만, 便秘로 진행되려는 것이다.

少陽人　忽然有吐者　必生奇證也　當用荊防敗毒散　以觀動靜
而身熱頭痛泄瀉者　用石膏無疑
身寒腹痛泄瀉者　用黃連　苦參無疑.

少陽人이 홀연히 吐하면 이는 기이한 증이 발생한다. 마땅히 荊防敗毒散을 써서 그 動靜을 살피고 身熱頭痛泄瀉는 石膏를 씀에 의심할 것이 없고 身寒腹痛泄瀉는 黃連 苦參을 씀에 의심할 여지가 없다.

*少陽人의 嘔吐는 裏熱로 인해 痰飮이 上逆 되는 것이다. 즉 胃局寒氣가 熱氣에 의해 압박을 받아 기능이 떨어져 체액이 정체되고 痰飮이 되어 미식거리면서 嘔吐하는 것이다. 이 때 荊防敗毒散을 써서 초기에 치료해야 한다.

　身熱頭痛泄瀉의 경우 結胸變證으로 結胸病에 비해 裏熱證이 더 두드러지기 때문에 石膏를 당연히 활용해야 하며, 身寒腹痛泄瀉는 腹痛을 치료하기 위해 黃連 苦參을 마땅히 써야 한다. 黃連 苦參의 경우는 少陽人 小腹部의 腹痛을 치료하는데 중요한 약재이다.

---

86) 9-8
張仲景所論 少陽病 口苦咽乾 胸脇滿 或往來寒熱之證
卽 少陽人 腎局陰氣 爲熱邪所陷 而脾局陰氣 爲熱邪所壅 不能下降 連接於腎局 而凝聚膂間 膠痼囚滯之病也.
此證 嘔者 外寒包裏熱 而挾疾上逆也

9-26) 嘗見 少陽人兒 生未一周年

忽先一吐 而後泄瀉 身熱頭痛 揚手擲足 轉輾其身 引飲泄瀉 四五六次 無度數者

用荊防瀉白散 日三貼 兩日六貼然後 泄瀉方止 身熱頭痛 清淨 又五六貼而安.

일찍이 少陽人 아이가 태어난 지 일 년이 안 되었을 때 홀연히 먼저 한번 吐한 후 몸이 뜨겁고 頭痛이 있고 손발을 내젓고 그 몸을 엎치락뒤치락 하고 물을 연달아 마시고 泄瀉를 4~5~6회 수도 없이 하여 荊防瀉白散을 하루에 3첩씩 쓰고 2일간 6첩을 쓴 연후 泄瀉가 바야흐로 그쳤다. 身熱頭痛이 깨끗이 없어지고 그 후 5~6첩 더 복용 후 안정되었다.

*身熱頭痛泄瀉에 荊防瀉白散을 사용하여 치료하였다. 揚手擲足은 發狂하는 것을 의미한다. 여기서도 石膏로 빨리 熱氣를 제압하여 譫語로 진행되지 않도록 하였다.

9-27) 少陽人 身熱頭痛 揚手擲足 引飲者 此 險證也 雖泄瀉 必用石膏.

無論泄瀉有無 當用荊防瀉白散 加黃連 瓜蔞 各一錢 或地黃白虎湯.

少陽人이 身熱 頭痛이 있고 손을 휘저으며 발을 내젓고 물을 찾는 것은 危險한 증상이니 비록 泄瀉하더라도 반드시 石膏를 써야 하며, 泄瀉가 있고 없음을 논하지 말고 荊防瀉白散에 黃連 瓜蔞 각 한 돈 가하여 쓰거나 혹은 地黃白虎湯을 써야 한다.

*泄瀉의 有無와 상관없이 荊防瀉白散을 사용한다. 즉 石膏는 泄瀉를 해서 쓴 것이 아니라, 熱氣가 大腸寒氣까지 압박하여 便秘과 譫語로 전변되려 하기 때문에 쓴 것이다. 이때 黃連 瓜蔞를 추가하거나 아예 地黃白虎湯을 쓴다. 黃連은 頭痛[87]을 적극적으로 치료하기 위해 사용한 것으로 보이며, 瓜蔞仁은 結胸病에 나타나는 中上焦 부위의 痰飮으로 인한 증상을 치료하기 위해 쓴 것이다. 즉 이 환자는 頭痛도 심하며, 結胸에 준하는 乾嘔나 短氣과 같은 증상들이 동반되어 있었을 것으로 보인다. 만약 熱이 더 심하고 便秘증상이 나타나면 地黃白虎湯을 활용해 石膏와 生地黃을 대량으로 쓴다.

87) 荊防地黃湯
熟地黃 山茱萸 茯苓 澤瀉 各二錢 車前子 羌活 獨活 荊芥 防風 各一錢
咳嗽 加前胡　　　　血證 加玄參 牧丹皮
偏頭痛 加黃連 牛蒡子 食滯痞滿者 加牧丹皮
有火者 加石膏　　　頭痛煩熱 與血證者 用生地黃
加石膏者 去山茱萸

*荊防瀉白散 加黃連 瓜蔞을 黃連導白散이라고 한다. 身熱+結胸+頭痛甚+泄瀉에 쓴다. 즉 泄瀉를 하는데 頭痛이 심하고, 脇滿이나 胸滿을 동반한 乾嘔나 短氣 증상이 있을 때 사용한다. 즉 身熱頭痛泄瀉인데 結胸證이 두드러질 때 활용한다.

9-28) 凡少陽人 有身熱頭痛 則已非輕證 而兼有泄瀉 則危險證也 必用荊防瀉白散 日二三服 又連日服 身熱頭痛 淸淨然後 可免危險.

무릇 少陽人이 身熱頭痛이 있으면 즉 이미 輕證이 아니며 泄瀉를 兼하면 危險한 증상이다. 반드시 荊防瀉白散을 하루에 2~3번 服用하고 또 연이어 복용하고 身熱頭痛이 깨끗이 없어진 연 후 비로소 위험을 면할 수 있다.

*우선 少陽人 表寒病에서 身熱頭痛이 나타나면 가벼운 증상이 아니다. 身熱頭痛泄瀉은 結胸病의 變證으로 譫語壞證으로 진행될 가능성이 높기 때문이다. 따라서 結胸病에 주로 쓰는 荊防導赤散이나 導赤降氣湯 대신 石膏가 들어 있는 荊防瀉白散을 주로 쓴다. 즉 石膏로 結胸病보다 적극적으로 熱氣를 조절하는데 목적이 있다.

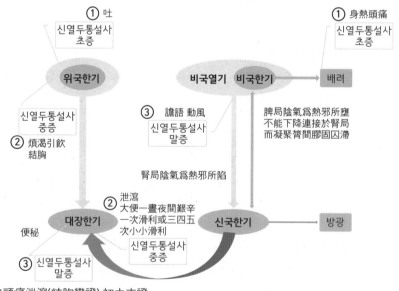

그림 10. 身熱頭痛泄瀉(結胸變證) 初中末證

9-29) 少陽人　身寒腹痛泄瀉　一晝夜間　三四五次者　當用滑石苦參湯
　　　　　身寒腹痛　二三晝夜間　無泄瀉　或艱辛一次泄瀉者　當用
滑石苦參湯　或用熟地黃苦參湯.

少陽人 몸이 차고 배가 아프고 泄瀉를 하루에 3~4~5차례 하면 마땅히 滑石苦參湯을 쓰고, 몸이 차고 배가 아프며 2~3일간 泄瀉를 하지 않거나 혹 간신히 1차례 泄瀉하면 마땅히 滑石苦參湯을 쓰거나 혹 熟地黃苦參湯을 쓴다.

＊身寒腹痛泄瀉에 滑石苦參湯을 쓴다. 滑石苦參湯 처방의 주치증[88]을 보면 '腹痛 無泄瀉에 사용한다'라고 기술되어 있지만, 상기 조문을 보면 泄瀉를 하는 경우에도 사용함을 알 수 있다.

＊熟地黃苦參湯은 胃受熱裏熱病 下消證에 쓰는 처방인데, 身寒腹痛泄瀉에도 사용할 수 있다고 제시되었다. 身寒腹痛泄瀉는 表裏俱病으로 病位가 下焦의 腎-大腸에 있다. 下消證은 表裏兼病으로 病位가 下焦의 腎-大腸에 있다. 둘의 차이는 素證이 表寒證인가 裏熱證인가에 따라 다르지만, 病位는 같다. 또한 下消證에서도 身寒腹痛이 있으면서 便秘가 있거나, 간신히 泄瀉를 한 차례정도 하는 경우가 있을 수 있다. 熟地黃苦參湯은 滑石苦參湯과 달리 熟地黃이 들어가 있다. 즉 腎局寒氣를 보충하면서 苦蔘과 黃柏을 활용해서 下焦 大腸의 熱氣를 몰아낼 수 있다. 滑石苦蔘湯보다는 陰淸之氣의 손상이 더 두드러질 때 활용할 수 있다. 개인적으로는 熟地黃苦蔘湯을 쓰기보다는 荊防地黃湯을 가감해서 활용하는 것이 더 나을 것이라고 사료된다.

9-30) 嘗見　少陽人　恒有腹痛患苦者　用六味地黃湯　六十貼　而病愈

일찍이 少陽人이 항상 배가 아파 고통스러운 것을 보았는데, 六味地黃湯 60첩을 쓰고 병이 나았다.

＊慢性腹痛에 六味地黃湯을 사용하였다. 六味地黃湯은 60첩을 쓰는 것으로 보아 장기간 사용하는 처방임을 알 수 있다.

---

88) 滑石苦參湯
　　茯苓 澤瀉 滑石 苦參 各二錢 川黃連 黃柏 羌活 獨活 荊芥 防風 各一錢
　　右方 治腹痛 無泄瀉者 宜用

又見 少陽人 十餘年 腹痛患苦 一次起痛 則或五六個月 或
三四個月 一二個月 叫苦者
　　每起痛臨時 急用滑石苦參湯 十餘貼 不痛時 平心靜慮 恒戒
哀心怒心 如此延拖 一周年而病愈 .

또 少陽人이 10년 동안 배가 아파 고생하는 것을 보았는데, 한번 통증이 일어나면 5~6개월 혹
은 3~4개월 1~2개월 고통을 호소하였다. 매번 통증이 일어날 때마다 급히 滑石苦參湯을 10여
첩을 쓰고 통증이 없을 때에는 마음을 평안하게 하고 생각을 안정시키고 항상 哀心과 怒心을
경계하고 이렇게 1년 동안 근근이 끌어오다가 병이 나았다.

滑石苦參湯은 통증이 발생했을 때 급하게 쓰는 처방이다. 즉 腹痛을 신속히 치료하는 처
방이지만, 痛證이 없을 때 쓰지 않는 것으로 보아, 장기간 쓰는 처방은 아니다. 대신 調攝
하는 것이 중요하다. 少陽人病의 근본적인 원인인 哀心暴動과 怒心深着을 경계해야 한다.
각각은 偏小之臟인 腎局을 傷하게 하고, 脾局의 熱氣는 더욱더 증가시키므로, 이러한 감정
적인 부조화를 조절하는 것이 근본적인 치료이다. 少陰人 逆證인 亡陽病, 少陰病과 마찬
가지로 逆證인 亡陰病의 경우 性情의 조절을 제시하는 것을 알 수 있다.

又見少陽人 少年兒 恒有滯證痞滿 間有腹痛腰痛 又有口眼喎
斜 初證者
　　用獨活地黃湯 一百日內 二百貼服 使之平心靜慮 恒戒哀心怒
心 一百日 而身健病愈.

또 少陽人 소년 아이가 항상 滯證 있어 꽉 막히고 그득한 느낌이 들었다. 간간히 腹痛과 腰痛이
있었고 또 口眼喎斜 初證이 있었는데 獨活地黃湯을 100일 동안 200첩을 복용하고 마음을 편
히 가지며 항상 哀心과 怒心을 경계 한 후 백일 만에 몸이 건강해지고 病이 나았다.

항상 잘 체하고, 답답하고 그득한 느낌이 있고, 이것이 심해져 腹痛과 腰痛이 있고 더 진행
되어 口眼喎斜의 初證이 있을 때는 獨活地黃湯을 하루 2첩씩 3개월간 장기간 쓴다. 여기
서도 獨活地黃湯은 胃受熱裏熱病의 陰虛午熱證에 제시된 처방인데, 身寒腹痛泄瀉에 사
용하였다. 荊防地黃湯이 아닌 獨活地黃湯을 제시한 이유는 牧丹皮를 활용해 食滯痞滿
證을 적극적으로 해결하고, 熟地黃을 4돈을 써서 腎局寒氣를 더 적극적으로 보충하여 中
風까지도 예방하기 위해서이다. 荊防地黃湯에 熟地黃을 추가하고 牧丹皮를 넣어 사용해
도 치료 되었을 것으로 사료된다.

표 19. 身寒腹痛泄瀉에 쓰는 처방 구성

荊防地黃湯	숙지황 2돈 산수유 2돈 복령 택사 2돈 차전자 형개 방풍 강활 독활 1돈
熟地黃苦蔘湯	숙지황 4돈 산수유 2돈 복령 택사 1.5돈 지모 황백 고삼 1돈
獨活地黃湯	숙지황 4돈 산수유 2돈 복령 택사 1.5돈 목단피 독활 방풍 1돈
六味地黃湯	숙지황 4돈 산수유 구기자 3돈 복령 택사 2돈 목단피 1돈
滑石苦蔘湯	택사 복령 활석 고삼 2돈 황련 황백 형개 방풍 강활 독활 1돈

*위의 표는 身寒腹痛泄瀉 亡陰病에 제시되었던 처방들이다. 泄瀉의 有無보다는 食滯痞滿이나 腹痛 치료에 상기 처방들을 사용한 것으로 보인다. 身寒腹痛에 泄瀉가 뚜렷한 경우에 사용한 처방은 滑石苦蔘湯뿐이며, 나머지 처방들은 주로 腹痛 치료에 사용하였다. 또한 表病에 쓰는 처방과 裏病에 쓰는 處方이 혼재되어 있다. 東武는 身寒腹痛泄瀉 亡陰病 치료에 있어서 泄瀉가 심하거나 통증이 심한 경우에는 黃連과 苦蔘이 들어가는 滑石苦蔘湯을 사용하였고 만성적인 消化不良이나 腹痛에는 熟地黃이 들어간 처방들을 사용한 것으로 보인다. 하지만 東醫四象新編이나 東武의 荊防地黃湯의 가감례를 보면 荊防地黃湯의 加減을 통해 여러 증상들을 치료하였다. 身寒腹痛이 있더라도 素證을 살펴 脾受寒表寒病이면 荊防地黃湯을 胃受熱裏熱病이면 熟地黃苦蔘湯 또는 獨活地黃湯으로 구별해서 사용하는 것이 나았을 것으로 사료된다. 甲午本을 개초하면서 새롭게 정리된 亡陰病은 東武의 정리가 아직 완전하지 않음을 확인할 수 있다.

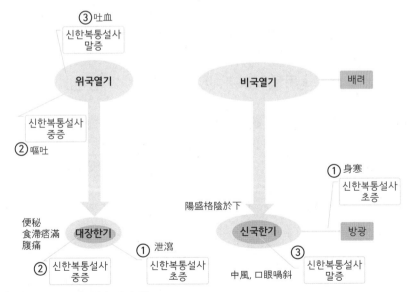

그림 11. 身寒腹痛泄瀉(亡陰病)의 初中末證

9-31) 古醫 有言頭無冷痛 腹無熱痛 此言非也. 何謂然耶.
少陰人 元來冷勝 則其頭痛 亦自非熱痛 而即冷痛也
少陽人 元來熱勝 則其腹痛 亦自非冷痛 而即熱痛也

옛 의사가 머리는 冷으로 인해 아픈 경우는 없고 배는 熱로 인해 아픈 경우는 없다고 했는데 이 말은 틀렸다. 어찌 그리 이를 수 있겠습니까?
少陰人은 원래 冷이 이기면 즉 머리가 아프다. 역시 본래 熱로 인해 아픈 것은 아니라 冷으로 인해 아픈 것이다.
少陽人은 원래 熱이 이기면 즉 배가 아프다. 역시 본래 冷으로 인해 아픈 것이 아니라 熱로 인해 아픈 것이다.

*四象醫學 이전에는 보통 頭痛의 원인은 熱로, 腹痛의 원인은 冷으로 보았다. 하지만 東武의 관점에서는 체질에 따라 다르다. 少陰人 頭痛의 원인은 熱이 아니라 冷이고, 少陽人 腹痛의 원인은 冷이 아니라 熱이다.

古醫 又言汗多亡陽 下多亡陰 此言是也. 何謂然耶.
少陰人 雖則冷勝 然 陰盛格陽 敗陽外遁 則煩熱而汗多也
此之謂亡陽病也
少陽人 雖則熱勝 然 陽盛格陰 敗陰內遁 則畏寒而泄下也
此之謂亡陰病也.
亡陽亡陰病 非用藥 必死也 不急治 必死也.

옛 의사가 또 말하길 땀을 많이 흘리는 것은 亡陽이고, 泄瀉를 많이 하는 것은 亡陰이라고 했는데 이 말을 옳다. 어찌 그렇게 이를 수 있는가?
少陰人은 비록 冷이 이기지만 그러나 陰이 盛하여 陽을 치니 敗한 陽은 밖으로 도망쳐 煩熱이 나면서 땀이 많이 난다. 이를 이르러 亡陽病이라고 한다.
少陽人이 비록 熱이 이기지만 그러나 陽이 盛하여 陰을 치니 敗한 陰은 안으로 도망쳐 寒을 두려워하고 泄瀉한다. 이는 亡陰病이라고 한다.
亡陽亡陰病은 약을 쓰지 않으면 반드시 죽고, 또한 급히 치료하지 않으면 반드시 죽는다.

*땀을 많이 흘리는 원인과 泄瀉를 많이 하는 원인을 체질에 따라 설명하고 있다. 少陰人은 冷氣 즉 寒氣가 過하여, 脾局의 熱氣를 공격하면 脾局의 熱氣는 결국 밖으로 도망가게 된다. 이때 나타나는 증상이 裏 부위는 답답하면서 열이 나고, 밖으로는 땀이 과하게 난다. 이것을 陽氣가 亡하는 것으로 보았다. 즉 脾局熱氣가 밖으로 도망가는 것이 亡陽이다.

少陽人은 熱氣가 과하여, 腎局의 寒氣를 공격하면, 腎局寒氣는 안으로 도망가는데, 겉으로는 寒證이 나타나면서 속으로는 泄瀉를 한다. 이것을 陰氣가 亡하는 것으로 보았다. 즉 腎局寒氣가 소화관으로 도망가는 것이 亡陰이다.

＊여기서 內는 소화관 안쪽을 의미하고, 外는 피부 밖을 의미한다. 즉 內外는 인체를 싸고 있거나 인체가 싸고 있는 공간이다. 東武는 熱氣는 陽氣이므로 밖으로 발산되어 소모되는 것으로 보았고, 寒氣는 陰氣이므로 안으로 소화관을 통해 소모되는 것으로 보았다. 東武의 陰陽은 上升하거나 밖으로 發散되는 것은 陽으로, 下降하거나 안으로 들어가는 것은 陰으로 보았다. 保命之主를 중심으로 설명하면, 陽煖之氣와 呼散之氣는 陽氣이고, 吸聚之氣와 陰淸之氣는 陰氣이다. 하지만 寒熱을 중심으로 보면 陽煖之氣와 吸聚之氣는 뜨겁거나 따뜻한 氣運이고, 陰淸之氣와 呼散之氣는 차갑거나 시원한 氣運이다.

＊여기서 亡陰病은 身寒腹痛泄瀉病을 의미한다. 그 이유는 우선 畏寒而泄下와 9-34[89]의 平居 表寒下多에서 알 수 있듯이 이때의 亡陰은 身寒腹痛泄瀉를 의미한다. 身熱頭痛泄瀉은 結胸變證이다. 모두 陰淸之氣가 泄瀉를 통해 소모되기 때문에 결과적으로 亡陰病으로 묶을 수 있지만, 身熱頭痛泄瀉는 結胸病에서 病變된 順證의 表裏兼病이고 身寒腹痛泄瀉는 逆證의 表裏俱病이다.

9-32) 亡陽者　陽不上升　而反爲下降　則亡陽也
亡陰者　陰不下降　而反爲上升　則亡陰也.
陰盛格陽於上　則陽爲陰抑　不能上升於胸膈　下陷大腸　而外遁
膀胱故　背表煩熱而汗出也
　　煩熱而汗出者　非陽盛也　此所謂內冰外炭　陽將亡之兆也.
陽盛格陰於下　則陰爲陽壅　不能下降於膀胱　上逆背膂　而內遁膈
裡故　腸胃畏寒而泄下也
　　畏寒而泄下者　非陰盛也　此所謂內炭外冰　陰將亡之兆也.

亡陽은 陽이 上升하지 못하고(腎局熱氣가 寒氣에 막혀 脾局熱氣와 通하지 못함) 도리어 下降하게 되어 亡陽이 된다.
亡陰은 陰이 下降하지 못하고(脾局寒氣가 熱氣에 막혀 腎局寒氣와 通하지 못함) 도리어 上升하면 亡陰이 된다.
陰이 盛하여 陽을 위에서 치면(寒氣가 강해져 脾局熱氣까지 공격하는 상황) 즉 陽(腎局熱氣)이 陰에 눌려 胸膈으로 上升하지 못하고 아래의 大腸으로 꺼지게 되어 밖으로 膀胱으로 도망친

89) 少陰人 平居 裡煩汗多者 得病 則必成亡陽也

까닭에 背表에서 煩熱하면서 땀이 난다(脾局熱氣가 寒氣에 더욱 위축된 상황). 煩熱이 있고 땀이 나는 것은 陽이 盛한 것이 아니다. 이는 안은 얼음 같고 밖은 숯과 같으니 陽이 장차 망하려는 징조이다.

陽이 盛하여 陰을 아래에서 치면(熱氣가 강해져 腎局寒氣까지 공격하는 상황) 즉 陰(脾局寒氣)은 陽에 막히고, 膀胱으로 下降하지 못하고 위로 背脊로 거슬러 올라가(脾局寒氣가 腎局寒氣와 소통되지 못하고 거스르게 된 것) 胸膈으로 안으로 달아나게 되니 腸胃는 찬 것 두려워하고(腎局寒氣가 더욱 더 熱氣에 위축된 상황) 泄瀉하게 된다. 찬 것을 두려워하고 泄瀉하는 것은 陰이 盛한 것이 아니다. 이는 안은 숯 같고 밖은 얼음 같은 것이니 陰이 장차 망하려는 징조이다.

*정상적인 대사상태라면, 少陰人은 腎局熱氣가 脾局熱氣와 疏通을 해서 中上焦와 下焦의 寒氣를 조절해줘야 하며, 胸膈 즉 中上焦 부위의 裏 부위인 胃局까지도 조절해야 하는데, 그렇지 못하고 大腸 부위로 下陷해서 大腸의 기능도 떨어지게 된다. 결국 膀胱으로 도망쳐 膀胱과 背脊 부위까지도 병이 발현된다. 즉 亡陽病은 腎局熱氣와 脾局熱氣가 疏通되지 않고, 腎局熱氣는 밖으로 도망가 버리고, 외로이 脾局熱氣만 버티고 있는 상황인 것이다.

*정상적인 대사상태라면, 少陽人은 脾局寒氣가 腎局寒氣와 疏通을 해서 中上焦와 下焦의 熱氣를 조절해줘야 하며, 膀胱 즉 下焦 表 부위도 조절해주어야 하는데 조절해주지 못하고 背脊부위로 上逆해서 背脊부위의 기능이 떨어지게 된다. 결국 胸膈에 있는 胃부위로 도망쳐, 胃뿐만 아니라 大腸 부위까지도 病이 발현된다. 즉 亡陰病은 脾局寒氣와 腎局寒氣가 疏通되지 않고, 脾局寒氣는 안으로 도망가 버리고, 외로이 腎局寒氣만 버티고 있는 상황인 것이다.

*亡陽病과 亡陰病의 병리적인 설명을 보면 모두 表裏俱病의 양상임을 알 수 있다. 다만 亡陽病은 陽煖之氣가 裏부위를 조절하지 못하고 밖으로 도망가서 발현되는 病態이고, 亡陰病은 陰淸之氣가 表 부위를 조절하지 못하고 안으로 도망가서 발현되는 病態이다. 그렇기 때문에 亡陽病 亡陰病 모두 表病이며, 亡陽病은 表病이면서 表 부위의 病態가 두드러지지만, 亡陰病은 表病이지만 裏부위의 病態가 두드러지는 것이다.

　　그 이유는 체질적 차이에 의한 保命之主가 다르기 때문이다. 少陰人의 陽煖之氣는 陽氣이므로 方向性이 밖으로 발현이 되고, 少陽人의 陰淸之氣는 陰氣이므로 方向性이 안으로 발현된다. 하지만 모두 表裏俱病이다. 방향성에 대한 것은 도식적인 설명일 뿐 임상적으로 큰 의미가 있지는 않다.

주) 少陽人 平居 表寒下多者 得病 則必成亡陰也
　亡陽亡陰人 平居 預治補陰補陽 可也
　　　　不可至於亡陽亡陰得病 臨危然後 救病也.

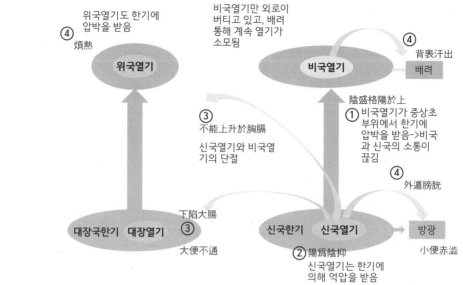

그림 12. 亡陽病 病理的 圖式

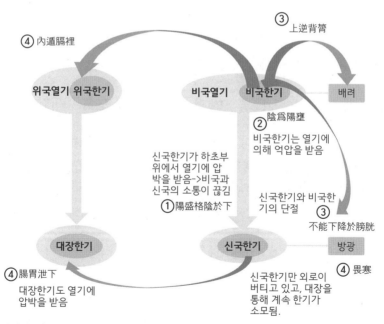

그림 13. 亡陰病(身寒腹痛泄瀉) 病理的 圖式

少陰人病　一日發汗　陽氣上升　人中穴　先汗　則病必愈也
　　而二日三日　汗不止　病不愈　則陽不上升　而亡陽無疑也

少陰人病에 1일 땀이 나고 陽氣가 上升(腎局熱氣 上升)하여 人中穴에 먼저 땀이 나면 病이 반드
시 낫는 것이다. 2~3일이 되어도 땀이 그치지 않고 病이 낫질 않으면 陽이 上升하지 못하는 것
이니 亡陽임을 의심할 필요가 없다.

*腎局熱氣가 寒氣를 조절하지 못하고 결국 脾局熱氣까지 위협받게 된다.

少陽人病　一日滑利　陰氣下降　手足掌心　先汗　則病必愈也
　　而二日三日　泄不止　病不愈　則陰不下降　而亡陰無疑也.

少陽人病에 1일 泄瀉하고 陰氣가 下降(脾局寒氣가 下降)하여 手足掌心에 먼저 땀이 나면 病이
반드시 낫는 것이다. 2~3일 泄瀉가 그치지 않고 病이 낫질 않으면 즉 陰氣가 下降하지 못하는
것이니 亡陰임을 의심할 필요가 없다.

*脾局寒氣가 熱氣를 조절하지 못하고 결국 腎局寒氣까지 위협받게 된다.

凡亡陽亡陰證　明知醫理者　得病前　可以預執證也
　　得病一二日　明白易見也　至于三日　則雖愚者　執證　亦明若觀
火矣
　　用藥　必無過二三日矣　四日　則晩矣　五日　則臨危也.

무릇 亡陽亡陰證은 의학의 이치를 밝게 아는 자는 病을 얻기 전에 가히 미리 증세를 잡아낼
수 있고, 病을 얻고 1~2일 후 명백히 쉽게 볼 수 있으니 3일에 이르면 비록 어리석은 자라도 증
세를 찾을 수 있는 것은 역시 불 보듯 알 수 있다. 藥을 씀에 반드시 2~3일을 넘지 않도록 하며
4일이면 늦고 5일이면 위험해 진다.

*亡陽病과 亡陰病은 모두 初證부터 약을 써서 급하게 치료해야 한다.

9-34) 少陰人　平居　裡煩汗多者　得病　則必成亡陽也
少陽人　平居　表寒下多者　得病　則必成亡陰也
亡陽亡陰人　平居　預治補陰補陽　可也
　　　　　　　不可至於亡陽亡陰得病　臨危然後　救病也.

少陰人이 평소에 속이 답답하고 땀이 많이 나는 자(脾局熱氣까지 寒氣에 위협을 받음)는 病을 얻으면 반드시 亡陽이 된다.
少陽人이 평소에 겉이 차고 泄瀉를 많이 하는 자는(腎局寒氣까지 熱氣에 위협을 받음)는 病을 얻으면 반드시 亡陰이 된다.
亡陽亡陰人은 평소에 미리 陰과 陽을 補充하는 것은 옳다. 亡陰亡陽病에 이르러 病을 얻어 위험한 상태에 임한 후 病을 구하는 것은 안 될 것이다.

*여기서 亡陽亡陰人이라는 표현을 사용하였다. 이것은 素證을 강조한 표현이다. 亡陽이나 亡陰 中末證으로 발현되는 사람은 각각 평소에 다른 사람들과 다른 두드러진 증상이 있음을 알 수 있다. 평소 升陽益氣湯이나 荊防地黃湯으로 예방하는 것이 중요하다.

*여기서도 亡陽病과 亡陰病은 평소에도 表裏俱病의 양태임을 알 수 있다. 裡煩汗多에서 裡는 胸膈즉 胃 부위를 의미하는데, 胸膈 부위가 답답하면서 表부위에는 땀이 많고, 表寒下多에서 表는 전신체표를 의미하는데, 평소 추위를 많이 타면서 裏 부위에서 泄瀉를 자주 하는 것을 의미한다.

9-35) 少陰人　病愈之汗　人中先汗　而一次發汗　　　　　胸膈　壯快而活
潑
　　　　亡陽之汗　人中　或汗或不汗　屢次發汗　胸膈　悶躁而下
陷也.
少陽人　病愈之泄　手足掌心先汗　而一次滑泄　表氣淸寧　而精神
爽明
　　　　亡陰之泄　手足掌心不汗　屢次泄利　　表氣溯寒　而精
神鬱冒.

少陰人이 病이 나을 때 나는 땀은 人中에 먼저 땀이 나고 한 차례 땀이 나고 胸膈이 시원하고 활발해지나, 亡陽의 땀은 人中에 혹시 땀이 나거나 혹 땀이 나지 않는데 수차례 땀이 나다가 胸膈은 답답하고 氣運이 없어진다.
少陽人이 病이 나을 때 하는 泄瀉는 手足掌心에서 먼저 땀이 난 후 한 차례 泄瀉하고 表氣가 시원하고 편안해지고 정신이 상쾌하고 밝아지지만, 亡陰의 泄瀉는 手足掌心에 땀이 나지 않고 수차례 泄瀉하되 表氣에 추위가 들면서 정신이 흐릿하다.

*亡陽病과 亡陰病은 정신적인 증상이 동반된다. 少陰人의 경우 가슴이 편치 않고 답답하고 안절부절 못하면서 컨디션이 많이 떨어지고, 少陽人의 경우는 전신의 추위를 타면서 괴로워하며, 정신이 맑지 않고 흐릿해진다.

*땀은 순환의 개선을 의미하며 심리상태의 변화를 반영한다. 少陰人의 경우 心煩이 해소되면서 陽煖之氣가 頭面部까지 충분히 上升하여 순환이 개선되어 땀이 난다. 少陽人의 경우 정신이 상쾌해지면서 사지 말단까지 陰淸之氣가 소통이 되면서, 손발이 촉촉해진다.

9-36) 少陰人胃家實病 少陽人結胸病 正邪陰陽 相敵而相格故 日久而後 危證始見也
少陰人亡陽病 少陽人亡陰病 正邪陰陽 不敵而相格故 初證 已爲險證 繼而因爲危證矣.

少陰人 胃家實病과 少陽人 結胸病은 正氣와 邪氣 陰氣와 陽氣가 서로 對敵하여 서로 싸우는 날이 오래된 후 危證이 비로소 보인다.
少陰人 亡陽病 少陽人 亡陰病은 正氣와 邪氣 陰氣와 陽氣가 서로 對敵하지 못하는데도 서로 싸우는 까닭에 처음부터 이미 險한 證이 계속되고 그로 인해 危證이 된다.

*즉 亡陽病과 亡陰病은 1차 방어선인 腎局熱氣와 脾局寒氣가 寒氣와 熱氣에 對敵하지 못하고 2차 방어선인 偏小之臟局의 脾局熱氣와 腎局寒氣가 위협을 받는 病態이다.

譬如用兵 合戰交鋒 初一日合戰 正兵 爲邪兵所敗 折正兵幾許兵數
　　　　　　二日　又戰又敗 又折幾許數
　　　　　　三日　又戰又敗 又折幾許數
　　　　　　以三日交鋒 觀之 則將愈益戰 而愈益敗
愈益折矣.
　　　　　　若四日復戰 五日復戰 則正兵之全軍覆沒
可知矣
所以用藥 必無過三日也.

兵을 이용해 비유하면 창끝을 맞대고 전투하여 처음 1일 전투는 正兵이 邪兵에 敗하여 正兵이 꺾여 얼마간의 병력을 잃고, 2일 째에 또 전투하여 敗하고 얼마간의 兵力를 잃고 3일 째에 또 전투하여 또 敗하고 또 얼마의 兵力를 잃으니 3일간 전투를 보건대 즉 장차 더욱 더 싸우고 더욱 더 敗하여 더욱 더 잃게 된다. 만일 4일째 다시 싸우고 5일째 또 싸우면 즉 正兵의 전 병력이 뒤집어져 가라앉게 될 것을 가히 알 수 있다. 藥을 쓰되 반드시 3일을 넘겨서는 안 되는 이유가 여기에 있다.

※東武는 病證의 병리적 설명 시 전투에 비유해서 설명하고 있다. 順證에 해당하는 鬱狂病과 結胸病은 正氣가 强하여 邪氣를 대적하기 때문에 偏小之臟局이 아닌 偏大之臟局의 부위에서부터 正氣와 邪氣의 세력싸움이 벌어지지만, 亡陽病과 亡陰病은 正氣가 약하기 때문에 처음부터 偏小之臟局의 부위에서 싸움이 벌어진다. 그렇기 때문에 病勢가 危重하다.

9-37) 盤龍山 老人者 李翁所居地 有盤龍山故 李翁 自謂盤龍山老人也.
此書中 論曰二者 無非盤龍山老人之論 而此章 特擧盤龍山老人者
蓋亡陽亡陰 最是險病 而人必尋常視之 易於例治故 別以盤龍山老人 提擧驚呼 而警覺之也.

盤龍山 老人은 李翁이 사는 곳이 盤龍山인 까닭으로 李翁은 자기를 스스로 盤龍山 老人이라고 한 것이다. 이 책 中 2가지를 논하는데 盤龍山 老人의 論함이 아님이 없다. 이 章은 특히 盤龍山 老人이라고 들어서 말한 것은 대개 亡陽 亡陰이 가장 危險한 병인데 다른 사람이 반드시 일상적인 것으로 보고 쉽게 예사로이 치료하는 까닭에 별도로 盤龍山 老人을 들어 경고함이니 경계하고 깨달아야 한다.

※盤龍山 老人은 東武를 말한다.

9-38) 亡陰證 古醫別無經驗用藥頭話 而李子建 朱震亨 書中 若干論及之
然 自無明的快驗 蓋此病 從古以來 殺人孟浪甚速 未暇經驗獵得裡許故也.

亡陰證은 옛 의사들이 藥을 쓴 經驗에 대해 말한 이가 별로 없고, 李子建 朱震亨 책 中에 약간 그것을 논하였으나 명쾌한 經驗이 없다. 대개 이 病은 예로부터 사람을 죽이는 맹랑함이 심히 빠른 까닭에 아직 *經驗*으로 이치를 캐낼 겨를이 없었던 것이다.

*亡陰病은 東武가 새로이 정리하고 치료법을 照明한 病證이다.

---

⑩ 譫語壞證

9-39) 張仲景曰 太陽病不解 轉入少陽者 脇下硬滿 乾嘔不能食 往來
寒熱者 尙未吐下 脈沈緊者 與小柴胡湯
　　　　　　若已吐下發汗 譫語 柴胡證證罷 此爲壞證 依壞法
治之.

張仲景이 이르길 太陽病이 풀리지 않고 少陽病으로 轉變되어 들어와 늑골 밑이 단단하고 헛구역이 나고 음식을 먹지 못하고 추웠다 더웠다 하는 자 中 아직 吐하거나 泄瀉시키지 않았는데 脈이 沈緊한 자는 小柴胡湯을 주고, 만약 이미 吐하게 하였거나 泄瀉시키거나 땀을 내어 헛소리하면 柴胡證이 없어진 것이니 이는 壞證이다. 壞病 治法에 의거해야 한다.

*少陽傷風證을 汗吐下法으로 誤治하여 譫語壞證이 나타난 것이다. 張仲景은 小柴胡湯을
少陽傷風證에 사용하였지만, 東武는 荊防敗毒散, 荊防導赤散, 荊防瀉白散으로 淸裏熱
降表陰하는 치료법을 제시하였다. 少陽人 脾受寒表寒病의 경우 末證으로 진행되면 結胸
病, 身熱頭痛泄瀉, 身寒腹痛泄瀉 모두 譫語壞證으로 악화되는 양상을 띤다.

9-40) 傷寒 脈弦細 頭痛發熱者 屬少陽 不可發汗 發汗 則譫語.

傷寒에 脈이 弦細하고 머리가 아프고 열이 나는 것은 少陽病에 속하는데 땀을 내어서는 안 되고 땀을 내면 헛소리를 한다.

*少陽傷風證을 發汗시켜서 譫語壞證에 이르렀다. 즉 少陽人에게 麻黃을 함부로 쓰면 譫語
壞證이 생길 수도 있다.

9-41) **嘗治 少陽人 傷寒發狂譫語證 時則乙亥年 淸明節候也.**

일찍이 少陽人이 傷寒病에 發狂을 하고 헛소리를 하는 증상이 있었는데 이때가 乙亥年(1875:甲午本 저술 이전이다.) 淸明節候이었다.(4월 5~6일 무렵)

*여기서 傷風이 아닌 傷寒으로 기술하였다. 傷寒 즉 重證의 감염병으로 病이 급하고 위중함을 의미한다. 만약 가벼운 상황이면으로 傷風으로 기술하였을 것이다. 四象醫學적 치료에 있어서 傷寒과 傷風의 구별은 큰 의미가 있지는 않다. 表裏寒熱上下를 활용한 辨證을 통해 치료하기 때문이다. 病이 어느 病位에서 어떠한 양태를 보이는지가 중요하지 傷寒의 증상인지 傷風의 증상인지는 중요하지 않다.

少陽人 一人 得傷寒 寒多熱少之病 四五日後 午未辰刻 喘促短氣
**　伊時 經驗未熟 但知少陽人應用藥 六味湯 最好之理故 不敢用他藥**
**　而秖用六味湯一貼 病人喘促 卽時頓定**

少陽人 한 사람이 傷寒으로 寒多熱少한 病을 얻었는데 4~5일 후 午未辰刻(11:00~15:00)에 숨을 헐떡이고 급하게 쉬고 숨이 짧았다. 이때는 經驗이 미숙하여 단지 少陽人 應用藥으로 六味湯이 가장 좋은 줄 안 까닭에 감히 다른 약을 쓰지 못하고 단지 六味湯 1첩을 쓰자 환자의 숨찬 증상이 즉시 안정되었다.

*寒多熱少病은 아직 脾局寒氣가 熱氣를 이겨내고 腎局寒氣와 疏通이 되고 있는 상황이다. 하지만 이 病이 심해져 喘促短氣를 동반한 結胸病으로 진행되었다. 이때는 우선 荊防導赤散이나 地黃白虎湯을 쓰는 것이 좋지만, 六味地黃湯을 사용하였다. 아직 초기에는 熱氣가 강하지 않아 淸裏熱을 적극적으로 하지 않고 脾局寒氣와 腎局寒氣를 補充해주는 것만으로도 치료가 되었다.

又數日後 病人 發狂譫語 喘促 又發
**　又用六味湯一貼 則喘促 雖少定 而不如前日之頓定矣**

또 몇 일후 환자가 發狂하고 헛소리를 하며 숨찬 증상이 또 발하였는데(病이 더 심해짐) 또 六味湯 1첩을 주자 비록 약간 안정되었으나 전날과 같이 진정되지는 않았다.

*이번에는 喘促短氣만 있는 結胸病이 아니라 發狂譫語를 동반한 譫語壞證 즉 結胸末證이 나타났다. 이때는 石膏를 대량으로 사용하여 熱氣를 적극적으로 몰아내야 한다. 陰淸之氣만 補充해서는 되지 않는다. 甘遂를 쓰지 않는 이유는 痰飮으로 인한 증상보다는 裏熱이 심하여 大便不通을 동반되었으므로, 甘遂로 痰飮을 제거하기보다는 石膏로 熱氣를 적극적으로 조절해야 한다.

病人 發狂連三日 午後喘促 又發
　　又用六味湯 喘促 略不少定 有頃 舌卷動風 口噤不語 於是
而始知六味湯之無能爲也
　　急煎白虎湯 一貼 以竹管 吹入病人鼻中下咽 而察其動靜 則
舌卷口噤之證 不解 而病人腹中 微鳴.

환자가 發狂이 3일간 지속된 후 오후에 숨찬 증상이 또 발하였다. 또 六味湯을 쓰니 숨참을 다스림에 조금도 진정되지 않다가 잠시 있다가 혀가 말리고 風이 動하고 입을 꽉 다물고 말을 하지 못하니 이때 비로소 六味湯의 무능함을 알았다. 급히 白虎湯 1첩을 끓여 竹管으로 환자의 콧구멍으로 넣어 목 안으로 吸入하게하고 그 動靜을 살피니 즉 혀가 말리고 이를 악문 것은 풀리지 않으나 환자의 뱃속에서 약간 소리가 났다.

*六味湯만 써서는 熱氣를 제거하지 못하고 결국 熱이 더욱 더 심하여 急驚風 즉 熱性 痙攣이 일어나 의식을 잃고 입으로 약을 먹을 수 없어, 급히 熱氣를 제거하기 위한 白虎湯을 코를 통해 주입하였다. 그러자 胃局에 있는 熱氣가 조절되면서 胃腸의 움직임이 회복되는 징조가 보였다.

　　仍以兩爐煎藥 荏苒灌鼻 數三貼後 病人腹中 大鳴 放氣出焉

거듭 두 개의 火爐에 藥을 끓이고 계속해서 코로 藥을 3첩 넣은 후에야 환자의 뱃속에서 큰 소리가 나고 방귀가 나왔다.

*방귀는 熱氣가 더욱더 제거되어 胃腸의 기능이 회복된 것을 의미한다.

　　三人扶持病人 竹管吹鼻灌藥 而病人氣力 益屈强 三人扶持
之力 幾不能支當矣.

세 명이 환자를 부축하고 지탱하여 竹管으로 藥을 吸入시키니 환자는 氣力이 더욱 강해져 세 사람의 부축하고 지탱하는 힘으로도 거의 당해내지 못하였다.

*컨디션도 회복되었다.

又荏荢灌鼻　自未申時　至亥子時　凡用石膏八兩
末境　病人腹中　大脹　角弓反張之證　出焉　角弓反張後　少頃
得汗而睡

또 계속 코로 넣기를 未申時부터(13:00~17:00) 亥子時(21:00~1:00)까지 이르렀는데, 무릇 사용한 石膏가 8냥이였다.
나중에는 환자의 배가 크게 부풀고 몸이 뒤로 젖혀지는 증상이 나타났다. 몸이 뒤로 젖혀진 후 잠시 후에 땀이 나고 잠을 잤다.

*痼熱積滯가 풀리는 기미가 보였다.

翌日平明　病人　又服白虎湯　一貼　日出後　滑便一次　而病快愈.

다음날 동이 틀 때 환자가 또 白虎湯 1첩을 먹었다. 해가 뜬 후 滑便을 한 차례 보고 병이 쾌유되었다.

*소화관의 기능이 회복되어 무른 변을 통해 痼熱積滯가 제거된 뒤 병이 나았다.

愈後　有眼病　用石膏　黃柏末　各一錢　日再服　七八日後　眼病
亦愈.
伊時　未知大便驗法故　不察大便之秘閉幾日
然　想必此病人　先自表寒病　得病後　有大便秘閉　而發此證矣.

病이 나은 후 눈병이 생겨 石膏 黃柏 가루 한 돈을 하루에 두 번 씩 7~8일간 복용 후 눈병 역시 나았다. 이때는 大便에 대한 경험을 아직 알지 못하여 大便이 막힌 지 며칠이나 되었는지를 살피지 못하였다. 그러나 이 환자에 대해 생각건대 처음에 表寒病을 얻은 후에 大便이 막히자 이러한 증상이 생기게 되었을 것이다.

*少陽人 表寒病을 치료함에 있어 大便의 양상은 굉장히 중요하다. 表寒病은 寒證이기 때문에 大便이 무른 경우가 많기 때문에, 大便不通은 심각하게 생각하지 않았지만, 위의 경우에서처럼 少陽人의 경우 熱氣를 조절해서 寒氣의 손상을 방지하는 것이 가장 중요하다. 表寒病이더라도 熱氣가 심해지면 大便不通이 나타날 수 있다. 따라서 이때는 表裏病을 막론하고 우선 熱氣를 적극적으로 제거해야 한다. 少陰人 亡陽病 치험례에서도 평소 裏寒病의 素證을 가지고 있어, 表熱證이 나타나는 것을 대수롭지 않게 보았다가, 亡陽病으로 악화

되어 附子를 대량으로 사용하였다. 東武는 表裏病에 너무 국한하여 치료하기 보다는 병의 근본적인 원인을 살펴 유연하게 치료해야 함을 말하고 있다.

12 少陽人 譫語壞證 치험례-熱多寒少病

9-42) 其後 又有 少陽人 一人 得傷寒 熱多寒少之病

그 후 또 少陽人 한 사람이 傷寒으로 熱多寒少한 病을 얻었는데,

*少陽人 脾受寒表寒病에서 病이 출발하였는데, 이 사람의 경우 惡寒보다는 發熱양상이 더 심하였다. 素證이 表寒病이기 때문에 表熱證이 더 두드러지더라도 脾受寒表寒病의 범주를 기본으로 두고 치료한다. 앞의 치험례에서는 發熱보다는 惡寒이 더 두드러지는 양상인데, 이 치험례의 환자의 경우에는 반대이다. 즉 少陽人의 脾受寒表寒病에 있어 寒熱은 모두 두드러질 수 있으며, 表裏病을 나누는 것은 現在 나타나고 있는 寒熱이 아니라 素證의 寒熱에 있음을 알아야 한다.

　　有人 敎服雉肉湯 仍成陽毒發斑 余敎服白虎湯 連三貼 而其人 只服半貼

어떤 사람이 이러한 증상에 꿩고기 탕을 먹으라고 하여 이내 陽毒發斑證이 생겼다. 내가 白虎湯을 연달아 세 첩을 먹게 하였는데 그 사람은 단지 半첩만 복용하였다.

*뜨거운 성질을 가진 꿩고기를 먹고 熱氣가 심해져 表 부위에 熱證이 發疹을 통해 발현되었다. 熱氣가 심할 때는 陰淸之氣를 보충하기보다는 熱氣를 잡아 주는 것이 우선이다. 白虎湯을 급히 써야한다. 地黃白虎湯 보다는 陽毒白虎湯이 더 적합하다.

數日後 譫語而病重 病家憁急 顚倒往觀 則病人外證 昏憒 已有動風之漸 而耳聾譫語 舌上白胎.

몇 일후 헛소리를 하면서 病이 더 심해졌고 환자의 집에서 하소연하며 급하게 왔다. 다시 가서 보니 환자의 겉에 나타나는 증상을 보니 정신이 혼미하고 이미 動風이 될 징조가 있고 귀가 먹고 헛소리를 하며 혀에 白胎가 끼어 있었다.

*高熱을 동반하여 귀가 들리지 않으면서 정신이 혼미하고 헛소리를 하고, 痙攣의 기미가 보였다. 舌苔가 하얗게 꼈다는 것은 裏熱證이 더욱 더 심해졌다는 것이다. 少陽傷風證에서 結胸末證인 譫語壞證으로 전변되었다.

　　藥囊　秖有石膏一斤　滑石一兩　而無他藥故　急煎石膏一兩　滑石一錢　頓服

而其翌日　又服石膏一兩　滑石一錢　　此兩日　則大便　皆不過一晝夜.

至于第三日　病家　以過用石膏　歸咎故　一日不用石膏矣

약주머니에 단지 石膏 1근과 滑石 1냥이 있고 다른 약은 없는 까닭에 급히 石膏 1냥과 滑石 1돈을 한꺼번에 달여 먹였다.

그 다음날 또 石膏 1냥과 滑石 1돈을 복용시켰다. 요 이틀간 大便을 못 본지는 하루가 되었다.

3일째에 이르러 환자의 집에서 石膏를 과용하는 것을 걱정하여 東武가 본인의 집으로 돌아간 뒤 하루는 石膏를 쓰지 않았다.

*石膏를 계속 痼熱積滯가 풀릴 때 까지 써야하는데, 환자 보호자들이 의사의 의견을 무시하고, 맘대로 중단하였다.

至于第四日　病家恕急　顚倒往觀　則病人大便秘閉　兩夜一晝　而語韻不分明　牙關緊急　水飮不入

　　急煎石膏二兩　艱辛下咽　而半吐半下咽　　少頃　牙關開　而語韻　則不分明如前.

4일째 이르러 환자의 집에서 또 달려왔다. 가서 보니 환자가 大便을 못 본 지가 거의 이틀 밤하고도 하루 낮이 되었고(60시간), 말소리는 분명치 않으며, 이를 악물고 물도 마시지 못하였다. 급히 石膏 2냥을 달여서 간신히 목으로 넘겼는데 반은 토해버리고 반은 들어갔다. 잠시 후 턱은 움직이나 말소리는 불분명한 것은 여전하였다.

*石膏를 중단하자마자 病勢가 악화되었다. 환자 보호자들이 급하게 東武를 찾아와서 가보니 환자가 大便을 이틀 밤과 하루 낮 동안 보지 못하고, 말을 불분명하게 할 정도로 정신은 혼미하고, 경련을 해서 입을 열지 못해, 물을 마시지 못할 정도로 악화되었다. 東武가 石膏 80g를 대량으로 써서 痙攣은 풀렸지만, 정신은 여전히 혼미하였다.

又連用石膏 一兩 其翌日 則以午後動風 藥不下咽之慮故 預爲
午前用藥 以備動風 而又五六日用之
前後用石膏 凡十四兩 而末境 發狂數日 語韻宏壯 而病愈 數
月然後 方出門庭.

계속 石膏 1냥을 썼고, 그 다음날 오후에 動風으로 藥이 목안으로 들어가지 못할 것을 염려하
여 미리 오전에 약을 써서 風이 動하는 것을 미리 대비하여 5~6일을 石膏를 먹이니
病을 前後해서 쓴 石膏가 14냥이나 되었다. 나중에 發狂을 며칠 동안 하더니 점차 말소리가 웅
장해지고 病이 나았다. 수개월 후에 비로소 집안 뜰로 나올 수 있었다.

*상기 치험례는 少陽傷風證에서 譫語壞證을 전변된 환자를 치료한 것이다. 앞의 환자와 다
른 점은 앞의 환자는 初證으로 惡寒이 發熱보다 더 주된 증상이었는데, 이 환자는 脾受寒
表寒病인데도 初證으로 發熱이 惡寒보다 주된 증상이고, 꿩고기를 먹고 피부에 陽毒發斑
까지 나타날 정도로 表熱證이 심한 환자였다. 즉 少陽人 脾受寒表寒病이더라도 少陽人은
기본적으로 熱氣가 病의 원인이므로 병이 악화되면 熱證이 두드러질 수 있음을 알 수 있으
며, 병의 表裏病을 분류함에 있어서는 素證을 통해 表寒病인지 裏熱病인지 나눠서 치료해
야 한다.

13 少陽人 譫語壞證 치험례-但熱無寒病(身熱頭痛泄瀉)

9-43) 其後 又有 少陽人 一人 初得頭痛身熱 表寒病 八九日.

그 후 또 少陽人 한 사람인 처음에 머리가 아프고 몸에 열이 나며 表寒病을 얻은 지 8~9일이
되었다.

*여기서도 頭痛身熱 表寒病이라고 환자를 진단한다. 앞의 두 환자와 차이는 身熱 즉 發熱
위주의 病態임을 알 수 있다. 즉 熱證이 두드러지지만 素證은 表寒病인 환자이다.

其間 用黃連 瓜蔞 羌活 防風等屬 病勢少愈 而永不快祛矣

그간에 黃連 瓜蔞 羌活 防風 등을 써서 병세가 약간 나았으나 완쾌되지 않았다.

*黃連 瓜蔞를 활용한 것으로 보아 頭痛이 심하고, 結胸에 준하는 胸膈 부위의 증상이 있을 것으로 사료된다. 즉, 身熱頭痛泄瀉는 結胸變證으로 胸膈 부위에 結胸에 준하는 증상이 있으면 黃連과 瓜蔞를 활용한 黃連導白散[90] (9-27해설 참고)을 쓴다. 이 환자가 낫지 않은 이유는 石膏를 사용해서 裏熱을 적극적으로 해소해줘야 하는데 石膏까지는 사용하지 않은 것 같다.

仍爲發狂三日 病家 以尋常例證 視之 而秖用黃連 瓜蔞等屬

이에 發狂證이 생겨 3일이 되자 환자 집에서 일상적인 예사로운 證으로 보고 단지 黃連 瓜蔞 등만 쓰다가

*병이 악화되어 發狂을 하였지만, 환자 보호자들은 아직도 가볍게 보고 石膏를 적극적으로 사용하지 않았다.

又譫語數日 始用地黃白虎湯 一貼

또 헛소리를 한 지 며칠이 되어서야 비로소 地黃白虎湯 1첩을 썼다.

*譫語증상이 나타나서야 地黃白虎湯을 사용하였다.

其翌日午後動風 急煎地黃白虎湯 連三貼救急 而艱辛下咽

다음날 午後에 風이 動하여 급히 地黃白虎湯을 달여 세 첩을 連服시켜 급히 구하고자 하였고 간신히 목으로 넘기었다.

*痙攣이 생겨 입으로 약을 잘 넘기지 못하였다.

其翌日 則白虎湯 加石膏一兩 午前用之 以備動風 而連三日用之
　病人 自起坐立 能大小便 病勢比前 快蘇快壯矣

그 다음날에도 風이 動할 것을 대비하여 白虎湯에 石膏를 1냥을 가해서 午前에 썼다. 연 3일 동안 쓰자 환자는 자리에서 일어나 앉기도 하고 또 능히 大小便을 보았고 病勢가 전과 비교해서 매우 호전되었다.

---

90) 9-27 少陽人 身熱頭痛 揚手擲足 引飮者 此 險證也 雖泄瀉 必用石膏.
　　無論泄瀉有無 當用荊防瀉白散 加黃連 瓜蔞 各一錢 或地黃白虎湯.

九. 少陽人 脾受寒表寒病論 • 317

*石膏를 대량으로 써서 오전에 미리 오후에 발생 가능한 痙攣을 대비하였고, 그 결과 환자가 스스로 일어나 앉을 정도로 컨디션이 회복되고, 大小便을 잘 보고, 병세도 많이 감소되었다. 譫語壞證이 되면 大便뿐만 아니라 小便도 잘 나오지 않는다. 만약 大便은 나오고 小便을 잘 보지 못하면 猪苓車前子湯을 사용할 수 있다.

不幸病加於少愈 慮不周於完治 此人 竟不救

恨不午前 祇用白虎湯 二貼 以備動風 而午後 全不用藥以繼之也.

불행히도 病이 조금 낫다가 심해져 완치되는 것을 보지 못할까 걱정하였는데 이 사람은 끝내 구하지 못하였다.
午前에만 단지 白虎湯 두 첩을 써서 動風을 대비하고 午後에는 전혀 약을 쓰지 않은 것이 한스럽다.

*午前 午後 할 것 없이 白虎湯을 더욱 적극적으로 사용했어야 한다. 또한 이 환자는 身熱頭痛泄瀉라는 結胸變證의 범주에 속하기 때문에 앞의 두 환자에 비해 正氣 즉 保命之主가 弱하다. 그래서 藥을 사용하긴 하였지만 구하지 못한 것이다.

以此三人病 觀之 則發狂譫語證 白虎湯 非但午前用藥 以備動風而已矣

十餘貼 以晝繼夜 則好矣

藥 發狂時 當用藥 可也

藥 發狂前 早察發狂之漸 可也.

日用五六貼 七八貼

不必待譫語後 而用

不必待發狂後 而用

이 세 사람의 병을 보건대, 發狂譫語證에 白虎湯을 午前에만 써서 風이 動할 것을 대비하는 데 그칠 것이 아니라 날마다 5~6첩 7~8첩 또는 10여 첩을 밤낮을 가리지 않고 계속 쓰는 것이 좋을 것이다. 굳이 헛소리를 할 시기를 기다려 약을 쓸 것이 아니라 發狂시에 藥을 쓰는 것이 좋고, 또 發狂하기를 기다린 후 藥을 쓸 것이 아니라 發狂 전에 發狂證이 생길 조짐이 있나 없나를 일찍 살피는 것이 좋을 것이다.

*위 세 사람의 少陽人은 모두 少陽傷風證(結胸初證)에서 진행된 譫語壞證이다. 初證을 보면, 환자의 表 부위에 발현되는 寒熱의 정도에 따라 살피면 寒多熱少->熱多寒少->身熱(但熱無寒)의 순서로 表熱證이 심하게 나타나는 것을 알 수 있다. 하지만 모두 脾受寒表寒病의 素證을 지닌 환자이다. 그래서 素證인 寒證에 反하는 熱證이 나타나는 것을 가볍게 보고 六味地黃湯을 사용하거나, 꿩고기를 먹이거나, 石膏가 없는 처방을 사용하여 譫語壞證에 빠진 것이다.

첫 번째 환자의 경우에는 荊防導赤散을 써서 喘促短氣가 있을 때 미리 치료하여 動風에 이르지 않도록 해야 했다. 두 번째 환자의 경우는 荊防瀉白散을 써서 초기에 熱多寒少病을 치료하여 動風에 이르지 않도록 해야 했고, 세 번째 환자는 石膏가 들어 있는 黃連導白散을 써서 초기에 치료했어야 한다. 세 환자 모두 치료 시기 및 방법이 잘 못되어 결국 表裏兼病으로 심한 裏熱證을 동반하여 譫語壞證으로 진행되어 地黃白虎湯을 쓰게 된 것이다.

이 세 가지 치험례를 통해 少陽人 結胸病을 세 가지 관점에서 나누어 치료할 수 있음을 알 수 있다. 表 부위에서 나타나는 熱證의 정도에 따라 寒多熱少, 熱多寒少, 但熱無寒으로 나눌 수 있다. 이때 但熱無寒의 경우는 身熱頭痛泄瀉의 범주로 結胸變證에 속한다. 앞의 寒多熱少, 熱多寒少와는 輕重의 차이가 있다. 但熱無寒은 앞의 두 경우보다 保命之主가 약하기 때문에 더욱 적극적으로 초기에 石膏를 활용하여 黃連導白散을 쓰거나 病이 심해지면 地黃白虎湯을 대량으로 썼어야 했다. 그렇지 못했기 때문에 사망에 이른 것이다.

표 20. 少陽傷風證에서 전변된 譫語壞證 치험례 비교

	치험례1	치험례2	치험례3
진단	少陽傷風證-結胸初證 寒多熱少	少陽傷風證-結胸中證 熱多寒少	身熱頭痛泄瀉-結胸變證 但熱無寒
치료	荊防導赤散	荊防瀉白散	黃連導白散

9-44)
其後　又有一　少陽人　十七歲　女兒　素證　間有悖氣　食滯腹痛
矣

그 후 또 少陽人 17세 여자 아이가 평소에 간간히 딸꾹질을 하고 食滯와 腹痛이 있었다.

*身寒腹痛泄瀉의 경우 잘 체하고, 배가 자주 아프면서 딸꾹질을 자주하는 素證이 있다.
9-30[91]에서도 확인할 수 있다.

忽一日　頭痛寒熱食滯　有醫　用蘇合元三箇　薑湯調下　仍爲泄
瀉　日數十行　十餘日不止　引飮不眠　間有譫語證　時則己亥年　冬
十一月　二十三日也.

갑자기 하루는 머리가 아프고 추웠다 더웠다 하며 食滯가 있어 어떤 의사가 蘇合元 3개를 生
薑 달인 물에 같이 먹으라 하여 먹였더니 이에 泄瀉를 하루에 수십 회하고 10여 일 동안 그치
지 않았고 갈증으로 물을 계속 마시고 잠을 이루지 못하고 간간히 헛소리를 하였는데, 이때가
己亥年(1899) 겨울 11월 23일이다.

*頭痛은 表病의 대표적인 증상이다. 따라서 상기 환자는 脾受寒表寒病에서 病이 발현되었
다. 그런데 처음부터 荊防地黃湯을 사용했어야 하는데 蘇合元을 쓰고 부작용이 발생하
여, 泄瀉를 심하게 하면서, 譫語壞證으로 전변되었다. 여기서 身寒腹痛泄瀉는 表寒證이
주된 증상이지만 引飮不眠과 같은 裏熱證도 동반되었다. 즉 갈증이 심해 물을 계속 마시
고 잠을 잘 자지 못하면서 高熱을 동반한 譫語證이 생겼다.

卽夜　用生地黃　石膏　各六兩　知母三兩　其夜　泄瀉度數　減
半

그날 밤에 生地黃 石膏 각 6냥과 知母 3냥 썼더니 그 밤에 泄瀉횟수가 반으로 감소하였다.

*위 세 명의 치험례에서 얻은 경험을 바탕으로 우선 熱氣를 몰아내기 위해 과량의 石膏와
生地黃을 사용하였다. 그랬더니 泄瀉가 반으로 줄었지만, 낫지는 않았다.

91) 9-30 嘗見 少陽人 恒有腹痛患苦者 用六味地黃湯 六十貼 而病愈
又見 少陽人 十餘年 腹痛患苦 一次起痛 則或五六個月 或三四個月 一二個月 叫苦者
　每起痛臨時 急用滑石苦蔘湯 十餘貼 不痛時 平心靜慮 恒戒哀心怒心 如此延拖 一周年而病愈
又見少陽人 少年兒 恒有滯證痞滿 間有腹痛腰痛 又有口眼喎斜 初證者
　用獨活地黃湯 一百日內 二百貼服 使之平心靜慮 恒戒哀心怒心 一百日 而身健病愈.

其翌日　用荊防地黃湯　加石膏四錢　二貼連服　安睡而能通小便
　　荊防地黃湯　二貼藥力　十倍於知母白虎湯　可知矣.

그 다음날 荊防地黃湯에 石膏 4돈을 넣고 2첩을 연속해서 복용하였더니 편안하게 수면을 취하고 능히 小便을 보았다. 荊防地黃湯 두 첩의 藥力이 知母白虎湯보다 열 배나 더하다는 것을 알 수 있었다.

*素證인 身寒腹痛泄瀉을 고려해서 荊防地黃湯에 아직 심한 熱氣를 제거하기 위해 石膏를 가해서 치료하자 병세가 白虎湯을 쓸 때보다 훨씬 빨리 안정되었다. 앞의 세 환자의 치험례와 이 환자 치험례의 가장 큰 차이는 大便의 양상이다. 앞의 세 치험례는 大便不通이 주증상이었는데, 이 환자의 경우는 泄瀉가 주증상이다. 즉 泄瀉를 하면서 裏熱證을 동반한 증상이 나타나고 있다. 石膏는 熱證이 심하면서 大便不通을 동반할 때 쓰는 주된 藥으로 熱氣를 제거하는데 치우쳐 있다. 하지만 身寒腹痛泄瀉라는 亡陰病 경우 腎局寒氣가 심하게 압박을 받고 있고 弱한 것이 주된 원인이고, 陰淸之氣가 泄瀉를 통해 계속 소모되기 때문에 이 陰淸之氣를 熟地黃을 활용해서 보충해주는 것이 더 좋은 치료법이다. 그래서 東武는 荊防地黃湯으로 亡陰病으로 인한 소모된 陰淸之氣를 보충하면서 石膏로 동반된 裏熱證을 동시에 해결한다.

　　東武는 1899년 즉 甲午本 개초를 완성한 1900년(更子年) 바로 전 년에서 이러한 깨달음을 얻었다. 앞에 9-30의 치험례는 荊防地黃湯의 경험을 얻기 전의 치험례로 보이며 만약 그 당시 이러한 깨달음이 있었다면 六味地黃湯이나 獨活地黃湯 대신 荊防地黃湯을 썼을 것으로 사료된다.

於是　每日用此藥四貼　晝二貼連服　夜二貼連服　數日用之
　　泄瀉永止　頭部兩鬢　有汗　而病兒譫語證　變爲發狂證

이때 每日 이 藥 4첩을 낮에 2첩을 연이어 복용하고 밤에 2첩을 연이어 복용하게 하여 수일간 썼더니 泄瀉가 영원히 나았고 양쪽 귀밑에서 땀이 나더니 헛소리 증상이 發狂證으로 변하였다.

*泄瀉가 그친 뒤, 머리 구레나룻 주변에 땀이 나더니, 熱이 떨어지면서 譫語證은 개선되었으나 發狂證이 생겼다. 이때 發狂證은 호전반응이다. 少陽人은 熱氣가 심해지면 便秘→發狂→譫語→動風의 순서로 악화되는데, 發狂은 譫語보다 가벼운 증상이다.

病家驚惑　二晝夜　疑不用藥

환자 집에서 놀라 의심하여 이틀간 약을 쓰지 않았다.

*환자 보호자들이 보기에 갑자기 환자가 發狂을 하니 病이 藥으로 인해 더 심해진 줄 알고
藥을 중단하였다.

　　病勢遂危　頭汗不出　小便秘結　口嚙冰片　不省人事　爻象　可
惡矣　勢無奈何

病勢가 더욱 위태롭게 되어 머리에서는 땀이 나지 않고 小便은 不通하고 입으로 얼음을 씹어
먹고 사람을 알아보지 못하니 爻象이 안 좋았다. 이런 병세를 어찌 할 것인가?

*다시 熱氣가 심해져 머리에는 땀이 나지 않으면서 小便 또한 보지 못하고, 환자는 얼음을
씹어 먹을 정도로 裏熱證이 심하고, 譫語증상 또한 악화되어 人事不省이 되었다. 手足汗
은 少陽人病의 好轉의 有無를 알 수 있는 지표인데 이 치험례에서는 頭部兩鬢의 땀을 살
피는 것이 특이하다.

　　以不得已之計　一夜間　用荊防地黃湯　加石膏　一兩　連十貼灌
口
　　其夜　小便通三碗　狂證不止　然　知人看面　稍有知覺.

부득이 計策을 세워 하룻밤 동안 荊防地黃湯에 石膏 1냥을 가해 연이어 10첩을 입으로 부어넣
었더니 그 밤에 小便을 세 사발이 보았으나 狂證은 그치지 않았다. 그러나 사람의 얼굴을 알아
보며 점점 知覺이 생겼다.

*熱氣가 너무 심해져 荊防地黃湯에다 石膏를 40 g으로 대량을 사용하여 하루 밤에 무려
10첩을 사용하였다. 그러지 小便이 통하면서 譫語가 나아졌다.

其翌日　又用六貼
連五日　日用四五六貼　發狂始止　夜間　或霎時就睡　然　不能久
睡便覺
又日用三四貼　連五日　頭頂兩鬢　有汗　而能半時刻　就睡　稍進
粥飲少許.

그 다음날은 또 여섯 첩을 썼다. 연 5일간 4~5첩 씩 계속 쓰자 비로소 發狂證이 멎고 야간에
혹 잠시 잠을 이루었으나 오래 자지 못하고 곧 깼다.
또 하루에 3~4첩 씩 5일간 연속으로 쓰니 머리와 정수리 양쪽 귀밑에 땀이 나고 능히 반 시각
정도 잠을 자고 죽을 조금 먹었다.

※수면양상도 개선되었으며, 머리에 땀이 나면서 열도 내렸다. 그리고 소화상태도 좋아져 죽을 먹을 수 있게 되었다. 즉 裏熱證이 풀리고 있다.

其後 每日荊防地黃湯 加石膏 一錢 日二貼用之 大便 過一日 則加四錢

그 후 매일 荊防地黃湯에 石膏 한 돈을 가해 하루에 두 첩씩 먹이고 大便이 하루 이상을 못 보면 石膏를 4돈을 가하여 썼다.

※大便의 양상에 따라 便秘가 있으면 石膏의 양을 늘리고, 없으면 줄였다.

至于十二月 二十三日 始得免危 能起立房室中 一朔內 凡用石膏 四十五兩.

12월 23일에 이르러 비로소 위기를 免하게 되었고 차츰 방에서 일어나 눕기도 하며 서기도 하였다. 한 달 동안 石膏를 쓴 것이 무려 45냥이나 되었다.

※石膏를 한 달 동안 무려 1.8 kg을 사용하였다.

新年正月 十五日 能行步一里地 而來見我
其後 又連用荊防地黃湯 加石膏 一錢 至于新年三月.

이듬해 정월 15일에 1리 정도를 걸어 나를 보러 왔다. 그 후에도 또 荊防地黃湯에 石膏 1돈을 가해서 3월까지 계속 복용하였다.

※이 환자는 평소 食滯와 腹痛을 素證으로 가지고 있는 身寒腹痛泄瀉의 亡陰病 환자이다. 앞에서 제시된 세 명의 환자들은 誤治를 하거나 치료시기를 놓친 경우 大便不通을 동반한 譫語壞證을 호소하였는데, 이 환자는 심한 泄瀉를 동반한 譫語壞證이 생겼다. 身寒腹痛泄瀉의 亡陰病의 경우 大便不通 보다는 泄瀉가 주된 증상이고, 병이 심해지면 結胸病이나 身熱頭痛泄瀉과 마찬가지로 譫語壞證으로 진행될 수 있다. 특히 身熱頭痛泄瀉와 차이는 身熱頭痛泄瀉는 초기에는 泄瀉를 하더라도 便秘 양상으로 바뀌는데 비해 身寒腹痛泄瀉는 裏熱證이 심해도 大便은 泄瀉양상인 경우가 많고 특히 食滯腹痛과 같은 소화력 저하가 뚜렷함을 알 수 있다.

　　東武는 裏熱證이 두드러지면 9-44 환자를 통해 깨달음을 얻기 전까지는 우선 地黃白虎湯으로 강력하게 熱氣를 제거하는 것에 치중하였는데, 身寒腹痛泄瀉라는 亡陰病 치료를 하면서 素證의 正氣와 邪氣의 상태를 고려하여 熟地黃을 활용해서 陰淸之氣를 補充하면서 치료하는 것이 더 근본적인 치료임을 알게 되었다. 少陰人 亡陽病의 경우에서도 附子로 寒氣를 제거하는 것에만 치중하는 것이 아니라 人蔘을 대량으로 사용해서 熱氣를 보충하면서 치료하는 것을 알 수 있다.

15 少陽人病의 用藥法

9-45)
論曰 少陽人病 以火熱 爲證故 變動甚速 初證不可輕易視之也.

論하여 이르길 少陽人病은 火熱로 된 증상으로 變動이 심히 빠르다. 初證이라도 쉽게 보아서는 안 된다.

9-45)
凡少陽人 表病 有頭痛 裡病 有便秘 則已爲重病也
重病 不當用之藥 一二三貼 誤投 則必殺人
險病危證 當用之藥 一二三貼 不及 則亦不救命.

무릇 少陽人 表病에 頭痛이 있는 것과 裏病에 便秘가 있는 것은 모두 重病임을 알아야 한다. 重病에는 마땅하지 않은 약을 1~2~3첩을 잘못 투여하면 반드시 사람을 죽인다. 險한 病과 危險한 증상에는 마땅한 약을 1~2~3첩을 모자라게 쓰면 역시 생명을 구하지 못한다.

*이 치험례들을 바탕으로 東武는 少陽人病은 表裏病을 막론하고 火熱로 인해 증상이 생기며, 火熱에 의한 病은 變化가 심히 빠르기 때문에 初證부터 가벼이 보지 말라고 하였다. 여기서 少陽人病의 근본적인 원인은 과도한 熱氣이며, 이 熱氣에 의해 발현되는 병의 양상은 轉變이 빠르다. 그래서 少陽人의 경우 熱氣를 제거하는데 있어 元帥와도 같은 역할을 하는 石膏를 表裏順逆을 막론하고 熱氣가 심하면 폭 넓게 활용한다. 寒氣를 제거하는 少陰人의 附子와 肺의 邪氣(吸聚之氣)를 제거하는 太陰人의 熊膽은 少陽人의 石膏처럼 表裏順逆에 폭넓게 사용하지 않았다.

*表病의 대표적인 증상으로 頭痛을 裏病의 대표적인 증상으로 便秘를 제시하였다. 病의 시작에 있어 頭痛이 주로 나타난다면 脾受寒表寒病의 범주로 大便不通이 주로 나타난다면 胃受熱裏熱病의 범주로 파악해야 한다.

※4가지 치험례 중 寒多熱少病과 熱多寒少病은 甲午本에서는 少陽人內觸大腸病論 즉 裏病에 인용되었던 치험례이다. 傷寒譫語證⁹²⁾으로 분류되었으며, 陰虛午熱證과 같은 범주로 少陽人裏之裏病으로 보았다. 裏之裏病의 의미를 살펴보면, 앞의 裏는 病位가 裏 부위라는 것이고, 뒤의 裏는 大腸 즉 偏小한 臟局의 부위라는 것이다. 즉 傷寒譫語證은 裏 부위인 소화관 중 少陽人의 偏少한 부위인 下焦의 大腸을 중심으로 나타나는 病態로 보았다.

辛丑本에서는 脾受寒表寒病 즉 表病으로 위치가 바뀌었다. 그리고 結胸病과 亡陰病에서 모두 나타날 수 있는 病態이다. 우선 表病으로 자리를 옮긴 이유는 素證이 脾受寒表寒病이기 때문이다. 少陽傷風證이나 結胸病에서 誤治를 해서 譫語壞證이 될 수도 있고, 身熱頭痛泄瀉에서 病態가 심해져 譫語證이 생길 수도 있고, 身寒腹痛泄瀉에서도 譫語證으로 발전할 수 있다. 이때 現證으로 大便不通과 심한 熱證만 보고 病을 판단하는 것이 아니라 素證을 고려해야 한다는 것이 辛丑本의 주된 병리관이다. 譫語壞證을 단순히 現證으로 나타나는 病態의 寒熱 表裏 病位로만 살펴보면 甲午本의 관점도 맞다. 우선 裏證과 熱證이 두드러지며, 病位 역시 大腸局 즉 下焦에 두드러진다. 따라서 表病보다는 裏病으로 볼 수 있다. 하지만 병의 素證을 살펴보면 表病에서 출발한 表裏兼病 또는 表裏俱病으로 보는 것이 辛丑本의 관점인 것이다. 그렇기 때문에 荊防地黃湯에 石膏를 가감해서 表裏俱病을 동시에 치료할 수 있는 치료법이 나올 수 있었다. 甲午本 방식대로면 地黃白虎湯 말고는 4번째 환자의 경우 다른 처방을 생각하기 어려울 것이다.

---

92) 甲午本 11-2
張仲景所論 大靑龍湯證小柴胡湯證　　　　卽少陽人表之表病也.
李子建所論 腹痛泄瀉證　　　　　　　　　卽少陽人表之裏病也.
王好古所論 上消中消下消證　　　　　　　卽少陽人裏之表病也.
張仲景所論 傷寒譫語證 與龔信所論 陰虛午熱證 卽少陽人裏之裏病也.

☆少陽人 脾受寒表寒病 結胸病, 身熱頭痛泄瀉病(結胸變證), 身寒腹痛泄瀉病(亡陰病)비교

少陽人 脾受寒表寒病을 上下, 表裏, 寒熱을 통해 정리해보면, 結胸病은 주된 病態가 中上焦 부위를 중심으로 시작되며, 初證에서는 表寒證 위주의 寒多熱少, 但寒無熱의 寒熱양상에서 中證으로 가면 熱多寒少의 양상으로 진행되고, 末證으로 가면 但熱無寒의 양상이 된다. 初證은 少陽人 太陽病과 少陽傷風證으로 주로 脾局寒氣가 熱氣에 압박을 받아 생기며, 이때 表裏兼病으로 胃局에 嘔逆이나 脇滿, 胸滿 등의 裏熱證이 동반된다. 中證이 되면 胃局에 체액이 정체되어 痰飮이 생겨 心下 부위에 壓痛을 뚜렷이 호소하면, 숨이 차거나 구역질을 하고, 물을 마시면 吐하는 증상이 나타나는 結胸病으로 발전되는데, 이때 裏熱證 또한 더욱더 두드러진다. 末證으로 가면 表寒證은 거의 보이지 않으면서 오히려 燥渴譫語와 같은 表熱證이 나타나고, 裏熱證이 더 심해져 大便不通이 발생된다. 이와 같이 少陽人 結胸病의 경우 寒熱의 양상이 다양하며, 病이 심해질수록 熱證이 강해지는 것을 알 수 있다. 치료에 있어서도 寒熱에 따라 구별하여 寒多熱少일 때는 주로 荊防敗毒散을, 但寒無熱일 때는 주로 荊防導赤散, 熱多寒少일 때는 주로 荊防瀉白散을 但熱無寒일때는 주로 地黃白虎湯을 사용한다.

표 21. 結胸病의 寒熱양상에 따른 處方

寒熱	寒多熱少	但寒無熱	熱多寒少	但熱無寒
初中末	結胸初證-少陽傷風	結胸中證-結胸病	結胸中證-結胸病	結胸末證-譫語壞證
處方	荊防敗毒散	荊防導赤散	荊防瀉白散	地黃白虎湯

身熱頭痛泄瀉病는 結胸病의 變證으로 봐야한다. 結胸病에서 惡寒보다는 發熱위주의 病態로 변하여 但熱無寒의 상태로 진행되었고, 大便 양상이 주로 泄瀉를 위주로 나타나는 病態이다. 하지만 泄瀉보다는 身熱과 頭痛이 더 주증상이다. 病位는 처음에는 脾局과 胃局의 中上焦 부위에서 身熱과 頭痛을 위주로 나타나다가, 급격히 下焦 大腸까지 病位가 확장된다. 이때 泄瀉가 동반되면서 熱證은 더 심해지다 점점 大便 양상이 便秘로 바뀌고 譫語가 나타난다. 身熱頭痛泄瀉病은 少陰人 太陽病厥陰證이 表熱病이지만 表寒證이 나타나는 것처럼, 少陽人 表寒病이지만 表熱證이 나타나는 것이 특징이다. 하지만 素證이 表寒病의 범주이며, 大便의 양상 역시 裏熱病의 大便不通과 달리 寒證에서 나타나는 泄瀉양상이므로 表寒病으로 보는 것이 타당하다. 치료에 있어서도 身熱頭痛泄瀉가 있으면 荊防瀉白散과 猪苓車前子湯을 쓰고, 만약에 結胸病처럼 심하부위의 압통이 있으면서, 숨이 차고 가래가 있으며, 頭

痛이 심하면 黃連導白散을 사용한다. 그리고 泄瀉가 그치면서 大便不通과 讝語證이 생기면 地黃白虎湯을 사용한다.

　　身寒腹痛泄瀉病은 처음부터 腎局과 大腸局 下焦를 중심으로 病이 발현된다. 少陰人 亡陽病에 대비되는 진정한 亡陰病이다. 주 증상은 泄瀉보다는 身寒과 腹痛 食滯이다. 寒熱은 但寒無熱의 양상이다. 하지만 身寒腹痛泄瀉病 역시 병이 심해지면 表熱證과 裏熱證이 심해져 熱證의 양상으로 진행된다. 少陽人病을 東武는 火熱病이라고 하였는데, 表裏病 모두 악화될 때는 熱證으로 진행되는 경향이 있다. 少陰人病 역시 表裏病 모두 악화될 때는 寒證으로 진행되는 경향이 있다. 身寒腹痛泄瀉病은 初證에는 身寒과 泄瀉 또는 만성적인 食滯痞滿의 증상에서 病이 진행되면 만성적인 腹痛위주의 病態가 나타난다. 病이 악화되면 嘔吐나 吐血, 口眼喎斜, 中風까지도 나타날 수 있다. 치료에 있어서도 급성 腹痛이나 泄瀉에는 滑石苦蔘湯을 쓰고, 表寒證 위주의 慢性腹痛이나 食滯痞滿에는 荊防地黃湯을 쓴다. 만약 表寒證이 줄고, 表熱證과 裏熱證이 심해지면서 나타나는 吐血이나 中風이 발생하면 裏病 처방인 獨活地黃湯, 十二味地黃湯을 사용한다. 이때 裏病처방을 쓰는 이유는 荊防地黃湯에 비해 下焦 大腸 부위의 熱氣를 제거하는 능력이 더 뛰어나며, 腎局寒氣를 보충하는 힘 또한 더 강한 처방이기 때문이다. 東武는 少陽人 처방에 있어 少陰人처럼 表裏病의 처방을 엄격히 나눠서 사용하기 보다는 寒熱 上下 表裏의 病位에 맞춰 유연하게 사용하였다. 裏病 처방을 사용하지 않고 荊防地黃湯 처방에 기술된 가감[93]을 활용해서 사용해도 무방하다.

---

93) 荊防地黃湯
熟地黃 山茱萸 茯苓 澤瀉 各二錢 車前子 羌活 獨活 荊芥 防風 各一錢
　咳嗽 加前胡　　　　　血證 加玄參 牧丹皮
　偏頭痛 加黃連 牛蒡子 食滯痞滿者 加牧丹皮
　有火者 加石膏　　　頭痛煩熱 與血證者 用生地黃
　加石膏者 去山茱萸
　荊芥 防風 羌活 獨活 俱是補陰藥
　　荊防 大淸胸膈散風
　　羌獨 大補膀胱眞陰
　無論 頭腹痛 痞滿 泄瀉 凡虛弱者 數百貼用之 無不必效 屢試屢驗

九. 少陽人 脾受寒表寒病論　•　327

표 22. 結胸病, 身熱頭痛泄瀉病, 身寒腹痛泄瀉病 증상 비교

	結胸病 (順證)	身熱頭痛泄瀉病 (順證-結胸變證)	身寒腹痛泄瀉病 (逆證)
正氣VS邪氣	正邪壅錮之病 不可不大用藥	正邪相傾之病 不可不預用藥	以邪犯正之病 不可不急用藥
上下[94]	上	上+下	下
表裏	表 → 表裏兼病	表 → 表裏兼病	表裏俱病
寒熱	表寒證 → 表熱證	表寒證 → 表熱證甚	表寒證
	寒多熱少　但寒無熱　熱多寒少　但熱無寒	但熱無寒	但寒無熱
氣力(컨디션)	强	中	弱
呼吸	別無異狀 → 喘	別無異狀 → 喘	別無異狀 → 咳嗽
小便	別無異狀	小便頻數 → 小便不利	小便不利
汗	無汗 → 微汗	微汗	無汗 → 盜汗
大便	別無異狀 → 大便秘燥	滑便,泄瀉 → 大便不通	滑便 → 泄瀉
食慾	別無異狀	別無異狀	食慾低下
消化	別無異狀	別無異狀 → 消化不良	消化不良 → 食滯痞滿 → 嘔逆
腹滿-腹痛	別無異狀 → 心下硬滿	別無異狀 → 腹痛, 服滿	腹痛 → 腹脹滿
飲水-口渴	別無異狀 → 口乾,口苦	口乾,口苦 → 口渴	別無異狀 → 口乾 → 口渴
睡眠	別無異狀 → 淺眠	淺眠	淺眠->不眠
脈	別無異狀	弱	弱
筋骨格系	脇痛,胸痛,背痛	脇痛,胸痛	手足冷證, 痺證, 無力感, 痙攣, 浮腫
頭面部	別無異狀 → 頭痛,頸項痛	頭痛,頸項痛	頭痛 → 眩暈,耳鳴, 中風, 口眼喎斜
皮膚	別無異狀	別無異狀 → 發斑	레이노현상
性情	別無異狀 → 煩躁	煩躁	煩躁, 健康念慮證
生息	別無異狀 → 月經痛	月經痛 → 月經不順	月經痛 → 月經不順 → 難任

94) 上은 中上焦를 下는 下焦를 의미한다.

十. 少陽人
胃受熱裏熱病論

29條

☆編名의 의미

胃受熱: 여기서 胃受熱라는 것은 胃局 즉 中上焦 부위에서 熱證양태의 病이 주로 발현되고 관찰됨을 의미한다. 少陽人 裏病에 있어 邪氣인 脾局의 熱氣가 正氣인 寒氣와 싸우는 과정에서 주로 熱證이 속에서 나타난다. 表病과 달리 裏病은 正氣가 邪氣를 조절하지 못하는 形局이기 때문에 주로 邪氣인 熱氣에 의한 熱證이 주로 나타나며 주된 病位는 胃局 즉 中上焦이다. 즉 中上焦인 胃 부위의 寒氣가 熱氣에 의해 압박을 받아 소화관을 위주로 熱證 양상의 病態가 드러나는 것이 바로 胃受熱이다.

裏熱病: 裏 부위에서 熱證이 나타남을 말한다. 즉 少陽人 胃受熱裏熱病은 주로 胃局寒氣가 熱氣를 조절하지 못하여 나타나는 病態이며, 寒熱 양상은 熱證으로 表裏의 病位는 주로 裏에서 上下의 病位는 中上焦에서 나타난다.

[10-1] 張仲景曰　太陽病　八九日　如瘧狀　發熱惡寒　熱多寒小　脈微而惡寒者　此陰陽俱虛　不可更發汗
　更下更吐　面色反有熱色者　未欲解也　不能得小汗出　身必痒　宜桂麻各半湯.
更下更吐　面色反有熱色者　未欲解也　不能得小汗出　身必痒　宜桂麻各半湯.

張仲景이 이르길 太陽病 8~9일에 瘧疾증세와 같이 熱이 나고 惡寒이 있는데 發熱이 더 많고 惡寒이 적으며 脈은 微하면서 惡寒이 있는 것은 陰陽이 모두 虛한 것이니 다시 땀을 내거나 다시 吐하게 하거나 泄瀉시켜서도 안 된다. 얼굴색에 도리어 熱氣가 나타나면 아직 풀리지 않은 것이니, 약간 땀을 내지 않으면 몸이 반드시 가려우니 桂麻各半湯을 써야 한다.

* 太陽病이 낫지 않고 지속되어, 瘧疾과 유사한 패턴으로 發熱과 惡寒이 반복되었으나 發熱이 더 우세하고, 컨디션이 떨어져 脈이 弱할 때는 汗吐下法을 쓰면 안 된다. 그리고 얼굴에 虛熱이 떠 붉은 氣運이 보이면, 아직 속에 熱이 남아 있는 것이다. 이때는 살짝 땀을 내지 않으면 남아 있는 熱氣로 인해 搔痒證이 있을 수 있다. 張仲景은 桂麻各半湯을 사용해서 微發汗을 통해 熱을 풀어줄 것을 제시하였다.

　상기 조문은 甲午本에서는 表病에 인용되었던 조문이다. 辛丑本에서는 裏病으로 위치가 바뀌었다. 그 까닭을 생각해보면, 우선 寒熱을 구별함에 있어 大便에 대한 생각이 명확해졌기 때문이다. 東武는 辛丑本에서 少陽人 胃受熱 則大便燥也 脾受寒 則泄瀉也[95]라고 하였다. 즉 상기 조문에는 기술되어 있지는 않지만, 이런 病態에서는 東武의 경험으론 환자의 大便 양상이 燥했기 때문에 胃受熱裏熱病으로 진단한 것이다. 熱多寒小證은 脾受寒表寒病에서도 나타날 수 있다(9-42치험례). 평소 滑便 또는 泄瀉를 하다가 裏熱證이 심해지면서 熱多寒少의 양상의 結胸病이 나타날 때는 荊防導赤散을 쓰거나 地黃白虎湯을 쓴다. 하지만 이 경우에는 素證이 表寒病이지 裏熱病은 아니다. 상기 조문의 증상이 나타나는 사람의 경우 평소 素證이 胃受熱裏熱病이였기 때문에, 甲午本에서는 表病으로 분류하였지만, 素證의 개념이 더욱 더 명확해진 辛丑本에서는 裏熱病으로 자리를 옮긴 것이다. 따라서 治法에 있어서도 表證이 기준이 아니라 裏證인 大便不通이 하루가 넘었는 지 아닌지에 따라 荊防導白散을 쓸지, 地黃白虎湯을 쓸지를 제시하고 있다. 즉 처방은 같지만 素證에 따라 진단은 다르다.

10-2) 太陽病 似瘧 發熱惡寒 熱多寒小 脈微弱者 此亡陽也 身不痒 不可發汗 宜桂婢各半湯.

太陽病에 瘧疾 증상과 같이 發熱과 惡寒이 있으나 發熱이 많고 惡寒이 적고 脈이 微弱하면 이는 亡陽이니 몸이 가렵지 않으면 땀을 내서는 안 되고 桂婢各半湯을 써야 한다.

*이 조문의 환자도 瘧疾양상의 熱多寒少의 表證을 나타내면서, 컨디션이 떨어져 脈이 약하다. 그리고 원래 조문에서는 亡陽이 아니라 無陽인데 東武가 의도적으로 바꾸었다[96]. 여기서 東武가 바꾼 亡陽의 의미는 10-9의 胃熱證 大便 三晝夜不通 而汗出 則淸陽將竭 而危境也에서 유추할 수 있다. 胃熱證으로 大便을 보지 못해 땀이 나면서 컨디션은 떨어지고, 촉촉하고 맑은 陽氣가 고갈되었음을 의미한다.

여기서 淸陽이라는 것은 少陽人의 保命之主인 陰淸之氣를 말한다. 즉 胃 부위의 熱氣를 조절해주는 大腸寒氣를 의미한다. 下焦인 大腸의 寒氣가 中上焦인 胃의 熱氣를 조절하기 때문에 이러한 상황을 아래→위로 올라가는 것으로 象을 잡아 陽氣로 표현한 것이지, 우리가 흔히 생각하는 따뜻한 氣運을 의미하는 陽氣는 아니다.

*10-1 조문에 비해 10-2 조문은 더욱 더 병세가 重하다. 즉 陰淸之氣가 亡했다고 표현할 정도로 약해졌으면, 여기서 10-1과 달리 身不痒에는 發汗을 해서는 안 된다고 했는데, 즉 陰淸之氣가 부족한데 조금이라도 땀을 내서 津液을 소모시키는 것도 견지지 못할 정도로 컨디션이 떨어졌으며, 熱氣가 胃 부위 즉 裏 부위에 10-1에 비해 더 깊이 울체되어있기 때문에 겉으로는 搔痒證이 나타나지 않는 것이다. 大便양상은 10-1에 비해 燥하고 不通도 하루 이상일 것으로 사료된다.

*桂麻各半湯과 달리 桂婢各半湯은 石膏가 군약이다. 즉 石膏를 통해 裏 부위의 熱氣를 조절하면서 桂枝와 麻黃으로 表 부위를 소통시켜주는 처방이다. 東武는 이 처방 대신 荊防瀉白散과 地黃白虎湯을 제시하였다.

---

95) 10-9
少陽人 **胃受熱 則大便燥也**
　　　　脾受寒 則泄瀉也.
故 亡陰證 泄瀉二三日 而大便秘 一晝夜 則淸陰將亡 而危境也
　　胃熱證 大便 三晝夜不通 而汗出　　則淸陽將竭 而危境也.
96) 東醫寶鑑 雜病 寒 太陽病似瘧
　太陽病 似瘧 發熱惡寒 熱多寒少 脉微弱者 此無陽也 身不痒不可發汗 宜桂婢各半湯

論曰　此證　大便不過一晝夜而通者　當用荊防瀉白散
　　　　　　大便過一晝夜而不通者　當用地黃白虎湯.

論하여 이르길 大便이 하루를 지나지 않고 通하면 荊防瀉白散을 쓰고 大便이 하루 이상 넘어
가도 通하지 않으면 地黃白虎湯을 쓴다.

*大便不通의 기간에 따라 처방이 다르다. 10-1의 桂麻各半湯을 쓸 상황은 荊防瀉白散을
써서 해결할 수 있고, 10-2의 桂婢各半湯을 쓰는 亡陽은 地黃白虎湯을 써서 해결할 수
있을 것으로 보인다.

---

② 胸膈熱證 大便不通病 中證-但熱無寒證

張仲景曰　陽明證　小便不利　脈浮而渴　猪苓湯主之.

張仲景이 이르길 陽明證으로 小便이 不利하고 脈浮하며 갈증이 있으면 猪苓湯을 주로 써야 한
다.

*앞에서 論한 熱多寒少證과 달리 惡寒증상은 없고, 惡熱증상만 있다. 아직 大便不通은 없
으나 小便不利가 발생하였고, 脈은 浮하면서 갈증이 난다. 이때는 張仲景은 猪苓湯을 제
시하였으나, 東武는 猪苓車前子湯을 사용하였다.

*猪苓車前子湯은 表病에서 結胸變證인 身熱頭痛泄瀉에 사용했던 처방이다. 身熱頭痛泄
瀉도 寒熱양상은 但熱無寒이다. 하지만 陽明病 但熱無寒證와는 大便의 양상이 다르다.
身熱頭痛泄瀉의 경우 表寒病의 素證을 가지고 있으며 滑便내지 泄瀉양상이지만, 陽明病
但熱無寒證는 大便이 燥하거나 便秘인 裏熱病의 素證을 가지고 있다. 하지만 제시된 처방
은 猪苓車前子湯으로 동일하다.

　素證이 다르지만 처방은 공유해서 쓸 수 있는 점이 중요하다. 그 이유는 病位와 寒熱이
비슷하기 때문이다. 身熱頭痛泄瀉病은 病位는 주로 中上焦의 胃의 熱氣와 나중에 兼하여
나타나는 下焦 大腸 부위의 熱氣을 치료하는 것이 목표이다. 陽明病 但熱無寒證 역시 주
로 中上焦의 胃의 熱氣에 의해 나타나는 胸膈熱證과 下焦 大腸 부위의 熱氣로 인해 나타
나는 小便不利와 大便不通을 치료하는 것이 치료 목적이다. 다만 차이는 身熱頭痛泄瀉은
泄瀉양상에서 便秘로 바뀌지만, 陽明病 但熱無寒證는 처음부터 便秘양상이다.

10-5) 三陽合病　頭痛面垢　譫語遺尿　中外俱熱　自汗煩渴　腹痛身重
白虎湯主之.

三陽合病에 머리가 아프고 얼굴에 때가 낀 듯하고 헛소리하고 小便이 저절로 나오면 안과 밖
이 모두 熱한 것이니 땀이 저절로 나고 煩渴하고 배가 아프고 몸이 무거우면 白虎湯을 주로 써
야 한다.

*發熱이 더 심해져 譫語증상이 발생하였으며, 裏熱證이 심해 갈증이 심하고, 겉으로 땀이
줄줄 나고, 大便을 보지 못해 腹痛도 심하며, 小便도 시원하게 보지 못한다. 또한 表 부위
의 통증양상이 겸하는데, 머리가 아프고, 몸이 무겁다. 즉 裏熱證과 表熱證이 심하다. 表
裏兼病의 양상이 나타난다.

10-6) 論曰　陽明證者　但熱無寒之謂也　三陽合病者　太陽少陽陽明證
俱有之謂也.
　　　　此證　當用猪苓湯　白虎湯
　　然　古方猪苓湯　不如新方　猪苓車前子湯之俱備
　　　古方白虎湯　不如新方　地黃白虎湯之全美矣
若陽明證　小便不利者　兼大便秘燥　則當用地黃白虎湯.

論하여 이르길 陽明證은 단지 熱만 있고 寒은 없는 것을 말하는 것이고 三陽合病은 太陽少陽陽
明證이 모두 있음을 이르는 것이다. 이 證에는 마땅히 猪苓湯 白虎湯을 써야 한다.
그러나 古方 猪苓湯은 新方 猪苓車前子湯이 구비한 것 만 못하다.
古方 白虎湯은 新方 地黃白虎湯이 전적으로 잘 되어 있는 것보다 못하다.
만약 陽明證에 小便이 不利하면서 大便이 막히고 燥한 것은 당연히 地黃白虎湯을 써야 한다.

*陽明病은 惡熱만 있고 惡寒이 없는 것을 의미한다. 이것이 但熱無寒證이다. 앞에 熱多寒
少證에 비해 더 重한 病態이다. 그래서 譫語라는 증상도 발현되며 裏熱이 심하여 大便不
通 小便不利 뿐만 아니라 自汗煩渴과 腹痛도 나타나고 表裏兼病의 양태로 頭痛과 身重
의 증상도 나타난다. 결국 熱多寒少證과 但熱無寒證은 表裏病에서 다 나타날 수 있다. 하
지만 素證의 상태를 관찰하여 表裏病을 구별하여야 한다.

10-7) 朱肱曰 陽厥者 初得病 必身熱頭痛 外有陽證 至四五日 方發
厥 厥至半日 却身熱
　蓋熱氣深 方能發厥 若微厥 却發熱者 熱甚故也
　其脈 雖伏 按之滑者 爲裏熱
　或飮水 或揚手擲足 或煩躁不得眠 大便秘 小便赤 外證多昏
憒 用白虎湯.

朱肱이 이르길 陽厥은 처음에 病을 얻으면 반드시 몸에서 熱이 나고 머리가 아프고 밖으로는 陽證이 있으며 4~5일에 이르면 바야흐로 厥이 발한다. 厥이 반나절에 이르면 다시 몸에서 熱이 난다. 대개 熱氣가 깊으면 厥證이 나타나는 것이다. 만약 약간 厥하고 다시 熱이 나는 것은 熱이 심하기 때문이다. 脈이 비록 깊이 잠겨있어도 누르면 滑한 것은 속에 熱이 있는 것이다. 혹 물을 찾기도 하고 혹 손을 젓고 발을 내던지기도 하며, 혹 煩躁하여 잠을 이루지 못하기도 한다. 大便이 秘하고 小便이 붉고 外證이 昏睡가 되면 白虎湯을 써야 한다.

*陽厥證 手足이 약간 厥冷하지만 겉으로 熱證이 두드러지게 나타나는 것이다. 즉 表病의 身寒과는 다르다. 陽厥證은 身熱頭痛이라는 表熱證이 나타나지만(表病의 身熱頭痛泄瀉病의 양태가 비슷하다), 裏熱證이 극도로 심해지면 오히려 四肢가 厥冷해진다. 그리고 譫語가 발생하면서 煩躁가 심해 잠을 자지 못하고 大小便이 不利하다. 여기서 熱氣深하기 때문에 厥이 생긴다고 하였다. 즉 胸膈으로 熱이 깊이 울체되면 사지말단으로 순환상태가 나빠져 厥冷한 증상이 나타날 수 있다. 하지만 전체적으로 심한 熱證이 나타난다.

　却發熱者 熱甚[97]故也에서 東醫寶鑑에서는 甚이 아니라 深으로 되어 있다. 東武가 10-2에서 無陽을 亡陽으로 의도적으로 바꿔 인용한 것처럼 의도를 가지고 바꾼 것으로 보인다. 즉 胸膈熱證의 陽厥證은 胃局의 熱氣가 가장 심하여 나타나기 때문에 深을 甚으로 바꿔 강조한 것으로 보인다.

97) 東醫寶鑑 雜病 寒 傷寒陽厥
陽厥者 初得病 必身熱 頭痛 外有陽證 至四五日方發厥 厥至半日却身熱. 盖熱氣深方能發厥 若微厥却發熱者 **熱深故也**. 其脈雖伏 按之滑者 爲裏熱 或飮水 或揚手擲足 或煩燥不得眠 大便秘 小便赤. 外證多昏憒 承氣湯·白虎湯·隨證用之(活人)

10-8) 論曰 少陽人 裏熱病 地黃白虎湯 爲聖藥 而用之者 必觀於大便之通不通也
　　　大便 一晝夜有餘而不通 則可用也　二晝夜不通　則必用也.

論하여 이르길 少陽人 裏熱病에는 地黃白虎湯이 聖藥이고 그것을 쓸 때는 반드시 大便의 通하고 안 通하는 것을 관찰해야 한다. 大便이 하루 넘게 通하지 않으면 가히 쓸 수 있고 2일 넘게 통하지 않으면 반드시 써야 한다.

凡少陽人　大便　一晝夜不通　則胃熱已結也
　　　　　二晝夜不通　則熱重也
　　　　　三晝夜不通　則危險也
　一晝夜八九辰刻　二晝夜　恰好用之　無至三晝夜之危險
　若譫語證　便秘　則不可過一晝夜.

무릇 少陽人 大便이 하루 동안 不通되면 胃熱이 이미 맺힌 것이고, 2일 동안 不通하면 熱이 重한 것이고, 3일 동안 不通하면 危險하다. 40~42시간이나 2일까지는 적당히 藥을 써야 할 것이고 3일이 되어 危險에 이름이 없어야 한다. 헛소리 하고 便秘가 있으면 하루를 넘겨서는 안 된다.

*胃受熱裏熱病에서 가장 중요한 요소는 大便不通의 해결이다. 大便이 하루라도 통하지 않으면 이는 胃局이 熱氣에 의해 압박을 심하게 받는 것이다. 地黃白虎湯으로 熱氣를 몰아내야 한다.

10-9) 少陽人　胃受熱　則大便燥也
　　　　　脾受寒　則泄瀉也.
故　亡陰證　泄瀉二三日　而大便秘　一晝夜　則清陰將亡　而危境
也
　　　胃熱證　大便　三晝夜不通　而汗出　　　則清陽將竭　而危境
也.

少陽人 胃受熱은 大便이 燥하다. 脾受寒은 泄瀉한다.
이런 까닭으로 亡陰證은 泄瀉를 2~3일에 하다가 大便이 막힌 지 하루가 되면 清陰이 장차 망
해 위험한 지경에 이르는 것이다.
胃熱證은 大便이 3일간 不通하다가 땀이 나는데, 清陽이 장차 고갈되어 위험한 지경에 이르는
것이다.

*少陽人은 表裏病을 구별함에 있어 泄瀉와 大便燥가 중요한 지표가 된다. 하지만 表裏病
모두 病이 악화되면 大便不通으로 진행되는 것을 알 수 있다. 少陽人의 경우 앞에서 火熱
病이라고 하였으며, 完實無病의 조건은 大便善通이다. 즉 表裏病 모두 증상 악화 시 完實
無病의 조건이 무너지고 大便不通으로 진행된다. 少陰人의 경우에도 表裏病 모두 증상 악
화 시 飲食善化라는 조건이 무너지고 극심한 消化不良으로 빠진다. 太陰人의 경우에는 表
裏病에서 증상 악화 시 汗液通暢이라는 조건이 무너지고 피부가 건조하면서 땀이 잘 나지
않거나 아니면 비가 오듯 흐르는 양상의 땀 배출의 비정상이 발생한다.

亡陰證은 泄瀉를 2~3일 하다가 大便이 굳어지게 되면 清陰 즉 腎局의 寒氣가 장차 망
해가는 것이다. 이때 清陰이라고 하는 이유는 少陽人 表病은 脾局寒氣가 腎局寒氣와 소
통되어 熱氣를 조절하는 양태의 병이기 때문에 이러한 상황을 脾局→腎局즉 中上焦에서
下焦로 방향적으로 下降하는 것으로 보아 陰이라는 용어로 표현하였다. 즉 陰清之氣가 위
에서 아래로 소통되는 모습이 바로 清陰이다. 亡陰證은 腎局寒氣가 최종적으로 亡하면 위
험하게 된다.

胃熱證은 大便을 3일간 못 보다가 自汗이라는 진액이 밖으로 소모되는 양상의 病態가
나타나고 清陽이 장차 고갈되는 것이다. 여기서 清陽이라는 것은 少陽人의 保命之主인 陰
清之氣를 말한다. 즉 胃 부위의 熱氣를 조절해주는 大腸寒氣를 의미한다. 下焦인 大腸의
寒氣가 中上焦인 胃의 熱氣를 조절하기 때문에 이러한 상황을 아래→위로 올라가는 것으
로 象을 잡아 陽氣로 표현한 것이지, 우리가 흔히 생각하는 따뜻한 氣運을 의미하는 陽氣
는 아니다. 胃熱證은 大腸寒氣가 최종적으로 고갈되면 위험하다.

(10-10) 少陽人 大便不通病 用白虎湯 三四服 當日大便不通者 將爲融
會貫通 大吉之兆也 不必疑惑 而翌日 又服二三貼 則必無不
通.

少陽人 大便不通病에 白虎湯을 3~4회 복용했는데 당일 大便이 不通한 자는 장차 융회되어 通
하게 될 것이므로 크게 길한 징조이다. 의혹할 필요 없이 다음날에 또 2~3첩 복용하면 通하지
못함이 반드시 없다.

＊大便不通病 즉 便秘가 있을 때는 의심하지 말고 풀릴 때 까지 地黃白虎湯을 사용한다.

(10-11) 少陽人 表裏病 結解 必觀於大便
而少陽人 大便 頭燥尾滑 體大而疏通者 平時無病者之大便也
　　其次 大滑便 一二次 快滑泄 廣多而止者 有病者之病快解之
大便也
　　其次 一二次 尋常滑便者 有病者 病勢不加之大便也
　　其次 或過一晝夜有餘不通 或一晝夜間 三四五次 小小滑利
者 將澁之候也 非好便也 宜預防.

少陽人 表裏病에 맺힌 것이 풀리는 것은 반드시 大便을 보아야 한다.
少陽人 大便은 처음은 건조하고 끝은 무르며 형체는 크면서 잘 疏通되는 것은 평상시 病이 없
는 자의 大便이다.
그 다음은 대량으로 무른 변을 1~2차례 보거나 시원하게 무른 변을 많이 본 뒤 그치는 것은
病者의 病이 시원하게 풀리는 大便이다.
그 다음은 1~2차례 평상시 무른 변을 보는 것은 病者의 病勢가 더 심해지지 않는 大便이다.
그 다음은 혹 하루가 넘도록 通하지 않고 혹 하루 동안 3~4~5회 조금씩 묽게 泄瀉하는 것은
장차 막히려는 증후이다. 좋은 大便이 아니니 마땅히 豫防해야 한다.

　　＊表裏病을 막론하고 병의 輕重을 파악할 때는 大便의 상태를 살펴야 한다. 건강할 때
는 모양을 잘 갖춘 굵은 변을 보고, 병이 풀릴 때는 大便이 무르면서 泄瀉를 시원하게 한

뒤 그치고, 변을 평소에 무르게 보는 것은 병이 진행되지 않는 것이고, 하루를 지나서 변을 보거나, 조금씩 무르게 보면서 시원하지 않으면 이것은 大便不通으로 진행되는 大便양상이다.

⑧ 少陽人 胸膈熱證의 포괄적 설명

10-12) 少陰人 裡寒病 臍腹冷證 受病之初 已有腹鳴泄瀉之機驗 而
其機 甚顯 則其病 執證易見 而用藥 可早也
少陽人 裡熱病 胸隔熱證 受病之初 雖有胸煩悶燥之機驗 而
其機 不甚顯 則執證難見 而用藥 太晩也.
若使少陽人病 胸煩悶燥之驗 顯然露出 使人可覺 則其病 已險
而難爲措手矣.

少陰人 裏寒病에 아랫배가 冷한 증세는 病을 받은 초기에 이미 배에서 소리가 나며 泄瀉할 機微가 있고, 그 機微는 심히 드러나 그 病의 증세를 잡는 것은 쉽게 보이니 藥을 쓰는 것을 일찍할 수 있다.
少陽人 裏熱病에 胸膈에 熱이 있는 증상은 病을 받은 초기에 비록 가슴이 번거롭고 躁한 機微가 있지만 그 機微가 심히 드러나지 않아 증세를 잡는 것이 어려워 藥을 쓰는 것이 늦어진다.
만약 少陽人病에 胸煩悶燥의 징후가 이슬이 나오듯 현저히 드러나 다른 사람이 깨달을 수 있게되면 그 病은 이미 險證이니 손을 쓰기가 어렵다.

＊胸膈熱證의 대표증상인 胸煩悶燥는 少陰人의 臍腹冷證에서 나타나는 腹鳴泄瀉처럼 의사나 환자가 쉽게 확인하여 病으로 인지하는 게 쉽지 않다. 그렇기 때문에 증상을 초기에 치료하기가 어렵고, 다른 사람이 그러한 상태를 인지할 정도라면 胸膈熱證은 굉장히 심해진 상태이다.

凡少陽人表病 有頭痛 則自是表病 明白易見之初證也
若復引飮 小便赤則可畏也
泄瀉揚手擲足 則大畏也

무릇 少陽人 表病에 頭痛이 있으면 이는 스스로 表病임을 명백하고 쉽게 알 수 있는 初證이다. 만약 거듭 물을 마시고 小便이 붉으면 두려워 할 만 하고, 泄瀉하고 손발을 내저으면 크게 걱정 할 만 하다.

*상기 조문은 表病의 身熱頭痛泄瀉病에 대한 설명이다. 앞에서 胸膈熱證 大便不通病 中證에 해당하는 陽明病 但熱無寒證에서 나타나는 表熱證과 유사하다. 그렇기 때문에 東武가 비교해서 설명하기 위해 쓴 조문이다. 우선 身熱頭痛泄瀉病에 있어 初證으로 頭痛이 있다. 이때 頭痛은 단순히 머리 아픈 것만을 말하는 것이 아니라 頸項痛이나 身體痛까지도 포괄하는 表 부위의 통증을 의미한다. 身熱頭痛泄瀉病은 現證으로 발현 되면 갑자기 表寒證이 아닌 表熱證이 나타나면서 갈증이 심하고 小便은 不利해지지만, 胃受熱裏熱病과 달리 大便不通 보다는 대신 泄瀉가 우선 나타난다. 이것이 바로 胸膈熱證과의 차이인 것이다. 初證으로 頭痛이 나타나는 것과 大便양상이 처음부터 便秘가 아닌 泄瀉인 점이 특징이다.

少陽人裡病　大便　過一晝夜有餘　而不通　則自是裡病　明白易見之初證也

若復大便　過三晝夜不通　則危險矣.
背癰　腦疽　脣瘇　纏喉風　咽喉　等病　受病之日
已爲危險證也

陽毒發斑　流注丹毒　黃疸　等病　受病之日　已爲險證也

面目口鼻牙齒之病　成病之日　皆爲重證也.

少陽人 裏病에 大便이 하루 넘도록 通하지 않는 것은 이는 스스로 裏病 임을 명백하게 쉽게 보여주는 初證이다. 만약 大便을 거듭 3일 이상 못 보면 위험하다. 背癰 腦疽 脣瘇 纏喉風 咽喉 등은 病을 받은 날 이미 危險한 증상이다. 陽毒發斑 流注丹毒 黃疸 등은 病을 받은 날 이미 險한 증상이다. 눈, 코, 입, 치아의 병은 病이 생긴 날에 대개 重한 증상이다.

*胸膈熱證은 初證으로 大便不通이 나타난다. 頭痛이 初證인 身熱頭痛泄瀉病과는 다르다. 만약 3일 이상 大便이 不通하면 危險하다. 또한 胸膈熱證은 表裏兼病인 消渴病으로 발현될 수 있는데 피부의 癰疽와 咽喉部 점막의 염증(背癰 腦疽 脣瘇 纏喉風 咽喉)이 나타날 수 있다. 이는 中消에 속하고 위험한 증상이다. 다른 증상으로는 전신 피부 발진과, 濕疹, 黃疸(陽毒發斑 流注丹毒 黃疸) 등이 表裏兼病으로 나타날 수 있는데 이는 上消에 속하고 險한 증상이다. 頭面部에도 病(面目口鼻牙齒之病)이 나타날 수 있는데 이것도 上消에 속하고 重한 단계이다.

　즉 胸膈熱證은 身熱頭痛泄瀉病과 달리 大便不通이 初證이고, 大便不通이 심해지면 危險한 증상이다. 그리고 表裏兼病인 消渴病으로도 나타날 수 있는데, 消渴病은 大便不通보다는 주로 大便이 燥하면서 피부나 頭面部 쪽 즉 裏病임에도 주로 表 부위에 증상이 나타난다. 消渴病은 少陰人 太陰病에서 나타나는 痞滿黃疸浮腫과 같은 表裏兼病의 범주이다. 胸膈熱證 大便不通病은 急證이고, 이는 少陰人 太陰病 腹痛泄瀉證와 같은 위치이다.

표 23. 少陰人 少陽人 裏病의 順證 비교

	少陽人 胃受熱裏熱病 順證	少陰人 胃受寒裏寒病 順證	表裏
急證	胸膈熱證 大便不通病 荊防瀉白散, 猪苓車前子湯, 地黃白虎湯	太陰病 腹痛泄瀉病(臍腹冷證) 白何烏理中湯, 白何烏附子理中湯, 巴豆	裏病
緩證	胸膈熱證 消渴病 上消 中消 下消 凉膈散火湯/忍冬藤地骨皮湯 /熟地黃苦蔘湯	太陰病 心下痞證 痞滿 黃疸 浮腫 藿香正氣散 香砂養胃湯 桂枝半夏 生薑湯/茵蔯附子湯 茵蔯四逆湯 茵蔯橘皮湯/赤白何烏寬中湯	表裏兼病

少陰人과 少陽人 裏病은 모두 緩病과 急病이 있음을 알 수 있고, 치료에 있어서도 급하게 치료하거나 완만하게 치료함이 있음을 알 수 있다.

凡少陽人 表病 有頭痛證　　　　　則必用荊防敗毒散
　　裡病 有大便 過一晝夜不通證 則用白虎湯.

무릇 少陽人 表病에 頭痛證이 있으면 반드시 荊防敗毒散을 써야 하고, 裏病에 大便이 하루가 지나도록 通하지 못하면 白虎湯을 쓴다.

※少陽人病은 初證을 잘 살펴 表寒病이고 頭痛이 있으면 우선 荊防敗毒散을 써서 예방하고, 裏熱病이고 大便不通이 있으면 地黃白虎湯을 써서 예방해야 한다.

9 胸膈熱證 消渴病

10-13) 王好古曰 渴病有三 曰消渴 曰消中 曰消腎.
　　　　　熱氣上騰 胸中煩躁 舌赤脣紅 此渴 引飮常多 小便
數而少 病屬上焦 謂之消渴

王好古가 이르길 渴病에는 세 가지가 있는데 消渴 消中 消腎이라 한다. 熱氣가 위로 오르고 가슴속이 煩躁하고 혀가 빨갛고 입술이 붉다. 이 渴은 물을 마시는 것이 항상 많고 小便을 자주 보는데 양은 적다. 病은 上焦에 속하며 消渴이라고 이른다.

*王好古의 세 가지 渴病중 消渴은 上消證이다. 煩躁와 입술과 혀가 붉고 갈증이 심하고 小便을 자주 보지만 시원하게 보지 못한다. 주로 頭面部와 胸膈部 쪽으로 증상이 나타난다. 大便不通보다는 小便不利가 나타난다. 表裏兼病이고 病位는 上焦-中上焦이다.

熱蓄於中 消穀善飢 飲食倍常 不生肌肉 此渴 亦不甚煩 小便 數而甛 病屬中焦 謂之消中

熱氣가 中焦에 축적되어 음식이 소화되어 배가 자주 고프고 음식을 평소보다 배로 먹는데 살이 찌지 않는다. 이 渴은 煩躁는 심하지 않고 小便을 자주 보고 맛이 달다. 病은 中焦에 속하며 消中이라 이른다.

*消中은 中消證을 의미한다. 消穀善飢는 비정상적인 식욕항진과 이에 반대되는 체중감소가 나타난다. 겉으로 관찰되는 갈증은 있지만 上消에 비해 煩躁證은 심하지 않으면서 小便은 자주 보고 거품이 있다. 表 부위의 형태가 변형이 생길 정도(不生肌肉)의 表裏兼病의 양상이고 病位는 中上焦-中下焦이다.

熱伏於下 腿膝枯細 骨節痠疼 飲水不多 隨卽尿下 小便多而 濁 病屬下焦 謂之消腎.
又有 五石過度之人 眞氣旣盡 石勢獨留 陽道興强 不交精泄 謂之强中

熱氣가 아래에 잠복되어 허벅지와 무릎이 말라 가늘어지고 骨節이 쑤시며 飲水는 많지 않으나 물을 마시면 오줌으로 나오고 小便은 양이 많고 濁하다. 病이 下焦에 속하니 消腎이라 이른다. 또한 五石[98]을 과용하는 사람은 眞氣가 이미 다했는데 石勢가 홀로 남으니 陽道가 강하게 흥분하여(음경이 발기됨) 性交를 하지 않아도 精이 세니 이를 이르러 强中이라 한다.

*消腎은 下消證을 의미한다. 관절이 변형되고 통증이 심할 정도로 表證이 두드러지며, 겉으로 들어나는 갈증은 심하지 않고 물을 마시면 바로 小便을 볼 정도로 신장기능은 떨어진 상태이다. 小便量이 비정상적으로 증가되고 濁한 양상이다. 病位는 下焦이다.

*補陽하는 약을 함부로 복용하는 사람은 陰氣가 다 고갈되어, 시도 때도 없이 성적으로 흥분하고, 성행위 없이도 精液이 나오면서 陰液이 점점 더 고갈되는 상태가 된다.

---

98) 五石: 단사(丹砂)·유황(雄黃)·백반석(白礬石)·증청(曾青)·자석(慈石)

消渴輕也 消中甚焉 消腎尤甚焉 若强中 則其斃 可立而待也.

消渴은 가볍고 消中은 심하고 消腎은 더욱 심하니 만약 强中이면 그 죽음을 가히 서서 기다리
는 것과 같다.

*消渴證은 上消 → 中消 → 下消로 병이 重하고, 熱氣가 中上焦에서 下焦 부위로 잠복될수
록 겉으로 드러나는 熱證은 감소되지만, 裏熱證은 더 심해지고, 表 부위의 형태변화 및 통
증양상이 더 심해진다. 또한 消渴證은 胸膈熱證 大便不通病과는 달리 大便不通 다는 小
便不利의 양상이 더 두드러지는 것을 알 수 있다.

10-14) 朱震亨曰 上消者 舌上赤裂 大渴引飮 白虎湯主之
中消者 善食而瘦 自汗 大便硬 小便數 黃連猪肚丸
主之
下消者 煩躁引飮 小便如膏 腿膝枯細 六味地黃湯
主之.

朱震亨이 이르길 上消는 혀가 빨갛게 갈라지고 갈증이 심하여 물을 찾으니 白虎湯을 주로 쓴
다.
中消는 잘 먹지만 마르고 땀이 저절로 나오고 大便은 단단하고 小便을 자주 보니 黃連猪肚丸
을 쓴다.
下消는 煩躁證이 있고 물을 찾고 小便이 기름 같고 무릎과 대퇴부가 마르고 가늘어지니 六味
地黃湯을 주로 쓴다.

*朱震亨의 上消, 中消, 下消는 王好古의 消渴, 消中, 消腎과는 약간의 차이가 있지만 증상
의 구별은 유사하다. 上消의 경우 혀가 붉고 갈증이 심하고, 中消의 경우는 消穀善飢와
自汗이 있으면서 大便이 단단해지고 小便이 不利하며, 下消의 경우에는 煩躁證과 渴證이
심하면서 하지관절의 변형과 小便의 混濁이 발생한다.

*上消에서 下消로 진행될수록 小便의 양상이 불량해 진다. 表 부위는 上消에서는 피부 점막
의 건조, 中消에서는 근육의 감소, 下消에서는 뼈의 변형이 나타난다. 上消에서 下消로 갈
수록 病位는 裏 부위에서는 위에서 아래로, 表 부위에서는 겉에서 안으로 진행됨을 알 수
있다.

10-15) 醫學綱目曰　渴而多飮　爲上消
　　　　　消穀善飢　爲中消
　　　　　渴而尿數　有膏油　爲下消.

醫學綱目에 이르길 渴證이 있고 물을 많이 마시면 上消이다. 음식이 소화되어 배가 자주 고픈 것은 中消이다. 渴證이 있고 小便을 자주 보는데 기름기가 있으면 下消이다.

*醫學綱目의 上消 中消 下消에 대한 설명은 朱震亨과 유사하다.

10-16) 危亦林曰　因耽嗜色慾　或服丹石　眞氣旣脫　熱邪獨盛　飮食如湯
消雪　肌膚日削　小便如膏油　陽强興盛
　　　　　不交精泄　三消之中　最爲難治.

危亦林이 이르길 色慾을 취하여 즐기는 것으로 인하거나 혹 丹石을 복용하여 眞氣는 이미 빠진 데다 熱邪가 홀로 盛하여 음식이 끓는 물에 녹는 눈과 같고, 肌肉과 皮膚는 날로 마르고 小便이 기름과 같고 陽氣가 興하여 交接하지 않아도 精이 세는 것은 三消 中에 가장 치료하기 어렵다.

*消渴의 원인으로 色慾을 제시하고 있다. 少陽人은 酒色財權 중 色에 빠지는 경향이 있다.

10 消渴病의 원인 및 病理

10-17) 論曰　消渴者　病人胸次　不能寬遠闊達　而陋瘤膠小　所見者淺
所欲者速　計策鶻突　意思艱乏
　　　　　則大腸淸陽　上升之氣　自不快足　日月耗困　而生
此病也.

論하여 이르길 消渴은 환자의 마음이 너그럽고 遠大하고 闊達하지 못하고, 좁고 완고하고 작은 일에 집착하여 보는 것은 얕고 바라는 것은 조급하니 計策은 골똘하나 뜻과 생각은 몹시 부족하다. 그러한즉 大腸의 맑은 陽氣는 上升하는 氣運이 스스로 충분하지 못하고 날로 소모되고 곤란해져 이 病이 생기는 것이다.

＊消渴의 원인을 신체적인 요소에서 설명하는 것이 아니라 심리적인 요소에서 설명하고 있다. 少陽人의 恒心은 懼心이다. 이 마음은 항상 밖으로는 이기려 하고 안으로는 지키려 하지 않는 마음이 과한 것이다. 少陽人의 경우 안을 살펴가며 신중하게 일을 처리하기 보다는 우선 이기려고만 하고, 넓고 길게 보지 못하기 때문에 항상 두려운 마음이 든다. 이러한 마음으로 인해 애달픈 감정이 폭발하면 결국 腎局이 손상이 되고, 陰淸之氣가 부족하게 된다.

＊大腸淸陽은 大腸局의 寒氣를 의미한다. 消渴病은 裏病 즉 소화관 부위에서 병이 발현되기 때문에 腎대신 大腸으로 설명하였으며, 淸陽은 大腸局의 寒氣가 胃局의 熱氣를 조절하는 양상이 아래에서 위 즉 下焦에서 中上焦를 조절하는 것이기 때문에 그 象을 잡아 上升의 의미를 두고 陽氣라고 표현한 것이다.

胃局淸陽　　　上升　而不快足於頭面四肢　　則成上消病
大腸局淸陽　上升　而不快足於胃局　　　　則成中消病

胃局의 맑은 양기가 上升하여 頭面四肢에 충족되지 못하면 上消病이 된다.
大腸局의 맑은 양기가 上升하여 胃局에 충족되지 못하면 中消病이 된다.

＊胃局의 熱氣를 조절해주는 胃局의 寒氣를 胃局淸陽이라고 한다. 이 寒氣가 頭面四肢 즉 인체의 심장으로부터 가장 먼 表 부위의 熱氣를 조절해주지 못하는 것을 上消病이라고 한다. 上消의 病位는 上焦와 中上焦 부위이며, 그래도 中消나 下消에 비해 胃局熱氣를 寒氣가 조절해주고 있는 상태이다.

＊中消는 大腸局의 寒氣가 胃局熱氣를 조절해주지 못하는 상태이다. 그로 인해 胃局熱氣가 강해 消穀善飢가 발생하고, 또한 表 부위로의 대사가 떨어져 살이 빠지는 증상이 나타난다. 病位는 中上焦–中下焦이다

＊下消는 大腸局寒氣가 더욱 더 부족해져 大腸局 자체도 熱氣에 압박을 받고 뿐만 아니라 大腸局을 조절해주는 腎局까지도 영향을 받는 상태이다. 病位는 下焦이다.

上消　自爲重證
而中消　倍重於上消　中消　自爲險證
而下消　倍險於中消.
上消　宜用涼膈散火湯
中消　宜用忍冬藤地骨皮湯
下消　宜用熟地黃苦參湯　尤宜寬闊其心　不宜膠小其心
寬潤　則所欲必緩　淸陽上達
膠小　則所欲必速　淸陽下耗.

上消는 본래 重證이고 中消는 이보다 배나 더 重한 증세고, 中消는 본래 險證이지만 下消는 中
消보다 배나 더 험한 증상이다.
上消에는 마땅히 涼膈散火湯을 쓴다.
中消에는 마땅히 忍冬藤地骨皮湯을 쓴다.
下消에는 熟地黃苦參湯을 쓴다. 또한 마음을 너그럽고 넓게 하고 그 마음을 마땅히 작은 일에
집착하지 않도록 해야 한다. 너그럽고 闊達하면 하고자 하는 바가 緩慢해지고 맑은 陽氣가 위에
다다르고, 작은 것에 집착하면 하고자 하는 바가 조급하여 맑은 陽氣가 아래에서 소모된다.

＊上消에서 下消로 갈수록 病位는 裏 부위에서는 위에서 아래로, 表 부위에서는 겉에서 안으
로 진행됨을 알 수 있다. 또한 陰淸之氣가 胃局에 대한 조절력을 상실하고 결국 大腸局에
서도 버티지 못하고 소모됨을 알 수 있다.

표 24. 上消 中消 下消 비교

	裏	表	輕重	處方
上消	胃脘, 胃	皮膚	重	涼膈散火湯
中消	胃, 小腸	筋肉	險	忍冬藤地骨皮湯
下消	大腸	骨	危	熟地黃苦蔘湯

10-18) 平心靜思　則陽氣上升輕淸　而充足於頭面四肢也　此　元氣也　淸
陽也
勞心焦思　則陽氣下陷重濁　而鬱熱於頭面四肢也　此　火氣也　耗
陽也.

마음을 平安하게 하고 생각을 安靜되게 하면 陽氣가 上升하고 輕淸하여 頭面四肢에 충족되니
이것은 元氣이고 맑은 陽氣이다.
마음을 勞困하게하고 생각을 焦燥하게 하면 陽氣가 아래로 떨어지고 무겁고 탁하여 頭面四肢

에 鬱熱되니 이는 火氣이고 소모되는 陽氣이다.

*성급하게 판단하기 보다는 마음을 평안하게 하고 고요히 생각한 뒤 행동을 해야만 두려운 마음이 줄어든다. 그렇게 되면 腎局이 손상되지 않아, 大腸局의 寒氣가 胃局뿐만 아니라 表 부위의 頭面四肢까지도 熱氣를 조절할 수 있다. 平心靜思를 통해 발현되는 寒氣 즉 陰淸之氣는 少陽人의 근원이 되는 氣運이 되며, 이것이 아래에서 위를 조절해 주는 양상을 보고 淸陽이라고 한다.

*성급하게 판단하고 무조건 이기려고 애쓰기만 골똘하면, 결국 애달픈 마음이 폭발하게 되고, 腎局이 손상된다. 그 결과 大腸局의 寒氣 역시 부족하게 되어, 胃局의 熱氣를 조절하지 못하고, 頭面四肢까지도 熱氣에 의해 영향을 받는다. 조절 받지 못한 熱氣를 火氣라고 하고, 조절하지 못하고 소모되는 陰淸之氣를 耗陽이라고 한다.

---

11 **中消之變證**

10-19) 危亦林曰 消渴 須防發癰疽 忍冬藤 不拘多少 根莖花葉 皆可服.

危亦林이 이르길 消渴은 모름지기 癰疽가 發生하는 것을 막아야 하니 忍冬藤의 많고 적음에 구애받지 말고 뿌리 줄기 꽃 입 모두 복용할 수 있다.

*癰疽는 잘 낫지 않는 악성 腫氣를 의미한다. 주로 세균감염에 의해 발생되는데 이때 환자의 면역력이 중요한 요소가 된다. 피부의 면역력이 떨어지면 세균이 들어왔을 때 종기로 발전되는 것이다. 종기 치료에 있어 체질적 소인을 고려하여 면역력을 높이는 것이 근본적인 치료이며, 少陽人의 경우에는 忍冬藤 金銀花를 腫氣치료에 효과가 있는 약물로 제시하기 위해 이 조문을 인용한 것으로 보인다.

10-20) 李杲曰 消渴之疾 能食者 末傳 必發腦疽背瘡 不能食者 必傳中滿鼓脹.

李杲가 이르길 消渴의 疾病으로 능히 먹을 수 있는 자는 아직 轉變되지 않는 것이며 반드시 腦

疽과 背瘡이 생긴다. 먹지 못하는 자는 반드시 轉變되어 中滿과 鼓脹이 된다.

*여기서도 消渴病이 表裏兼病임을 알 수 있다. 能食은 表裏兼病이지만 表證이 더 우세하게 나타나는 것을 의미하고, 不能食은 裏證이 더 우세하게 나타남을 의미한다. 消渴에 걸렸는데 먹을 수 있는 사람의 경우에는 裏證은 심하지 않아 음식을 먹을 수는 있지만, 表부위인 목둘레에 腫氣가 생기거나 등에 濕疹이 생긴다. 消渴에 걸렸는데 못 먹는 사람은 裏證이 심함을 의미하며 熱氣로 인해 大便이 秘燥해지고, 小便 또한 不利해져 腸管에 가스가 차 부풀어 오른다.

10-21) **東醫醫方類聚曰 消渴之病 變成發癰疽 或成水病 或雙目失明.**

東醫醫方類聚에 이르길 消渴의 病은 轉變하여 癰疽를 發하고 혹 水腫病이 생기거나 두 눈이 失明된다.

*消渴病은 變證으로 癰疽, 浮腫病, 視力喪失에 이를 수 있다. 消渴病의 범주에 속하는 당뇨병으로 설명하면 癰疽-당뇨병성 궤양, 浮腫病-당뇨병성 신증, 視力喪失-당뇨병성 망막병증으로 대비할 수 있다. 하지만 消渴病은 당뇨병과 같은 대사 장애로 인한 소모성 질환을 포괄하는 병태이지 消渴病이 당뇨병만을 의미하는 것은 아니다.

10-22) **論曰 癰疽眼病 皆是中消之變證也**
　　　　中消 自爲險證 則上消 當早治也 中消 必急治也 下消
則濱死.

論하여 이르길 癰疽와 眼病은 대개 中消의 變證이다. 中消는 자체가 險證이므로 上消일 때 마땅히 일찍 치료하고, 中消는 반드시 급히 치료하고, 下消는 죽음에 임박한 것이다.

*癰疽와 眼病은 中消의 變證이다. 즉 中消는 胃受熱裏熱病에서 表裏兼病의 진행된 것이다. 中消는 처음부터 위험한 상태이므로 上消의 단계에서 급히 치료해야 한다. 上消→中消→下消의 순서로 병이 악화되기 때문에 초기에 치료하는 것이 유리하다. 上消나 下消에 비해 中消에서 變證이 나타나는 것이 특징적이다. 鬱狂病의 變證인 太陽病厥陰證과 太陰病의 變證이 太陰病 陰毒證, 結胸病의 變證인 身熱頭痛泄瀉病과 마찬가지로 癰疽眼病은 正邪相傾之病으로 나타나는 變證이다.

＊胸膈熱證은 크게 大便不通病(熱多寒少證, 但熱無熱證, 陽厥證)과 消渴病(上消病, 中消病, 下消病)으로 나눌 수 있다. 大便不通病은 急病의 양상을 띠고, 消渴病은 緩病의 양상을 띤다. 大便不通病은 正邪壅錮之病으로 正氣인 寒氣가 熱氣에 대적하는 病態이고, 消渴病은 正邪相傾之病으로 正氣인 寒氣가 熱氣와 힘겨루기 하다가 결국 패배하는 양태에 가깝다. 그 결과 消渴病은 大便不通病과 달리 만성적이고 완만한 병정을 보이고 다양한 變證이 나타난다. 특히 裏熱病인데도 주로 表 부위에 오히려 病態가 더 발현되는 양상을 보인다(背癰 腦疽 脣瘇 纏喉風 咽喉 等病 陽毒發斑 流注丹毒 黃疸 等病 面目口鼻牙齒之病).

12 少陽人 盜汗證

10-23) 王好古曰 一童子 自嬰至童 盜汗七年 諸藥不效 服凉膈散 三日病已.

王好古가 이르길 한 어린아이가 嬰兒에서 童子에 이를 때 까지 盜汗이 7년간 흘렀는데, 모든 藥이 듣지 않았는데 凉膈散을 복용하니 3일 만에 나았다.

＊盜汗은 7년이나 지속될 정도로 만성적으로 나타나는 病態이다. 하지만 제대로 된 치료를 하면 3일 만에 나을 수 있을 정도로 빨리 치료될 수도 있다.

10-24) 論曰 少陽人 大腸淸陽 快足於胃 充溢於頭面四肢 則汗必不出也
　　　少陽人 汗者 自是陽弱也 而服凉膈散 病已 則此病 卽上消 而其病 輕也.

論하여 이르길 少陽人 大腸의 맑은 陽氣가 胃에 충족하여 頭面四肢에까지 넘치면 땀이 반드시 나지 않는다. 少陽人 땀은 당연히 陽氣가 弱해서 나는 것이니 凉膈散을 복용하면 病이 그친다는 것은 이 病은 上消이며 그 病이 가볍다.

＊盜汗은 大腸寒氣가 胃局과 頭面四肢까지 熱氣를 조절하면 나타나지 않는다. 하지만 胃局은 조절하지만 頭面四肢까지는 조절하지 못하는 上消의 경우에 盜汗이 나타날 수 있다.

그래도 上消에서 나타나는 盜汗은 가볍게 치료할 수 있다. 中消나 下消에도 盜汗은 나타날 수 있지만, 癰疽나 眼病과 같은 變證이 동반된다.

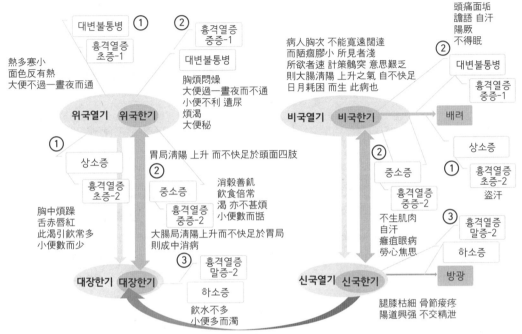

그림 14. 胸膈熱證(大便不通病+消渴病)의 初中末證

[10-25] 東醫醫方類聚曰 夫渴者 數飮水 其人 必頭面眩 背寒而嘔 因虛故也.

東醫醫方類聚에 이르길 무릇 消渴病이 된 자는 자주 물을 마시며 그 사람은 반드시 頭面이 어지럽고 등이 시리고 嘔逆이 나는데 虛하기 때문이다.

*陰虛午熱病에서 나타나는 消渴證에 대한 설명이다. 앞의 上消中消下消에 비해 虛證양상이 뚜렷하다. 渴證으로 인해 물을 자주 마시고 오후에 熱이 나는 熱證 양상이지만, 컨디션이 약해 어지럼증이 있으며, 熱은 나는데 등 부위에서는 오히려 惡寒을 느끼면서 속이 미식 거린다. 表裏俱病의 양상으로 醫方類聚에는 裏虛가 원인이라고 하였다.

陰虛午熱病의 경우 앞에서 기술된 胸膈熱證 大便不通病이나 消渴病과 달리 熱證과 寒證이 처음부터 혼재되어 나타나는 양상을 보이며 陰虛 즉 陰淸之氣의 부족으로 인한 뚜렷한 虛證의 病態이다.

10-26) 龔信曰 凡陰虛證 每日午後 惡寒發熱 至晚 亦得微汗而解 誤作瘧治 多致不救.

龔信이 이르길 무릇 陰虛證은 매일 오후에 惡寒과 發熱이 나타나며 해저물때 이르면 또한 약간 땀이 나다가 풀리는데, 瘧疾로 보고 誤治를 여러 번 하면 구하지 못한다.

*腎局寒氣와 大腸寒氣의 부족 즉 陰淸之氣의 부족으로 인해 虛證 양상의 뚜렷한 컨디션 저하를 동반한 惡寒發熱이 나타나다가 저녁 때쯤 땀이 나면서 惡寒發熱 증상이 소실된다. 이러한 증상이 매일 되풀이 된다. 陰虛午熱病은 胃受熱裏熱病이기 때문에 熱證 위주의 病態이다. 惡寒發熱이 같이 나타나더라도 發熱이 惡寒보다 더 두드러지며, 오후를 지나 약간 땀이 나면서 惡寒發熱이 해소되면 증상이 완화된 것으로 볼 수 있다.

龔信의 古今醫鑑과 東醫寶鑑에서 상기 조문은 虛勞에서 소개되며, 微汗이 아니라 微寒[99]으로 기술되어 있다. 東武가 인용과정에서 의도적으로 바꾼 것으로 사료된다. 만약 微寒을 微汗으로 의도적으로 바꾼 것이면 상기 조문은 勞瘧의 범주로 볼 수 있다[100]. 少陽人 泛論에 少陽人이 瘧疾에 걸렸는데 2일 간격으로 발생하는 것을 勞瘧이라고 하였다. 瘧疾은 말라리아원충에 감염되어 나타나는 병이다. 瘧疾의 경우 惡寒과 發熱이 나타나다가 땀이 나면서 熱이 내리면서 증상이 완화되고, 嘔逆이나 泄瀉와 같은 소화관 증상도 동반한다. 즉 表證과 裏證이 같이 나타난다. 땀이 나면서 解熱이 되는 것을 다르게 표현하면 得微汗而解가 되는 것이다. 微汗이든 微寒이든 모두 熱이 내렸음을 의미한다. 得微汗의 경우라면 상기 조문은 東武가 瘧疾환자를 본 뒤 실제로 發汗 후 解熱되는 것을 관찰한 뒤 의도적으로 바꾼 것이다. 東武는 급성 말라리아증이 치료되지 않고 만성적으로 재발되면서 虛證이 심한 환자를 관찰한 뒤 상기 조문을 인용한 것으로 추측된다. 勞瘧은 급성으로 발현된 瘧疾과 달리, 勞瘧에 대한 기존의가의 설명을 보면 諸病源候論 勞瘧候에서 '瘧이 오래되어도 낫지 않는 것은 表裏가 모두 虛하여지고 客邪가 발산되지 않아 眞氣가 회복되지 않았기 때문이다. 그러므로 疾患이 잠깐 差度가 있어도 조금만 피로하면 곧 재발한다.(凡瘧積久不瘥者, 則表裏俱虛, 客邪未散, 眞氣不復, 故疾雖暫間, 小勞便發)'라고 하였다.

즉 勞瘧은 瘧疾에 걸렸는데 오랜 시간 동안 낫지 않고 表裏가 모두 허한 虛證의 상태로 진행된 것을 의미한다. 말라리아에 감염되면 원충이 제거되지 않는 한 수년에서 수십 년에 걸쳐 재발되는 양상을 보인다. 甲午本에서 少陽人 瘧疾은 少陽傷風證에 속한다고 하였으며[101], 처방은 少陽傷風證에 쓰는 柴胡苽蔞湯과 荊防敗毒散을 활용[102]하였다. 하지만 辛丑本에서는 瘧疾에 쓰는 처방이 陰虛午熱病에 쓰는 獨活地黃湯과 少陽傷風證에 쓰는 荊防敗毒散으로 변경하였다. 東武는 勞瘧의 경우에는 瘧疾이 낫지 않고 만성화되어 결국 表裏俱病인 陰虛午熱病으로 진행된 것으로 보고 치료 역시 表裏의 陰淸之氣를 모두 보충해주는 獨活地黃湯을 활용할 것을 제시하였다. 급성 瘧疾으로 誤治하여 陰淸之氣의 보충 없이 荊防敗毒散 荊防導赤散 荊防瀉白散 등의 少陽傷風證에 쓰는 처방으로만 表證 위주로 치료하면 안 되고, 獨活地黃湯을 활용하여 表裏를 같이 치료해야 한다.

10-27) 遜思邈 千金方書曰 消渴 宜愼者 有三 一飮酒 二房勞 三醎
食及麵 能愼此三者 雖不服藥 亦可自愈.

孫思邈이 千金方에서 이르길 消渴은 마땅히 삼가야 할 것은 첫째 술을 마시는 것, 둘째는 房勞, 셋째는 짠 음식과 麵類를 먹는 것이니 능히 이 세 가지를 삼가면 비록 藥을 먹지 않더라도 역시 스스로 나을 수 있다.

※甲午本에서는 消渴病에 인용되었던 조문인데, 辛丑本에서 陰虛午熱病으로 위치가 바뀌었다. 陰虛午熱病의 경우 調攝을 중시하였는데, 그것을 강조하기 위해 위치를 옮긴 것으로 사료된다. 陰虛午熱病에서도 消渴證이 나타날 수 있음을 알 수 있다. 하지만 消渴病 陰虛午熱病 모두 胃受熱裏熱病의 범주이지만 병의 출발이 다르다. 消渴病은 偏大한 臟局에서 발현된 順證이고, 陰虛午熱病은 偏小한 臟局에서 발현된 逆證이다.

99) 東醫寶鑑 雜病 虛勞 陰虛用藥
凡陰虛證 每日午後惡寒發熱 至晩 亦得**微寒**而解 脈必虛濡而數絶類虐證 但瘧脈弦而虛 脈大弦爲辨耳 誤作瘧治 多致不救<醫鑑>
100)11-13 少陽人 **瘧疾 有間兩日發者 卽勞瘧**也 可以緩治 不可急治
此證 瘧不發日 用獨活地黃湯 二貼 朝暮服
瘧發日 預煎荊防敗毒散 二貼 待惡寒發作時 二貼連服
一月之內 以**獨活地黃湯 四十貼 荊防敗毒散** 二十貼 爲準的 則其瘧 必無不退之理.
101)甲午本 11-7
少陽人 瘧疾亦寒熱往來胸脇滿之屬也.
痢疾亦結胸之屬也.
淋疾亦强中之屬也
102)甲午本 11-32
少陽人 瘧病 有間兩日而發者 卽勞瘧也 可以緩治不可急治
此證 瘧不發日午後 每用 柴胡苽蔞湯一貼
瘧發日惡寒時 每用 荊防敗毒散一貼
一月之內 以**柴胡苽蔞湯二十貼 荊防敗毒散十貼** 爲準的 則 其瘧 必無不退之理.

論曰　上消中消　裏陽升氣　雖則虛損　表陰降氣　猶恃完壯故　其
病雖險　猶能歲月支撐者　以此也

論하여 이르길 上消中消는 裏의 陽氣가 위로 올라가는 氣運이(大腸寒氣가 胃局熱氣를 中上焦에
서 조절하는 것을 의미함) 비록 허손되었더라도 오히려 表의 陰氣가 아래로 내려가는 氣運(脾
局寒氣와 腎局寒氣가 서로 疏通하는 것을 의미함)의 完壯함을 믿을 수 있는 까닭에 비록 그 病
이 險證이지만 오히려 오래 지탱할 수 있는 것이 이와 같다.

*裏 부위의 陰淸之氣는 허손되었지만, 表 부위의 陰淸之氣는 버티고 있으므로 오랜 기간
동안 버틸 수 있다. 上消와 中消는 表裏兼病의 양상이지만 表證보다는 裏熱證(煩渴, 胸
膈悶躁, 引飮, 中滿, 鼓脹, 大便燥, 小便頻數)이 더 뚜렷하게 나타남을 알 수 있다.

若夫陰虛午熱　飮水背寒而嘔者　表裡陰陽　俱爲虛損　所以爲病 尤險與下消　略相輕重.

만약 陰이 虛하여 오후에 熱이 나고 물을 많이 마시고 등이 시리고 嘔逆이 나는 것은 表와 裏
의 陰氣와 陽氣가 모두 虛損(大腸寒氣 뿐만 아니라 腎局寒氣까지 약해져 胃局熱氣가 홀로 盛하
고, 脾局寒氣는 熱氣에 의해 밀려 背脊에서 膠痼囚滯하고 내려가지 못하고 있는 것을 의미함)된
것이다. 그 病이 됨이 더욱 險하여 下消와 輕重이 서로 비슷하다.

*下消는 陰虛午熱病이 아니다. 陰虛午熱病이 下消만큼 위험한 병이고 두 病態 모두 表裏
에 증상이 나타난다. 下消는 胸膈熱證 消渴病의 末證이다. 表裏兼病이 심한 상태로 病
位나 病態가 陰虛午熱病과 유사하다. 즉 下焦 大腸局과 腎局이 모두 熱氣에 의해 압박을
받아, 小便이 혼탁하고, 大便을 시원하게 보지 못하고, 表 부위는 關節痛과 關節炎이 동
반된다. 하지만 陰虛午熱病처럼 처음부터 表裏의 증상이 같이 나타나는 것이 아니라 上消
와 中消의 단계를 거쳐서 나타나는 久病의 양상이다.

　　陰虛午熱病은 처음부터 表裏俱病의 양상으로 증상이 表裏에 나타나며, 下消와의 차
이는 胃受熱裏熱證임에도 불구하고 등이 시리는 寒證이 나타난다는 점과 음식을 먹으면
체하거나 토하는 소화기 증상이 나타나면서 컨디션 저하가 처음부터 뚜렷한 虛證이다.

然　能善攝身心服藥　則十之六七　尚可生也　不善攝身心服藥
則百之百　必死也
　　此證　當用獨活地黃湯　十二味地黃湯.

그러나 능히 몸과 마음을 잘 調攝하고 약을 복용하면 10에 6~7명은 살 수 있지만, 만약 마음과 몸을 調攝하지 않고 藥을 복용하지 않으면 百이면 百 다 죽는다. 이 증상에는 獨活地黃湯 十二味地黃湯을 써야 한다.

표 25. 下消證과 陰虛午熱病 비교

	下消證	陰虛午熱病
順逆	順	逆
上下	下焦	下焦
寒熱	熱	寒+熱
表裏	表裏兼病	表裏俱病
虛實	實->虛	虛
處方	熟地黃苦蔘湯	獨活地黃湯 十二味地黃湯

10-29)　易之需　九三爻辭　曰　需于泥　致寇至
象曰　需于泥　災在外也　自我致寇　敬愼　不敗也
以此意　而倣之　曰　陰虛午熱　背寒而嘔　其病雖險　然死尚在外
也　能齋戒其心　恭敬其身　又服好藥　不死也.

易經에 需卦 九三爻辭에 이르길 진흙에서 기다림이니 도적을 불러서 이르게 하는 것이다. 象에서 이르길 진흙에서 기다리는 것은 災殃은 밖에 있는 것이고 나로부터 말미암아 盜賊을 끌어들이는 것이니 공경하고 삼가야 패하지 않는다. 이 뜻은 본받아 이르길 陰이 虛하여 오후에 熱이 나고 등이 시리고 구역질이 나는 것은 그 病이 비록 위험하더라도 죽음 오히려 밖에 있으니 능히 그 마음을 恭敬하고 警戒하며, 그 몸을 공경하고 또 좋은 약을 복용하면 죽지 않는다.

*陰虛午熱病은 少陽人의 保命之主인 陰淸之氣가 거의 고갈되어 나타나는 위험한 病態이지만 調攝하고, 陰淸之氣를 보충하는 약물을 복용하면 치료가능하다.

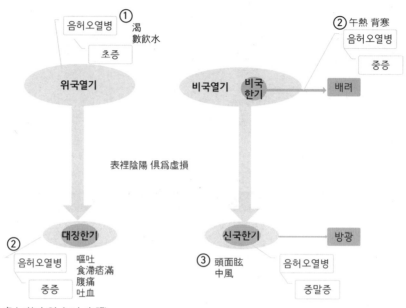

그림 15. 胸陰虛午熱病의 初中末證

☆少陽人 胃受熱裏熱病 胸膈熱證-大便不通病, 胸膈熱證-消渴病, 陰虛午熱病 비교

少陽人 胃受熱裏熱病을 上下, 表裏, 寒熱을 통해 정리해보면, 胸膈熱證-大便不通病은 주된 病態가 中上焦 부위를 중심으로 시작된다. 初證에서는 熱多寒少의 寒熱양상을 보인다. 發熱또는 惡熱이 惡寒보다는 두드러지면서 大便이 燥하거나 不通의 양상을 보인다. 中證에서는 但熱無寒의 寒熱양상을 보이면서 胸膈 부위의 煩躁도 동반되고 小便이 시원하지 않으며, 表裏兼病의 양상으로 頭痛이나 自汗이 나타난다. 末證이 되면 大便不通이 더욱더 심해지면서 高熱을 동반한 譫語증상과 不眠 그리고 表 부위에서 오히려 厥證이 나타난다. 大便不通病은 胃局熱氣와 大腸寒氣가 적극적으로 對敵하면서 나타난다. 陰虛午熱病과 같이 처음부터 大腸寒氣가 熱氣에 의해 압박을 받아 나타나는 상황은 아니다. 같은 順證인 消渴病에 비해 병세가 急하고, 겉으로 관찰되는 熱證도 더 심하다. 大便不通의 양상이 消渴病보다 더 뚜렷하며, 病位는 주로 中上焦의 裏 부위 즉 胃局을 중심으로 나타난다. 消渴病처럼 表裏兼病이 뚜렷하지는 않다. 치료는 荊防導白散, 猪苓車前子湯, 地黃白虎湯으로 치료한다.

표 26. 胸膈熱證-大便不通病의 初中末證

分類	熱多寒少-初證	但熱無寒-中證	陽厥證-末證
大小便	大便秘燥	小便不利, 大便不通	大便不通甚
處方	荊防瀉白散	猪苓車前子湯/地黃白虎湯	地黃白虎湯

胸膈熱證 消渴病은 上消, 中消, 下消로 구별된다. 初證인 上消證은 病位는 中上焦 부위인 胃局이다. 胃局熱氣를 大腸寒氣가 어느 정도 조절하고 있다. 증상으로는 胸膈 부위의 煩躁證과 심한 갈증과 引飮, 小便頻數, 입술과 혀도 붉으며, 盜汗 또는 自汗증상이 나타난다. 특히 頭面部에 熱證이 나타난다. 얼굴 피부에 발진이 생기거나 인후부가 붓거나, 입술 주변에 종기가 생기거나 잇몸에서 피가 나기도 한다. 大便은 燥하거나 不通하기도 한다. 즉 胸膈과 頭面部를 중심으로 熱證이 나타나며, 表裏兼病의 양상이다. 치료는 凉膈散火湯이나 陽毒白虎湯을 쓴다.

中證인 中消證은 上消證에 비해 겉으로 나타나는 熱證은 감소되었지만, 裏熱證은 더욱 더 뚜렷하다. 갈증은 있지만 上消에 비해 胸膈煩躁는 심하지 않다. 주된 증상은 음식을 먹어도 금방 배가 고프고, 식사량은 증가 되었지만, 오히려 살이 빠진다. 自汗이나 盜汗이 더 심해지고, 피부나 근육에 腫氣가 생기거나 상처가 나면 낫지 않고 곪는다. 小便이 시원하지 않으면서 거품이 생기고, 大便이 더욱더 단단해지면서 배에 가스가 자주차고 점점 부풀어 오른다. 上消에 비해 裏熱證이 더욱 심하고, 특히 表 부위의 증상이 上消가 피부 위주로 나타난다면, 中消는 筋肉量이 준다든지, 피부병변이 심해져 근육까지 들어가 壞疽에 이르는 양상으로 점점 부위가 깊어진다. 上消와 달리 大腸寒氣가 胃局熱氣를 조절하지 못하고, 中上焦와 中下焦 부위까지도 胃局熱氣에 의해 압박을 받는 상황이다. 치료는 忍冬藤地骨皮湯을 쓴다.

末證인 下消證은 胃局熱氣에 의해 大腸寒氣가 下焦 부위에서 압박을 받고 있다. 겉으로 나타나는 熱證은 상당히 감소되었지만, 裏熱證이 심해져 컨디션 저하를 동반한 소모성 질환의 양상을 보인다. 小便의 양상이 기름 같이 濁하고, 表 부위는 筋肉이 말라 허벅지와 종아리가 가늘어지고, 뼈에도 이상이 생겨 關節炎도 동반된다. 性機能도 저하되어 성적 흥분만 되어도 射精이 되거나 遺精이 발생한다. 大便은 不通하거나 오히려 腹痛泄瀉가 나타나기도 한다. 下消證은 大腸寒氣뿐만 아니라 腎局寒氣 역시 熱氣에 의해 압박을 받아 거의 陰淸之氣가 남아 있지 않은 상황이다. 치료는 熟地黃苦蔘湯을 쓴다.

표 27. 胸膈熱證의 大便不通病과 消渴病 비교

	大便不通病	消渴病
緩急	急病	緩病
病情	正邪壅錮之病	正邪相傾之病
表裏	裏證 위주	表裏兼病이 뚜렷
初	熱多寒少證	上消證
中	但熱無寒證	中消證
末	陽厥證	下消證

　　陰虛午熱病은 胸膈熱證과 달리 처음부터 大腸寒氣가 胃局熱氣에 의해 압박을 받아 나타나는 逆證이다. 腎局寒氣 역시 熱氣에 의해 압박을 받는 表裏俱病의 病態이다. 初證으로는 갈증으로 인해 물을 자주 마시고, 自汗과 盜汗도 나타나며, 피로감과 眩氣證이 나타난다. 中證이 되면 瘧疾과 유사한 寒熱양상을 보인다. 胸膈熱證은 주로 熱證위주의 病態지만, 陰虛午熱病은 表熱證과 表寒證이 같이 나타난다. 惡寒發熱이 주로 오후에 컨디션 저하와 동반되어 나타난다. 裏熱病이기 때문에 惡寒보다는 發熱이 더 두드러지며, 惡寒은 주로 등이 시리는 증상으로 나타난다. 또한 소화력이 저하되어 음식을 먹으면 자주 체하거나 토하기도 한다. 末證이 되면 中風, 吐血과 같은 증상이 나타난다. 陰虛午熱病은 表病의 身寒腹痛泄瀉病과 素證의 寒熱은 다르지만 現證에서는 病位가 비슷하기 때문에 中風, 吐血, 嘔吐, 腹痛, 食滯痞滿 등의 유사한 증상이 나타난다. 하지만 大便의 양상은 泄瀉가 아닌 燥하거나 不通하다.

표 28. 大便不通病 消渴病 陰虛午熱病 증상 비교

	胸膈熱證-大便不通病 (順證)	胸膈熱證-消渴病 (順證)			陰虛午熱病 (逆證)
正氣VS邪氣	正邪壅錮之病 不可不大用藥	正邪相傾之病 不可不預用藥			以邪犯正之病 不可不急用藥
上下	上	上+下			下
表裏	裏	裏->表裏兼病			表裏俱病
寒熱	裏熱證 熱多寒少/但熱無寒/陽厥	裏熱證->表熱證 但熱無寒			裏熱證+表寒證 寒熱錯綜
氣力(컨디션)	强	中			弱
		上消	中消	下消	
呼吸	別無異狀->悶	悶	悶	悶	悶
小便	別無異狀->不利	不利	不利	不利	不利
汗	無汗->自汗	盜汗	盜汗	盜汗	自汗+盜汗
大便	別無異狀->大便秘燥 ->大便不通	燥	燥	燥 or 滑	燥 or 不通
食慾	別無異狀	普通	亢進	亢進	食慾低下 or 亢進
消化	別無異狀	普通	不良	不良	消化不良->食滯痞滿 ->嘔逆
腹滿-腹痛	別無異狀->腹痛->腹滿	別無異狀	腹滿	脹滿	痞滿->腹脹滿
飲水-口渴	口乾->口渴, 引飲	口渴 引飲	口渴 引飲	口渴	口渴, 引飲
睡眠	別無異狀->不眠	淺眠	不眠	不眠	淺眠->不眠
脈	數	數	數	弱	弱
筋骨格系	別無異狀	別無異狀	筋肉痛	關節痛	關節痛, 無力感
頭面部	別無異狀->頭痛, 頸項痛	咽喉痛	眼病 (다래끼)	眩暈	眩暈, 耳鳴, 中風, 口眼喎斜
皮膚	別無異狀	發疹	癮疹	別無異狀	癮疹, 레이노현상
性情	別無異狀->煩躁	煩躁	煩躁	煩躁	煩躁, 健康念慮證
生殖	別無異狀	月經痛	月經不順	難姙	月經痛->月經不順->難姙

103)上은 中上焦를 下는 下焦를 의미한다.

十一. 少陽人
泛論

23條

*泛論: 전체에 걸쳐 논함. 또는 널리 의논함을 의미한다. 즉 少陽人 病證을 전체적으로 論하는 編이다.

11-1) 少陽人病　中風　吐血　嘔吐　腹痛　食滯痞滿　　　　五證　同出
一屬　而自有輕重
　　　　　　　　　浮腫　喘促　結胸　痢疾　寒熱往來胸脇滿　五證　同出
一屬　而自有輕重.

少陽人病에 中風 吐血 嘔吐 腹痛 食滯痞滿 다섯 가지 증상은 같은 데서 나온 한 族屬이나 마땅히 輕重이 있다.
浮腫 喘促 結胸 痢疾 寒熱往來胸脇滿 다섯 가지 증상은 같은 데서 나온 한 族屬이지만 마땅히 輕重이 있다.

甲午本에서는 中風, 吐血, 嘔吐, 腹痛, 食滯痞滿은 表之裏病으로 浮腫 喘促 結胸 痢疾 寒熱往來胸脇滿은 表之表病으로 분류하였다[104]. 表之裏病은 辛丑本 기준으로는 身寒腹痛泄瀉病즉 亡陰病에 해당하고, 表之表病은 結胸病에 해당한다. 하지만 四象醫學교과서나 기타 東醫壽世保元 주석에서 浮腫 喘促 結胸 痢疾 寒熱往來胸脇滿은 結胸病으로 분류하고, 中風 吐血 嘔吐 腹痛 食滯痞滿은 陰虛午熱病에서 활용한 獨活地黃湯과 十二味地黃湯을 쓰는 것을 근거로 陰虛午熱病으로 분류한다. 中風 吐血 嘔吐 腹痛 食滯痞滿의 경우 辛丑本으로 오면서 東武의 생각이 바뀌었다고 보는 것이다.

하지만 筆者는 少陽人 泛論에서 中風 吐血 嘔吐 腹痛 食滯痞滿은 亡陰病의 범주로 보는 것이 타당하다고 생각한다. 그 이유는 각각의 병리를 설명하는 내용이 甲午本과 차이가 없으며, 앞에서 嘔吐 腹痛 食滯痞滿은 身寒腹痛泄瀉病에서 나타나는 주 증상이며, 앞에서 獨活地黃湯 역시 身寒腹痛泄瀉病에 사용하였으며, 十二味地黃湯 역시 荊防地黃湯을 변형하여 身寒腹痛泄瀉病에서 충분히 활용할 수 있다. 단지 獨活地黃湯과 十二味地黃湯이 陰虛午熱病의 주 처방으로 제시되었다고 中風 吐血 嘔吐 腹痛 食滯痞滿을 陰虛午熱病으로 분류하는 것은 타당하지 않다. 물론, 이러한 증상이 陰虛午熱病에서 身寒腹痛泄瀉病에서 모두 나타날 수는 있다. 그 이유는 두 病證 모두 逆證으로 大腸寒氣과 腎局寒氣가 熱氣에 의해 심하게 압박을 받아 나타나는 病態이기 때문에 病位는 비슷하다. 다만 素證의 寒熱이 다르기 때문에 각각의 中風 吐血 嘔吐 腹痛 食滯痞滿이 表病에서 출발 했는지 裏病에서 출발했는지를 구별해야 한다.

104) 甲午本 11-12
表之裏病大目有五 一曰 中風 二曰 吐血 三曰 嘔吐 四曰 腹痛 五曰 食滯痞滿.
甲午本 11-13
表之表病大目有五 一曰 浮腫 二曰 喘促 三曰 結胸 四曰 寒熱往來胸脇滿 五曰 發熱惡寒身體痛.
105) 甲午本 11-2
張仲景所論 大靑龍湯證小柴胡湯證　　　卽少陽人表之表病也.
李子建所論 **腹痛泄瀉證**　　　　　　　**卽少陽人表之裏病也.**

☆甲午本을 통해 살펴본 陰虛午熱病과 亡陰病(身寒腹痛泄瀉病)

甲午本에서는 陰虛午熱病과 亡陰病을 구별하여 설명하였다. 우선 陰虛午熱病은 裏之裏病이고 亡陰病은 表之裏病으로 출발부터 다르다[105]. 또한 病의 원인도 설명하였으며[106] 甲午本에서 陰虛午熱病과 身寒腹痛泄瀉病을 분명히 구별해서 치료했다. 陰虛午熱病은 稟性이 軟弱하고, 身寒腹痛泄瀉病은 稟性이 剛急하며 둘 病證 모두 心疾이다. 두 病證 모두 치료하기 어렵고, 병의 치료에 있어 稟性을 고려하였다. 陰虛午熱病은 稟性이 軟弱하여 哀心(哀情)이 偏着되어(情暴動) 大腸 즉 裏 부위의 陰氣가 傷해서 오는 病態이고, 身寒腹痛泄瀉病은 稟性[107]이 剛急하여 怒心(怒性)이 偏愎되어(性深着) 膀胱 즉 表 부위의 陰氣가 傷해서 오는 것이다. 즉 두 病에 대한 구별이 명확함을 알 수 있다. 치료에 있어서도 陰虛午熱病은 勇氣있게 決斷하는 마음을 먹어야 하며, 身寒腹痛亡陰病은 너그럽고 넓은 마음을 먹어야 함을 제시하였다.

稟性에 대한 표현은 辛丑本에서도 11-13에서 少陽人 吐血者 必蕩滌剛愎偏急 與人並驅爭塗之라고 제시된다. 즉 吐血하는 사람의 稟性이 剛愎偏急하다고 하였는데 이는 甲午本의 身寒腹痛泄瀉病의 稟性에 대한 설명과 일치한다. 따라서 東武가 甲午本을 개초하면서 中風 吐血 嘔吐 腹痛 食滯痞滿을 陰虛午熱病으로 배 속을 바꾸었다는 것은 타당성이 떨어진다. 또한 甲午本의 陰虛午熱病과 身寒腹痛泄瀉病의 처방을 살펴보면 七味苦蔘湯을 다른 病證이지만 통용해서 썼다[108]. 辛丑本에서 中風 吐血 嘔吐 腹痛 食滯痞滿에 陰虛午熱病에 쓰는 獨活地黃湯과 十二味地黃湯을 썼기 때문에 陰虛午熱病으로 분류하는 것 역시 甲午本에 비추어 볼 때 타당성이 떨어진다. 결론적으로 中風 吐血 嘔吐 腹痛 食滯痞滿은 甲午本에서 身寒腹痛泄瀉病 즉 亡陰病의 범주로 보았으며, 陰虛午熱病과 명확히 구별해서 보았다. 치료 처방은 공유할 수 있지만, 구별은 명확하다. 辛丑本에서도 陰虛午熱病은 아니며, 身寒腹痛泄瀉病의 범주로 보는 것이 타당하다.

王好古所論 上消中消下消證　　　　　即少陽人裏之表病也.
張仲景所論 傷寒譫語證 與龔信所論 **陰虛午熱證　即少陽人裏之裏病也.**
106)甲午本 11-14
少陽人 **稟性軟弱者 多有陰虛午熱之證**
　　　稟性剛急者 多有中風吐血嘔吐腹痛痞滿之證 此心疾也 雖有其藥 最爲難治.
107)甲午本 11-15
少陽人 **稟性軟弱則哀心偏着也. 哀心偏着則大腸之眞陰剝傷也.**
　　　稟性剛急則怒心偏愎也. 怒心偏愎則膀胱之眞陰剝傷也.
陰虛之始發 其人宜勇決也 其人勇決則 哀心蕩滌而其病易治也.
風漸之始作 其人宜寬闊也 其人寬闊則 怒心蕩滌而其病易治也.
108)甲午本 11-22
少陽人 陰虛午熱　　　　　當用 水火旣濟湯 **七味苦蔘湯**.
中風 吐血 嘔吐 腹痛 痞滿 當用 八味苦蔘湯 **七味苦蔘湯**.

11-2) 少陽人　中風　半身不遂　一臂不遂　末如何之疾也
　　　　重者必死　輕者猶生　間以服藥　安而復之　待其自愈　而不可期
必治法之疾也.

少陽人 中風에 半身不遂로 한쪽 팔을 쓸 수 없는 것은 끝내 어찌할 수 없는 疾病이다. 重한 자는
반드시 죽고 가벼운 자는 살수도 있다. 간간이 藥을 복용하고 편안히 하고 저절로 낫기를 기다
려야 한다. 반드시 치료법을 기대할 수는 없는 疾病이다.

*中風은 亡陰病에서 나타나는 가장 重한 病態이다. 뇌졸중과 마찬가지로 완치시킬 수 있는
방법이 있지 않고, 재활이 더 중요하다.

11-3) 少陽人　吐血者　必蕩滌剛愎偏急　與人並驅爭塗之
　　　　　　　　　　淡食服藥　修養如釋道　一百日　則可以少愈
　　　　　　　　　　　　　　　　　　　　二百日　則可以大愈
　　　　　　　　　　　　　　　　　　　　一周年　則可以快愈
　　　　　　　　　　　　　　　　　　　　三周年　則可保其壽.
凡吐血　調養失道　則必再發　再發則前功　皆歸於虛地
　　　　若再發者　則又自發日　計數　一百日　少愈　一周年　快愈
　　　　若十年　二十年　調養　則必得高壽.

少陽人 吐血은 반드시 剛愎하고 偏急하고 남과 더불어 나란히 말을 몰아 경쟁하는 듯 하는 것
을 씻어 버려야 한다. 淡淡하게 먹고 藥을 복용하고 修養하기를 석가모니의 道를 닦는 사람같
이 하면 100일이면 조금 낫고 200일이면 크게 낫고 1년이면 시원히 낫고 3년이면 그 수명을 보
전할 수 있다.
무릇 吐血은 修養함에 그 道를 잃으면 반드시 再發하고 再發하면 즉 前의 功이 모두 虛事로 돌
아간다. 만약 再發하면 또 다시 再發日로부터 數를 계산하여 100일이면 약간 낫고, 1년이 지나
면 完快될 것이다. 만약 10년, 20년을 調養하면 반드시 오래 살 수 있다.

*甲午本에서 中風 吐血 嘔吐 腹痛 食滯痞滿의 屬은 稟性이 剛愎하다고 하였으며, 그로 인

한 怒心의 偏急이 病의 원인이라고 하였다[109]. 辛丑本의 吐血을 하는 사람의 稟性에 대한 설명과 일치한다. 中風 吐血 嘔吐 腹痛 食滯痞滿을 亡陰病으로 보는 것의 이유가 된다. 물론 中風과 吐血이 陰虛午熱病에서도 나타날 수 있다. 하지만 東武의 기준에는 身寒腹痛泄瀉에서 주로 나타나는 病態이다.

4 亡陰病-吐血과 嘔吐

(11-4) 凡少陽人 間有鼻血少許 或口鼻間痰涎中 有血 雖細微 皆吐血之屬也

又 口中 暗有冷涎 逆上者 雖不嘔吐 亦嘔吐之屬也.
少年 有此證者 多致夭折 以其等閒任置故也.
此二證 必在重病險病之列 不可不預防服藥 永除病根然後 可保無虞.

무릇 少陽人이 간간히 코피를 조금 흘리거나 혹은 입과 코의 가래나 침 중에 血이 있으면 극히 소량이라도 모두 吐血에 속한다. 또 입안에 남몰래 차가운 침이 거슬러 오르는 것은 비록 嘔吐하지 않더라도 또한 嘔吐에 속한다. 少年이 만약 이 증상이 있으면 夭折하는 경우가 많으며 이는 等閒視 하여 내버려 두기 때문이다. 이 두 가지 證은 반드시 重病險病의 반열에 있다. 豫防하여 藥을 복용하지 않을 수 없으며 영원히 病의 뿌리를 제거한 연 후 보존함에 근심이 없을 수 있다.

＊吐血은 소화관에서 발생한 出血만을 의미하는 것이 아니라 口腔이나 鼻腔 점막의 미세한 出血도 吐血의 범주이다. 즉 裏 부위에서 생기는 출혈이 상부로 배출되는 것을 포괄한다. 소화관의 기능저하로 인해 실제적인 음식물을 토하는 것뿐만 아니라 체액정체로 인해 痰飮이 계속 넘어오는 것도 嘔吐의 범주로 본다. 즉 裏 부위에서 내용물이 위로 넘어오는 것은 모두 嘔吐의 범주이다. 亡陰病은 表裏俱病으로 表 부위의 身寒 증상뿐만 아니라 腹痛泄

---

109) 甲午本11-14
少陽人稟性軟弱者 多有陰虛午熱之證
　　稟性剛急者 多有中風吐血嘔吐腹痛痞滿之證 此心疾也 雖有其藥 最爲難治.
甲午本11-15
少陽人稟性軟弱則哀心偏着也. 哀心偏着則大腸之眞陰剝傷也.
　　稟性剛急則怒心偏愎也. 怒心偏愎則膀胱之眞陰剝傷也.
　陰虛之始發 其人宜勇決也 其人勇決則 哀心蕩滌而其病易治也.
　風漸之始作 其人宜寬闊也 其人寬闊則 怒心蕩滌而其病易治也.

瀉와 같은 裏 부위의 寒證이 두드러진다. 吐血과 嘔吐는 裏寒證 즉 소화관의 기능저하가 더욱더 심해져 나타나는 病態이다. 熱氣가 소화관전체를 압박하여 出血이 생기거나 吐하게 된다.

11-5) 中風　受病太重故　治法不可期必
吐血　受病猶輕故　治法可以期必
中風　吐血　調養爲主　服藥次之
嘔吐以下　腹痛　食滯痞滿　服藥調養　則其病易愈.

中風은 病을 받은 것이 매우 重한 까닭에 치료법을 기대할 수 없다. 吐血은 病을 받은 것은 오히려 가벼운 까닭에 치료법을 기대할 수 있다. 中風과 吐血은 調養이 위주이며 服藥은 다음이다. 嘔吐以下 腹痛 食滯痞滿은 服藥과 調養하면 그 병이 쉽게 낫는다.

*中風과 吐血은 服藥보다도 심리적으로 육체적으로 修養을 하는 것이 더욱 중요하고, 嘔吐 腹痛 食滯痞滿은 服藥하고 調養을 하면 쉽게 치료할 수 있다.

11-6) 中風　嘔吐　宜用獨活地黃湯
吐血　　　　宜用十二味地黃湯.

中風 嘔吐에는 마땅히 獨活地黃湯을 쓴다.
吐血에는 마땅히 十二味地黃湯을 쓴다.

표 29. 荊防地黃湯 十二味地黃湯 獨活地黃湯 비교

荊防地黃湯	숙지황 2돈 산수유 2돈 복령 택사 2돈 차전자 형개 방풍 강활 독활 1돈
十二味地黃湯	숙지황 4돈 산수유 2돈 복령 택사 1.5돈 현삼 차전자 목단피 지골피 구기자 복분자 형개 방풍 1돈
獨活地黃湯	숙지황 4돈 산수유 2돈 복령 택사 1.5돈 목단피 독활 방풍 1돈

*腹痛이나 食滯痞滿은 荊防地黃湯으로 치료할 수 있다. 하지만 嘔吐 이상에는 熟地黃을 4돈으로 올린 十二味地黃湯과 獨活地黃湯을 사용한다. 熟地黃은 腎局의 寒氣를 보충해주는 藥力이 가장 강한 약이다. 中風 嘔吐 吐血의 경우에는 陰淸之氣가 더욱더 부족한 상황이기 때문이다. 荊防地黃湯을 가감해서 치료해도 무관할 것으로 사료된다.

7 結胸病-浮腫

11-7)
浮腫爲病　急治則生　不急治則危　用藥早　　則容易愈也
　　　　　　　　　　　　　　　　　　用藥不早　則孟浪死也.
　此病　外勢平緩　似不速死故　人必易之
　此病　實是急證　四五日內　必治之疾　謹不可以十日論之也.
浮腫初發　當用木通大安湯　或荊防地黃湯　加木通　日再服　則
六七日內　浮腫必解
浮腫解後　百日內　必用荊防地黃湯　加木通　二三錢　每日一二貼
用之　以淸小便　以防再發　再發　難治.
浮腫初解　飮食尤宜忍飢　而小食　若如平人大食　則必不免再發
　　　　　大畏小便赤也　小便淸則浮腫解　小便赤則浮腫結.

浮腫病은 급히 치료하면 살고 급히 치료하지 않으면 위태롭다. 用藥을 일찍 하면 즉 容易하게 낫고 用藥을 일찍 하지 않으면 孟浪하게 죽는다.
이 病은 겉으로는 平安하고 緩慢하여 빨리 죽지 않는 것 같아서 사람들이 반드시 쉽게 여기는데 이 病은 실제로 急證이니 4~5일 내 반드시 疾病을 치료하고 늦어도 10일 이상을 論하는 것은 不可하다.
浮腫이 초기에 발생하면 당연히 木通大安湯 혹은 荊防地黃湯에 木通을 加하여 하루에 2번 씩 복용하면 6~7일 내에 浮腫이 반드시 풀린다.
浮腫이 풀린 후 100일 내에는 반드시 荊防地黃湯에 木通을 2~3돈 가하여 매일 1~2첩을 쓰면 小便을 맑게 하고 재발을 방지하여야 한다. 재발하면 치료하기 어렵다.
浮腫이 초기에 풀렸을 때 음식은 마땅히 배고픔을 참을 정도로 小食하고 만약 보통 사람같이 많이 먹으면 반드시 재발을 면하지 않을 수 없다. 小便이 붉어지는 것을 두려워해야 한다. 小便이 맑으면 浮腫이 풀리는 것이고, 小便이 붉으면 浮腫이 맺히는 것이다.

*浮腫은 結胸病의 同出一屬이다. 그런데 여기서 亡陰病에 쓰는 荊防地黃湯을 治療藥 및 調理藥 豫防藥으로 활용한다. 東武는 少陽人 치료에 있어 처방을 명확히 범주에 따라 구

별해서 쓰기보다는 病態와 病位에 맞춰 유연하게 활용함을 알 수 있다.

*浮腫病은 結胸病의 末證으로 脾局寒氣가 熱氣에 의해 고립되어 腎局寒氣와 소통되지 못하는 것이 심해져 결국 腎局寒氣까지도 熱氣에 의해 압박을 받아 나타나는 病證이다. 즉 偏小之臟까지도 압박을 받으므로, 이때는 腎局寒氣를 강력하게 보충해주는 荊防地黃湯을 활용하는 것이 더 낫다. 浮腫病 초기에 裏熱證을 동반하여 갈증이 있거나, 結胸에 준하는 煩躁가 있으면 木通大安湯을 쓴다. 裏熱證은 감소되고 表寒證이 두드러지면서 大便이 무르게 되는 양상이 보이면서 소화력이 떨어지면 荊防地黃湯 加 木通 즉 木通無憂湯을 쓴다.

표 30. 木通大安湯 木通無憂湯 비교

木通大安湯	목통 생지황 5돈 적복령 2돈 택사 차전자 황련 강활 방풍 형개 1돈
木通無憂湯	숙지황 2돈 산수유 2돈 복령 택사 2돈 차전자 형개 방풍 강활 독활 1돈+목통2~3돈

*甲午本에서는 浮腫치료에 있어 辛丑本 木通大安湯과 처방구성이 비슷한 甲午本 木通大安湯[110]만을 제시하였다. 辛丑本으로 오면서 熟地黃이 들어있는 荊防地黃湯을 治療 및 調理藥으로 제시하였다. 東武의 浮腫치료에 있어 甲午本에서는 生地黃과 木通 위주의 처방만을 제시하였지만, 辛丑本에서는 偏小之臟의 陰淸之氣를 보충하는 방법의 중요성을 반영한 身寒腹痛泄瀉病에 쓰는 荊防地黃湯을 제시한 것은 큰 변화로 볼 수 있다. 또한 甲午本에서는 주로 生地黃을 활용하였으며, 熟地黃이 들어간 처방은 水火旣濟湯[111]밖에 없지만, 辛丑本에서는 荊防地黃湯, 獨活地黃湯, 熟地黃苦蔘湯, 十二味地黃湯으로 크게 늘었으며, 활용도 범주에 국한하지 않고 유연하게 사용함을 알 수 있다.

少陽人病의 치료에 있어 熟地黃의 중요성을 東武가 깨달았음을 알 수 있다. 결국 少陽人 病의 表裏病의 末證은 腎局寒氣라는 偏小之臟의 陰淸之氣의 약화를 동반하기 때문에 이것을 강력히 보충해 줄 수 있는 熟地黃은 중요한 치료제임을 알 수 있으며, 그 활용의 중심이 荊防地黃湯임을 알 수 있다. 東武가 죽기 전 기록한 身寒腹痛泄瀉病 치험례(1899년~1900년)도 荊防地黃湯 加 石膏 4돈을 써서 잠을 편하게 자고 小便을 通하게 하였는데, 이때 東武는 荊防地黃湯의 藥力이 白虎湯의 10배가 되는 것을 알았다고 기술하였다. 즉 熟地黃의 활용에 대한 새로운 이해가 있었음을 알 수 있다.

---

110)木通大安湯∶木通 六錢 生地黃 四錢 苦蔘 二錢 羌活 黃連 車前子 各一錢. 治浮腫.
111)水火旣濟湯∶生地黃 熟地黃 乾地黃 知母 黃栢 山茱萸 覆盆子 苦蔘 柴胡 茯苓 澤瀉 肉蓯蓉 枸杞子 各一錢.
112)甲午本 11-25
　　浮腫之爲病 急治則生 不急治則危. 用藥早則最易愈也 不早則孟浪而死也.
　　　此病 外勢寬緩 似不速死故 人必易之.
　　　此病 實是急證 四五日內 必治之疾而 謾不可以十日論之者也.
　　浮腫初發 當用 **木通大安湯** 日再服則六七日內浮腫必解

11-8) 少陽人　中消者　腹脹　則必成鼓脹　鼓脹不治.
少陽人　鼓脹病　如少陰人　藏結病　皆經歷五六七八月　或周年而竟死
蓋少陰人　藏結　表陽溫氣　雖在幾絶　裡陰溫氣　猶恃完壯
　少陽人　鼓脹　裡陽淸氣　雖在幾絶　表陰淸氣　猶恃完壯　故皆經歷久遠　而死也.

少陽人 中消는 배가 부으면 반드시 鼓脹이 생기니 鼓脹은 치료할 수 없다.

少陽人 鼓脹病은 少陰人의 藏結病 같이 대개 5, 6, 7, 8개월 혹은 1년이 경과된 후에 죽는다.

대개 少陰人 藏結은 表陽溫氣(脾局熱氣)가 비록 거의 끊어졌어도 裏陰溫氣(大腸局溫氣＋胃局溫氣＝裏部의 陽煖之氣) 오히려 完壯함을 믿을 수 있다. 少陽人 鼓脹은 裏陽淸氣(大腸局寒氣)는 비록 거의 끊어졌으나 表陰淸氣(脾局寒氣＋腎局寒氣＝表部의 陰淸之氣)는 오히려 完壯함을 믿을 수 있는 까닭에 대개 오랜 時日이 경과 한 뒤 죽는다.

*表病에서 출발하여 表裏兼病이 된 경우에는 表氣가 손상되어도 裏氣가 오랜 기간 버텨주기 때문에 病期가 길고, 裏病에서 출발하여 表裏兼病이 된 경우에는 裏氣가 손상되어도 表氣가 오랜 기간 버텨주기 때문에 病期가 길다. 하지만 少陰病이나 陰虛午熱病 같은 逆證인 表裏俱病의 경우에는 처음부터 表裏의 氣가 손상되기 때문에 病情이 急하고 죽는 경우도 많다.

*甲午本과 辛丑本의 비교를 통해 東武의 생각변화를 알 수 있다. 甲午本에서는 鼓脹은 浮腫이 낫지 않고 심해져 생기는 병으로 보았다. 즉 表病의 범주로 보았으며, 表氣는 비록 끊어졌지만, 裏氣가 왕성해서 오랜 기간 버티다가 죽는 것으로 설명하였다. 하지만 辛丑本에서는 胃受熱裏熱病의 胸膈熱證 消渴病 中消의 범주로 보았다. 裏氣가 비록 끊어졌지만 表氣가 강하기 때문에 오랜 기간 버티다 죽는 것으로 설명을 바꾸었다. 鼓脹은 裏部의 陰淸之氣 즉 大腸局寒氣가 熱氣에 의해 압박을 받아 결국 음식을 잘 먹지 못하고, 배에 腹水와 가스가 차는 病態이다. 裏部에서 출발한 表裏兼病의 양태이므로 表 부위의 陰淸之氣는 버티는 상황이다. 이때 癰疽나 眼病 등이 表證으로 동반될 수 있다.

浮腫解後又數日服 小便赤則每日一服
小便淸則間三四五日一服以防再發.
凡浮腫再發則難治 過一月則難治 或十餘日內已成鼓脹而百藥無效者有之 木通大安湯無效則百藥亦無效也.
少陽人浮腫已成鼓脹而 歷五六七八月 或一周年後死者 皆膂膜淸氣已絶於膀胱而苟延命也
與少陰人藏結病　膀胱陽氣已絶於膂膜而苟延命者 相類也.
蓋少陰人 藏結病 膂氣雖絶　胃氣猶旺　故苟延命也
少陽人 鼓脹病 膀胱氣雖絶 大腸氣猶旺 故苟延命也.
喘促結胸之病 亦皆急用藥則易愈 不急用藥則陷於孟浪死之病也.

11-9) 少陽人 傷寒喘促 宜先用 靈砂一分 溫水調下 因煎 荊防瓜蔞
等藥用之 則必無煎藥時刻遲滯救病.

少陽人이 傷寒으로 喘促하면 마땅히 먼저 靈砂 1푼을 따뜻한 물과 함께 넘기고 이어 荊芥 防風
瓜蔞 등의 약을 끓여 먹으면, 반드시 약을 달이는 시간이 遲滯되어 病을 구하지 못하는 일이
없을 것이다.

＊傷寒으로 시작된 것으로 보아 급성 호흡기 감염병으로 인해 호흡곤란이 온 것으로 볼 수
있다. 東武의 시각으로는 結胸病이 악화되어 喘促證에 이른 것이다. 여기서 급한 경우에
는 靈砂 즉 水銀을 급히 쓴 뒤 荊防導赤散을 먹인다. 水銀熏鼻方[113]에 기술된 水銀에 대
한 설명을 보면 水銀은 울체된 熱을 깨트리는 강력한 藥이다. 성질이 찬 약임을 알 수 있
다. 보통 硫黃을 陽氣의 결정체, 水銀은 陰氣의 결정체라고 본다. 少陽人의 喘促證의 경우
結胸病의 범주로 胃 부위의 울체된 심한 熱氣로 인해 呼吸困難이 심해 藥을 달여 먹이기
에는 시간이 걸리고 증세가 急할 때 소량의 水銀으로 응급처치를 할 수 있다. 하지만 연속
으로 쓸 수 있는 藥은 아니다.

11-10) 靈砂藥力 急迫 可以一再用 而不可屢用.
蓋救急之藥 敏於救急而已 藥必湯服然後 充滿腸胃 能爲補陰
補陽.

靈砂의 藥力은 急迫하여 1~2번 쓰는 것은 가능하지만 여러 번 쓰면 안 된다. 대개 救急藥은 急
할 때만 敏捷하게 쓸 따름이다. 藥은 반드시 湯으로 복용한 연후 腸胃를 充滿하게 해야만 능히
補陰補陽 할 수 있다.

＊靈砂는 水銀이다. 水銀과 같은 急迫하고 毒性이 있는 藥보다는 湯藥으로 소화관을 통해
흡수시켜 치료하는 것이 더 낫다.

---

113)水銀 破積熱 淸頭目 **制陽回陰於下焦 爲少陽抑陽扶陰藥中 無敵之藥** 而秖可用之於當日救急之用 不可用之於
連日補陰之用者

11-11) 痢疾之比結胸　則痢疾爲順證也　而痢疾之謂重證者　以其與浮腫相近也
嘔吐之比腹痛　則嘔吐爲逆證也　而嘔吐之謂惡證者　以其距中風不遠也.

痢疾은 結胸과 비교하면 痢疾은 順證이다. 痢疾을 重證이라고 이르는 것은 浮腫과 가깝기 때문이다.

嘔吐는 腹痛과 비교하면 嘔吐는 逆證이라고 한다. 嘔吐를 惡證이라고 이르는 것은 中風과 멀지 않기 때문이다.

*痢疾은 裏急後重을 동반한 泄瀉나 血便 양상의 감염성 대장염을 의미한다. 結胸病에 비해 痢疾이 順證이라고 하는 이유는 結胸病에 비해 胸膈 부위의 鬱滯된 熱氣 및 痰飮의 정도가 약하기 때문이다. 少陽人의 痢疾은 脾局寒氣가 腎局寒氣와 소통되지 않는 상태에서 熱氣를 脾局寒氣가 밖으로 배출하는 상황이다. 亡陰病처럼 陰淸之氣 자체가 소모되는 것이 아니라 陰淸之氣가 熱氣를 적극적으로 밖으로 밀어내어 배출하는 상황인 것이다. 太陰病 淸穀下利처럼 積滯가 풀리는 양상을 의미한다. 따라서 胸膈의 熱氣의 積滯가 심한 結胸病에 비해서는 順證인 것이다. 다만 痢疾病은 下焦 부위까지 병위가 나타나기 때문에, 下焦의 腎局寒氣의 기능저하로 인해 발현되는 浮腫과 病位가 비슷하다. 따라서 痢疾에서 浮腫病으로 진행되는 경우가 있기 때문에 浮腫과 가깝다고 하였다.

*亡陰病은 表裏俱病으로 腎局寒氣가 熱氣에 압박을 받아 나타나는 表寒證뿐만 아니라 大腸寒氣 역시 熱氣에 의해 압박을 받아 나타나는 病態이다. 腹痛과 泄瀉가 주증상이며, 이것이 심해지면 음식을 먹으면 소화시키지 못하고, 오히려 吐하는 증상이 발생한다. 즉 熱氣에 의해 소화관의 기능이 떨어진 상태가 심해져 발현되는 것이 嘔吐이며 따라서 腹痛보다는 逆證이다. 嘔吐가 지속되는 상황이면 결국 가장 심한 病態인 中風이 발현될 가능성이 높다.

11-12) **少陽人 痢疾 宜用黃連淸腸湯.**

少陽人 痢疾에는 마땅히 黃連淸腸湯을 쓴다.

＊痢疾은 黃連淸腸湯을 활용해 치료한다. 처방구성을 보면 木通大安湯과 유사하다. 위에서 痢疾과 浮腫은 서로 가깝다고 하였는데, 처방 구성도 서로 비슷함을 알 수 있다.

표 31. 木通大安湯 黃連淸腸湯 비교

木通大安湯	목통 생지황 5돈 적복령 2돈 택사 차전자 황련 강활 방풍 형개 1돈
黃連淸腸湯	생지황4돈 목통 복령 택사 2돈 저령 차전자 황련 강활 방풍 1돈

11-13) **少陽人 瘧疾 有間兩日發者 卽勞瘧也 可以緩治 不可急治
此證 瘧不發日 用獨活地黃湯 二貼 朝暮服
瘧發日 預煎荊防敗毒散 二貼 待惡寒發作時 二貼連服
一月之內 以獨活地黃湯 四十貼 荊防敗毒散 二十貼 爲準的
則其瘧 必無不退之理.**

少陽人 瘧疾이 이틀 간격으로 발하는 것을 勞瘧이라고 하는데 緩慢하게 치료해야 하며 急하게 치료해서는 안 된다. 이 증상은 瘧이 發하지 않는 날에는 獨活地黃湯을 아침저녁으로 두 첩을 쓰고, 瘧이 발하는 날에는 미리 荊防敗毒散은 두 첩을 달여 두었다가 惡寒이 發할 때를 기다려서 두 첩을 연속으로 복용시킨다. 한 달 동안 獨活地黃湯 40첩과 荊防敗毒散 20첩을 표준으로 삼으면 瘧疾이 물러가지 않을 리 없다.

＊惡寒이 發할 때를 기다리는 것은 脾局寒氣가 熱氣와 대적할 수 있는 시간 즉 正氣가 활동할 때를 기다려 약을 쓰라는 것을 의미한다. 勞瘧에 대한 설명은 10-26에 자세히 기술되어 있다.

勞瘧은 사일열 말라리아(malariae malaria)는 삼일열 말라리아와 유사하며 이틀 동안 熱이 없다가 發熱, 發汗 후 解熱이 반복되며 50년까지도 재발을 반복할 수 있는 학질이다. 위 환자의 경우도 1달 동안 20일의 瘧이 발하지 않는 시기에는 陰淸之氣를 보충하는 獨活地黃湯을 쓰고, 10일은 瘧이 발생하는 시기에는 發熱惡寒의 表證을 완화하는 목적으로 荊防敗毒散을 썼다. 즉 2일간은 瘧이 발하지 않고 1일 發하는데 72시간을 단위로 이러한 양상이 장기간 지속되는 양태임을 알 수 있다. 勞瘧은 사일열 말라리아의 病態와 유사하다.

결국 東武는 勞瘧을 辛丑本에서 陰虛午熱病에서 나타나는 病態로 보았으며 치료에 있어서도 獨活地黃湯을 통해 少陽人의 陰淸之氣를 보충하여 勞瘧을 치료하는 것을 근본으로 보았고, 다만 表 부위에 發熱惡寒증상이 나타날 때는 환자의 고통을 줄이기 위해 表病의 대표약인 荊防敗毒散을 유연하게 활용하였다.

13 消渴病-纏喉風, 脣瘇

11-14) 少陽人 內發咽喉 外腫項頰者 謂之纏喉風 二三日內 殺人最急
    又上脣人中穴瘇 謂之脣瘇
  凡人中左右逼近處一指許 發瘇 雖微如粟粒 亦危證也.
此二證 始發而輕者 當用凉膈散火湯 陽毒白虎湯
            重者 當用水銀熏鼻方 一炷熏鼻 而項頰 汗出則愈.
            若倉卒 無熏鼻藥 則輕粉末 一分五厘 乳香 沒藥 甘遂末 各五分 和勻糊丸 一服盡.

少陽人이 咽喉 안쪽이 붓고 밖으로 목과 뺨에 腫氣가 생기는 것을 纏喉風이라고 한다. 2~3일내 사람이 죽는 것이 가장 急하다. 또 입술 위 人中穴 근처의 腫氣를 脣瘇이라고 한다.
무릇 人中左右에 손가락 하나쯤 거리만큼 가까이 腫氣가 발생하면 비록 좁쌀만 하더라도 또한 위험한 증상이다.
이 두 가지 證은 처음 發하여 가벼울 때는 凉膈散火湯 陽毒白虎湯을 쓰고 重한 자는 水銀熏鼻方을 한 대 태워 목과 뺨에서 땀이 나면 낫는다. 만약 急迫한 상황에 熏鼻藥이 없으면 즉 輕粉 가루 1푼 5리와 乳香 沒藥 甘遂가루를 각 5분을 섞어 균등하게 반죽한 다음 丸으로 만들어 한번 복용한다.

*纏喉風은 현대의 관점으로 보면 디프테리아(호흡기 디프테리아와 피부 디프테리아로 구분되며, 편도, 인두, 후두, 코 및 그 주위조직에 생기는 僞膜形成과 毒素의 吸收로 전신증상이 일어나는 급성 전염병이다. 現在 법정전염병 제2군에 속한다)와 유사하다. 東武는 少陽人의 咽喉病과 피부에 발생하는 세균감염에 의한 腫氣를 消渴病−中消의 범주[114]로 보았다.

초기에 凉膈散火湯 陽毒白虎湯을 써서 熱氣를 제거하면서 陰淸之氣를 보충하여 치료하였고, 만약 심한 경우에는 水銀을 활용하였다. 纏喉風과 唇瘇는 中消에 속하지만 頭面이라는 上部에 病態가 주로 나타나기 때문에 가벼울 때는 上消에 쓰는 凉膈散火湯 陽毒白虎湯을 활용한 것으로 보인다. 만약 癰疽나 中滿 鼓脹 등이 있다면 忍冬藤地骨皮湯을 써야한다.

水銀은 抗生劑가 나오기 전에 抗生劑 대용으로 활용하던 藥材이다. 디프테리아균 또는 다른 세균에 의해 발생하였기 때문에 水銀을 활용해서 균을 죽이는 방법을 쓸 수도 있지만, 現在 개발된 서양의학의 抗生劑를 쓰는 것이 훨씬 안전하고 효과적이다.

*輕粉末 一分五厘 乳香 沒藥 甘遂末 各五分 和勻糊丸 은 乳香沒藥輕粉丸을 의미한다. 처방으로 제시된 乳香沒藥輕粉丸[115]과는 輕粉의 양은 다르지만 다른 것은 비슷하다. 내복약으로 水銀을 복용하여 纏喉風과 唇瘇을 치료하려 했음을 알 수 있다.

---

114)10-12
　少陽人裡病 大便 過一晝夜有餘 而不通 則自是裡病 明白易見之初證也
　　　　若復大便 過三晝夜不通 則危險矣.
　　　　背癰 腦疽 唇瘇 纏喉風 咽喉 等病 受病之日 已爲危險證也
　　　　陽毒發斑 流注丹毒 黃疸 等病 受病之日 已爲險證也
　　　　面目口鼻牙齒之病 成病之日 皆爲重證也.
115)輕粉一錢 乳香 沒藥 甘遂 各五分 分作三十丸則 名曰 乳香沒藥輕粉丸

14 小兒의 中消病

11-15)
少陽人 小兒 食多飢瘦 宜用蘆薈肥兒丸 忍冬藤地骨皮湯.

少陽人 小兒가 음식을 많이 먹어도 배가 고프다하고 몸이 말라가면 마땅히 蘆薈肥兒丸 忍冬藤
地骨皮湯을 써야 한다.

※東武는 小兒疳積을 中消의 범주로 보았다. 胃局의 熱氣로 인해 陰淸之氣가 계속 고갈되
어 나타나는 病態로 보았으며 蘆薈肥兒丸 忍冬藤地骨皮湯을 통해 치료하였다.

15 外治法

11-16)
嘗見 少陽人 肩上 有毒瘤 火熬香油灌瘡 肌肉焦爛而不知其
熱.
　有醫 教以牛角片 置火炭上 燒而熏之 煙入瘡口 毒汁自流
其瘤立愈.

일찍이 보건대 少陽人 어깨 위에 毒瘤이 있어 불에 볶은 참기름을 부으니 肌肉이 타고 문드러
져 그 뜨거움을 알지 못하였다. 의사가 쇠뿔 한 조각을 숯불 위에 두고 태우면서 연기를 쏘이
라 하니 연기가 瘡의 입구로 들어가 毒汁이 저절로 흘러나오고 그 瘤立이 나았다.

※少陽人 腫氣를 치료하는 外治法을 소개하였다. 現在는 이런 방법보다는 서양 의학적 처치
가 더 안전하고 효과적이다.

11-17)
嘗見 少陽人 七十老人 發腦疽
　有醫 教以河豚卵 作末傳之 其疽立愈.
　河豚卵 至毒 豬犬食之 則立死 掛於林木間 烏鵲 不敢食.

일찍이 少陽人 七十老人이 腦疽(목 뒤의 腫氣)가 발생했는데 의사가 복어 알을 가루로 만들어
붙이게 하니 그 腦疽가 곧 나았다. 복어 알이 지극히 독하여 돼지나 개가 그것을 먹으면 곧 죽
는다. 숲 사이에 걸어 놓아도 까마귀와 까치가 감히 먹지 못한다.

*少陽人 종기를 복어 알을 발라 치료하였다. 現在는 이런 방법보다는 항생제로 처치하는 것이 더 낫다.

11-18) 嘗治 少陽人 蛇頭瘡 河豚卵 作末少許 點膏藥上傅之 而一日
一次 易以新末
傅藥五六日 病效 而新肉急生 而有妬肉 因以磨刀砥末傅之
妬肉立消 而疾愈
又用之於連珠痰 多日傅之者 必效
用之於爲炭火所傷 與狗咬蟲咬 無不得效.

일찍이 少陽人 蛇頭瘡에 복어 알을 가루로 만들어 조금씩 膏藥 위에 놓고 붙이기를 하루에 한 차례씩 하고 새로운 가루로 바꿨다. 약을 붙인 지 5~6일 病에 효험이 있어 새살이 빠르게 생겼으나 굳은살이 있었다. 그래서 칼을 간 숫돌가루를 붙이니 굳은살이 곧 소멸되었고 疾病이 나았다. 또 連珠痰에 썼는데 수 일 붙인 후 반드시 효과가 있었다. 숯불에 대인 상처와 개나 벌레에 물린데 쓰면 효과를 보지 못하는 경우가 없었다.

*蛇頭瘡은 생인손을 의미한다. 현대의 조갑주위염을 말한다. 連珠痰은 임파선결핵을 의미한다.

*복어 알 가루를 조갑주위염, 임파선결핵, 화상, 개나 벌레에 물린 부위에 다양하게 활용한다. 복어 알 가루에는 강력한 살균효과와 상처재생효과가 있을 것으로 추정된다. 하지만 현대에 이러한 작용을 하는 연고제가 많기 때문에 독성이 있는 복어 알을 활용할 필요는 없다.

*11-14와 11-16~11-18은 모두 세균 감염으로 인해 발생하는 병들이다. 少陽人 消渴病의 범주에 속하는 당뇨병의 경우 상처에 대한 면역력이 떨어진 경우가 많다. 세균에 대한 감염에 취약한 경우가 많이 발생하기 때문에 東武가 이러한 환자들을 경험한 뒤 치료법을 소개한 것으로 보인다. 水銀과 복어 알은 모두 독성이 있는 약재로 항균작용이 있기 때문에 효과가 있을 것으로 보인다.

11-19) 嘗治 少陽人 六十老人 中風一臂不遂病 用輕粉五厘 其病 輒加

少陽人 二十歲 少年 一脚微不仁痺風 用輕粉甘遂龍虎丹 二三次 用之 得效.

일찍이 少陽人 六十老人이 中風으로 한쪽 팔이 마비되는 病에 輕粉 5리를 쓰니 病이 갑자기 심해졌다. 少陽人 20세 소년 한쪽 다리가 약간 마비되고 저려 輕粉甘遂龍虎丹 2~3번 쓰니 효과가 있었다.

*甲午本을 보면 中風一臂不遂病은 亡陰病의 범주이다. 一脚微不仁痺風은 結胸病의 범주이다[116]. 즉 保命之主가 그래도 邪氣와 대적할 수 있는 順證에는 水銀이라는 急迫하고 毒性이 있는 약을 쓸 수 있지만, 亡陰病과 같은 逆證에는 쓸 수 없다. 裏病에서도 胸膈熱證－消渴病과 같은 順證[117]에는 쓸 수 있지만, 陰虛午熱病과 같은 逆證에 사용할 수 없다.

*少陽人에게 水銀은 咽喉病 眼鼻病 脚痺病에 사용할 수 있다[118]. 하지만 가볍게 쓰는 약은 아니고 救急의 목적으로 소량 사용하는 것이며, 병이 나은 후에도 調攝에 신경을 써야한다. 水銀이 藥力이 毒하기 때문이다.

116) 甲午本 11-17
少陽人中風 一臂不遂半身不遂 最危證也 口眼喎斜 次重也 兩脚不遂一脚不遂 猶輕也.
脚不遂之病猶謂之輕者 以其病不在於中風之列而 在於膀胱病表之表病之列故也.

117) 11-14
少陽人 內發咽喉 外腫項頰者 謂之纏喉風 二三日內 殺人最急
又上唇人中穴瘇 謂之唇瘇
凡人中左右逼近處一指許 發瘇 雖微如栗粒 亦危證也.
此二證 始發而輕者 當用凉膈散火湯 陽毒白虎湯
重者 當用水銀薰鼻方 一炷薰鼻 而項頰 汗出則愈.
若倉卒 無薰鼻藥 則輕粉末 一分五厘 乳香 沒藥 甘遂末 各五分 和勻糊丸 一服盡.

118) 嘗見 少陽人 **咽喉病 眼鼻病 脚痺病 用水銀** 連三四日 或薰鼻 或內服 病愈者
病愈後 一月之內 必不可 內處冷 外觸風 尤不可 任意洗手洗面 更着新衣梳頭也
犯此禁者 必死 又不可冷室 冷室則 觸冷而猝死
又不可燠室 燠室則 煩熱開牖觸風 而亦猝死 此皆目擊者也.
一人 病愈十餘日 更着新衣而猝死
一人 病愈二十日後 梳頭而猝死
一人 咽喉病 薰鼻 初日二條 翌日一條 當夜 燠室觸風而猝死.
時俗 服水銀者 忌鹽醬者 以醬中 有豆豉 能解水銀毒故也.
然 毒藥害毒 容或無妨則 不必苛忌塩醬.

(11-20) 嘗治 少陽人 咽喉 水醬不入 大便不通 三日 病至危境 用甘遂天一丸 卽效.

일찍이 少陽人 咽喉病을 치료하였다. 물을 넘기지 못하고 大便이 通하지 않은지 3일이 되자 병이 위험한 경우에 이르렀다. 甘遂天一丸을 쓰면 즉시 효과가 있다.

*少陽人 結胸病으로 水逆證과 大便不通을 동반한 환자의 치험례이다. 甘遂와 輕粉이 들어 있는 甘遂天一丸[119]으로 치료하였다. 甘遂天一丸은 結胸으로 인한 水入還吐을 치료하는 약이다. 輕粉으로 發汗하고 甘遂로 下水시켜서 結胸病을 치료한다. 藥을 쓰면 泄瀉를 하게 된다. 輕粉은 두면부의 熱을 땀을 통해 제거하며, 甘遂는 胸膈에 울체된 痰飮를 泄瀉를 통해 제거한다. 發汗과 泄瀉를 통해 表 부위와 裏 부위를 동시에 치료하는 독성이 있는 강력한 약이 바로 甘遂天一丸이다.

---

119) 甘遂天一丸
　甘遂末 一錢 輕粉末 一分 和勻糊丸 分作 十丸 朱砂爲衣
　　作丸乾久 則堅硬難和 每用時 以紙二三疊包裹 以 杵搗碎 作麤末
　　三四五片 口含末 因飮井華水和下 候三四辰刻內 不下利 則再用二丸
　　下利三度 爲適中 六度 爲快過 預煎米飮 下利二三度 因進米飮 否則氣陷 而難堪耐
　　治結胸 水入還吐
　　甘遂一錢 輕粉五分 分作十丸則 名曰 輕粉甘遂龍虎丹
　　輕粉 甘遂 各等分 作十丸則 名曰 輕粉甘遂雌雄丹
　　輕粉一錢 乳香 沒藥 甘遂 各五分 分作三十丸則 名曰 乳香沒藥輕粉丸
　　輕粉 發汗 甘遂 下水.
　　輕粉藥力 一分 則快足 五厘 則無不及
　　甘遂藥力 一分五厘 則快足 七八厘 則無不及
　　輕粉 甘遂 自是毒藥 俱不可輕易過一分用之 斟酌輕重
　　　病欲頭腦滌火 則輕粉爲君
　　　病欲胸膈下水 則甘遂爲君

11-21)
嘗治 少陽人 七十老人 大便四五日不通 或六七日不通 飮食如
常 兩脚膝寒無力
用輕粉甘遂龍虎丹 大便卽通
後數日 大便又秘 則又用 屢次用之 竟以大便 一日一度 爲
準 而病愈 此老 竟得八十壽.

일찍이 少陽人 70세 노인이 大便을 4~5일 또는 혹 6~7일 보지 못하였는데, 먹는 것은 평상시
와 같고 양 다리와 무릎이 시리고 힘이 없었다. 輕粉甘遂龍虎丹을 쓰니 大便이 즉시 通하였다.
수 일 후 大便이 또 막혀 또 썼고, 여러 번 쓰니 마침내 大便 하루에 한번씩 보는 것이 標準이
되면서 병이 나았다. 이 노인은 끝내 80세까지 살았다.

＊結胸病으로 인해 大便不通이 발생하였다. 이때 胃受熱裏熱病에서는 大便不通이 3일만 넘
어도 위험하다고 하였는데, 상기 노인은 7일이 되어도 평소와 다름없이 보이고 양쪽 다리와
무릎에 힘이 없었다. 이는 表病과 裏病의 大便不通의 양상이 차이가 있음을 의미한다. 少
陽人 表病은 裏病에 비해 裏熱證이 심하지 않은 病態이므로 大便을 3일 이상 보지 못해
도 증상이 크게 악화되지 않으며, 또한 상기 환자는 大腸이 아닌 中上焦인 胸膈에서 熱氣
가 積滯되어 熱氣와 寒氣가 서로 對敵있는 상황이다. 그로 인한 순환 장애로 胸膈에 痰飮
도 積滯되어 있다. 이때 강력하게 熱氣와 痰飮을 發汗과 泄瀉를 통해 제거하는 水銀과 甘
遂를 활용하여 치료한 것이다. 大便不通이지만 石膏를 쓰지 않는 이유는 石膏는 煩躁과
譫語와 같은 裏熱證이 심할 때 쓴다. 상기 환자는 체액 정체로 인한 순환장애로 발생한 痺
風膝寒이 주 증상이고 大便不通도 石膏를 사용할 만큼 裏熱이 심해서 발생된 것은 아니
기 때문이다. 甘遂로 소화관을 자극하여 泄瀉를 통해 痰飮을 급히 제거하는 것이 더 좋은
치법이다.

11-22)
嘗見 少陽人 當門二齒齦縫 血出 頃刻間 數碗 將至危境
有醫 敎以火熬香油 以新綿點油 乘熱灼齒縫 仍爲血止.

일찍이 少陽人 앞니 두 개의 잇몸에서 피가 나왔다. 잠시 동안 여러 사발이나 나와 장차 위험한
지경에 이르렀다. 한 의사가 참기름을 불에 볶은 것으로 새 솜에 점찍어 뜨거울 때 잇몸을 지
지라 하여 그대로 하니 이내 피가 그쳤다.

甲午本에서는 少陽人의 잇몸병의 원인을 胃熱로 보았다[120]. 淸凉散火湯 防風通聖散은 消
渴證에 쓰는 처방으로 消渴의 범주로 보았음을 알 수 있다. 이로 미루어 보아 만성적인 少
陽人 잇몸병을 凉膈散火湯이나 忍冬藤地骨皮湯으로 內服시켜 치료할 수 있음을 알 수 있
다. 하지만 現在 잇몸병에 外治로 사용하는 다양한 연고제가 있으므로 굳이 참기름을 활
용할 필요는 없다.

11-23)
嘗見 少陽人 一人 每日一次梳頭 數月後 得口眼喎斜病
其後 又見少陽人 日梳 得喎斜病者 凡三人 蓋日梳 少陽人禁
忌也.
嘗見 太陰人 八十老人 日梳者 老人 自言曰 日梳極好 我之日
梳 已爲四十年云.

일찍이 少陽人 한 사람이 매일 머리를 빗었는데 수개월 후 口眼喎斜病를 얻었다. 그 후 또 少陽
人이 매일 머리를 빗어 口眼喎斜病을 얻은 자를 세 사람이나 더 보았다. 날마다 머리를 빗는 것
은 少陽人에게는 禁忌이다.
일찍이 太陰人 80대 노인이 매일 빗었다. 노인이 스스로 말하기 매일 머리를 빗는 것은 지극히
좋고 내가 머리를 매일 빗은 지 이미 40년이 되었다고 하였다.

---

120) 甲午本 11-13
少陽人小兒 食多肌瘦 當門二齒肉爛或有微血 此胃熱也
當用 淸凉散火湯 防風通聖散 日一貼 或二三四五十貼 以大滑便蕩胃熱爲度.

※우선 口眼喎斜는 亡陰病의 범주에 속한다. 亡陰病은 脾受寒表寒病의 逆證이다. 안면신경마비는 Bell's palsy가 가장 흔하며, 특발성 질환이다. 현대에는 찬 곳에서 자서 안면신경이마비되어 오는 경우 보다는 과도한 스트레스나 피로상태에서 갑자기 발생하는 경우가 많다. 결국 안면신경마비는 환자의 컨디션이 급격히 떨어진 상태에서 발현이 된다. 亡陰病의 경우만성적인 食滯나 腹痛 또는 泄瀉를 주소증으로 하며, 逆證으로 偏小之臟의 陰淸之氣가약한 病態이다. 그리고 表寒病이기 때문에 表 부위에서 病態가 주로 나타나므로 少陽人結胸病, 胸膈熱證, 陰虛午熱病에 비해 口眼喎斜가 발현되기 쉬운 病態임을 알 수 있다. 머리를 빗는 다는 것은 그 시대에는 간단한 일이 아니다. 머리카락이 길었으며, 시간이 오래 걸리는 일이다. 머리를 빗는 과정에서 亡陰病의 素證을 가지고 있는 환자가 風寒에 감촉되어 口眼喎斜로 진행될 가능성이 많다. 呼散之氣가 부족한 太陰人의 경우 머리를 빗음으로써 울체된 氣運을 밖으로 풀어내어 外部와 소통시킬 수 있기 때문에 건강에 도움이 되지만, 컨디션이 떨어진 少陽人의 경우에는 禁忌이다.

張仲景 傷寒論 中에 少陽人病에 經驗한 處方으로 設定된 10방

白虎湯　　石膏 五錢 知母 二錢 甘草 七分 粳米 半合
猪苓湯　　猪苓 赤茯苓 澤瀉 滑石 阿膠 各一錢
五苓散　　澤瀉 二錢 五分 赤茯苓 猪苓 白朮 各一錢 五分 肉桂 五分
小柴胡湯　柴胡 三錢 黃芩 二錢 人蔘 半夏 各一錢 五分 甘草 五分
大靑龍湯　石膏 四錢 麻黃 三錢 桂枝 二錢 杏仁 一錢 五分 甘草 一錢 薑 三片 棗 二枚
桂婢各半湯 石膏 二錢 麻黃 桂枝 白芍藥 各一錢 甘草 三分 薑 三片 棗 二枚
小陷胸湯　半夏製 五錢 黃連 二錢 五分 瓜蔞 大者 四分之 一
大陷胸湯　大黃 三錢 芒硝 二錢 甘遂末 五分
十棗湯　　芫花微炒 甘遂 大戟炒 等分爲末
　　　　　別取大棗十枚 水一盞 煎至半盞 去棗 調藥末 强人一錢 弱人半錢服
　　　　　大便利 下水 以粥補之

芫花(微炒) 甘遂 大戟(炒) 각 等分하여 가루를 내고 따로 대추 10개를 물 1잔에 달여 반잔이 되면 대추를 버리고 약 가루를 타서 먹되 강한 사람은 1돈으로 약한 사람은 반 돈으로 복용한다. 大便을 泄瀉시켜 물을 배출한 뒤에는 죽을 먹어서 보한다.

腎氣丸　　六味地黃湯 加五味子一味

甲午本에서는 飮一溲二 燥熱病이 少陽人編에 인용되었는데, 辛丑本으로 오면서 太陰人編으로 옮겼다. 腎氣丸은 개초과정에서 太陰人 藥方으로 옮겨야 하는데 옮기지 못한 것으로 보인다.

元나라 明나라 二代에 걸쳐서 醫家들이 著述한 醫書 中 少陽人病에 經驗한 要藥 9方
타 체질 약물을 삭제만 하였으며, 少陰人 藥方처럼 약재를 추가하지는 않았다.

涼膈散

連翹 二錢 大黃 芒硝 甘草 各一錢 薄荷 黃芩 梔子 各五分
• 此方 出於局方 治積熱煩躁 口舌生瘡 目赤頭昏.

이 처방은 太平惠民和劑局方에서 나왔으며 熱이 쌓여 煩躁하고 口舌이 헤지고 눈이 빨갛고 머리가 어지러울 때 쓴다.

• 今考更定 此方 當去 大黃 甘草 黃芩

黃連猪肚丸

雄猪肚 一箇 黃連 小麥炒 各五兩 天花粉 白茯神 各四兩 麥門冬 二兩
右爲末 入猪肚中 封口 安甑中蒸 爛搗 作丸 梧子大

이상의 약을 가루 내어 돼지 밥통(胃)에 넣고 입구를 봉한 뒤 쪄서 절구에 찧은 뒤 丸을 梧子大 크기로 만든다.

• 此方 出於危亦林得效方書中 治强中證

이 처방은 危亦林의 得效方에서 나왔으며 强中證을 치료한다.

• 今考更定 此方中 麥門冬一味 肺藥也.
肺與腎 一升一降 上下貫通 腎藥五味中 肺藥一味 雖爲贅材 亦自無妨 不必苟論

지금 考察하여 고쳐 정하면 이 처방 중 麥門冬 한 가지는 肺藥이다. 肺와 腎은 하나는 올리고 하나는 내려 上下로 貫通하게 한다. 腎藥 5가지 중 肺藥 하나가 들어 있으니 비록 군더더기 같기는 하나 無妨하며 꾸짖을 필요는 없다.

*脾와 腎은 水穀之府庫이며, 肺와 肝은 氣液之門戶라고 四端論에서 설명하였다. 하지만 이 조문에서는 肺와 腎을 升降의 관계로 묶어서 설명하고 있다. 少陰人編에서도 四象人의 針法에 대한 東武의 견해에서 升降緩束이라는 표현이 나온다. 각 臟의 기능을 보면 肺는 升, 腎은 降, 脾는 束, 肝은 緩의 역할을 한다. 肺와 腎은 外部로 배출하는 역할을 脾와

肝은 안으로 吸收하는 역할을 한다.

*麥門冬은 太陰人藥이긴 하지만 肺와 腎은 서로 升降의 관계로 相通하기 때문에 군이 빼지 않아도 무방하다고 하였다.

六味地黃湯

熟地黃 四錢 山藥 山茱萸 各二錢 澤瀉 牧丹皮 白茯苓 各一錢 五分
• 此方 出於虞博醫學正傳書中 治虛勞

이 처방은 虞博의 博醫學正傳에서 나온 것으로 虛勞를 치료한다.

• 今考更定 此方中 山藥一味 肺藥也

지금 考察하여 고쳐 정하면 이 처방 중 山藥 하나는 肺藥이다.

*여기서도 山藥의 경우 肺藥이라고 하였으며, 빼라고 명확히 기술하지 않았다. 麥門冬과 마찬가지로 腎과 相通하기 때문에 써도 무방하다고 본 것 같다.

*六味地黃湯은 東武가 草本卷에서 虛勞와 虛損 등에 加減을 통해 다양하게 활용하였다[121]. 盜汗咳嗽에는 地骨皮 貝母를, 陰虛便血에는 黃柏 知母를 水腫에는 牛膝 車前子를 吐血에는 竹瀝 生地黃을 활용하였다. 草本卷에서는 山藥을 빼고 枸杞子와 山茱萸를 3돈으로 바꾸고, 茯苓과 澤瀉는 2돈 牧丹皮는 1돈으로 구성해서 활용하였다. 辛丑本 이후에 나온 東醫四象新編에서는 熟地黃 4돈 枸杞子 山茱萸2돈, 澤瀉 牧丹皮 白茯苓 1.5돈으로 활용하였다. 東武가 辛丑本에서 사용한 六味地黃湯이 어떠한 구성의 처방이지는 불명확하다. 하지만 六味地黃湯은 陰淸之氣의 부족으로 인한 虛勞증상이 주증인 陰虛午熱病이나 활용하는 것이 타당하다.

---

121) 草本卷 12-2
　　六味地黃湯
　　治內傷虛勞虛損
　　本方 加 地骨皮 貝母 各一錢 名曰 地骨皮地黃湯 治盜汗咳嗽
　　　　加 黃柏 知母 各二錢 名曰 知柏地黃湯 治陰虛便血
　　　　加 牛膝 車前子 各一錢 治水腫
　　　　加 竹瀝 生地黃 治吐血
　　虛損者 十五日三十貼服之 虛勞者 百五十日 三百貼服之 用水三瓢 煮成一瓢 炭火濃煎 半空心日再服
　　熟地黃 四錢 山茱萸 枸杞子 各三錢 白茯苓 澤瀉 各二錢 牧丹皮 一錢

표 32. 六味地黃湯 비교

醫學正傳	숙지황 4돈, 산약 산수유 2돈 복령 택사 목단피 1.5돈
草本卷	숙지황 4돈, 구기자 산수유 3돈, 복령 택사 2돈 목단피 1돈
東醫四象新編	숙지황 4돈 구기자 산수유 2돈, 복령 택사 목단피 1.5돈

生熟地黃丸

生乾地黃 熟地黃 玄參 石膏 各一兩 糊丸 梧子大 空心 茶淸下 五七十丸
- 此方 出於李梴醫學入門書中 治眼昏

이 처방은 李梴의 醫學入門에 나온 것으로 眼昏을 치료한다.

*生地黃과 熟地黃을 같이 활용하는 처방이다. 荊防地黃湯에서 頭痛煩熱과 血證이 있는 경우에 生地黃을 쓰라고 제시되었다. 生地黃은 熟地黃에 비해 中上焦 부위에 熱證이 두드러질 때 활용하는 것을 알 수 있다.

導赤湯

木通 滑石 黃柏 赤茯苓 生地黃 山梔子 甘草梢 各一錢 枳殼 白朮 各五分
- 此方 出於龔信萬病回春書中 治尿如米泔色 不過二服 愈

이 처방은 龔信의 萬病回春에 나온 것으로 오줌 색이 쌀뜨물 같을 때에 불과 두 번만 먹어도 낫는다.

- 今考更定 此方 當去 枳殼 白朮 甘草

荊防敗毒散

羌活 獨活 柴胡 前胡 赤茯苓 荊芥穗 防風 枳殼 桔梗 川芎 人蔘 甘草 各一錢 薄荷 少許
- 治傷寒時氣 發熱 頭痛 項强 肢體煩疼

傷寒時氣의 發熱 頭痛 項强 肢體煩疼을 치료한다.

*기존의 荊防敗毒散은 表 부위의 통증이 두드러질 때 사용하는 것을 알 수 있다.

- 今考更定 此方 當去 枳殼 桔梗 川芎 人蔘 甘草

肥兒丸

胡黃連 五錢 使君子肉 四錢 五分 人蔘 黃連 神麴 麥芽 山查肉 各三錢 五分 白茯苓 白朮
甘草灸 各三錢 蘆薈煆 二錢 五分
右爲末 黃米糊和丸 菉豆大 米飮下 二三十丸

이상의 약을 가루로 만들어 누런 좁쌀로 풀을 쑤어 알약을 녹두알 만하게 만들어 미음에
20~30알씩 먹는다.

• 治小兒疳積

小兒疳積을 치료한다.

• 今考更定 此方 當去 人蔘 白朮 山查肉 甘草而 使君子一味 未能經驗的知藥性故 不敢
輕論

지금 考察하여 고쳐 정하면 이 처방에서 人蔘 白朮 山查肉 甘草를 빼고 使君子 한 가지는 아직
경험이 없어 藥性을 정확히 알지 못한 까닭에 감히 가볍게 논할 수 없다.

* 使君子는 太陰人 약이다. 少陽人編을 개초할 때까지는 아직 藥性을 확실하게 결정하지
못하였음을 알 수 있다.

消毒飮

牛蒡子 二錢 荊芥穗 一錢 生甘草 防風 各五分
• 治痘不快出 及 胸前稠密 急用三四服 快透 解毒神效. 右三方 出於龔信醫鑑書中

痘가 신속히 나오지 않아 가슴 앞이 稠密해지면 급히 3~4회 복용하면 신속히 나오고 毒이 풀
리며 神效하게 낫는다.

• 今考更定 此方 當去 甘草

水銀熏鼻方

黑鉛 水銀 各一錢 朱砂 乳香 沒藥 各五分 血竭 雄黃 沈香 各三分
右爲末 和勻 捲作紙燃七條 用香油點燈 放床上 令病人 放兩脚包住 上用單被 通身蓋之
口噙凉水 頻換則 不損口 初日 用三條 後日 每用一條 熏鼻

이상의 약을 가루로 만들어 종이로 말아서 일곱 대의 熏鼻를 만든다. 香油 등불을 쳐서 床위에 놓고 환자로 하여금 두 다리를 뻗게 하고 홑이불로 위로 몸을 덮어씌운 뒤 冷水를 머금었다 자주 뱉어야 입이 傷하지 않는다. 첫날에 3개를 피우고 다음은 매일 1대 씩 熏鼻를 한다.

- 此方 出於朱震亨丹溪心法書中 治楊梅天疱瘡 甚奇

이 처방은 朱震亨의 丹溪心法에서 나왔고 楊梅瘡(梅毒), 天疱瘡 등에 매우 기이할 정도로 효과가 있다.

- 論曰 水銀 破積熱 淸頭目 制陽回陰於下焦 爲少陽抑陽扶陰藥中 無敵之藥
  而秪可用之於當日救急之用 不可用之於連日補陰之用者 以其拔山扛鼎之力 一擧
  而直搗大敵之巢穴 再擧則 敵已解散 反有倒戈之患故也 纏喉風 必用之藥

論하여 이르길 水銀은 積熱을 깨고 頭目을 시원하게 하고 陽을 抑制하고 陰을 下焦로 돌아오게 하니 少陽人에게 陽을 抑制하고 陰을 북돋는 약 중에 敵手가 없는 약이다. 그러나 단지 當日로 救急의 용도로만 써야 하고, 連日 補陰의 용도로 쓰는 것은 不可하다. 비유컨대 산을 뽑고 솥을 드는 힘으로 한번 움직여 큰 敵의 소굴을 찧으니 두 번 움직이면 敵이 이미 解散한 후인데 도리어 창을 거꾸로 들 우려가 없지 않기 때문이다(부하가 反亂을 일으켜 敵과 내통하는 憂患이 있기 때문이다). 纏喉風에는 반드시 이 약을 써라.

*消渴證 中消에 水銀을 활용한다. 水銀은 울체된 熱을 강력하게 몰아내는 강한 약이다. 하지만 毒性이 너무 강하기 때문에 救急의 용도로만 써야지 여러 번 쓰는 약이 아니다.

- 少陽人 一脚不遂兩脚不遂者 輕粉末 五厘 或一分 連三日服
          無論病之差不差 必不過三日服 又不過日服 五厘 或一分 謹風冷 愼禁忌
          一臂不遂 半身不遂 口眼喎斜 不可用 用之必危

少陽人이 한쪽 다리를 쓰지 못하거나 양쪽 다리를 쓰지 못하는 경우에 輕粉가루 5리 혹은 1푼을 3일 연속해서 쓰고 병의 차도가 있고 없고를 막론하고 반드시 3일을 넘겨선 안 되며, 또 하루에 5리 혹은 1푼 이상을 넘어서도 안 된다. 바람을 쐬거나 冷하게 하는 것은 안 되고 금기를 삼가야 한다. 한쪽 팔을 못 쓰거나 半身이 마비되는 경우와 口眼喎斜에는 쓸 수 없다. 쓰면 반드시 위험해 진다.

*水銀은 結胸病으로 하지 쪽으로 소통이 되지 않아 한쪽 다리 또는 양쪽 다리가 소력감이나 마비감이 있을 때 사용할 수 있다. 강력히 下焦 부위로 陰氣를 내려주는 약이기 때문에 환자가 水銀의 독성을 견딜 정도의 컨디션을 지니고 있는 順證인 結胸病에서 짧게 사용하

는 약이다. 하지만 한쪽의 상지나 半身이 마비되는 中風이나 口眼喎斜는 亡陰病에 속한다. 이 경우에는 逆證으로써 偏小之臟까지도 熱氣에 의해 손상된 상황이므로 水銀을 쓰면 환자가 견디지 못하고 오히려 위험하다. 즉 水銀은 中上焦 부위의 熱氣를 강력하게 제거하여 下焦 부위로 陰氣를 補充해주는 약이지만 毒性 견딜 수 있는 상태의 病證에서만 少量으로 단기간 활용하는 약이다. 따라서 順證인 結胸病과 胸膈熱證—消渴病에는 쓸 수 있지만 逆證인 亡陰病과 陰虛午熱病에서 쓰지 않는다.

*甲午本에서 水銀의 활용을 살펴보면, 水銀은 過去에 항생제 대용으로 사용하였다. 따라서 체질불문하고 세균성감염병에 활용할 수 있음을 東武는 알았다[122]. 또한 강한 자는 가히 버틸 수 있다고 나오는데[123], 水銀은 保命之主가 충분히 버틸 수 있는 상황에서만 써야 하는 약이다.

- 急病 可以急治 緩病 不可以急治 輕粉劫藥 不可銳意用之 以望速效
  緩病 緩愈然後 可謂眞愈 緩病 速效則 終必更病 難治
  有連三日用之者 有間一二三日連服 連三次用之者

急病에는 급히 치료할 수 있으나, 緩慢한 병에는 急하게 치료해서는 안 되는데 輕粉은 위협하는 약이니 빨리 낫기를 바람으로써 섣불리 써서는 안 된다. 緩病은 완만히 나은 연후 가히 진실로 나은 것이고 緩慢한 病에 속히 效驗을 보면 즉 끝내 반드시 다시 病이 드니 치료하기 어렵다. 連3일을 써야 하는 자도 있고 1, 2, 3일의 간격을 두고 복용하며 連 세 차례 써야 하는 자도 있다.

---

122) 天疱瘡 有蟲而男女傳染 惟水銀可以殺蟲故 無論太少陰陽人 非熏鼻不治.
123) 祗用一二條 其病不瘥 連用七條則 其病危殆.
　　蓋天生奇疾 使男女之好色荒淫而不愼者 必死也.
　　　初日三條 連用五日則 十死八九.
　　　若初日二條 翌日一條 又翌日一條則 强者猶可支也.
　　　早治最爲上策 早治則 藥半功倍 用二條者 初日可用 次日不可用 至于第三日則 一條亦難

• 嘗見 少陽人 咽喉病 眼鼻病 脚痺病 用水銀 連三四日 或熏鼻 或內服 病愈者
　病愈後 一月之內 必不可 內處冷 外觸風 尤不可 任意洗手洗面 更着新衣梳頭也
　犯此禁者 必死 又不可冷室 冷室則 觸冷而猝死
　　　　　　　又不可燠室 燠室則 煩熱開牖觸風 而亦猝死 此皆目擊者也.

일찍이 少陽人 咽喉病 眼鼻病 脚痺病에 水銀을 3~4일 썼는데, 혹 熏鼻하기도 하고 內服하기도
하여 病이 나은 자가 있었다. 病이 나은 후 한달 간 반드시 안으로는 찬 곳에 居處하거나 밖으
로는 바람을 쐬어서는 안 되며 더욱이 멋대로 洗面을 하거나 새 옷으로 갈아입고 머리를 빗어
서는 절대로 안 된다.
이 금기를 어기면 반드시 죽는다. 또한 찬 방에서 居處하지 말아야 하니, 찬방에서는 冷氣를 쐬
어 갑자기 죽게 된다. 또 더운 방에 居處하지 말아야 하니 더운 방에서는 煩熱이 나서 창문을
열어 놓고 찬바람을 쐬다가 역시 갑자기 죽는다. 이는 모두 목격한 일이다.

一人 病愈十餘日 更着新衣而猝死
一人 病愈二十日後 梳頭而猝死
一人 咽喉病 熏鼻 初日二條 翌日一條 當夜 燠室觸風而猝死.

어떤 사람이 病이 나은지 십여 일 만에 새 옷으로 갈아입다가 갑자기 죽었다.
어떤 사람이 病이 나은지 이십일 후 머리를 빗다가 갑자기 죽었다.
어떤 사람이 咽喉病에 熏鼻를 하는데 첫 날 두 대, 다음 날에는 한 대씩 피웠다. 그런데 그날 밤
더운 방에서 찬바람을 쐬더니 갑자기 죽었다.

時俗 服水銀者 忌鹽醬者 以醬中 有豆豉 能解水銀毒故也.
　然 毒藥害毒 容或無妨則 不必苛忌塩醬.

時俗에 水銀을 쓰는 자는 간장을 먹지 말라고 하였는데, 간장은 메주로 만들었으므로 水銀 毒
을 풀어버릴 수 있기 때문이다.
그러나 毒藥과 해로운 毒에는 容認되거나 혹은 無妨하니 구태여 간장을 꺼릴 필요는 없다.

새로 設定한 少陽人病에 應用하는 要藥 17方

結胸病-初證(太陽病, 少陽傷風證), 身熱頭痛泄瀉病-初證, 身寒腹痛泄瀉病(亡陰病)-初證

• 荊防敗毒散
羌活 獨活 柴胡 前胡 荊芥 防風 赤茯苓 生地黃 地骨皮 車前子 各一錢
右方 治頭痛 寒熱往來者 宜用

頭痛과 寒熱往來를 치료한다. 마땅히 써야 한다.

結胸病-中證

• 荊防導赤散
生地黃 三錢 木通 二錢 玄蔘 瓜蔞仁 各一錢五分 前胡 羌活 獨活 荊芥 防風 各一錢
右方 治頭痛 胸膈煩熱者 宜用

頭痛과 胸膈煩熱을 치료한다. 마땅히 써야 한다.

結胸病-中證, 身熱頭痛泄瀉病-初證, 胸膈熱證-初證(大便不通病)

• 荊防瀉白散
生地黃 三錢 茯苓 澤瀉 各 二錢 石膏 知母 羌活 獨活 荊芥 防風 各一錢
右方 治頭痛 膀胱犖躁者 宜用

頭痛과 膀胱 부위가 답답하여 견디지 못하는 것을 치료한다. 마땅히 써야 한다.

※膀胱犖躁는 膀胱을 포함한 下焦의 골반강의 후면부가 답답하여 견디지 못하는 것을 의미한다. 荊防瀉白散은 結胸病으로 裏熱證이 심해져, 大便이 秘燥하면서 갈증이 심할 때 사용하거나, 身熱頭痛泄瀉病으로 인해 煩渴引飮하면서 小便不利證이 동반되었을 때 활용한다. 또한 胸膈熱證으로 表熱證이 나타나면서 大便을 매일 보기는 하지만 건조하고 시원하게 보지는 못할 때도 활용한다. 다른 처방에 비해 表裏病를 넘나들며 유연하게 쓸 수 있다.

• 猪苓車前子湯

茯苓 澤瀉 各二錢 猪苓 車前子 各一錢五分 知母 石膏 羌活 獨活 荊芥 防風 各一錢

右方 治頭腹痛 有泄瀉者 宜用

頭腹痛과 泄瀉가 있는 것을 치료한다. 마땅히 써야 한다.

*身熱頭痛泄瀉病으로 頭痛뿐만 아니라 腹痛을 동반한 泄瀉를 할 때 활용한다. 이 경우 외에도 胸膈熱證(大便不通病)으로 大便不通이 심해지기 전에 小便不利가 있을 때도 쓴다.

• 滑石苦蔘湯

茯苓 澤瀉 滑石 苦蔘 各二錢 川黃連 黃柏 羌活 獨活 荊芥 防風 各一錢

右方 治腹痛 無泄瀉者 宜用

腹痛이 있으면서 泄瀉가 없는 것을 치료한다. 마땅히 써야 한다.

*身寒腹痛泄瀉病으로 腹痛이 심하거나, 泄瀉를 할 때 쓸 수 있다. 無泄瀉는 泄瀉를 하지는 않지만 大便을 무르게 여러 번 조금씩 불쾌하게 보는 것을 의미한다. 荊防地黃湯에 비해서 腹痛의 강도가 더 심하다.

獨活地黃湯

熟地黃 四錢 山茱萸 二錢 茯苓 澤瀉 各一錢五分 牧丹皮 防風 獨活 各一錢

右方 治食滯痞滿者 宜用

食滯痞滿을 치료한다. 마땅히 써야 한다.

*偏小之臟인 腎局의 寒氣가 熱氣에 의해 손상 받아 나타나는 陰虛午熱病과 身寒腹痛泄瀉病에 모두 활용할 수 있다. 大便의 양상을 살피기보다는 소화력이 떨어졌을 때 주로 활용한다. 身寒腹痛泄瀉病이 심해져 中風이나 嘔吐가 발생했을 때 활용한다. 荊防地黃湯보다 熟地黃이 2배 많으므로 더욱더 강력히 陰淸之氣를 보충할 때 활용된다.

身寒腹痛泄瀉病-中末證(亡陰病)

• 荊防地黃湯

熟地黃 山茱萸 茯苓 澤瀉 各二錢 車前子 羌活 獨活 荊芥 防風 各一錢
　咳嗽 加前胡　　　　　　血證 加玄參 牧丹皮
　偏頭痛 加黃連 牛蒡子 食滯痞滿者 加牧丹皮
　有火者 加石膏　　　頭痛煩熱 與血證者 用生地黃
　加石膏者 去山茱萸
　荊芥 防風 羌活 獨活 俱是補陰藥
　　荊防 大淸胸膈散風
　　羌獨 大補膀胱眞陰
　無論 頭腹痛 痞滿 泄瀉 凡虛弱者 數百貼用之 無不必效 屢試屢驗

荊芥 防風 羌活 獨活은 모두 補陰藥이다. 荊芥 防風은 胸膈을 크게 맑게 하고 바람을 흩어버리며, 羌活 獨活은 膀胱의 眞陰을 크게 補한다. 頭腹痛 痞滿 泄瀉를 막론하고 虛弱한 자에게 수백 첩을 쓰면 반드시 효력이 없지 않을 것이다. 이는 여러 번 시험하여 효험을 여러 번 보았다.

※荊防地黃湯은 활용이 굉장히 다양하다. 表裏病을 막론하고 다양하게 변형해서 쓸 수 있다.

陰虛午熱病-中末證, 身寒腹痛泄瀉病-末證(亡陰病)

• 十二味地黃湯

熟地黃 四錢 山茱萸 二錢 白茯苓 澤瀉 各一錢五分 牧丹皮 地骨皮 玄蔘 枸杞子 覆盆子
車前子 荊芥 防風 各 一錢

※獨活地黃湯에 비해서 陰淸之氣의 부족으로 인한 中上焦 부위에 虛熱證이 더욱 더 두드러진다. 亡陰病이 심해져 나타나는 吐血證에도 활용된다. 荊防地黃湯에 비해 熟地黃이 2배이므로 獨活地黃湯과 마찬가지로 陰淸之氣를 강력하게 보충해주는 약이다.

結胸病-末證, 身熱頭痛泄瀉病-末證, 身寒腹痛泄瀉病-末證, 胸膈熱證-中末證(大便不通病)

• 地黃白虎湯

石膏 五錢 或 一兩 生地黃 四錢 知母 二錢 防風 獨活 各一錢

※石膏와 生地黃을 대량으로 쓰는 처방으로 胃局과 大腸局의 熱氣를 제거하는 것이 목적이다. 大便이 不通할 때 주로 활용되며, 大便의 양상을 따지지 말고 만약 燥渴과 譫語와 같은 裏熱證이 심하면 써야 한다.

胸膈熱證-中證(大便不通病), 胸膈熱證-初中證(消渴病/上消證)

陽毒白虎湯

石膏 五錢 或 一兩 生地黃 四錢 知母 二錢 荊芥 防風 牛蒡子 各一錢
右方 治陽毒發斑 便秘者 宜用

陽毒發斑과 便秘를 치료한다. 마땅히 써야 한다.

胸膈熱證-初證(消渴病/上消證)

凉膈散火湯

生地黃 忍冬藤 連翹 各二錢 山梔子 薄荷 知母 石膏 防風 荊芥 各一錢
右方 治上消者 宜用

上消를 치료한다. 마땅히 써야 한다.

胸膈熱證-中證(消渴病/中消證)

忍冬藤地骨皮湯

忍冬藤 四錢 山茱萸 地骨皮 各 二錢 川黃連 黃柏 玄蔘 苦蔘 生地黃 知母 山梔子 枸杞子
覆盆子 荊芥 防風 金銀花 各一錢
右方 治中消者 宜用

中消를 치료한다. 마땅히 써야 한다.

• 熟地黃苦叄湯

熟地黃 四錢 山茱萸 二錢 白茯苓 澤瀉 各一錢五分 知母 黃柏 苦參 各一錢
右方 治下消者 宜用

下消를 치료한다. 마땅히 써야 한다.

• 木通大安湯

木通 生地黃 各五錢 赤茯苓 二錢 澤瀉 車前子 川黃連 羌活 防風 荊芥 各一錢
右方 治浮腫者 宜用
　　險病 始終用藥 當至百餘貼
　　黃連 澤瀉 爲貴材則 貧者 或去連澤

浮腫을 치료한다. 마땅히 써야 한다. 險病은 처음부터 끝까지 약을 쓰고 마땅히 100여 첩에 이른다. 黃連 澤瀉는 귀한 약재이므로 가난한 사람은 혹 黃連 澤瀉를 뺀다.

• 黃連淸腸湯

生地黃 四錢 木通 茯苓 澤瀉 各二錢 猪苓 車前子 川黃連 羌活 防風 各一錢
右方 治痢疾者 宜用
　　去木通二錢 加荊芥一錢 痳[124]疾者 宜用

痢疾을 치료한다. 마땅히 써야 한다. 木通 2돈을 제거하고 荊芥 1돈을 加하면 淋疾에 마땅히 쓴다.

---

124)『東醫壽世保元』初版本에는 '淋' 字로 되어 있음.

結胸病-末證(喘促)

• 朱砂益元散
滑石 二錢 澤瀉 一錢 甘遂 五分 朱砂 一分 右爲末 溫水 或井華水 調服. 夏月滌暑 宜用.

여름에 더위 먹었을 때 마땅히 쓴다.

※傷暑뿐만 아니라 朱砂와 甘遂를 활용한 처방으로 結胸病 喘促證에도 활용할 수 있다.

結胸病-中證(水逆證)

• 甘遂天一丸
甘遂末 一錢　輕粉末 一分　和勻糊丸 分作 十丸 朱砂爲衣
　作丸乾久 則堅硬難和 每用時 以紙二三疊包裹 以 杵搗碎 作麤末
　三四五片 口含末 因飮井華水和下 候三四辰刻內 不下利 則再用二丸
　下利三度 爲適中 六度 爲快過 預煎米飮 下利二三度 因進米飮
　否 則氣陷 而難堪耐
　治結胸 水入還吐

甘遂가루 1돈 輕粉가루 1푼을 고루 섞어서 풀에 반죽하여 10개의 丸을 만들어 朱砂로 옷을
입힌다. 丸을 만든 지 오래되어 마르고 딱딱하여 잘 부서지지 아니하면 매번 사용 시 종이로
2~3겹으로 丸을 싸서 절구로 부셔서 3, 4, 5쪽으로 크게 부셔서 입에 가루를 털어 넣고 맑은
물로 삼킨다. 그 후(6~8시간 후)에 泄瀉를 하지 않으면 다시 二丸을 사용한다. 泄瀉는 3회는
적당하고 6회는 조금 과하니 米飮을 미리 끓여서 泄瀉 2~3번 하면 바로 米飮을 먹인다. 그렇지
않으면 氣運이 빠져서 견디기 어렵다. 結胸 및 물을 마시면 다시 토하는 것을 치료한다.

　甘遂一錢 輕粉五分 分作十丸則 名曰 輕粉甘遂龍虎丹
　輕粉 甘遂 各等分 作十丸則 名曰 輕粉甘遂雌雄丹
　輕粉一錢 乳香 沒藥 甘遂 各五分 分作三十丸則 名曰 乳香沒藥輕粉丸

※甘遂 輕粉을 2:1로 한 것을 輕粉甘遂龍虎丹 輕粉 甘遂를 1:1으로 한 것은 輕粉甘遂雌雄
　丹 輕粉 乳香 沒藥 甘遂를 2:1:1:1로 한 것은 乳香沒藥輕粉丸이다.

輕粉 發汗 甘遂 下水.

輕粉藥力 一分 則快足 五厘 則無不及

甘遂藥力 一分五厘 則快足 七八厘 則無不及

輕粉 甘遂 自是毒藥 俱不可輕易過一分用之 斟酌輕重

　病欲頭腦滌火 則輕粉爲君

　病欲胸膈下水 則甘遂爲君

輕粉은 發汗하고 甘遂는 下水시킨다. 輕粉의 藥力은 1푼이면 快足하고 5리면 미치지 못할 리 없다. 甘遂는 藥力이 1푼 5리면 快足하고 7~8리면 미치지 못할 리 없다. 輕粉 甘遂는 모두 毒藥 이므로 1푼이라도 가벼이 초과하면 안 되고 반드시 輕重을 집작하여 써야 한다.

頭腦의 火氣를 씻고자 할 때는 輕粉이 君藥이 되고, 胸膈의 水氣를 내릴 때는 甘遂를 君藥으로 한다.

右少陽人藥諸種 不可炮炙炒煨用

少陽人藥의 모든 종류는 炮炙炒煨하여 쓰는 것은 不可하다.

[附] 補遺方

• 豬苓白虎湯

石膏 生地黃 各四錢 荊芥 牛蒡子 羌活 各一錢 獨活 玄蔘 山梔子 忍冬藤 薄荷 各五分

표 33. 少陽人病 應用要藥 表病

結胸病 (順證)	結胸初證	荊防敗毒散(外感); 煩躁, 身體痛(頭痛, 項强, 肢體煩疼), 無汗
	結胸中證	荊防敗毒散: 寒多熱少, 寒熱往來, 嘔 黃連淸腸湯: 痢疾, 裏急後重 荊防導赤散: 但寒無熱, 口苦, 咽乾, 目眩, 耳聾, 脇滿, 胸滿 導赤降氣湯: 但寒無熱, 結胸, 心下硬滿, 惡心, 短氣, 喘促 荊防瀉白散: 熱多寒少, 結胸, 口渴, 耳聾, 大便硬, 頭汗出, 皮膚發疹 木通大安湯: 浮腫 甘遂散: 水入則吐
	結胸末證	地黃白虎湯: 燥渴, 譫語, 煩躁, 大便不通
身熱頭痛泄瀉 (順證)		荊防瀉白散: 發熱, 頭痛, 引飮, 泄瀉 黃連導白散: 嘔逆, 結胸, 發熱, 頭痛, 引飮, 泄瀉 豬苓車前子湯: 發熱, 頭痛, 引飮, 泄瀉, 小便不利 地黃白虎湯: 大便不通, 高熱, 發狂, 譫語, 動風
身寒腹痛泄瀉 (逆證)		滑石苦蔘湯: 惡寒, 急慢性腹痛, 泄瀉 荊防地黃湯: 惡寒, 食滯, 疲勞, 泄瀉, 滑便, 慢性腹痛, 頭痛, 咳嗽, 中風, 吐血, 嘔吐, 口眼喎斜

표 34. 少陽人病 應用要藥 裏病

胸膈熱證-大便不通病 (順證)	初證	荊防瀉白散: 熱多寒少, 搔痒證, 大便燥 地黃白虎湯: 熱多寒少, 大便不通
	中證	猪苓車前子湯: 但熱無寒, 大便燥, 小便不利, 口渴 地黃白虎湯: 但熱無寒, 大便不通, 譫語, 頭痛, 自汗, 煩渴, 腹痛
	末證	**地黃白虎湯: 陽厥證, 高熱, 煩渴, 譫語, 頭痛, 煩躁, 不眠, 小便赤澁, 大便不通, 精神朦朧**
胸膈熱證-消渴病 (順證)	上消 (初證)	凉膈散火湯: 胸膈煩躁, 小便頻數, 口渴, 大便燥, 自汗, 盜汗 陽毒白虎湯: 大便不通, 陽毒發斑
	中消 (中證)	忍冬藤地骨皮湯: 消穀善飢, 口乾, 癰疽, 服滿, 大便燥, 小便不利, 自汗, 鼓脹
	下消 (末證)	熟地黃苦蔘湯: 口乾, 盜汗, 關節痛, 性機能障礙, 體重減少, 大便燥, 囊濕
陰虛午熱病 (逆證)		十二味地黃湯: 吐血, 眩暈, 口渴, 嘔逆, 惡寒, 午熱, 自汗, 盜汗, 大便燥, 披露甚 獨活地黃湯: 食滯痞滿, 眩暈, 嘔逆, 腹痛, 口渴, 惡寒, 午熱, 自汗, 盜汗, 中風, 大便燥, 疲勞甚

十二. 太陰人
胃脘受寒表寒病論

13條

☆ 들어가기

胃脘受寒: 여기서 胃脘受寒이라는 것은 上焦 裏 부위인 胃脘局에서 寒證양태의 병이 주로 발현되고 관찰됨을 의미한다. 表病이지만 胃脘이란 裏 부위로 編名을 설정한 것은 太陰人의 表病의 경우 素證은 表 부위에서 발현이 되지만 現證에는 주로 胃脘部에서 나타나기 때문이다. 太陰人 表病의 경우 1차적으로는 肺局의 溫氣가 肝局의 凉氣를 조절하는 形局이지만, 少陰人 少陽人과는 달리 病이 들면 초반부터 偏小之臟까지도 압박을 받는 形局이 발생하고, 表裏兼病 또는 表裏俱病의 양상으로 病이 裏 부위까지 같이 발현되기 때문에 肺受寒이 아닌 胃脘受寒이라 명명하여 주된 病態가 들어나는 病位로 編名을 결정하였다. 또한 溫氣의 경우 溫氣라는 글자는 따뜻한 氣運이란 뜻이지만, 이는 中上焦의 熱氣가 上焦 부위로 이동하여 外部와 通하는 氣運이기 때문에, 실질적인 寒熱은 寒하고, 凉氣에서 凉은 下焦의 寒氣보다는 덜 차기 때문에 凉氣라고 하였지만, 熱氣와 마찬가지로 中焦 부위에서 吸하여 消導되는 氣運이기 때문에 실질적인 寒熱은 熱이다[125]. 즉 太陰人 表病은 溫氣가 凉氣를 조절하는 양상의 病態이기 때문에 주로 寒證이 나타나며, 太陰人 裏病은 凉氣에 의해 溫氣가 압박을 받는 양상의 病態이기 때문에 주로 熱證이 나타난다.

表寒病: 表부위에서 寒證이 나타남을 말한다. 즉 太陰人 胃脘受寒 表寒病은 肺局溫氣가 凉氣와 적극적으로 싸우는 形局에서 나타나는 病態이며, 寒熱 양상은 寒證으로 表裏의 病位는 주로 表裏에서 모두 나타나며 上下의 病位는 주로 上焦에서 나타난다.

12-1) 張仲景曰　太陽傷寒　頭痛發熱　身疼腰痛　骨節皆痛　惡寒無汗而喘　麻黃湯主之.
○　註曰　傷寒　頭痛身疼腰痛　以至牽連百骨節　俱痛者　此太陽傷寒　榮血不利故也.

張仲景이 이르길 太陽傷寒으로 머리가 아프고 熱이 나며 全身이 쑤시고 허리가 아프고 뼈와 관절이 모두 아프고 惡寒이 있는데 땀이 나지 않으면서 숨이 차면 麻黃湯을 주로 쓴다. 註에 이르길 傷寒에 머리가 아프고 몸과 허리가 아프다가 모든 뼈마디가 얽혀 당기고 아프면 太陽傷寒이니 榮血이 고르지 못한 까닭이다.

*張仲景의 麻黃湯證을 太陰人 表病의 범주로 보았다. 주된 증상은 땀이 나지 않으면서 惡寒을 동반한 全身 통증이며, 呼吸困難도 동반되어 있다. 喘이란 증상을 통해 太陰人의 경우 初證부터 偏小之臟에 해당하는 肺 부위에서도 病態가 나타나는 것을 알 수 있다. 少陰人 少陽人의 경우 初證에는 偏大之臟을 중심으로 病態가 나타나는데, 太陰人의 경우에는 偏小之臟까지 급격히 凉氣에 의해 압박을 받는 양상이 나타난다. 이는 체질적인 차이로 사료된다. 太陰人의 表病의 경우에는 같은 太陽病이더라도 少陰人 少陽人에 비해 順證부터 病勢가 急迫한 경우가 많다.

12-2) 論曰　此　卽太陰人傷寒　背傾表病輕證也.
　　　此證　麻黃湯　非不當用　而桂枝甘草　皆爲蠹材　此證　當用麻黃發表湯.

論하여 이르길 이는 太陰人 傷寒 背傾表病輕證이다. 이 證에 麻黃湯을 당연히 쓰지 못하는 것은 아니나 桂枝 甘草는 모두 쓸데없는 약이니 이 證에는 마땅히 麻黃發表湯을 써야 한다.

*여기서 背傾表病輕證이라고 표현한 것이 중요하다. 太陰人 表病의 偏名을 胃脘受寒表寒病이라고 하였는데, 여기서는 胃脘이 아닌 背傾를 통해 病名을 설명한다. 즉 太陰人 表寒病의 경우 表病이기 때문에 背傾라는 表 부위에서 病이 시작됨을 東武가 말하고 있는 것이다. 少陰人 少陽人의 初證에 있어 각각 偏大한 부위인 膀胱이나 背膂에서 病이 시작되는 것과 달리 太陰人은 表病에서 背傾라는 偏小한 부위에서 病態가 발현됨을 알 수 있다.

125) 寒熱에 대한 자세한 설명은 四象人病證論 들어가기의 '水穀溫熱凉寒氣의 寒熱구분'을 참고하길 바랍니다.

(12-3) 張仲景曰　傷寒四五日而厥者　必發熱　厥深者　熱亦深　厥微者 熱亦微.

傷寒厥四日　熱反　三日　復厥　五日　厥多熱少　其病 爲進

傷寒發熱四日　厥反　三日　厥少熱多　其病當自愈.

張仲景이 이르길 傷寒 4~5일에 厥하는 자는 반드시 發熱하는데 厥이 深하면 發熱 또한 深하고, 厥이 微하면 發熱 또한 微하다.

傷寒에 厥이 4일 지속되다 發熱이 도리어 3일 지속되고 다시 厥이 5일 지속되면 厥이 많고 發熱이 적으니 그 病은 진행된 것이다.

傷寒에 發熱이 4일 지속되다 厥이 도리어 3일 지속되면 厥이 적고 發熱이 많으니 그 병은 당연히 낫는다.

*深: 傷寒論에는 甚으로 기록되어있다. 東醫寶鑑에서 甚을 深으로 바꿔서 인용하였는데, 東武는 東醫寶鑑을 인용하여 深으로 기재하였다.

*여기서 厥은 少陰人 少陽人의 病態에서 발현되는 四肢厥冷이 아니라 惡寒만 있고 發熱이 없는 것을 의미한다. 東武는 太陰人의 경우 發熱이 있는 기간이 길수록 病이 好轉된다고 보았다. 여기서 發熱의 의미는 太陰人의 肺局溫氣가 肝局凉氣와 적극적으로 對敵하는 것을 의미한다. 太陰人의 惡寒은 肺局溫氣가 肝局凉氣에 對敵하지 못하고 압박받고 있는 것이다.

東武는 發熱 惡寒에 대해 체질별로 평가하는 방식이 다름을 알 수 있다. 少陰人의 경우 惡寒이라는 表證이 있으면 아직 正氣가 邪氣와 對敵하고 있는 지표로 보았으며, 少陽人의 경우도 惡寒이 發熱보다 두드러지면 正氣가 邪氣에 對敵하는 것으로 보았다. 하지만 太陰人의 경우 반대로 惡寒이 두드러지게 나타나면 客勝主弱 이라고 평가하였다. 醫源論에 역대 醫家들을 평가하면서 太陰人의 病證藥理를 밝히지 못했다고 하는 것이 바로 東武의 이러한 평가에 바탕을 둔다고 추정할 수 있다.

12-4) 論曰　此謂之厥者　但惡寒不發熱之謂也　非手足厥逆之謂也.

論하여 이르길 이른바 厥이라 함은 단지 惡寒만 있고 發熱이 없음을 이른다. 手足厥逆을 이름이 아니다.

肺局溫氣가 肝局凉氣와 對敵하지 못할 때는 發熱없이 惡寒만 나타난다. 만약 肺局溫氣가 肝局凉氣를 밀어내면 發熱이 나타나고 땀도 같이 난다.

太陰人　傷寒表證　寒厥四五日後　發熱者　重證也
此證　發熱　其汗必自髮際　而始通於額上
　　又數日後發熱　而眉稜通汗
　　又數日後發熱　而顴上通汗
　　又數日後發熱　而脣頤通汗
　　又數日後發熱　而胸臆通汗也

太陰人이 傷寒表證으로 寒厥 4~5일 후에 發熱하는 자는 重證이다.
이 證에 發熱하고 그 땀은 髮際로부터 반드시 나며 비로소 이마 위로 通한다.
또 數日 후 發熱하고 눈썹근처에서 땀이 通한다.
또 數日 후 發熱하고 광대에서 땀이 通한다.
또 數日 후 發熱하고 입술과 턱에서 땀이 通한다.
또 數日 후 發熱하고 胸臆에서 땀이 通한다.

而額上之汗　數次而後　達於眉稜
　眉稜之汗　數次而後　達於顴上
　顴上之汗　數次而後　達於脣頤
　脣頤之汗　不過一次　而直達於胸臆矣.

이와같이 이마에서 땀이 몇 차례 난 뒤 눈썹에 이르고, 눈썹 근처에 땀이 몇 차례 난 뒤에 광대에 이르고, 광대에서 땀이 몇 차례 난 뒤 입술과 턱에 이르고, 입술과 턱에서 땀이 불과 한 차례 난 뒤 곧바로 가슴으로 통한다.

此證 首尾幾近二十日 凡寒厥六七次而後病解也 此證 俗謂之
長感病
凡太陰人病 先額上眉稜 有汗 而一汗病不解 屢汗病解者 名曰
長感病.

이 證은 처음부터 끝까지 대략 20일 가까이 寒厥이 6~7번 발생한 뒤 病이 풀린다. 이 證을 世
俗에서는 長感病이라고 이른다. 무릇 太陰人 病은 먼저 이마 위와 눈썹 근처에서 땀이 나는데,
한번 땀이 나고 病이 풀리지 않고 여러 번 땀이 난 뒤 病이 풀리는데 이를 이르러 長感病이라
고 한다.

長感病의 好轉반응은 바로 發熱과 함께 땀이 나는 것이다. 즉 단순히 發熱이 있다고 병이
호전되는 것이 아니라 땀이 같이 동반되어 나타나야 한다. 이마 위에서부터 땀이 나기 시작
해서, 눈썹 입술 턱 끝으로 가슴 부위까지 땀이 나면 病이 완쾌되는 것으로 보았다. 땀이
난다는 것은 少陰人 少陽人과 마찬가지로 순환이 개선되는 것을 의미한다. 太陰人의 경우
주로 얼굴과 가슴 부위의 순환이 떨어져 있다고 볼 수 있다. 즉 인체의 上焦 부위의 순환
이 떨어져 있는데, 頭頸部와 背脊가 아닌 인체의 全面部의 순환이 떨어져 있는 것이 특징
이다. 그 이유는 胃脘受寒이 長感病의 病의 근본 원인이자 치료 목표이기 때문이다. 즉 胃
脘이라는 上焦 裏 부위의 순환개선을 겉으로 파악하기 위해서 얼굴부터 가슴 부위까지 즉
胃脘이 위치하고 있는 주변을 통해 판단하는 것이다. 가장 上焦의 말단 부위인 이마발제의
순환이 개선되면서 胃脘의 前面에 위치한 胸臆 부위까지 순환이 개선이 되면 胃脘受寒이
해소된 것으로 본 것이다.

(12-5) 太陰人病 寒厥六七日 而不發熱不汗出 則死也.
　　　　　　 寒厥二三日 而發熱汗出 則輕證也
　　　　　　 寒厥四五日 而發熱 得微汗於額上者 此之謂長感病
其病 爲重證也.

太陰人病에 寒厥이 6~7일간 지속되다 發熱하지 않고 땀도 나지 않으면 죽는다.
寒厥이 2~3일간 지속되다 發熱하고 땀이 나면 輕證이다.
寒厥이 4~5일가 지속되다 發熱하고 땀이 이마 위에서 조금 나면 이를 이르러 長感病이라고 하
며 그 病은 重證이다.

*太陰人 表病은 病勢가 急한 것을 알 수 있다. 長感病은 順證인대도 6~7일 만에 溫氣가 凉氣를 몰아내지 못하면 죽는다고 할 정도로 急迫하다. 寒厥이 2~3일만에 發熱汗出하며 풀리면 가벼운 것이고, 4~5일만에 發熱汗出하며 풀리는 것은 重證이라고 하였다. 太陰人 長感病은 溫氣가 凉氣와 對敵하지 못하는 기간이 길수록 예후가 안 좋음을 알 수 있다.

此證原委 勞心焦思之餘 胃脘衰弱 而表局虛薄不勝寒 而外被 寒邪所圍 正邪相爭之形勢 客勝主弱

이 證의 원인은 마음을 수고롭게 하고 생각을 焦燥하게 함의 남음으로 인해 胃脘이 衰弱해지고 表局이 虛弱하고 얇아져 寒氣을 이기지 못하고(呼散之氣가 呼散되지 못하고 있는 상황), 외부로 寒邪의 둘러싸임을 받아 正氣와 邪氣가 서로 싸우는 형세인데 마치 客이 이기고 主人은 弱한 것과 같다.

*東武는 長感病을 太陰人 傷寒에서 발현된 것을 인식하고 있었다[126]. 하지만 病의 원인으로 外感이 아닌 정신적 요인인 勞心焦思를 제시하는 것이 특징적이다. 즉, 太陰人이 勞心焦思로 속을 끓이게 되면 保命之主가 弱해져 결국 外部의 寒邪을 이겨내지 못하여 表裏兼病이 발생한 것으로 본 것이다. 다시 설명하면, 勞心焦思로 인해 肺局溫氣가 약해져 表부위까지 소통되지 못하여 결국 外部의 寒邪를 이겨내지 못하고, 裏 부위인 胃脘部位까지도 衰弱해진 것이다. 長感病은 順證이기 때문에 正氣와 邪氣가 서로 다투는 형세지만, 對敵하다가 급격히 邪氣가 正氣를 압박하는 양상의 病態로 바뀐다. 그렇기 때문에 順證임에도 불구하고 病位가 中上焦인 肝과 小腸을 중심으로 나타나는 것이 아니라 偏小한 부위인 上焦의 肺와 胃脘에서 나타나는 것이다. 東武는 甲午本에서는 太陰人病의 編名을 外感腦䯻病과 內觸小腸病으로 명명하였는데 이론적 차원에 입각하여 偏小한 부위로만 서술하였다. 辛丑本에서는 甲午本 이후 실질적인 病態 관찰을 통해 病이 주로 발현되는 病位와 寒熱 表裏를 중심으로 다시 개초한 것을 알 수 있다.

譬如一團孤軍 困在垓心 幾於全軍覆沒之境
先鋒一隊 倖而跳出 決圍一面 僅得開路 後軍全隊 尚在垓心
將又屢次力戰然後 方爲出來則爻象 正是凜凜之勢也.
額上通汗者 卽先鋒一隊 決圍跳出之象也
眉稜通汗者 卽前軍全隊 決圍全面 氣勢勇敢之象也
顴上通汗者 中軍半隊 緩緩出圍之象也
此病 汗出眉稜 則快免危也
　　　　　　　汗出顴上 則必無危也.

---

126)12-4 **太陰人 傷寒表證** 寒厥四五日後 發熱者 重證也

비유컨대 한 단위의 외로운 군대가 한가운데에서 困難하여 거의 全軍이 뒤집어져 몰락할 지경에 있다가

先鋒 一隊가 요행히 뛰쳐나와 포위된 一面을 뚫고 간신히 열린 길을 얻었으나 後軍 全隊는 아직 한가운데에 있다.

將次 여러 차례 힘써 전투한 연후에 바야흐로 나온다면 爻象이 진실로 凜凜한 氣勢인 것이다.

이마 위에 땀이 나면 즉 先鋒 一隊가 포위를 열고 뛰쳐나오는 象이며,

눈썹 근처에서 땀이 나면 즉 前軍 全隊가 포위된 前面을 열고 나오는 氣勢가 勇敢한 象이다.

광대에서 땀이 나면 中軍 半隊가 천천히 포위를 뚫고 나오는 象이다.

이 病에서 눈썹 근처에 땀이 나면 快히 위험을 免한 것이고, 광대에 땀이 나면 반드시 危險은 없다.

*여기서 외로운 군대는 肺局溫氣를 의미한다. 先鋒一隊는 肺局溫氣의 일부가 肝局凉氣를 밀어낸 것이다. 이때 發熱과 함께 이마에 땀이 난다. 肺局溫氣가 더욱 더 肝局凉氣를 밀어내면 땀이 나는 부위가 尾陵까지 확장되고, 광대뼈까지 땀이 나면 위험한 상황은 넘긴 것이다. 즉 表 부위는 병이 풀린 것이다. 만약 胸膽에 땀이 나면 즉 裏 부위인 胃脘 부위까지 나면 表裏가 모두 풀려 병이 낫는 것이다. 즉 勞心焦思로 인해 衰弱해진 胃脘이 회복됨을 알 수 있다.

⑤ 太陰人 땀의 양상과 부위를 통한 輕重 파악

12-6) 太陰人汗　無論額上　眉稜上　顴上　汗出如黍粒　發熱稍久　而還入者　　　　　正强邪弱　快汗也

汗出如微粒　或淋漓無粒

乍時而還入者　正弱邪强　非快汗也.

太陰人 땀은 이마 위 눈썹 위 광대 위를 막론하고 땀이 기장정도 크기로 나오고 發熱이 약간 오래되다가 다시 들어가면 正氣가 强하고 邪氣가 弱한 것이니 상쾌한 땀이다. 땀이 미미한 크기로 나오거나 혹은 줄줄 나는데 방울이 없으며 때때로 들어가면 正氣가 弱하고 邪氣가 强한 것이니 상쾌한 땀이 아니다.

*太陰人의 건강한 땀은 송골송골 방울을 형성하며 發熱과 함께 나오다가 그치는 것이다. 만약 땀이 송골송골 맺히지 않고 줄줄 흐르거나 찝찝하게 나면 건강한 땀이 아니다. 즉 太陰人의 完實無病의 조건인 汗液通暢은 단순히 땀이 나는 것을 의미하는 것이 아니다. 發熱

과 함께 땀이 송골송골한 모양을 갖추면서 나와야지, 그냥 줄줄 흐르거나 찝찝하게 나는 것은 건강한 땀이 아니다.

¹²⁻⁷太陰人　背部後面　自腦以下　有汗　而面部髮際以下　不汗者　匈
證也
　　　　全面　皆有汗　而耳門左右　不汗者　死證也.
大凡太陰人汗　始自耳後高骨　面部髮際　大通於胸臆間　而病解
也

太陰人이 등 뒷면에서 목덜미 이하로 땀이 나고 顔面 髮際 이하로 땀이 없으면 匈證이다. 얼굴
전체에 모두 땀이 있으나 耳門穴 左右로 땀이 없으면 죽는 증상이다.
대체로 太陰人의 땀은 귀 뒤 높은 뼈와 顔面 髮際에서 시작하여 가슴 부위에서 크게 通하면 病
이 풀린다.

목덜미와 등에 땀이 나더라도 이마와 얼굴에서 땀이 나지 않으면 흉흉한 증상이라고 하였
는데, 이는 背顀 부위 즉 表 부위의 순환이 개선되었더라도 胃脘 부위 즉 裏 부위의 순환
이 개선되지 않았음을 의미한다. 長感病은 表裏兼病이기 때문에 裏 부위인 胃脘溫氣가
涼氣를 밀어내야만 낫는 것이다. 얼굴 전체에는 땀이 있지만 귀 주변에 땀이 없으면 죽는다
는 것은, 우선 胃脘에서 水穀溫氣가 津으로 변화하여 위로 올라가 귀의 聽力에 의해 上焦
를 충만하게 한 뒤 神으로 전환되어 頭腦에 저장된다¹²⁷. 즉 귀주변의 땀이 이러한 과정이
원활하게 이루어지고 있음을 살피는 지표가 된다. 胃脘 부위가 풀려 얼굴 전체에 땀이 나
더라도 表裏를 연결해주는 귀 주변의 순환개선이 보이지 않으면 당연히 병이 낫지 않고, 결
국은 죽는다.

---

127) 4-8
耳　以廣博天時之聽力　提出津海之淸氣　充滿於上焦　爲神而注之頭腦　爲膩　積累爲膩海
目　以廣博世會之視力　提出膏海之淸氣　充滿於中上焦　爲氣而注之背膂　爲膜　積累爲膜海
鼻　以廣博人倫之嗅力　提出油海之淸氣　充滿於中下焦　爲血而注之腰脊　爲凝血　積累爲血海
口　以廣博地方之味力　提出液海之淸氣　充滿於下焦　爲精而注之膀胱　爲凝精　積累爲精海.

太陰人病의 호전 여부를 확인할 때 귀 뒤 完骨에서 땀이 처음으로 난다고 기술하였다. 이것은 太陰人의 偏小한 부위인 上焦의 순환상태를 파악함을 의미한다. 귀라는 특정 부위를 제시한 이유는 太陰人의 性情의 擴充과정과 연관이 있다. 太陰人은 喜性深着이 되지 않고, 太陽人의 哀性이 遠散하는 것을 배워, 자신에게 偏小한 臟局인 肺를 補益해야 한다. 억지로 喜性으로 天時를 하려하면 결국 深着된다. 또한 太陰人의 性氣는 항상 가만히 있으려하고, 망령되게 움직이지 않으려 하는데, 상황에 맞게 가만히 있기 위해서는 때로는 太陽人처럼 나아갈 필요가 있다. 그러기 위해서는 太陽人의 지혜를 배워야 한다. 그래야 喜性이 深着되지 않으면서 바르게 나아갈 수 있다. 그래야 결국 현재의 籌策을 博通하여 絶世의 籌策으로 性을 기를 수 있다.

이러한 性情을 조절하는 관점이 病證論에도 반영됨을 12-7을 통해 알 수 있다. 胃脘受寒表寒病은 表病이기 때문에 性氣의 深着이 表病의 근본적인 원인이 되는데, 太陰人의 경우에는 胃脘으로부터 津의 淸氣를 이동시켜 上焦를 충만하게 하고, 神으로 전환하여 頭腦라는 表 부위를 補益하는 天時를 살피는 性力을 지닌 귀를 살펴야 함을 東武는 말하고 있다.

草本卷에는 다른 체질의 性氣의 특징을 통해 보완해야 한다고 기술되어 있으며, 그렇게 하면 偏大之臟의 有餘를 억제하고, 偏小之臟의 不足을 補充할 수 있다고 서술하고 있다[128]. 辛丑本에서는 材力知謀를 莊痼周弘하여 性氣를 擴充하라고 서술하고 있다[129]. 草本卷에서 각각 다른 체질의 性氣의 특징을 통해 보완해야 하는 것으로 기술한 것에 비해 材力知謀를 제시하여 더 구체적으로 서술하고 있다.

128) 草本卷 2-2
是故 太陽之學者 因其自然之性氣而 敏於進而不苟於退 故聞見日博 而智慧日密也 賢者也
　　太陰之思者 因其自然之性氣而 安於靜而不妄於動 故威儀日愼 而行檢日成也 知者也
　　少陽之問者 因其自然之性氣而 堪於擧而不怠於措 故制度日審 而經倫日足也 能者也
　　少陰之辨者 因其自然之性氣而 重於處而不輕於出 故度量日明 而功績日至也 良者也
草本卷 2-3
太陽之性氣 若進之而又靜之 則非但聞見博也 威儀亦愼也 非但肺氣抑有餘也 肝氣亦補不足也
太陰之性氣 若靜之而又進之 則非但行檢成也 知慧亦密也 非但肝氣抑有餘也 肺氣亦補不足也
少陽之性氣 若擧之而又處之 則非但制度審也 度量亦明也 非但脾氣抑有餘也 腎氣亦補不足也
少陰之性氣 若處之而又擧之 則非但功績至也 經綸亦足也 非但腎氣抑有餘也 脾氣亦補不足也
129) 3-8
太陽之進 量可而進也 自反其材而不莊 不能進也.
少陽之擧 量可而擧也 自反其力而不痼 不能擧也.
太陰之靜 量可而靜也 自反其知而不周 不能靜也.
少陰之處 量可而處也 自反其謀而不弘 不能處也.

髮際之汗　始免死也　　　　額上之汗　僅免危也
眉稜之汗　快免危也　　　　顴上之汗　生路寬闊也
脣頤之汗　病已解也　　　　胸臆之汗　病大解也.
嘗見此證　額上汗　欲作眉稜汗者　寒厥之勢　不甚猛也
　　　　　顴上汗　欲作脣頤汗者　寒厥之勢　甚猛　至於寒戰叩
齒　完若動風　而其汗　直達兩腋
　　　　　張仲景所云　厥深者　熱亦深　厥微者　熱亦微　蓋謂此
也.
此證　寒厥之勢　多日者　病重之勢也
　　　　寒厥之勢　猛峻者　非病重之勢也.

髮際에서 땀이 나면 비로소 죽음을 면한다. 이마에서 땀이 나면 위험을 겨우 면한다. 눈썹 근처에서 땀이 나면 완전히 위험을 면한다. 광대위에서 땀이 나면 살길이 넓어진 것 이다. 입술과 턱에서 땀이 나면 病이 이미 풀린 것 이다. 가슴에서 땀이 나면 病이 완전히 풀린 것이다.

일찍이 이러한 증세를 보았다. 이마에서 땀이 나기 시작하여 눈썹 근처에서 날 때는 寒厥의 勢가 심하지 않다가 광대 위에서 나다 턱과 입술까지 땀이 날 때는 寒厥의 勢 몹시 맹렬하여 惡寒으로 인해 이빨을 덜덜 떨고 마치 風이 動하는 것과 같다가 그 땀이 겨드랑이에 곧장 도달하였다. 張仲景이 云云한 厥이 深하면 熱도 深하고 厥이 微微하면 熱도 微微하다는 것이 대개 이를 이름이다.

이 證은 寒厥의 勢가 여러 날 계속되면 病이 重한 勢이지만, 寒厥의 勢가 猛烈한 것은 病이 重한 勢는 아니다.

*胃脘受寒表寒病의 病의 원인은 表부위뿐만 아니라 胃脘이 衰弱해져서 비롯된다. 따라서 귀의 聽力이 胃脘으로부터 津을 끌어다 귀로 보내는 과정부터 장애가 시작된다. 따라서 귀 부위의 땀은 바로 津이 귀까지 도달하였으며, 廣博天時하는 聽力이 작용하고 있는 증거가 된다. 이 氣運이 강해질수록 귀뿐만 아니라 귀에서부터 胸臆(髮際→額上→眉稜→顴上→脣頤→胸臆)까지 呼散之氣가 넓게 분포하게 되는 것이다. 즉 太陰人 長感病은 胃脘에서의 순환장애까지 해소해야 낫는 病態이다.

*우선 東武가 생각하는 太陰人 惡寒의 증상을 알 수 있다. 惡寒은 단순히 추위를 타는 것을 말하는 것이 아니라 추워서 덜덜덜 몸이 떨리는 것을 의미한다. 보통 惡寒으로 인해 몸이 떨리는 것은 체온을 높이기 위한 보상 작용으로 본다. 여기서 惡寒이 심한 경우에는 마치 이빨을 떨면서 마치 경련을 하는 것 같음을 알 수 있다. 하지만 惡寒의 정도가 중요한 것이 아니라 惡寒의 기간이 더 중요하다. 병이 낫는 과정에서 惡寒과 發熱은 더욱 더 심해진다. 하지만 惡寒이 심하다고 해서 병이 더욱 惡化되거나 重한 것은 아니다. 惡寒이 지속되는 기간이 더욱 더 중요하다. 惡寒이 짧다는 것은 肺局溫氣와 胃脘溫氣가 凉氣에 압박받는 기간이

짧음을 의미하기 때문이다.

6 長感病의 치료 원칙

12-8) 此證 京畿道人 謂之長感病 咸鏡道人 謂之四十日痛 或謂之無
汗乾病

이 證을 경기도 사람들은 長感病이라 이르고, 함경도 사람들은 40일痛 혹은 無汗乾病이라고
이른다.

*장기간 동안 惡寒과 發熱이 되풀이 되는 병임을 알 수 있으며, 땀이 없고 피부가 건조한 病
態임을 알 수 있다. 그래서 好轉반응을 열이 나면서 땀이 나는 것으로 본 것이다.

時俗所用荊防敗毒散 藿香正氣散 補中益氣湯 個個誤治
惟熊膽 雖或盲人直門 然 又連用他藥 病勢更變
古人所云 病不能殺人 藥能殺人者 不亦信乎.
百病加減之勢 以凡眼目觀之 猶難推測 而此證 又有甚焉

흔히 荊防敗毒散 藿香正氣散 補中益氣湯 쓰지만 모두 誤治이다.
오직 熊膽만이 비록 盲人이 곧장 문으로 들어간 격이 되겠으나 또 다른 약을 연달아 쓰면 病勢
가 다시 변한다.
古人이 이르길 病이 사람을 죽일 수는 없으나 藥은 능히 사람을 죽일 수 있다고 하였으니 과연
믿지 않을 수 있겠는가?
모든 病의 더하고 빼는 勢는 보통의 眼目으로 추측하여 알기 어려운데 이 病證은 더욱 甚한 것
이다.

此證之汗 在眉稜顴上時 雖不服藥 亦自愈矣
而病人 招醫 妄投誤藥 則顴上之汗 還爲額上之汗 而外證
寒厥之勢 則稍減矣.
於是焉 醫師 自以爲信藥效 病人 亦自以爲得藥效
又數日誤藥 則額上之汗 又不通 而死矣

이 증상의 땀은 눈썹 근처와 광대 위에 있을 때는 비록 藥을 복용하지 않더라도 스스로 낫는

다.

病人이 의사를 불러 망령되게 잘못된 藥을 투여하여 광대 위의 땀이 들어가 이마의 땀이 되고 外證인 寒厥의 勢가 약간 감소하였다.
이때 의사가 스스로 藥效가 믿을 만 하다고 하고 病人은 또한 스스로 약효를 얻었다고 한다.
또 수일 약을 잘못 쓴 후 이마에서 땀이 나지 않고 죽게 된다.

*惡寒의 정도가 줄어 病이 낫고 있다고 의사와 환자 모두 오판한 것이다. 땀이 나는 부위와 惡寒의 기간으로 판단해야 한다. 이 환자는 땀이 광대에서 나다가 더 호전되면 胸臆까지 나야하는데 오히려 광대의 땀이 멈추고 이마에서 땀이 났다. 이는 誤治로 인해 악화된 것이다. 寒厥의 勢가 겉으로 볼 때는 줄어 마치 病이 好轉된 것처럼 보였지만 이는 잘못된 판단이다.

此證　當以汗之進退　占病之輕重　不可以寒之寬猛　占病之輕重
張仲景　曰　其病　當自愈云者　豈非珍重無妄之論乎.
然　長感病　無疫氣者　待其自愈　則好也
　　　而瘟病　疫氣重者　若明知證藥無疑　則不可尋常置之　待其勿
藥自愈　恐生奇證.

이 證은 마땅히 땀의 進退로 병의 輕重을 점쳐야 하고 惡寒의 누그러짐이나 맹랑함으로써 병의 輕重을 점치는 것을 不可하다.
張仲景이 이르길 그 病은 마땅히 스스로 낫는다고 이르니 어찌 珍重하고 망령됨이 없는 말이 아니겠는가? 그러나 長感病에 疫氣가 없는 자는 스스로 낫기를 기다려도 좋으나 瘟病에 疫氣가 심한 자는 만약 證과 藥을 명확히 알아 의심이 없으면, 尋常히 버려두고 藥을 쓰지 않고 스스로 낫기를 기다리는 것은 不可하다. 기이한 증상이 생길까 두렵다.

*長感病은 疫氣 즉 전염성이 있을 수 있는 病態이다. 현대의 관점으로 보자면 인플루엔자(influenza)와 가장 유사하다. 독감은 전염성으로 인해 대규모로 전파될 가능성이 있으며 일반적인 감기보다는 심한 高熱과 심한 頭痛, 筋肉痛 등을 호소한다. 때로는 惡心, 嘔吐, 泄瀉, 腹痛과 같은 소화기 증상을 동반할 때로 있다. 심한 경우에는 열성경련이나 폐렴이 나타날 수 도 있다. 恐生奇證은 독감으로 인해 발생하는 경련이나 폐렴 또는 뇌염 등을 의미한다.

12-9)

論曰　太陰人病　寒厥四日　而無汗者　重證也
　　　　　　　寒厥五日　而無汗者　險證也
當用熊膽散　或寒多熱少湯　加螃蟹五七九箇
　大便滑者　必用乾栗　薏苡仁　等屬
　大便燥者　必用葛根　大黃　等屬
若額上眉稜上　有汗　則待其自愈　而病解後　用藥調理　否則恐生
後病.

論하여 이르길 太陰人病에 寒厥이 4일이 지나도록 땀이 나지 않으면 重證이다.
寒厥이 5일이 지나도 땀이 나지 않으면 위험한 증상이다.
마땅히 熊膽散 혹은 寒多熱少湯에 螃蟹 5~7~9개를 넣어서 쓰되, 大便이 묽으면 乾栗 薏苡仁
등을 반드시 쓰고, 大便이 燥하면 葛根 大黃 등을 반드시 쓴다. 만약 이마와 눈썹 위에 땀이 있
으면 스스로 病이 낫기를 기다리며 病이 나은 뒤에도 약을 써서 調理해야 한다. 그렇지 않으면
후유증이 생길 우려가 있다.

＊치료는 熊膽散 혹은 寒多熱少湯에 螃蟹를 가해서 사용한다. 螃蟹를 넣는 것으로 보아 長
感病에 浮腫이 동반될 수 있음을 알 수 있다. 또한 大便이 무르거나 燥하냐에 따라 加減하
는 약재가 다른데, 이는 長感病은 소화기 증상이 동반됨을 알 수 있으며 胃脘 뿐만 아니라
小腸 부위에서도 증상이 있음을 알 수 있다. 즉 胃脘溫氣의 상태만 살피는 것이 아니라 偏
大한 부위에 있는 小腸溫氣의 상태까지도 大便을 통해 살펴야 한다. 만약 小腸溫氣가 凉
氣에 對敵하고 있으면 大便이 무르거나 泄瀉를 통해 凉氣를 배출할 것이고, 對敵하지 못하
고 凉氣에 의해 손상을 받아 凉氣가 小腸 부위에 울체되면 大便이 燥하거나 不通하다.

　여기서 특징적인 것은 大便의 양상이 다양하다는 것이다. 大便이 무른 것은 寒證이고
燥한 것은 熱證이다. 寒熱증상이 裏 부위에서 모두 나타날 수 있음을 알 수 있다. 少陽人
脾受寒表寒病에서 泄瀉를 하다가 大便不通으로 발전하는 身熱頭痛泄瀉病이나 表病이지
만 大便不通을 동반한 譫語壞證에 地黃白虎湯을 사용하는 경우와 비슷한 양태이다. 즉
太陰人病의 기본 寒熱양태를 유추할 수 있다. 少陽人의 경우 陽煖之氣 즉 熱氣가 邪氣로
작용하는 病態이기 때문에 表裏病 모두 만성화되고 악화되면 熱證의 양상을 보인다. 太
陰人의 경우 吸聚之氣 즉 凉氣가 邪氣로 작용하는 病態이기 때문에 表裏病 모두 만성화
되고 악화되면 凉氣의 寒熱양태를 따라 결국 熱證의 양상을 보인다. 그래서 表寒病이지만
瘟病 즉 熱證이 심한 양태로 발현되거나 大便이 燥하거나 不通하여 葛根 大黃을 가해서
쓰거나 아예 葛根承氣湯을 쓰는 경우도 발생하는 것이다.

　병이 풀린 후에도 調理하는 약을 써서 合病證이 생기는 것을 예방할 것을 말하고 있
다. 太陰人 長感病은 現證만 해결하는 것이 아니라 후유증이 남을 수 도 있기 때문에 調

理가 중요한 질환임을 알 수 있다. 이때 調理는 調理肺元湯이나 補肺元湯으로 통해 한다.

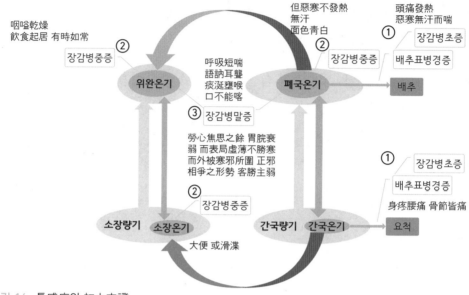

그림 16. 長感病의 初中末證

7 **胃脘寒證 瘟病**

12-10) 嘗治　太陰人　胃脘寒證　瘟病
有一太陰人　素有怔忡　無汗　氣短　結咳矣
忽焉又添出一證　泄瀉　數十日不止　卽表病之重者也

일찍이 太陰人 胃脘寒證 瘟病을 치료하였다. 太陰人 한 사람이 평소에 怔忡이 있고 땀이 없고 숨이 짧고 목에 맺히는 느낌이 있는 기침을 하였다. 갑자기 또 한 가지 증상이 더해지니 泄瀉가 수십 일 동안 그치지 않았다. 즉 表病의 重證이다.

*長感病이 表裏兼病의 順證이라면 胃脘寒證 瘟病은 表裏俱病의 逆證이다. 瘟病이라고 표현한 것으로 보아 發熱 또는 高熱을 동반한 전염성을 가지고 있는 病態이다. 즉 長感病에서 나타나는 寒厥보다는 주로 瘟證 즉 發熱 또는 高熱이 더 主된 病態이다. 이 때의 發熱은 長感病에서 寒厥에 상대되는 호전반응이 아니라 악화반응이라는 것이 차이가 있다.

평소 이 환자는 表病이기 때문에 肺局의 기능저하로 인해 나타나는 증상들을 가지고 있다. 怔忡, 無汗, 氣短은 肺局溫氣가 凉氣에 의해 압박을 받아 나타나는 증상이고, 結咳는 胃脘溫氣가 凉氣에 의해 압박을 받아 나타나는 증상이다. 이러한 素證을 지닌 사람이 胃脘溫氣의 손상이 더욱 더 심해지면 泄瀉를 하게 된다. 少陽人 表病의 身寒腹痛泄瀉病의 泄瀉와 마찬가지로 소화관의 적체된 내용물들이 배출되는 생리적인 泄瀉가 아니라, 腸기능의 저하로 인한 虛證 泄瀉이다. 表裏俱病의 양상이 두드러짐을 알 수 있다.

用太陰調胃湯 加樗根皮一錢 日再服十日 泄瀉 方止 連用 三十日 每日流汗滿面 素證亦減

太陰調胃湯에 樗根皮 1돈을 加하고 하루에 두 번씩 10일간 복용하니 泄瀉가 바야흐로 그쳤다. 이어서 30일간 쓰니 매일 얼굴에 땀이 가득하고 素證 또한 감소하였다.

*樗根皮는 성질이 凉하고 燥하다[130]. 胃脘溫氣를 압박하는 凉氣는 속성이 濕熱하기 때문에 이것을 해소하기 위해 樗根皮를 사용하는 것이다. 太陰調胃湯은 寒多熱少湯에서 黃芩과 杏仁이 빠지고 五味子와 石菖蒲가 들어간 처방이다. 五味子는 肺局溫氣를 보충하는 약재로 表病의 逆證에 빠지지 않고 쓰이는 약재이다. 寒多熱少湯이 아닌 太陰調胃湯을 쓰는 이유는 長感病에 비해 肺局溫氣의 손상으로 인한 表 부위의 燥證이 더욱 심하기 때문이다. 그리고 太陰人과 太陽人 病態는 少陽人 少陰人 病態와 달리 寒熱보다는 燥濕을 살피는 것이 중요하다. 그 이유는 체질적인 특성 때문이다. 少陽少陰人은 陽煖之氣와 陰淸之氣로 인해 上升과 下降으로 발현되는 寒熱에 의한 病態이고, 太陰太陽人은 呼散之氣와 吸聚之氣로 인해 외부로의 發散과 안으로의 凝聚로 발현되는 燥濕에 의한 病態이다. 그렇기 때문에 東武는 太陰人의 병리적 설명에 있어서 燥를 거론한다.

太陰人은 吸聚之氣가 過度한 病態이므로 裏 부위는 過度한 吸聚에 의해 濕해지고, 表부위는 燥해진다. 다르게 표현하면 太陰人은 吸聚之氣의 過度로 인해 體液의 生成이 過度하고, 呼散之氣의 不足으로 인해 體液의 分布는 不足한다. 따라서 裏 부위는 過度하게 생성된 體液이 鬱滯되어 濕해지고 表 부위로 體液의 분포되지 않아 燥해진다.

太陽人은 表裏 모두 燥해지는 양태를 보인다. 그 원인은 吸聚之氣의 不足으로 인해 체액의 生成이 不足하기 때문이다. 체액의 생성이 不足하여 우선 表 부위로 가는 체액의 양 또한 不足하여 肌肉이 말라가는 양상을 보인다. 또한 呼散之氣의 過度로 인해 기본적으로

---

130) 樗根皮丸
　　樗根白皮 爲末 酒糊和丸
　　○ 治夢遺 此藥性 凉而燥 不可單服
　　○ 右二方 出於李梴醫學入門書中

體液의 生成이 부족한 상황에서 부족한 체액까지도 呼散之氣를 통해 過度하게 외부로 分布되고 排出되어 裏 부위도 燥해지게 된다.

太陰人은 치료에 있어 裏 부위의 濕을 치료하는 것이 가장 중요하고, 太陽人은 裏 부위의 燥를 치료하는 것이 가장 중요하다. 少陽人은 裏 부위의 熱을 치료하는 것이 가장 중요하고, 少陰人은 裏 부위의 寒을 치료하는 것이 가장 중요하다.

표 35. 체질별 寒熱燥濕 비교

체질	病因	病理	病態	治療[131]
少陰人	陰淸之氣	下降過度	寒	溫裏
少陽人	陽煖之氣	上升過度	熱	淸腸
太陰人	吸聚之氣	凝聚過度	濕	通外
太陽人	呼散之氣	發散過度	燥	固中

而忽其家五六人 一時瘟疫 此人 緣於救病 數日不服藥矣.

그런대 갑자기 그 집안의 5~6명이 일시에 瘟疫에 걸렸다. 이 사람은 다른 사람의 病을 구하느라 수일간 약을 복용하지 못하였다.

*太陰調胃湯을 꾸준히 복용했어야 하는데 간병하느라 藥을 먹지 못 하였다.

此人 又染瘟病瘟證 粥食無味 全不入口
  仍以太陰調胃湯 加升麻 黃芩 各一錢 連用十日 汗流滿面 疫氣少減
而有二日大便不通之證

이 사람 또한 瘟病瘟證에 전염되어 粥을 먹어도 입맛이 없어 아무것도 먹지 못하였다. 이내 太陰調胃湯에 升麻 黃芩 각 1돈씩 가해 연이어 10일을 복용하니 땀이 얼굴에 가득하고 疫氣가 약간 감소하였다. 그러나 2일 동안 大便을 보지 못하였다.

[131] 草本卷 11-11
太陰之藥 宜通外而不宜固中
少陽之藥 宜淸腸而不宜溫裏
太陽之藥 宜固中而不宜通外
少陰之藥 宜溫裏而不宜淸腸

*升麻 黃芩을 추가했다는 것은 발열이 심했음을 의미한다. 升芩調胃湯 복용 후 안면에 땀이 시원하게 나면서 열이 내렸다.

> 仍用葛根承氣湯　五日　而五日內　粥食大倍　疫氣大減而病解.
> 又用太陰調胃湯　加升麻　黃芩　四十日調理　疫氣旣減　素病亦完.

이내 葛根承氣湯을 5일 쓰니 5일 동안 粥 섭취량이 크게 늘고 疫氣가 감소하고 病이 풀렸다. 또한 太陰調胃湯에 升麻 黃芩을 가하여 40일 동안 調理하니 疫氣가 이미 감소하였고 素病 또한 완치 되었다.

*胃脘寒證에 걸려 처음에 泄瀉할 때 太陰調胃湯에 樗根皮를 넣어 치료하여 泄瀉도 그치고, 얼굴에 땀이 나면서 熱도 풀리고 怔忡 無汗 氣短 結咳와 같은 素病도 개선되었는데, 가족들이 瘟病에 걸려 간병하느라 調理하는 약을 챙겨 먹었어야 하는데 먹지 못하여, 결국 또다시 瘟病에 걸렸다. 저번과는 다른 양상으로 泄瀉는 하지 않지만 발열이 더 심하고, 胃脘溫氣가 더욱 손상되어 입맛이 떨어져 식사량이 극도로 감소되었다. 지난번에 비해 熱證이 심해져, 太陰調胃湯에 升麻 黃芩을 넣은 升芩調胃湯을 복용하자 이번에도 얼굴에 땀이 나면서 증상이 감소되었다. 그런데 大便不通이 발생하여, 肝受熱裏熱病에 사용하는 葛根承氣湯을 써서 涼氣가 積滯된 것을 풀어주자 식욕이 증진되고 증상도 크게 개선되었다. 調理하기 위해 升芩調胃湯을 장기간 쓰자 瘟病뿐만 아니라 素病까지도 완전히 나았다.

여기서 胃脘受寒表寒病에서 大便不通證이 나타난 것이 특징적이다. 이는 胃脘寒證에서 寒證뿐만 아니라 熱證이 같이 나타날 수 있음을 알 수 있다. 涼氣의 寒熱양상이 熱함을 앞에서 설명하였다. 涼氣 즉 吸聚之氣의 鬱滯가 과도하여 大便不通이 발생한 것이다. 이때는 表病이지만 大黃을 사용해서 鬱滯된 裏 부위의 吸聚之氣를 적극적으로 제거해주어야 한다.

*상기 치험례의 환자는 콜레라균에 감염된 임상 양상과 유사하다. 콜레라는 전염성이 강하고 갑작스런 심한 泄瀉가 주 증상이며, 심한 경우에는 發熱과 腹痛이 동반될 수 도 있다. 하지만 현대에는 수액치료와 항생제 치료를 통해 쉽게 치료할 수 있다. 東武는 이와 같은 전염병을 치료함에 있어 太陰人의 전염병 유병률이 높은 것으로 생각한 것 같다. 肝受熱裏熱病에서도 瘟病 즉 전염병에 대한 이야기가 주된 부분을 차지한다. 胃脘受寒表寒病에서도 長感病 역시 현대적 관점에서는 독감인데 전염성이 감기에 비해 높다. 太陰人은 타 체질에 비해 전염성 질환에 취약한 개체성을 가지고 있다고 東武는 판단하였지만, 이것이 정말로 체질적으로 차이에 의한 건지는 후대의 임상연구를 통해 밝혀야 한다.

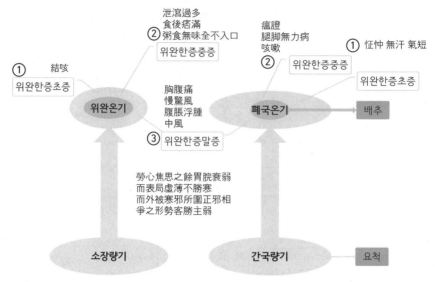

그림 17. 胃脘寒證의 初中末證

---

⑧ 太陰人 結咳

12-11) 結咳者 勉强發咳 痰欲出不出 而或出 曰結咳
　　　少陰人結咳 謂之胸結咳
　　　太陰人結咳 謂之頷結咳.

結咳는 억지로 기침하려고 힘쓰되 가래를 뱉으려 해도 나오지 않고 혹 나오기도 하는 것을 이르러 結咳라 이른다.
少陰人 結咳를 胸結咳라 이르고
太陰人 結解는 頷結咳라 이른다.

*結咳는 매핵기와 유사하다. 강하게 기침해도 가래가 잘 나오지 않는다. 太陰人의 肺局溫氣가 약화되어 나타나는 증상으로 呼散이 되지 않는 양상의 病態이다. 少陰人의 경우에도 結咳가 나타날 수 있는데, 이때 病位는 가슴 부위이다. 胸은 中上焦 부위를 의미한다. 少陰人의 경우 陽煖之氣가 생성되는 中上焦 부위가 약하기 때문에 結解가 발생되는 곳을 강조하여 胸結解라고 하였다. 太陰人은 頷 즉 上焦 부위가 약하기 때문에 結解를 頷結解라고 하였다. 또한 少陰人은 기침이 가슴에서 발생되는 양상이며, 太陰人은 주로 목에서 발생되는 양상이 주로 나타남을 의미한다.

12-12) 大凡瘟疫 先察其人素病如何 則表裏虛實 可知已
　　素病寒者 得瘟病 則亦寒證也
　　素病熱者 得瘟病 則亦熱證也
　　素病輕者 得瘟病 則重證也
　　素病重者 得瘟病 則險證也.

무릇 瘟疫은 먼저 그 사람의 素病 여하를 살펴야만 表裏虛實을 가히 알 수 있다. 素病이 寒證이면 瘟病을 얻어도 또한 寒證이며, 평소에 熱證이면 瘟病을 얻어도 또한 熱證이다. 평소에 病이 가벼우면 瘟病을 얻으면 重證이 되고 평소에 重證인 자는 瘟病을 얻으면 險證이 된다.

＊東武는 瘟疫이라는 전염병을 치료함에 있어서도 素病을 살펴 表裏虛實을 구별해서 치료해야 한다고 하였다. 감염성 질환의 경우 체질이나 表裏病을 떠나 유사한 증상을 나타낸다. 하지만 치료함에 있어서는 체질적인 요소와 평소의 表裏寒熱虛實의 특성을 반영해야 한다. 이것이야 말로 東武의 치료관의 핵심으로 볼 수 있다. 항생제나 항바이러스제 또는 對證治療 목적의 한약을 일괄적으로 투여하기 보다는 그 환자의 평소 특성을 좀 더 면밀하게 파악하여 치료하는 것이 바로 四象醫學의 특징인 것이다. 즉 전염병의 치료에 있어 우선 太陰人이라는 체질진단을 한 뒤, 素病을 파악하여 胃脘受寒表寒病이면 전염병에 걸려도 熱證이 나타나더라도 寒證을 기본 바탕으로 치료해야 하고, 素病이 肝受熱裏熱病이면 전염병에 걸려 寒證이 나타나더라도 熱證을 기본 바탕으로 치료해야 한다.

12-13) 有一太陰人素病 咽嗌乾燥 而面色靑白 表寒或泄
　　蓋咽嗌乾燥者 肝熱也 面色靑白 表寒或泄者 胃脘寒也
　　此病 表裏俱病 素病之太重者也.

太陰人 한 사람이 素病으로 목 안이 마르고 얼굴빛이 靑白하며 겉은 차고 간혹 泄瀉하였다. 대개 목 안이 마르는 것은 肝이 熱하기 때문이고, 얼굴빛이 靑白하고 겉이 차며 간혹 泄瀉하는 것은 胃脘이 차기 때문이다. 이 病은 表裏가 모두 병든 것으로 素病의 심한 重證이다.

＊素病으로 咽嗌乾燥와 面色靑白하고 겉이 차고 간혹 泄瀉를 하는데, 이것을 表裏俱病이라

고 하였고, 素病 중에 아주 重한 증상이라고 하였다. 우선, 이 환자의 진단은 長感病이다. 그 이유는 우선 寒多熱少湯으로 치료 후 調理肺元湯으로 調理하였다. 逆證인 胃脘寒證의 경우 太陰調胃湯이나 調胃升淸湯을 사용한다. 즉 表病의 逆證인 경우에는 肺局의 손상이 더 심하기 때문에 五味子를 반드시 사용한다. 또한 이 환자는 自利나 大便不通과 같은 소화관 증상이 심하지 않다. 주로 呼吸困難을 주소로 한 表寒證 위주의 病態가 나타난다.

이 환자의 素病에서 咽嗌乾燥의 원인을 肝熱이라고 하였는데, 이는 肝局凉氣가 盛함을 의미한다. 肝局凉氣는 앞에서도 설명했지만 熱한 氣運이다. 咽嗌乾燥는 肝局凉氣가 肺局溫氣와 胃脘溫氣 압박하여 나타나는 목구멍에 나타나는 裏熱證을 의미한다. 胃脘寒은 凉氣에 의해 胃脘溫氣가 압박을 받아 寒證이 나타나는 것을 의미한다. 이때 胃脘만 凉氣에 의해 압박을 받는 것이 아니라 肺局溫氣도 表病이기 때문에 압박을 받는다. 즉 순서를 따지면 長感病은 表裏兼病이기 때문에 우선 表의 肺局溫氣가 압박을 받은 뒤 裏의 胃脘溫氣가 압박을 받는 것이다. 肺局溫氣가 압박을 받으면 面色이 靑白하거나 表寒과 같은 寒厥證이 발생하고 胃脘溫氣가 압박을 받으면 泄瀉가 나타날 수 있다. 이때도 명확히 부위를 나누면 胃脘溫氣보다는 偏大한 부위인 小腸溫氣가 손상을 받아 泄瀉가 나타나는 것이다. 즉 胃脘溫氣가 손상받기 전에 우선 小腸溫氣가 凉氣에 의해 압박을 받아 裏 부위에서 裏寒證으로 泄瀉가 간혹 나타날 수 있다. 만약 胃脘溫氣까지 손상이 된다면 淡淵壅塞하거나 結解등의 증상도 나타날 것이다.

즉 이 환자는 裏 부위에서는 寒證과 熱證이 같이 나타나고 表 부위에서는 주로 寒證이 나타난다. 東武를 이러한 상황을 表裏俱病이라고 한 것이다. 하지만 長感病은 表裏俱病보다는 表裏兼病의 범주로 보는 게 더 정확하다. 그 이유는 병의 시작이 우선 背傾表病輕證이라는 表寒病에서 시작되고 후에 裏證을 兼해서 진행되기 때문이다.

此人 得瘟病 其證 自始發日至于病解 二十日
　大便初滑或泄 中滑末乾 每日二三四次 無日不通 初用寒多熱少湯
　病解後 用調理肺元湯 四十日調理 僅僅獲生.
此病始發 大便 或滑或泄 而六日內 有額汗 眉稜汗 顴汗 飮食起居 有時如常

이 사람은 瘟病을 얻어 그 증상은 시작일로부터 병이 풀릴 때까지 20일이 걸렸다. 大便이 처음에는 무르거나 혹은 泄瀉하였고 중간에는 무르게 보고 끝에 가서는 乾燥하게 보았다. 매일 2, 3, 4차례씩 보았으며 보지 못하는 날은 없었다. 처음에는 寒多熱少湯을 썼고 병이 풀린 후에는 調理肺元湯으로 40일간 調理하고 겨우 생명을 구하였다.

이 病이 시작되면서 大便은 무르거나 泄瀉하였고 6일 안에 이마와 눈썹근처 광대에서 땀이 났으며 음식과 起居가 평소와 같았다.

*瘟病에 걸려 表寒證과 裏寒證으로 大便이 무르거나 泄瀉를 하였고, 턱과 흉격에는 땀이 나지 않으면서, 寒厥證을 동반하였고 이마에서 광대뼈 주변까지 땀이 났으며, 식욕과 컨디션은 평소와 같이 유지되었다.

六日後　始用藥
七日　全體面部髮際以下　至于脣頤　汗流滿面　淋漓洽足　而汗後　面色帶靑　有語訥證

6일 후 비로소 약을 썼는데, 7일째 얼굴 전체와 발제 아래에서 입술과 턱까지 땀이 흘러 얼굴에 가득하였으며 줄줄 흘러 洽足하였다. 땀이 난 후 얼굴색이 푸르게 되고 말을 더듬는 증상이 있었다.

*寒多熱少湯 복용을 시작하였으나, 땀이 송골송골 시원하게 나는 것이 아니라, 얼굴전체에 줄줄 흐르는 양상으로 나면서, 얼굴색은 더욱 어두워지고 말이 어눌해 졌다. 이것은 병이 풀리는 땀의 양상이 아니다. 호흡곤란으로 인해 얼굴은 산소부족으로 靑色證이 나타나고 말하기도 힘들어 말이 어눌해진 것이다.

八日九日　語訥耳聾　而脣汗還爲顴汗　顴汗還爲眉稜汗　汗出微粒　乍出乍入　而只有額汗　呼吸短喘矣

8일, 9일째는 말이 어눌하고 귀가 먹고 입술에서 나던 땀이 광대에서 나고, 광대에서 나던 땀이 눈썹 근처에서 나고 땀은 微粒과 같고 때때로 있다 없다 하더니, 단지 이마에서만 땀이 나고 호흡이 짧고 헐떡거렸다.

*귀가 잘 들리지 않고 땀이 줄면서 이마에서 눈썹 정도까지만 땀이 삐질삐질 나고 호흡이 짧아지면서 거칠어졌다. 약을 썼지만 병세는 악화되고 있다.

至于十日夜　額汗還入　而語訥耳聾　尤甚　痰涎壅喉　口不能喀病人　自以手指　探口拭之而出

10일째 밤에 이르러 이마의 땀조차 멎고 말더듬증과 耳聾은 더욱 심해졌고 가래와 침이 咽喉를 막고 입으로 능히 뱉어내지 못하였고, 환자가 스스로 손가락으로 후벼서 그것을 꺼내었다.

*땀이 더욱 줄고, 가래가 咽喉部를 막을 정도로 증가되었으며, 呼吸이 약해져 입으로는 뱉지 못 할 정도로 악화되었다.

　　十一日　呼吸短喘　尤甚
　　至于十二日　忽然　食粥二碗　斯時　若論其藥　則熊膽散　或者
可也　而熊膽闕材　自念此人　今夜必死矣.

11일째에 호흡이 짧고 헐떡거리는 것이 더욱 심해졌고, 12일째에 이르러 갑자기 죽을 두 사발 먹었다. 이때 만약 藥을 논하였다면 熊膽散이 혹 가능하지만 熊膽은 귀한 약재라 홀로 이 사람에 대해 생각해 보건대 오늘 밤에 반드시 죽을 것 같았다.

*12일째가 되어서야 환자가 食慾이 없다가 갑자기 죽을 두 사발을 먹는 괴이한 증상이 발생하였다. 食慾이 살아난 것은 앞서 胃脘寒證 瘟病의 치험례에서 본 것처럼 호전반응이다. 따라서 東武는 이 상황에서 약을 쓰면 고칠 수 있겠다고 생각하여, 熊膽가루가 있으면 치료할 수 있다고 판단하였으나 약재가 없었다. 熊膽은 少陰人의 附子와 少陽人의 石膏와 같이 강력하게 邪氣를 몰아내는 약이다. 즉 凉氣를 밖으로 배출시켜주는 약이다.

　　當日初昏　呼吸　暫時少定

그런데 그날 초저녁에 呼吸이 잠시 약간 안정되었다.

*그날 밤에 갑자기 呼吸이 조금씩 안정되는 호전반응이 나타난다.

　　十三日鷄鳴時　髮際有汗
　　十四日　十五日　連三日　食粥　二三碗　額汗　眉稜汗　顴汗　次次
發出　面色脫靑

13일 새벽에 발제에서 땀이 났다.
14일, 15일 연 3일 동안 粥을 두 세 사발을 먹고 이마와 눈썹 근처 광대에서 땀이 차차 통하며 얼굴의 푸른빛도 없어졌다.

*얼굴색도 좋아지고 관골주변까지 땀이 났으며, 식욕도 좋아졌다.

　　十六日　臆汗始通　稍能喀痰　語訥亦愈

16일째에 가슴에서 비로소 땀이 나고 목 안의 가래를 조금씩 뱉으며 말이 어눌한 것도 역시 나았다.

*가슴 부위까지 땀이 나면서 호흡이 개선되어 가래를 뱉어낼 수 있으며, 말도 뚜렷해졌다. 즉 呼散之氣가 회복되었음을 알 수 있다.

　　至于二十日　臆汗　數次大通　遂能起立房中　諸證皆安　而耳聾
證　則自如也
　　病解後　用藥調理　四十日　耳聾目迷　自祛.

20일이 되던 날 가슴의 땀이 여러 차례 크게 나더니 능히 방 안에서 걷기도 하고 모든 증상이 안정되었는데 耳聾은 여전하였다. 病이 풀린 후 調理하는 藥을 40일 쓴 뒤 耳聾과 눈이 어찔한 증상(眩氣證)도 저절로 없어졌다.

*가슴에 땀이 시원하게 난 뒤 자리에서 일어 날 정도로 컨디션이 좋아졌지만, 아직도 귀가 어두웠다. 40일간 調理肺元湯으로 더 치료한 뒤 耳聾증상과 눈이 침침한 것도 나았다. 耳聾은 귀주변의 순환장애를 의미한다. 귀는 太陰人에게 있어 肺와 胃脘의 순환에 있어 중요한 역할을 하는 곳이다. 耳聾이 나아야지만 東武는 병이 완치된 것으로 본 것이다.

*이 환자는 長感病으로 발현되어 疫氣 즉 전염성이 있었던 瘟疫환자이다. 胃脘寒證 瘟病과 차이는 胃脘寒證에서 나타나는 自利 또는 大便不通과 같은 심한 소화관 증상은 두드러지지 않았고, 升麻 黃芩을 쓸 정도의 熱證도 심하지 않았다. 주로 呼散之氣 약화로 인한 呼吸困難이 주된 증상이다. 이 치험례는 長感病이기 때문에 위치를 이곳이 아닌 12-9 다음에 배치하였으면 더 나았을 것이다.

☆太陰人 胃脘受寒表寒病 長感病, 胃脘寒證 비교

太陰人 胃脘受寒表寒病을 上下, 表裏, 寒熱을 통해 정리해보면, 우선 長感病 初證은 背傾表病輕證이다. 表病이기 때문에 1차적으로 表부위에서 病이 발현되며, 少陽人少陰人과 다르게 偏大한 부위만이 아니라 偏小한 부위에서도 병이 初證부터 나타난다. 頭痛과 腰痛을 포함한 전신 근육통과 호흡기능의 장애를 동반한 것이 특징이다. 發熱보다는 惡寒위주로 나타나며, 初證에서는 裏 부위인 소화기 증상은 나타나지 않는다. 麻黃發表湯으로 치료한다.

中證인 長感病은 寒厥證이 주 증상으로 發熱없이 惡寒으로 고생하는 기간이 길며, 表 부위의 發汗障碍가 발생한다. 땀이 아예 나지 않거나 그와 반대로 과도하게 줄줄 새는 양상이 나타난다. 또한 長感病의 경우 素病이 중요한 요소이다. 평소에 表寒證임에도 불구하고 咽喉部에 건조한 느낌이 들 수도 있다. 이는 肝局涼氣에 의해 肺局溫氣와 胃脘溫氣가 평소에도 압박을 받고 있음을 의미한다. 그리고 表裏兼病의 양상으로 滑便 또는 泄瀉를 자주 한다. 즉 裏寒證이 동반되어 있다. 이때의 病位는 中下焦 小腸에서 발현되는 泄瀉이지 胃脘 부위에서 발현되는 泄瀉는 아니다. 長感病은 上下病位를 정리하면 表裏兼病으로 上焦와 中上焦에서 모두 病態가 나타난다. 寒多熱少湯이나 熊膽散으로 치료한다.

長感病 末證은 喘證에 준하는 呼吸困難이 특징이다. 肺局溫氣가 더욱 약해져 呼吸이 곤란하여, 가래가 생겨도 뱉어내지 못한다. 裏寒證도 심해져 食慾이 저하되며 泄瀉를 하거나 오히려 壞證으로 大便이 굳어지기도 한다. 특히 耳聾과 같은 귀의 이상이 발생할 수 있다. 麻黃定喘湯이나 調理肺元湯으로 치료한다.

胃脘寒證은 初證으로 素病이 두드러지게 나타난다. 無汗 怔忡 氣短은 肺局溫氣가 肝局涼氣에 의해 평소에도 심하게 압박을 받고 있음을 의미하며, 結海는 表裏俱病으로 胃脘溫氣까지도 涼氣에 의해 압박을 받고 있음을 의미한다. 특히 素病부터 호흡기능의 약화가 특징적이다. 長感病에서는 병이 진행되어 악화되어야 나타나는 호흡기능의 저하가 胃脘寒證은 素病으로 가지고 있다. 太陰調胃湯 또는 調胃升淸湯으로 치료한다.

胃脘寒證 中證은 胃脘 부위의 寒證이 주된 양상이다. 表病임에도 表寒證보다는 裏寒證이 두드러진다. 裏寒證으로 泄瀉를 심하게 하거나, 오히려 表寒證이 아닌 表熱證이 나타나 발열이 심하기도 하고 식사를 하면 소화가 되지 않고 배가 그득하고, 입맛이 떨어진다. 또한 壞證으로 裏熱證이 나타나서 大便不通이 생기기도 한다. 호흡기능이 더 약화되어 심한 기침과 呼吸困難을 호소할 수도 있으며, 表 부위에 燥證이 나타면서 肌肉이 빠지면서 하지가 가늘어지기도 한다. 즉 表裏俱病이 더 뚜렷해진다. 固氣調胃湯(太陰調胃湯+樗根皮2돈), 升芩調胃湯, 調胃升淸湯으로 치료한다.

胃脘寒證 末證은 胸腹痛이 심하거나 腹脹浮腫이 발생한다. 肺局溫氣와 胃脘溫氣가 심하게 손상되어 나타나는 증상이다. 泄瀉를 심하게 한 뒤 驚風이 나타나기도 한다. 또한 肝受熱裏熱病의 燥熱病에서 나타나는 陰血耗竭證도 나타날 수 있다. 즉 表裏俱病이 重한 病態로 진행된다. 麻黃定痛湯, 鹿茸大補湯, 調胃升淸湯, 乾栗蠐螬湯, 補肺元湯으로 치료한다.

표 36. 長感病 胃脘寒證 증상 비교

	長感病 (順證)	胃脘寒證 (逆證)
正氣VS邪氣	正邪壅錮之病 不可不大用藥 正邪相傾之病 不可不預用藥	以邪犯正之病 不可不急用藥
上下[132]	下 + 上	上
表裏	表裏兼病	表裏俱病
寒熱	表寒證+裏寒證	表寒證+裏寒證
	寒厥證(惡寒위주 病態)	表熱證과 裏熱證으로 轉變가능
氣力(컨디션)	中	弱
呼吸	弱 → 喘	怔忡, 氣短 → 咳嗽, 胸痛
小便	別無異狀	小便不利
汗	別無異狀 → 無汗 또는 多汗	無汗 → 無汗 또는 多汗
大便	別無異狀 → 滑便 → 泄瀉	滑便 → 泄瀉 or 간혹 便秘
食慾	別無異狀 → 食慾低下	食慾低下or 亢進
消化	別無異狀 → 消化不良	消化不良
腹滿-腹痛	別無異狀	痞滿->腹脹滿, 腹痛
飮水-口渴	別無異狀 → 口乾	口乾 → 口渴
睡眠	別無異狀	淺眠 → 不眠
脈	中	弱
筋骨格系	全身筋肉痛, 腰痛	關節痛, 無力感, 筋肉萎縮
頭面部	頭痛 → 耳聾, 眩暈, 耳鳴	眩暈, 耳鳴, 耳聾, 頭痛 中風, 口眼喎斜
皮膚	搔痒證, 乾燥證	搔痒證, 乾燥證 → 濕疹
性情	別無異狀 → 勞心焦思	勞心焦思 → 恐慌障碍
生殖	別無異狀	月經痛 → 月經不順 → 難姙

<hr>

132) 上은 上焦를 하는 中下焦를 의미한다.

十三. 太陰人
肝受熱裏熱病論

40條

☆編名의 의미

肝受熱: 여기서 肝이라는 것은 肝局 즉 中下焦 부위에서 熱證 양태의
病이 주로 발현되고 관찰됨을 의미한다. 裏病이지만 少陰人 少陽人과
달리 肝이라는 臟으로 編名을 설정한 것은 太陰人의 肝受熱裏熱病의
경우 素證은 裏 부위에서 발현이 되지만 現證에는 주로 表에서 나타
나기 때문이다. 즉 太陰人 裏病은 주로 表裏兼病 또는 表裏俱病의 양
상으로 表 부위까지 病이 같이 나타나는 경우가 많다. 肝受熱은 腰脊
부위에 病이 발현됨을 의미하고, 이때 肝局凉氣와 肺局溫氣가 주로
中下焦에서 對敵하기 때문에 肺受熱이 아닌 肝受熱로 명명한 것이다.
또한 凉氣의 寒熱속성이 熱하며 裏病의 경우 邪氣가 正氣를 압박하는
病態의 形局이기 때문에 太陰人 裏病은 熱證이 나타난다. 즉 太陰人
表病은 溫氣가 凉氣를 裏病에 비해 그래도 조절하는 양상의 形局이기
때문에 주로 寒證이 나타나지만, 太陰人 裏病은 凉氣에 의해 溫氣가
압박을 받는 양상의 形局이기 때문에 주로 熱證이 나타난다.

裏熱病: 裏 부위에서 熱證이 나타남을 말한다. 즉 太陰人 肝受熱裏熱
病은 素證이나 順證에서는 裏 부위에서 胃脘溫氣가 小腸凉氣에 의해
압박을 받으며 나타나는 病態이며, 病이 진행되거나 現證에서는 表
裏兼病 또는 表裏俱病의 양상으로 빠르게 전변되는 양상이다. 정리
하면 太陰人 肝受熱裏熱病은 寒熱 양상은 熱證으로 表裏의 病位는
주로 表裏에서 上下의 病位는 中下焦에서 나타난다.

13-1) 朱肱曰 陽毒 面赤斑 斑如錦紋 咽喉痛 唾膿血 宜葛根解肌湯
黑奴丸.

陽毒及壞傷寒 醫所不治 精魄已竭 心下尙煖 幹開其口
灌黑奴丸 藥下咽 卽活.

朱肱이 이르길 陽毒病으로 얼굴에 붉은 반점이 마치 비단 무늬와 같고 咽喉痛과 膿血을 뱉으면 마땅히 葛根解肌湯 黑奴丸을 써야 한다. 陽毒 및 傷寒壞病은 의사가 치료하지 못하는 바이니 精神과 魂魄이 이미 고갈되었으나 心下가 오히려 따뜻하면 입을 벌려 黑奴丸을 먹이고, 藥이 들어가면 곧 살아난다.

陽毒病은 表裏兼病이다. 全身 피부의 發斑을 주 증상으로 하는 表熱證과, 인후부가 붓거나, 농양이 생기는 裏熱證이 같이 나타나는 것이 특징이다. 朱肱의 黑奴丸[133]에는 大黃이 들어있고 龔信의 葛根解肌湯[134]에는 葛根 石膏가 들어가는데 모두 裏熱證을 해결하는 약재이다. 甲午本에서는 상기 조문은 表病인 外感腦頓病論에 위치했다. 東武는 表 부위에서 주로 病態가 나타나기 때문에 甲午本에서는 外感腦頓病으로 보았으나, 그 근본적인 원인은 小腸涼氣에 의해 발생하는 裏熱에 있기 때문에 辛丑本에서 裏病으로 위치를 바꾼 것이다. 즉 陽毒病은 치료에 있어 胃脘溫氣를 보충해주고 小腸涼氣를 제거하는 것이 가장 큰 목표이고, 이와 동반된 表熱證은 부수적인 증상인 것이다.

13-2) 李梴曰 微惡寒發熱　　　　　　宜葛根解肌湯
目疼鼻乾 潮汗閉澁 滿渴狂譫　宜調胃承氣湯.
熱在表 則目疼不眠　　　　　　宜解肌湯
熱入裏 則狂譫　　　　　　　　宜調胃承氣湯.

李梴이 이르길 약간의 惡寒發熱이 있으면 마땅히 葛根解肌湯을 쓴다.
눈이 아프고 코가 마르고 潮熱이 있고 自汗이 나며 大便이 막히고 小便이 껄끄러우며 배가 그

---

133)黑奴丸
麻黃 大黃 各二兩 黃芩 釜底煤 芒硝 竈突墨 樑上塵 小麥奴 各一兩
右爲末 蜜丸 彈子大 每 一丸 新汲水和服 須臾振寒 汗出而解
○ 陽毒及壞傷寒 醫所不治 精魄已竭 心下尙煖 幹開其口 灌藥下咽 卽活
134)葛根解肌湯
葛根 升麻 黃芩 桔梗 白芷 柴胡 白芍藥 羌活 石膏 各一錢 甘草 五分
○ 治陽明病 目疼 鼻乾 不得臥
○ 今考更定 此方 當去 柴胡 芍藥 羌活 石膏 甘草

득하고 渴證이 나며 미치고 헛소리를 하면 마땅히 調胃承氣湯을 쓴다.

熱이 表에 있으면 눈이 아프고 잠을 자지 못하니 마땅히 解肌湯을 쓴다.

熱이 속으로 들어가면 미친 사람같이 헛소리를 하니 마땅히 調胃承氣湯을 써야 한다.

*이 조문에서도 表裏兼病의 양상이 뚜렷하다. 表熱證으로 눈이 아프고, 코가 건조하면서 잠을 잘 자지 못하고, 裏熱證으로 大便이 不通하고 小便이 不利하며 이와 함께 腹滿, 심한 갈증, 發狂, 譫語 증상이 같이 나타남을 알 수 있다. 陽毒證은 裏熱證과 表熱證이 모두 심한 양태임을 알 수 있다.

13-3) 龔信曰 陽明病 目疼 鼻乾 不得臥 宜葛根解肌湯.

龔信이 이르길 陽明病으로 눈이 아프고 코가 마르고 잠을 이루지 못하면 마땅히 葛根解肌湯을 쓴다.

*目疼 鼻乾 不得臥는 모두 表熱證을 의미한다. 하지만 陽明病이기 때문에 裏熱證도 같이 동반되어 있다. 宋元明의사들은 表熱證이 더 두드러질 때는 葛根 石膏을 활용한 葛根解肌湯을 裏熱證이 심할 때는 大黃이 들어있는 黑奴丸과 調胃承氣湯을 사용했음을 알 수 있다.

13-4) 三陽病深 變爲陽毒 面赤眼紅 身發斑黃 或下利黃赤 六脈洪大 宜黑奴丸.

三陽病이 깊어지면 陽毒으로 변하는데 얼굴과 눈이 붉고 몸에 누런 반점이 생기고 간혹 黃赤色 泄瀉를 하고, 6맥이 洪大하다. 마땅히 黑奴丸을 쓴다.

*이 조문에서도 陽毒證 面赤 眼紅은 表熱證을 下利黃赤은 裏熱證을 의미한다. 裏熱證으로 인해 便秘가 아닌 泄瀉도 할 수 있음을 알 수 있다. 三陽病深 變爲陽毒에서 알 수 있듯이 陽毒證은 처음부터 발현되는 것이 아니라 三陽病이 深해져서 나타나는 變證이다. 즉 裏病에서 출발한 表裏兼病이다. 치료는 裏熱을 우선적으로 해결해줘야 한다.

論曰 右諸證 當用葛根解肌湯 黑奴丸.

論하여 이르길 위의 증상에는 葛根解肌湯 黑奴丸을 사용한다.

*여기서 제시한 葛根解肌湯 黑奴丸은 宋元明의가의 葛根解肌湯과 黑奴丸으로 사료된다. 東武가 甲午本에서는 加減解肌湯 皂角大黃湯으로 새로 제시하였는데[135], 辛丑本에서는 개초하는 과정에서 처방 삽입을 생략한 것으로 사료된다. 甲午本의 加減解肌湯은 처방구성을 정확히 알 수는 없지만, 目疼 鼻乾에 葛根解肌湯을 사용한다고 甲午本에 제시된 것으로 보아 甲午本 葛根解肌湯으로 보인다. 甲午本 葛根解肌湯에는 大黃이 들어가 있다[136]. 즉 甲午本에서는 陽毒病의 경우 大黃이 들어 있는 葛根解肌湯과 皂角大黃湯으로 치료하였다.

辛丑本에서는 肝熱病의 경우 대표처방은 葛根承氣湯(大黃2돈)과 皂角大黃湯(大黃1돈)이다. 그 이유는 肝熱病은 表熱證 보다는 大黃을 통해 裏熱證를 우선 해결하는 것이 가장 중요한 목표이기 때문이다. 陽毒病은 裏熱證이 심해서 나타나는 부수적인 表裏兼病의 양상이지 燥熱病과 같은 表裏俱病은 아니다. 따라서 肝熱病은 大便이 秘燥하거나 不通하면, 葛根承氣湯이나 皂角大黃湯으로 치료하고, 下利黃赤이 나타나면 大黃이 없는 辛丑本 葛根解肌湯으로 치료한다. 즉 肝熱病의 경우 裏 부위의 小腸凉氣를 적극적으로 해결하는 것을 치료의 주안점으로 두었다. 燥熱病의 경우는 表裏俱病이기 때문에 表裏를 모두 고려하여 치료하는 것을 주안점으로 한다.

13-6) 靈樞曰 尺膚熱深 脈盛燥者 病瘟也.

靈樞에 이르길 尺膚에 熱이 심하고, 脈이 盛하고 燥하면 이는 瘟病이다.

*靈樞의 論疾診尺에 보면 尺膚熱甚 脈盛躁者 病溫也로 기록되어 있고, 東醫寶鑑의 雜病篇 瘟疫門 脉法에 尺膚熱甚 〈靈樞〉라고 기록되어 있다. 燥→躁으로 深→甚으로 바꿔야 한다. 東武가 의도적으로 바꿨다기보다는 잘못 기입한 것으로 보인다.

135)甲午本 12-15
考更定 已上諸證 當用 葛根解肌湯 黑奴丸. 藥不可以不盡善擇美則
此證 當用 加減解肌湯 皂角大黃湯.

表病의 寒厥證에서도 張仲景曰 傷寒四五日而厥者 必發熱 厥深者 熱亦深 厥微者 熱亦微. 傷寒厥四日 熱反 三日 復厥 五日 厥多熱少 其病爲進 傷寒發熱四日 厥反 三日 厥少熱多 其病當自愈.에서 深으로 기록되어 있는데, 원래 傷寒論에서는 深이 甚으로 기록되어 있다. 東醫寶鑑에서는 甚을 深으로 바꿔서 인용한 걸 東武가 똑같이 인용하였다. 甚과深은 모두 '심하다' '강하다' 정도로 뜻을 취하면 될 것으로 사료된다.

*肝熱病 瘟病에서는 갑자기 脈에 대한 조문인용이 많아진다. 東武가 肝熱病의 경우 脈을 중요시 여겼음을 알 수 있다. 瘟病은 피부 觸診시 熱感이 강하게 느껴지면서 脈 또한 강하면서 날뛰는 느낌이 든다.

13-7) 王叔和曰 瘟病脈 陰陽俱盛 病熱之極 浮之而滑 沈之散澁.

王叔和가 이르길 瘟病의 脈은 陰陽이 모두 盛하고 病의 熱이 지극함에 이르면 脈은 약간 누르면 滑하고 깊이 누르면 흩어지면서 깔깔하다.

*脈을 살짝 누르면 빠르고, 깊이 누르면 껄끄러운 느낌이 든다. 瘟病의 경우 혈액의 순환이 강하고 빠르면서도 막히는 느낌이 드는 것을 알 수 있다.

③ 肝熱病 末證-體熱腹滿自利病

13-8) 脈法曰 瘟病二三日 體熱 腹滿 頭痛 食飮如故 脈直而疾 八日死

脈法에 이르길 瘟病 2~3 일에 몸에서 熱이 나고 배가 그득하고 머리가 아프고 음식 섭취는 예전과 같으며 脈이 곧으면서 빠르면 8일이면 죽는다.

*瘟病에 걸린 지 2~3일째에 體熱과 頭痛이라는 表熱證과 腹滿이 있지만 食慾이나 納食은 유지되는 裏熱證이 나타나면서 脈은 곧고 단단하면서 빠르다.

136)葛根解肌湯
　葛根 三錢, 升麻 二錢, 桔梗 黃芩 杏仁 酸棗仁 白芷 大黃 各一錢.

瘟病四五日　頭痛　腹滿而吐　脈來細而強　十二日死

瘟病 4~5일에 머리가 아프고 배가 그득하고 토하고 脈이 오는 것이 가늘면서 強하면 12일이면 죽는다.

머리가 아픈 表證이 있으면서, 배가 그득하면서 吐하는 裏證이 겸해 있다.

八九日　頭身不痛　目不赤　色不變而反利　脈來澁　按之不足　擧時大　心下堅　十七日死.

8~9일에 머리와 몸이 아프지 않고 눈도 붉지 않고 얼굴색이 변하지 않으나 도리어 泄瀉하고 脈이 澁하고 누르면 부족하고 들면 크게 나타나며, 명치 밑이 단단하면 17일이면 죽는다.

瘟病이 지속되면 表證이 없어지고 熱은 여전히 심하지만 脈은 弱해지고 泄瀉가 나타나고 소화기능이 떨어져 心下가 당긴다.

瘟病으로 表證(頭痛, 身體痛)과 表熱證(體熱, 目赤)이 초반에 나타나는 경우에는 脈도 강하고, 裏證이 적지만(食飮如故), 瘟病이 지속되다가 증상이 발현되는 경우에는 表證이나 表熱證은 줄고 裏熱證이 더 두드러지고(腹滿而吐) 脈도 점점 약해진다. 특히 病期가 만성화되기 시작하면 裏熱證인데 오히려 泄瀉를 하고(色不變而反利) 表證이나 表熱證은 두드러지지 않는다(頭身不痛 目不赤). 脈도 弱하고 혈액 순환의 장애가 나타나며(脈來澁 按之不足 擧時大) 소화기능 더 떨어져 心下가 단단해진다(心下堅).

瘟病은 전염성을 지닌 열성 질환을 의미한다. 상기 증상은 세균성 이질에서 발현되는 양상과 비슷하다. 세균성 이질은 제1군 법정전염병으로 이질균이 원인균이다. 粘血性 분변이 섞인 빈번한 泄瀉, 發熱, 下腹部痛 등이 주된 증상인 장관감염증이다. 갑자기 38~39℃의 발열이 나타나면서 하복통과 함께 泄瀉가 시작된다. 초기에는 구역질 또는 구토가 여러 번 나타나기도 한다. 이질 때 泄瀉의 특징은 처음에는 황갈색의 물과 같은 泄瀉便이 나오고, 나중에는 점액·혈액·농 등이 섞인 것이 소량 배설되며 분변 부분이 완전히 없어지는 수도 많다. 또한 배변 때에는 변이 시원하게 나오지 않아 무지근하다. 腹痛은 점차 왼쪽 하복부에 국한되고 그 부분을 압박하면 심한 통증을 느낀다. 太陰人의 경우 表病과 마찬가지로 전염성 질환에 대한 이야기가 계속 제시된다.

---

137) 萬曆丙戌: 明나라 神宗 황제 때 연호

[13-9] 龔信曰 瘟病 穰穰大熱 脈細小者 死 瘟病 下利痛甚者 死.

龔信이 이르길 瘟病에 熱이 몹시 盛하나 脈이 가늘고 짧으면 죽고, 瘟病에 泄瀉하고 痛證이 심해도 죽는다.

※瘟病에 熱이 심하면서 脈이 弱하거나, 泄瀉하면서 腹痛이 심하면 위중하다. 脈은 환자의 전반적인 컨디션을 알 수 있는 지표이다. 熱이 심하더라도 脈이 강하면 아직 환자의 컨디션이 유지되는 것으로 볼 수 있고, 熱이 심한테 脈이 약하면 이것은 환자의 대사가 상당히 저하된 것을 알 수 있다. 또한 瘟病의 경우 大便不通보다는 泄瀉가 더 위중한 증상임을 알 수 있다.

4 肝熱病 中證-瘟病(增寒壯熱燥澁/ 頭面項頰赤腫)

[13-10] 萬曆丙戌[137] 余寓大梁 瘟疫大作 士民多斃. 其證 增寒壯熱 頭面項頰赤腫 咽喉腫痛 昏憒
余發一秘方 名二聖救苦丸 大黃四兩 猪牙皂角二兩 麵糊和丸
菉豆大 五七十丸
一服卽汗 一汗卽愈 稟壯者 百發百中. 皂角 開關竅 發其表
大黃 瀉諸火 通其裏.

(龔信의 임상례 그대로 인용함)萬曆 丙戌年에 내가 大梁에 머물렀는데, 瘟疫이 크게 발생하였다. 선비와 백성이 많이 죽었다. 그 증상은 거듭 惡寒을 느끼면서 몹시 熱이 나며 머리 얼굴 목 뺨에 붉은 腫氣가 발생하고 목구멍이 붓고 아프고, 혼미하고 어지럽다. 내가 한 秘方을 발명하여 二聖救苦丸이라고 명명하였다. 大黃4냥 猪牙皂角 2냥을 밀가루 풀로 환을 만드는데 녹두 크기만큼 하여 50~70환을 먹게 하면 땀이 나고, 땀이 나면 낫는다. (瘟病에서는 熱은 심하나 땀이 나지 않는다.) 健壯하게 타고난 자는 百發百中이다. 皂角은 땀구멍을 열어 表를 발산시키고 大黃은 모든 火氣를 내려 그 속을 通하게 한다.

※肝受熱裏熱病이지만 상기 인용 조문을 보면 오히려 表熱證이 두드러짐을 알 수 있다. 表熱證으로 高熱을 동반한 惡寒과 頭面과 項頰에 腫氣가 돋고, 裏熱證으로 咽喉部가 붓고 아프며, 大便이 秘燥하다. 表熱證은 皂角으로 裏熱證은 大黃으로 해결한다. 咽喉部에 증상이 나타나는 것은 病位가 小腸 즉 中下焦뿐만 아니라 胃脘 上焦까지 확장된 것을 알 수 있다. 즉 胃脘溫氣가 小腸凉氣에 의해 심하게 압박받고 있는 것이며, 피부에 병변이 나

타나는 것은 肺局溫氣 역시 肝局涼氣에 의해 심하게 압박받고 있음을 알 수 있다. 肝熱病 中證의 경우 表裏兼病이 뚜렷하고 病情이 急함을 알 수 있다. 燥熱病은 이와 달리 病情이 만성적이고 완만하다.

13-11) 感四時不正之氣 使人 痰涎壅盛 煩熱 頭疼身痛 增寒壯熱 項強睛疼
或飮食如常 起居依舊 甚至聲啞 或赤眼口瘡 大小腮腫 喉痺 咳嗽稠粘 噴嚏.

四時의 바르지 못한 氣運에 감촉되어 사람으로 하여금 가래와 침으로 가슴속이 막혀 있고 煩熱이 나며 머리가 아프고 몸이 쑤신다. 거듭 惡寒을 느끼면서 몹시 熱이 나고 뒷목이 뻣뻣하고 눈동자가 아프며 간혹 음식은 여전히 먹고 起居가 예전과 같았으며 심해지면 목이 쉬고 눈이 빨갛고 입안이 헐고 크고 작은 멍울이 뺨에 생기고 목구멍이 아프고 기침이 할 때 끈끈한 가래가 나오고 재채기를 한다.

*全身의 熱證과 통증이 나타나고, 인후부가 붓고 아프며 끈끈한 가래가 기침과 함께 나온다. 上焦를 중심으로 熱證이 두드러진다. 肝熱病 初證인 陽毒病은 주로 大便이 秘燥하면서 피부에 發斑이 생기는 정도이지만, 肝熱病 中證의 瘟病은 發斑 보다 심한 腫氣가 생기며, 高熱이 동반되어 정신이 혼미한 정도이며, 肺局溫氣의 약화로 인해 기침과 가래로 인해 호흡의 곤란해진다. 裏熱證으로 인해 大便은 燥澁하지만 더 심해지면 오히려 泄瀉를 하기도 한다. 脈 또한 陽毒病에 비해 弱하고 순환이 좋지 않다(澁脈).

*肝熱病 中證-瘟病(增寒壯熱燥澁/ 頭面項頰赤腫)의 경우는 현대에 비춰보면 장티푸스와 유사한 양상을 보인다. 장티푸스는 장티푸스균을 병원체로 하는 중증의 急性熱性全身性感染證이다. 법정전염병으로 1~2주간의 잠복기가 지나면 머리고 무겁고 식욕이 저하되며 腰痛, 四肢關節痛, 惡寒 發熱의 증상이 나타난다. 熱은 5~6일 사이에 40℃ 전후로 오르게 되고, 泄瀉보다는 주로 便秘가 잘 나타난다. 高熱인데도 脈搏이 느려지는 게 특징이다. 가슴, 배, 등 언저리에 장밋빛 발진이 돋아나기도 한다. 合病證으로 기관지염이나 폐렴을 일으키며 重證일 때는 難聽과 意識障碍도 나타난다. 二聖救苦丸으로 치료하기 보다는 현대의 항생제로 치료하는 것이 더 낫다. 太陰人에서 제시된 表裏病의 급성기 瘟病은 東武 당시 항생제가 없었기 때문에 東武가 체질적 특성을 고려한 치료법을 제시하였지만, 현대에는 위생의 개선과 항생제라는 항균물질이 개발되어 있기 때문에 굳이 예전의 방식으로 치료할 이유는 없다. 疫氣가 없는 素病으로 肝熱病에 준하는 증상이 있는 경우에는 東武의 방식으로 치료하는 것은 당연히 필요하다.

13-12) 論曰　右諸證
　　增寒壯熱燥澁者　當用皂角大黃湯　葛根承氣湯

論하여 이르길 점점 惡寒이 심해지고 몹시 熱이 나며 大便이 燥澁하면 皂角大黃湯 葛根承氣湯을 쓴다.

※高熱과 惡寒이 동반되면서 大便不通이 있을 때는 大黃을 이용해 小腸凉氣를 제거하는 방법을 쓴다. 少陰人의 巴豆를 사용해 적체된 冷氣를 배출하는 것과 같은 이치로, 大黃을 통해 적체된 凉氣를 배출하는 것이다. 表裏兼病으로 겉으로는 表熱證이 심하지만 치료는 裏熱病이므로 大黃을 통해 裏熱證을 우선적으로 해결하는 것을 위주로 하며, 葛根과 皂角를 활용해서 表熱證을 같이 치료한다.

　　頭面項頰赤腫者　當用皂角大黃湯　葛根承氣湯

머리 얼굴 뒷목 뺨에 붉은 腫氣가 나타나면 마땅히 皂角大黃湯 葛根承氣湯을 쓴다.

※表熱證으로 腫氣가 나타났지만, 그 근본적인 원인은 小腸凉氣가 小腸溫氣와 胃脘溫氣를 압박하는 것에 있고 表 부위의 肺局溫氣가 肝局凉氣에 압박받는 것이 동반된 것이다. 따라서 增寒壯熱燥澁의 치료법과 마찬가지로 裏熱證을 치료하는 것을 우선으로 한다.

　　體熱腹滿自利者
　　　　　　熱勝則裏證也　　　　　當用葛根解肌湯
　　　　　　寒勝則表證而太重證也　當用太陰調胃湯
加升麻　黃芩.

몸에 熱이 있고 배가 脹滿하고 泄瀉를 하는 자가 만약 熱이 이기면 裏證이니 葛根解肌湯을 쓰고, 寒이 이기면 表證이 크게 重한 것이니 太陰調胃湯에 升麻 黃芩을 가해서 쓴다.

※體熱腹滿自利는 表病과 裏病에서 모두 나타날 수 있는 病態이다. 表病에서는 胃脘寒證 瘟病에서 나타나며, 이때는 素證이 表寒病이기 때문에 升芩調胃湯을 사용해서 치료한다. 裏病에서는 葛根解肌湯을 통해 치료한다. 우선 東武는 泄瀉를 하거나 大便이 무를 때는 大黃을 쓰지 않는다. 따라서 皂角大黃湯이나 葛根承氣湯 대신 大黃이 빠진 葛根解肌湯을 활용한다. 이때 泄瀉는 大便不通보다 증상이 重한 상태이다. 小腸凉氣에 의해 小腸溫氣가 심각하게 압박을 받아서 나타나는 소모성 泄瀉이다. 즉 小腸溫氣가 小腸凉氣에 의

해 밖으로 줄줄 새는 양상인 것이다. 葛根解肌湯은 陽毒病과 體熱腹滿自利에 사용하는데, 葛根承氣湯과의 큰 차이점은 藁本이 들어 있고, 大黃이 없다는 점이다. 藁本은 草本卷에서는 활용하다가 甲午本에서는 쓰지 않았으며, 辛丑本으로 개초하면서 적극적으로 활용한 약재이다. 燥熱病의 手指焦黑癍瘡病과 같이 表 부위가 심각하게 소모되는 양상이거나, 飮一溲二病과 같이 소모성으로 체액이 감소될 때 藁本을 증량 또는 강조해서 사용하였다. 즉 소모성 질환이 있을 때 藁本을 활용하는 것을 알 수 있다. 肝熱病 中證-瘟病(增寒壯熱燥澁/頭面項頰赤腫)과 肝熱病 末證이 體熱腹滿自利病의 차이점은 表熱證이 나타나는 정도이다. 體熱腹滿自利病의 경우 頭身不痛 目不赤 色不變而反利 脈來澁 按之不足 擧時大 心下堅에서 알 수 있듯이, 瘟病에서 나타나는 頭痛과 身體痛 안구충혈과 같은 증상은 나타나지 않고, 泄瀉를 하지만 腹滿은 해소되지 않고 오히려 心下가 단단해지는 양상이 나타난다. 즉 겉으로 나타나는 熱證의 양상이 肝熱病 中證-瘟病(增寒壯熱燥澁/頭面項頰赤腫)보다 약하고, 脈 역시 瘟病보다 약함을 알 수 있다(脈來澁 按之不足 擧時大). 즉 컨디션이 肝熱病 中證-瘟病(增寒壯熱燥澁/頭面項頰赤腫)에 비해 심하게 떨어짐을 알 수 있다.

藁本을 활용하는 처방으로 熱多寒少湯도 있다. 熱多寒少湯은 葛根解肌湯에 비해 葛根, 黃芩, 藁本의 양이 더 많고, 蘿葍子가 들어간 처방이다. 두 처방의 가장 큰 구별 점은 大便의 상태이다. 熱多寒少湯은 大便이 단단하거나 燥한 편이지, 泄瀉양상은 아니다. 葛根解肌湯은 大便이 무르거나 泄瀉양상이다.

표 37. 肝熱病 비교

	肝熱病 瘟病(增寒壯熱燥澁/ 頭面項頰赤腫)	肝熱病 體熱腹滿自利病
表證	增寒壯熱, 頭面項頰赤腫, 頭痛, 身痛, 目赤	頭身不痛 目不赤 體熱
裏證	咽喉痛, 淡淵壅塞, 便秘, 食慾有	腹滿, 心下堅, 泄瀉, 嘔逆, 食慾低下
脈	尺膚熱深 脈盛躁 陰陽俱盛	脈細小, 脈來澁 按之不足 擧時大
處方	皂角大黃湯 葛根承氣湯	葛根解肌湯

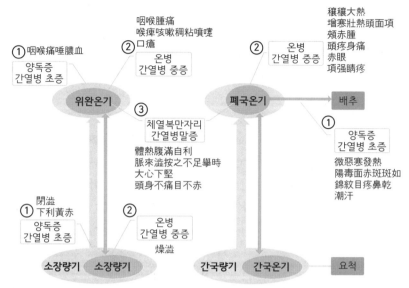

咽喉腫痛
喉痺咳嗽稠粘噴嚏

穰穰大熱
增寒壯熱頭面項
頰赤腫
頭疼身痛
赤眼
項強睛疼

① 咽喉痛唾膿血　② 口瘡

② 온병
간열병 중증

양독증
간열병 초증

온병
간열병 중증

② 온병
간열병 중증

위완온기　③　폐국온기 → 배추

체열복만자리
간열병말증

體熱腹滿自利
脈來澁按之不足擧時
大心下堅
頭身不痛目不赤

① 양독증
간열병 초증

微惡寒發熱
陽毒面赤斑斑如
錦紋目疼鼻乾
潮汗

閉澁
① 下利黃赤　②

양독증
간열병 초증

온병
간열병 중증

燥澁

소장량기　소장량기　간국량기　간국온기 → 요척

그림 18. 肝熱病의 初中末證

6 肝熱熱證瘟病 치험례(肝熱病 末證 體熱腹滿自利)

13-13) 嘗治　太陰人　肝熱熱證瘟病
有一太陰人素病　數年來　眼病　時作時止矣　此人　得瘟病
自始發日　用熱多寒少湯　三四五日　大便　或滑或泄
至六日　有大便　一日不通之證　仍用葛根承氣湯　連三日　粥食大
倍
又用三日　疫氣大減
病解後　復用熱多寒少湯　大便燥澁　則加大黃　一錢　滑泄太多
則去大黃　如此調理二十日　其人完健.

일찍이 太陰人 肝熱熱證瘟病을 치료하였다. 한 太陰人이 평소에 수년 동안 눈병이 있었는데 때때로 發하고 때때로 그쳤다. 이 사람이 瘟病을 얻고서 시작일로부터 熱多寒少湯을 3, 4, 5일을 썼는데 大便이 무르거나 혹은 泄瀉하였다. 6일에 이르러 大便을 하루 동안 보지 못하는 증상이 있었다. 이에 葛根承氣湯을 3일 연달아 쓰니 죽을 배나 더 먹고 또 3일 쓰니 疫氣 크게 감소하였다(12일차). 病이 풀린 후 熱多寒少湯을 또 복용하였는데 大便이 燥澁하면 大黃을 1돈을 쓰고 무르거나 泄瀉를 크게 하면 大黃을 제거하였다. 이렇게 調理한지 20일 후 그 사람은 완전히 회복하였다.

13-14) 此病始發 嘔逆嘔吐 昏憒不省 重痛¹³⁸⁾ 矣 末境 反爲輕證 十二
日而病解.

이 病이 시작할 때 嘔逆 혹은 嘔吐 하고 정신이 혼미하고 어두워 사람을 알아보지 못하고 매우 아팠다. 末境에는 도리어 가벼워지고 12일 만에 병이 풀렸다.

※肝熱熱證瘟病이라는 진단명을 살펴보면, 表病에서 제시된 胃脘寒證瘟病과 유사함을 알 수 있다. 肝熱은 肝受熱을 의미한다. 즉 肝受熱裏熱病의 출발은 小腸의 裏 부위에서 출발했지만, 처음부터 表裏兼病의 양상으로 肝局凉氣에 의해 肝局溫氣가 압박을 받아 表부위에서도 病態가 나타나기 때문에 肝受熱이라고 명명하였다. 상기 환자는 表裏兼病으로 병이 발현되는 熱證 양태의 病態이기 때문에 肝熱熱證이라고 명명한 것이다.

그리고 胃脘寒證瘟病의 서술과정과 동일하게 우선 素病을 제시하였다. 胃脘寒證瘟病에는 無汗 怔忡 氣短 結咳라는 素病을 제시하였는데, 肝熱熱證瘟病에서는 眼病이 수년간 재발과 호전을 반복하는 素病이 있다고 하였다. 이는 眼病은 表熱證으로 평소에 눈동자가 아프고, 결막이 잘 충혈되는 것을 의미한다. 즉 이것의 원인이 바로 肝熱인 것이다. 肝局凉氣에 의해 肝局瘟氣뿐만 아니라 肺局瘟氣까지 압박을 받고 있음을 의미한다. 그런데 이러한 환자가 瘟病에 걸렸을 때 初證으로 식욕이 떨어지고, 嘔逆과 嘔吐를 하였으며, 高熱로 인해 정신이 혼미하고 大便은 燥하였다. 大便不通은 아니기 때문에 熱多寒少湯을 사용하였으며, 그 결과 大便이 무르거나 泄瀉를 하였다. 그러다 大便이 하루 동안 不通해져서 이때는 葛根承氣湯을 썼다. 그랬더니 食慾도 증가되고, 熱이 내렸다. 병이 나은 후에도 熱多寒少湯으로 조리하였으며, 大便이 燥澁하면서 보기 힘들어할 경우에는 大黃을 사용하였으며, 泄瀉를 많이 하면 大黃을 빼고 썼다.

위 치험례는 肝熱病 體熱腹滿自利의 치험례에 해당한다. 嘔逆嘔吐는 腹滿으로 인한 증상이며 昏憒不省는 體熱에 의한 증상이다. 自利양상은 처음에는 없지만 치료과정에서 변비와 泄瀉가 반복되는 것을 알 수 있다. 肝熱病 中證인 增寒壯熱燥澁/ 頭面項頰赤腫의 경우에는 大便不通이 주로 나타나지 泄瀉는 잘 나타나지 않는다. 體熱腹滿自利의 경우에는 치료 후 調理하는 과정이 필요한 것이 특징이다.

여기서 처방을 葛根解肌湯이 아닌 燥熱病에 쓰는 熱多寒少湯으로 치료하였다. 그 이유는 처음에 大便의 양상이 泄瀉가 아닌 秘燥했기 때문이다. 만약 처음부터 泄瀉양상이였다면 葛根解肌湯을 사용했을 것을 사료된다. 또한 熱多寒少湯을 쓴 이유는 葛根解肌湯의 경우 泄瀉나 腹滿 위주의 裏證이 더 두드러지는 病態에 활용하는데, 상기 환자는 眼

---

138)重痛->重證의 오기가 아닐까 사료된다.

病이라는 表熱證을 素病으로 가지고 있다. 따라서 葛根承氣湯과 마찬가지로 葛根 4돈과 黃芩 2돈이 들어가는 熱多寒少湯으로 表熱證을 적극적으로 해소해야하기 때문이다. 즉 熱多寒少湯은 肝熱病이 아닌 逆證인 表裏俱病 燥熱病에 쓰는 처방이지만, 상기 환자의 경우 葛根解肌湯을 쓰기에는 表熱證이 심하고, 腹滿, 嘔逆, 嘔吐, 食慾低下의 裏證이 모두 두드러지기 때문에 葛根解肌湯을 변형한 熱多寒少湯을 사용한 것이다.

표 38. 葛根解肌湯 熱多寒少湯 비교

	葛根解肌湯	熱多寒少湯
表裏	裏>表	表>裏
順逆	順	逆
大便	泄瀉	燥澁

7 裏熱瘟病 치험례(肝熱病 中證 增寒壯熱燥澁)

(13-15) 一太陰人 十歲兒 得裏熱瘟病 粥食全不入口 藥亦不入口 壯熱
穰穰 有時飮冷水
　　至于十一日 則大便不通 已四日矣.
　　　恇怯譫語 曰有百蟲滿室 又有鼠入懷云 奔遑匍匐 驚呼啼
泣 有時熱極生風 兩手厥冷 兩膝伸而不屈
　　　急用葛根承氣湯 不憚啼泣 强灌口中 卽日 粥食大倍 疫氣
大解 倖而得生.

한 太陰人 10세 아이가 裏熱瘟病을 얻었는데, 죽을 잘 먹지 못하였고 약 또한 넘기지 못하였다. 熱이 심하고 때로 冷水만 마셨다. 11일에 이르러 大便이 通하지 않은지 이미 4일이 되었다. 무서워서 떨고 헛소리를 하면서 이르길 온갖 벌레가 방안에 가득하고, 또 쥐가 안으로 들어온다고 하였다. 달아나 황급히 엎드려 엉금엉금 기고 놀라 소리치며 울었다. 熱이 극도에 이르러 風이 발생하여 양손이 厥冷해지고 양 무릎이 펴져서 구부러지지 않았다. 급히 葛根承氣湯을 우는 것을 꺼리지 않고 입안으로 억지로 넣은 뒤 그날로 죽을 많이 먹고 疫氣가 크게 풀렸고 다행히 살아나게 되었다.

此病 始發四五日 飮食起居如常 無異平人矣 末境 反爲重證
十七日而病解.

이 病은 처음 시작 4~5일에 飮食起居가 평상시와 같고 보통 사람과 다름이 없었다. 末境에 도리어 重證이 되니 17일 후 病이 나았다.

*상기 환자는 肝熱病 中證인 增寒壯熱燥澁 환자의 치험례이다. 처음에는 食慾도 좋고, 보통사람과 구별을 못할 정도로 컨디션이 유지되다가, 大便을 보지 못하면서, 高熱을 동반한 상태에서 목이 부어 冷水를 먹지만, 음식을 잘 넘기지 못한다. 이때 식욕이 떨어져서 먹지 못하는 것이 아니라 咽喉痛이 심해서 먹지 못하는 것이다. 大便의 양상은 泄瀉가 아닌 大便不通이 뚜렷하고, 高熱이 더욱 더 심해져 陽厥證도 나타나고, 表 부위의 근육강직이 나타난다. 表裏兼病이 극도로 심한 상태임을 알 수 있다. 小腸涼氣와 肝局涼氣가 胃脘溫氣와 肺局溫氣를 강하게 압박하여 表熱證과 裏熱證이 모두 심한 상태이다. 裏熱瘟病이라고 명명한 것도 의미가 있다. 특히 상기 환자는 小腸涼氣에 의한 大便不通을 동반한 裏熱證이 심하기 때문에 裏熱瘟病이라고 명명한 것이다. 앞선 肝熱熱證瘟病과 달리 素病으로 表證이 제시되지 않는다. 즉 裏熱病에서 출발하여 表熱證이 심해지는 양태임을 강조하기 위해 裏熱瘟病이라고 한 것이다. 肝熱熱證瘟病은 처음부터 表裏兼病에서 출발함을 의미한다.

*위 두 치험례 모두 결국 葛根承氣湯을 써서 瘟病을 치료함을 알 수 있다. 하지만 肝熱熱證瘟病은 病이 나은 후에도 熱多寒少湯으로 調理하지만, 裏熱瘟病은 調理하지는 않는다. 그 이유는 肝熱熱證瘟病이 裏熱瘟病에 비해 溫氣 즉 呼散之氣가 弱하기 때문이다. 肝熱熱證瘟病은 病의 출발이 表裏兼病이고, 컨디션 또한 弱하며, 素病을 가지고 있는 상태이지만, 裏熱瘟病은 病의 출발이 大便不通 위주의 裏熱證이고, 시간이 경과되면서 表裏兼病으로 발전되었으며, 素病도 없으며 식욕이나 컨디션에는 처음에 이상이 없을 정도로 溫氣 즉 呼散之氣가 강한 상태에서 病이 발현되었다. 이 두 가지 치험례를 통해 東武는 增寒壯熱燥澁 瘟病 肝熱病 中證과 體熱腹滿自利 瘟病 肝熱病 末證을 비교해서 치료과정을 보여주고 있다.

표 39. 肝熱熱證瘟病 裏熱瘟病 비교

	肝熱熱證瘟病-體熱腹滿自利	裏熱瘟病-增寒壯熱燥澁
初中末	肝熱病-末證	肝熱病-中證
表裏	表熱證+裏熱證	裏熱證->裏熱證+表熱證

13-17) 內經曰 諸澁 枯涸皴揭 皆屬於燥.

內經에 이르길 모든 깔깔하고 마르고 물기가 없고 쭈글쭈글하고 들리게 된 것은 모두 燥에 속한다.

*燥熱病의 피부 상태를 설명해준다. 燥熱病은 表 부위가 굉장히 乾燥한 것이 중요한 증상임을 알 수 있다. 燥熱病은 表裏俱病으로 裏熱證 뿐만 아니라 表熱證이 처음부터 나타난다. 하지만 少陰人 少陽人의 表熱證과는 달리 燥證이라는 체액이 고갈되어 나타나는 증상이 두드러진다.

13-18) 論曰 太陰人 面色靑白者 多無燥證
面色黃赤黑者 多有燥證 蓋肝熱肺燥而然也.

論하여 이르길 太陰人이 얼굴색이 푸르고 희면 燥證이 없는 경우가 많고, 얼굴색이 누렇고 붉고 검으면 燥證이 많은 경우가 많다. 대개 肝이 熱하고 肺가 燥하기 때문이다.

*面色이 靑白한 경우는 胃脘受寒表寒病에 속한다. 面瘡이 黃赤黑한 경우는 肝受熱裏熱病에 속한다. 顔面의 색깔을 통해 太陰人 表裏病을 구별하고 있음을 알 수 있다. 그리고 表病의 경우에는 燥證이 없는 경우가 많고, 裏病의 경우에는 燥證이 많다고 하였다. 이때 燥證은 表 부위의 燥證을 의미한다. 즉 胃脘受寒表寒病에서는 寒厥證과 같은 表寒證은 나타나지만 피부가 燥澁하거나 肌肉이 말라가는 증상과 같은 表 부위의 燥證은 잘 나타나지 않는다.

肝受熱裏熱病의 경우에는 얼굴이 붉거나 누렇거나 검으면서 피부가 깔깔하고 쭈글쭈글하고 鱗屑이 날릴 정도로 乾燥한 것이 특징이다. 병리적으로 東武는 肝熱肺燥라고 하였다. 肝熱은 肝受熱을 의미한다. 즉 肝局溫氣가 肝局涼氣의 압박을 받아 熱證이 발현되고, 肺燥의 의미는 偏小한 부위인 肺局溫氣까지도 涼氣에 의해 압박을 받아 燥해지는 것을 의미한다. 즉 肺局溫氣라는 대사물질이 부족해지는 것이 바로 肺燥이다.

燥熱病은 裏熱病의 素證을 가지고 있지만 病이 처음부터 表裏俱病의 양상으로 表熱證이 나타나며, 체액 소모성 양상인 燥證까지도 나타나는 것이 특징이다. 그리고 偏小한 臟局인 肺局까지도 처음부터 압박을 받는 逆證이다. 皮毛는 肺黨에 속하며 呼散之氣를 통해 충실해지는 부위인데, 燥熱病의 경우는 肺局溫氣 즉 呼散之氣가 상당히 부족하기 때문에 겉이 말라가는 것이다.

9 燥熱病 中證 手指焦黑癍瘡病(손가락이 썩고, 몸에 癍瘡이 생기는 병)

13-19) ## 嘗治　太陰人　燥熱證　手指焦黑癍瘡病

일찍이 太陰人 燥熱證으로 손가락이 검게 타며 癍瘡이 생기는 병을 치료한 적이 있다.

＊手指焦黑癍瘡病은 현대의 폐색성 혈관 혈전염(버거씨병)에 해당한다.

自左手中指　焦黑無力　二年內　一指黑血焦凝過掌心　而掌背浮腫 以刀　斷指矣

왼쪽 중지부터 검게 타고 힘이 없더니 2년 안에 한 손가락에만 있던 검은 피가 엉긴 것이 손바닥 전체로 퍼졌다. 손바닥과 손등이 부어 칼로 손가락을 잘랐다.

＊혈관의 폐색으로 인해 손가락이 썩었으며, 점점 손전체로 퍼지기 시작하여, 손가락을 절단 하였다.

又一年內　癍瘡　遍滿全體　大者如大錢　小者如小錢

또 일 년 안에 癍瘡이 전신으로 퍼졌고 큰 것은 큰 동전만 하고 작은 것은 작은 동전만 하였다.

＊乾癬과 같이 화폐모양의 발진이 전신에 퍼졌다. 瘟病과 같은 전염성 질환에 의한 癍瘡이 아니라 乾癬과 같은 자가면역성 피부질환이 발생한 것으로 보인다.

得病 已爲三年 而以壯年人 手力 不能役勞一半刻 足力 不能 日行步三十里

病을 얻은 지 이미 3년이 되었는데 壯年 인데도 손의 힘은 반 시각(7.5분)도 일하지 못하고 발의 힘은 하루 30里도 걷지 못하였다.

＊손발의 혈관장애로 인해 힘을 충분히 발휘하지 못하였다.

以熱多寒少湯 用藁本二錢 加大黃一錢 二十八貼 用之 大便始 滑 不過一二日 又秘燥

熱多寒少湯에 藁本 2돈과 大黃 1돈을 가하여 28첩을 썼더니 大便이 비로소 묽어졌으나 하루 이틀 지나지 않아 다시 또 굳어졌다.

＊熱多寒少湯에는 藁本이 2돈 들어 있다. 이것을 東武는 특별히 강조하였다. 즉 表 부위의 혈액순환이 떨어져 피부나 근육의 燥熱한 양상이 나타나는 燥熱病의 경우 藁本을 통해 表 부위까지 呼散之氣가 충분히 발현되도록 하는 것이 치료의 중요한 목표임을 알 수 있다. 藁本은 草本卷에서 활용하다가 甲午本에서는 사용하지 않았으며, 辛丑本와서 葛根解肌湯과 熱多寒少湯에 활용한 약재이다. 燥熱證이라는 表 부위의 熱證을 동반한 체액소모성 질환의 경우에 藁本이 치료에 있어 가장 중요한 약재로 쓰였음을 알 수 있다. 즉 呼散之氣라는 대사물질을 사지말단까지 보내주는 역할을 하는 것으로 사료된다. 大黃은 肝局凉氣와 小腸凉氣의 鬱滯로 인해 발생하는 大便不通을 치료하는 약재이다. 즉 裏熱證을 치료하는 약재로, 앞선 肝熱病의 경우에는 裏熱證이 表熱證보다 두드러지기 때문에 葛根承氣湯과 皂角大黃湯의 大黃과 葛根을 이용해 小腸凉氣를 제거하는 방법으로 주로 치료했다. 燥熱病의 경우에는 肝熱病에 비해 肺局溫氣라는 呼散之氣가 더 심하게 손상받아 表부위의 皮筋肉骨이 마르고 염증이 생기기 때문에, 藁本이라는 약재를 통해 表 부위까지 呼散之氣가 발현될 수 있도록 한 것이다. 藁本과 大黃을 활용하여 表裏를 동시에 치료하는 것을 중요시 한 것이다.

又用二十貼　大便不甚滑泄　而面部癍瘡　少差　手力足力　稍快有
效矣

또 20첩을 쓰니 大便이 심하게 묽어지지는 않았으나 얼굴의 癍瘡이 조금 나았다. 손의 힘 발의
힘은 약간 괜찮아졌고 효과가 있었다.

*肝熱病에 비해 燥熱病의 大便秘燥는 만성적임을 알 수 있다. 肝熱病의 경우에는 葛根承
氣湯이나 皂角大黃湯을 쓰면 大便이 쉽게 물러지거나 泄瀉를 하면서 病이 풀렸는데, 燥
熱病의 경우는 장기간 써도 大便이 물러지거나 泄瀉를 하기보다는 燥한 양상이 지속되는
편이다. 하지만 肝熱病처럼 大便不通을 적극적으로 해소해서 裏熱證을 해결하는 葛根承
氣湯이나 皂角大黃湯은 사용하지 않고, 熱多寒少湯이라는 表裏俱病을 치료하는 처방을
계속 썼다는 점이 중요하다. 즉 東武는 肝熱病은 裏熱證의 해결을 중요시 하였고, 燥熱病
은 表裏를 같이 치료해야 함을 구별해서 치료한 것이다. 體熱腹滿自利에 쓰는 葛根解肌
湯의 경우는 熱多寒少湯을 쓸 정도의 大便秘燥와 手指焦黑癍瘡病과 같은 表 부위 심한
燥熱證은 나타나지는 않지만, 燥熱病과 유사하게 表 부위의 燥證(眼病)이 겸하고 있기 때
문에, 熱多寒少湯의 葛根과 藁本의 양을 줄여서 활용한 것이다.

又用二十貼　其病快差.

또 20첩을 쓰자 완전히 病이 나았다.

*燥熱病 中證 手指焦黑癍瘡病의 大便은 굳은 편이고 燥證이 심해져 피부뿐만 아니라 肌
肉이 타는 듯한 양상으로 썩어가는 양상으로 나타난다. 즉 手指焦黑癍瘡病은 燥熱病 初
證인 皮膚燥澁證보다 表 부위의 燥證이 악화된 것을 알 수 있다.

　버거씨병은 원인 불명의 혈관염이다. 자가면역질환의 일종으로 보고 있으며, 혈관의 염
증으로 인해 혈관이 막히면서 진행되는 병이다. 상기 환자를 보면 3년에 걸쳐 병이 진행되
었으며, 버거씨병뿐만 아니라 乾癬과 유사해 보이는 자가면역성피부질환도 동반되었다. 東
武는 肝受熱裏熱病의 燥熱病으로 진단 후 表裏俱病을 치료하는 熱多寒少湯으로 裏熱
證과 表 부위의 燥熱證을 같이 치료하였다. 燥熱病의 원인은 13-25에 제시되지만 蓋此病
原委 侈樂無厭 慾火外馳 肝熱大盛 肺燥太枯之故也. 性情의 불균형이 원인이다. 감염이
나 외상에 있는 것이 아니라 정신적인 스트레스로 인해서 발현되는 病態이다. 이것이 肝熱
病과의 큰 차이이다. 肝熱病은 瘟病 즉 感染에 의해 주로 발현되는 양태이며, 病勢가 急한
것이 특징이다. 하지만 燥熱病은 자가면역질환처럼 만성적인 스트레스에 인한 면역체계의

기능부전에 의해 나타나는 病態와 유사한 임상양상을 띤다. 病情이 急하지 않고 만성적이며 치료도 수개월에 걸릴 정도로 길다. 완치보다도 관리가 더 중요한 病態를 보이는데, 자가면역질환의 임상경과와 유사하다. 상기 手指焦黑癍瘡病의 치험례는 現在 많은 사람들이 앓고 있는 자가면역질환의 치료에 있어 큰 의미가 있다고 사료된다.

10 燥熱病 末證-飮一溲二病

13-20) 靈樞曰　二陽結　謂之消　飮一溲二　死不治.
　　　　註曰　二陽結　謂胃及大腸　熱結也.

靈樞에서 이르길 二陽이 맺힌 것을 消渴이라고 이른다. 물을 한 사발을 마시면 小便을 두 사발을 보는데 죽으며 치료하지 못한다. 註에 이르길 二陽이 맺혔다는 것은 胃에서 大腸까지 熱이 맺힌 것이다.

*원래 상기 조문은 甲午本에서는 少陽人編에 있었다. 하지만 辛丑本으로 개초되면서 太陰人編으로 이동하였다. 消渴에 대해서 甲午本까지는 少陽人에게서 주로 나타나는 病態로 분류하다가 辛丑本에와서 太陰人 燥熱病에서도 나타나는 病態로 개초하였다. 飮一溲二病의 원인은 胃에서 大腸까지 熱이 鬱結되어서라고 하였다. 즉 소화관의 기능이상에 의한 熱證으로 나타난다. 그렇기 때문에 東武가 肝受熱裏熱病으로 분류한 것이다. 東醫寶鑑에서는 消渴의 원인은 二陽結에서 시작되며, 飮一溲二라는 죽음에 이를 정도의 증상이 나타나는 이유는 肺消하기 때문이라고 하였다[139]. 太陰人의 消渴證은 소화관 즉 裏 부위의 熱이 鬱結되어서 消渴이 발생하였으며, 病이 진행되어 肺局溫氣까지 쇠약해져서, 表 부위가 乾燥해지는 증상이 나타난다. 더욱 더 심해지면 물을 마신 양보다 小便으로 배출되는 양이 오히려 많은 소모성 증상이 나타나는 것이다. 東武는 東醫寶鑑에서 肺消라는 문구를 빼고 인용하였지만, 太陰人 燥熱病의 원인을 肝熱肺燥라고 하였다. 이때 肺燥는 肺消와 같은 의미이다. 肝局凉氣라는 熱한 성질의 氣運에 의해 肺局溫氣라는 寒한 성질의 氣運이 압박을 받아 소모되어 表 부위에 燥證이 나타나는 것이 바로 肺燥이다.

---

139) 東醫寶鑑 雜病 消渴 消渴之源
　　經曰 二陽結謂之消 註曰 二陽結 謂胃及大腸俱熱結也 腸胃藏熱 則喜消水穀也 / 心移寒於肺 爲肺消 肺消者
　　飮一溲二 死不治 註曰 金受火邪 肺藏消爍 氣無所持 故飮一而溲二也 <內經>

扁鵲 難經曰 消渴脈 當得緊實而數 反得沈濇而微者 死.

扁鵲이 難經에 이르길 消渴脈은 緊實하고 빠른데 도리어 沈濇하고 微하면 죽는다.

*太陰人 消渴의 脈은 일반적인 消渴의 脈과 다르다. 가라앉아 있으면서 껄끄럽고 弱하다. 즉 컨디션이 약하고 혈액의 순환이 굉장히 떨어져 있음을 의미한다.

張仲景曰 消渴病 小便反多 如飮水一斗 小便亦一斗 腎氣丸主之.

張仲景이 이르길 消渴病은 小便이 도리어 많다. 물 한 말을 마시면 小便도 한 말을 본다. 腎氣丸으로 주로 치료한다.

*腎氣丸은 辛丑本에서 少陽人偏에 있다. 이는 東武가 개초과정에서 太陰人編으로 옮기지 않은 실수를 한 것이다. 太陰人編으로 옮겨야 한다. 消渴病으로 飮水量에 비해 小便量이 많은 경우는 少陽人 消渴病이 아닌 太陰人 燥熱病인 경우가 많다.

論曰 此病 非少陽人 消渴也 卽太陰人 燥熱也
此證 不當用腎氣丸 當用熱多寒少湯 加藁本 大黃.

論하여 이르길 이 病은 少陽人 消渴이 아니다. 太陰人 燥熱病이다. 이 證에는 腎氣丸이 맞지 않고, 熱多寒少湯에 藁本 大黃을 加해서 치료한다.

*東武는 少陽人 消渴과 太陰人 燥熱을 분리했다. 기존의 消渴이라는 용어 대신 燥熱이라는 새로운 용어로 太陰人의 消渴病을 다시 정의하고 있다. 즉 少陽人의 熱證 위주의 消渴病과는 달리 太陰人의 경우 熱證뿐만 아니라 燥證의 동반이 두드러지기 때문에 새로이 분류한 것이다. 치료는 熱多寒少湯에 藁本과 大黃을 추가해서 사용한다. 飮一溲二病은 手指焦黑癍瘡病보다 藁本의 양을 증량해서 사용하는 것을 알 수 있다. 藁本은 東武가 辛丑本에서 肺燥라는 개념을 새로이 제시하면서 甲午本과 달리 새롭게 활용한 약재이다. 즉 肺燥證이라는 肺局溫氣의 고갈이 심할 때 활용하는 약재이다. 飮一溲二病이 手指焦黑癍瘡病이나 皮膚燥澁證보다 더욱 肺局溫氣가 고갈된 상태임을 알 수 있다.

嘗治 太陰人 年五十近衰者 燥熱病 引飮 小便多 大便秘者
用熱多寒少湯 藁本二錢 加大黃一錢 二十貼 得效矣

일찍이 50세 가까운 쇠약한 太陰人을 치료하였다. 燥熱病으로 물을 많이 마시고 小便을 많이
보고 大便이 秘燥하였다. 熱多寒少湯에 藁本 2돈을 쓰고 大黃 1돈을 가하여 20첩을 쓰니 효과
가 있었다.

*飮一溲二病으로 인해 갈증으로 인해 물을 많이 마시면서 小便을 비정상으로 많이 보고,
大便은 시원하게 보지 못한다. 東武는 熱多寒少湯에 大黃을 추가해서 20첩 즉 하루 2첩
기준으로 복용하였다면 10일 만에 환자의 증상을 완화시켰다.

後一月餘 用他醫藥五貼 此人 更病
　復用熱多寒少湯 加藁本 大黃 五六十貼 用藥時間 其病僅僅
支撐 後終不免死

1개월 후 다른 의사의 藥을 5첩 쓰니 이 사람은 다시 病에 걸렸다. 다시 熱多寒少湯에 藁本 大
黃을 가하여 50~60첩을 쓰니 藥을 쓰는 동안 그 病을 겨우 지탱하였으나 끝내 죽음을 면치 못
하였다.

*계속 熱多寒少湯을 써야 했는데, 환자가 다른 의사의 藥을 먹고 다시 燥熱病이 심해졌다.
東武는 이번에는 예전보다 藁本과 大黃을 더 증량해서 사용하여, 하루 2첩 기준이면 거의
한 달을 약을 썼으나 결국 환자는 죽었다. 太陰人 燥熱病 飮一溲二病은 誤治하여 악화되
면 치료가 쉽지 않음을 알 수 있다.

又嘗治 太陰人 年少者 燥熱病
　用此方 三百貼 得支撐一周年 此病 亦不免死 此人 得病一
周年 或間用他醫方 未知緣何故也.
蓋燥熱 至於飮一溲二 而病劇則難治.

또 일찍이 太陰人 少年의 燥熱病을 치료했는데, 이 처방을 300첩을 쓰니 1년 정도 지탱하였고
이 病 또한 죽음을 면치 못하였다. 이 사람은 病을 얻은 지 일 년 쯤 되었으니 그 사이에 혹 다
른 藥을 써서 그러한지 알 수 없다. 대개 燥熱病은 飮一溲二病에 이르면 病이 심한 것이니 치료

하기 어렵다.

*燥熱病에도 初中末의 단계가 있음을 알 수 있다. 飮一溲二病에 이르면 치료가 어렵다. 太陰人 소년의 경우에는 熱多寒少湯을 하루 2첩 기준으로 150일을 써서 1년은 환자가 죽지 않았으나 결국 완치 되지 못하고 죽었다.

凡太陰人 大便秘燥 小便覺多 而引飮者 不可不早治豫防.

무릇 太陰人이 大便이 秘燥하고 小便이 많다고 생각되고 물을 많이 먹거든 빨리 藥을 써서 미리 예방해야 한다.

*飮一溲二病의 특징은 大便이 秘燥하면서 小便을 스스로 느끼기에도 많이 보며 飮水量도 많은 것이다. 胃脘溫氣가 小腸凉氣에 의해 압박을 받아 便秘와 引飮이 발생하였으며, 肺局溫氣가 肝局凉氣에 의해 압박을 받아 小便을 자주 보게 되는 것이다. 手指焦黑瘢瘡病이 表 부위의 燥熱증상이 심하여 肌肉이 말라가는 증상 위주라면 飮一溲二病은 몸 안의 구성물질인 陰血자체가 小便을 통해 소모되는 극도의 燥證이다.

(13-25) 此病　非必不治之病也.　　此少年　得病用藥一周年後　方死
蓋此病原委　侈樂無厭　慾火外馳　肝熱大盛　肺燥太枯之故也.

이 病은 치료하지 못하는 病은 아니다. 이 소년이 病을 얻고 藥을 쓴지 1년 만에 죽었다. 대게 이 病의 원인은 奢侈와 享樂을 싫어함이 없고 慾火가 밖으로 내달려 肝熱이 크게 盛하여 肺가 燥하여 크게 말라버린 까닭이다.

* 病의 원인을 性情적인 요소에 두고 있다. 侈樂無厭은 太陰人이 情인 樂情이 促急하여 浪動하는 것이다. 그것이 過度해지면, 慾心에 빠져 貪人이 되는 것이 바로 慾火外馳이다. 肝熱이 大盛한다는 것은 太陰人이 樂情이 促急해지면서 喜性 역시 深着이 되어, 偏大한 臟인 肝局의 氣運이 더욱더 커지는 것을 의미하고, 肺가 燥하면서 크게 마르는 것은 樂情 促急으로 인해 氣運이 下焦로 몰리면서 肺局의 氣運이 더욱 더 약해지는 것을 의미한다. 東武는 逆證의 경우에 少陰人의 少陰病, 少陽人의 陰虛午熱病, 太陰人의 燥熱病과 같이 병리적인 원인을 性情을 중심으로 설명함을 알 수 있다.

若此少年　安心滌慾一百日　而用藥　則焉有不治之理乎.
蓋自始病日　至于終死日　慾火無日不馳故也.
諺曰　先祖德澤　雖或不得一一個報　而恭敬德澤　必無一一不受報
凡無論某病人　恭敬其心　蕩滌慾火　安靜善心　一百日　則其病無不愈　二百日　則其人無不完
恭敬德澤之個個受報　百事皆然　而疾病尤甚.

대게 이 소년이 마음을 편안하게 하고, 욕심을 씻으면서 100일 동안 藥을 쓰면 어찌 고치지 못할 리가 있겠는가? 대개 病이 시작된 날로부터 죽는 날까지 하루도 慾火가 밖으로 내달리지 않음이 없었기 때문이다.
속담에 이르길 먼저 조상의 덕택은 비록 낱낱이 갚을 수는 없지만 공경하는 덕택은 반드시 하나하나 갚음을 받지 않음이 없다하니 무릇 어떠한 환자를 막론하고 그 마음을 恭敬하고 慾火를 씻어 버리고 착한 마음으로 편안하고 안정되게 하기를 100일 하면 즉 그 病이 낫지 않음이 없다. 200일이 되면 그 사람이 완전치 않음이 없다. 공경하는 덕택의 갚음을 낱낱이 받는 것은 모든 일에 다 그러하거든 질병에 있어서는 더욱 그러한다.

*모든 病은 결국 性情의 조절이 필요함을 강조하고 있다. 그리고 調攝이 중요함을 알 수 있다.

燥熱病 末證-陰血耗竭病

13-26) **危亦林曰 陰血耗竭 耳聾目暗 脚弱腰痛 宜用黑元丹.**

危亦林이 이르길 陰血이 소모되고 고갈되면 귀가 먹고 눈이 어두워지며 다리가 弱하고 허리가 아프다. 마땅히 黑元丹을 써야 한다.

*東醫寶鑑 雜病 虛勞 肝虛藥에 나오는 조문[140]을 辛丑本에서 처음으로 인용하였다. 陰血이 소모되어 고갈되어 나타나는 病態로 주된 증상은 聽力이 떨어지고, 눈이 침침하며, 하체가 약하고 허리가 아프다. 모두 陰血 또는 精血이 부족해서 생기는 病態이다. 太陰人 燥熱病의 경우 소모성 질환의 양상이다. 肺局溫氣가 약화되어 피부의 乾燥證뿐만 아니라 聽力이 떨어지고 눈이 침침해지며, 피부뿐만 아니라 筋肉이 말라가면서 다리에 힘이 없고, 허리도 시큰거리면서 통증을 동반하게 된다. 즉 全身이 衰弱해져 나타나는 病態가 바로 陰血耗竭病이다. 이때 太陰人은 鹿茸을 활용해서 陰血을 보충해준다.

13-27) **凡男子 方當壯年 而眞氣猶怯 此乃稟賦素弱 非虛而然 滋益之方 群品稍衆 藥力細微 難見功效**
但痼天元一氣 使水升火降 則五臟自和 百病不生 宜用拱辰丹.

무릇 남자가 壯年에 이르렀는 데도 眞氣가 오히려 弱한 것은 이는 稟賦가 본래 弱한 것이니 虛하여(후천적으로) 그런 것은 아니다. 補益하는 방법에 여러 가지 藥이 있으나 藥力이 細微하여 효과를 보기 어렵다. 다만 天元一氣(선천적 元氣)를 굳게 하여 水氣를 들어 올리고 火氣를 내리면 五臟이 스스로 화합되고 모든 病이 생기지 않을 것이다. 마땅히 拱辰丹을 쓴다.

*남자가 壯年에 眞氣가 약한 것은 후천적 虛勞에 의한 것보다는 오히려 선천적으로 弱한 사람이다. 이때는 麝香과 鹿茸이 들어간 拱辰丹으로 치료한다. 陰血耗竭病은 선천적으로 保命之主가 약한 경우에도 발생할 수 있다.

---

140) 東醫寶鑑 雜病 虛勞 肝虛藥
[黑元] 治虛勞 陰血耗竭 面色黧黑 耳聾 目暗 脚弱 腰痛 小便白濁 當歸酒浸二兩 鹿茸酥灸一兩 右爲末 煮烏梅肉爲膏 和丸梧子大 溫酒呑下五七十丸 <得效>

¹³⁻²⁸⁾ 論曰　此證　當用黑元與拱辰丹　當歸　山茱萸　皆爲蠹材　藥力未
全　欲收全力　宜用拱辰黑元丹　鹿茸大補湯.

論하여 이르길 이 증세에 마땅히 黑元丹 拱辰丹을 쓰지만, 當歸 山茱萸는 대게 군더더기 약이
므로 藥力이 아직 완전치 않으니, 완전한 效力를 거두기 원하거든 拱辰黑元丹 鹿茸大補湯을 쓴
다.

*鹿茸大補湯¹⁴¹⁾은 胃脘受寒表寒病에서 발현된 陰血耗竭病에 사용하고, 拱辰黑元丹¹⁴²⁾은
燥熱病에서 발현된 陰血耗竭病에 사용한다. 즉 陰血耗竭病은 燥熱病에서 주로 발현되긴
하지만 表病에서도 나타날 수 있는 증상이다. 따라서 素證을 살펴 表寒病에서 시작된 陰
血耗竭病이면 鹿茸大補湯을 사용하고, 裏熱病에서 시작된 陰血耗竭病이면 拱辰黑元丹
을 쓴다.

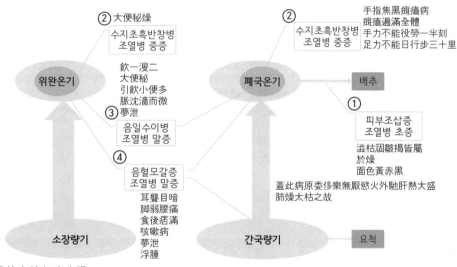

그림 19. 燥熱病의 初中末證

---

141)鹿茸大補湯
　　鹿茸 二三四錢 麥門冬 薏苡仁 各一錢五分 山藥 天門冬 五味子 杏仁 麻黃 各一錢
　　○ 虛弱人 表症寒證多者 宜用
142)拱辰黑元丹
　　鹿茸 四五六兩 山藥 天門冬 各四兩 蠐螬 一二兩 麝香 五錢
　　煮烏梅肉爲膏 和丸梧子大 溫湯下五七十丸 或燒酒下.
　　○ 虛弱人裏症多者 宜用

☆太陰人 肝受熱裏熱病 肝熱病, 燥熱病 비교

太陰人 肝受熱裏熱病을 上下, 表裏, 寒熱을 통해 정리해보면, 우선 肝熱病 初證은 陽毒病이다. 裏病이기 때문에 1차적으로 裏 부위에서 병이 발현되며, 少陽人 少陰人과 다르게 偏大한 부위에서만이 아니라 偏小한 부위에서도 病이 初證부터 나타난다. 大便이 燥澁하고 咽喉가 붓고 아프며 가래가 심하고 갈증을 동반한 裏熱證과 陽毒證이라는 피부의 발진과 눈과 코 점막의 건조증 등 表熱證이 겸하여 나타난다. 치료는 裏熱證을 葛根 大黃을 활용해서 제거하는 것을 위주로 한다. 만약 大便不通이 있거나 腹脹滿의 증상이 있다면 葛根承氣湯이나 皂角大黃湯을 사용하고, 泄瀉가 있다면 葛根解肌湯을 쓴다.

中證인 肝熱病 瘟病은 우선 病情이 急迫한 것이 특징이다. 增寒壯熱燥澁과 頭面項頰赤腫이 대표증상이다. 表裏兼病으로 우선 裏熱證으로 인해 大便不通과 특히 咽喉部가 붓고 가래가 심해 기침이나 재채기를 하면서 심하면 숨을 쉬는 것이 힘들다. 表熱證으로 高熱과 惡寒이 모두 심하고, 피부자체도 뜨거운 편이며, 두면부와 목 주변에 腫氣가 생기고, 頭痛과 전신 근육통, 눈병도 동반된다. 즉 小腸溫氣가 小腸凉氣에 의해 압박을 받아 大便不通뿐만 아니라 胃脘溫氣까지도 압박을 받아 咽喉部에도 病態가 나타나며, 肺局溫氣도 肝局凉氣의 압박을 받아 두면부와 목 부위까지도 腫氣가 나타난다. 치료는 葛根承氣湯과 皂角大黃湯으로 치료한다.

末證은 肝熱病 體熱腹滿自利는 裏熱病임에도 泄瀉가 나타나는 것이 특징이다. 肝熱病 中證인 增寒壯熱燥澁/ 頭面項頰赤腫에 비해 素病으로 眼病과 같은 表熱證이 있으면서, 脈이 弱하고 컨디션이 떨어진 상태이다. 食慾이나 消化도 肝熱證 中證은 病에 걸렸어도 유지되는 편이지만 體熱腹滿自利는 嘔逆이나 嘔吐가 처음부터 나타나면서 食慾이나 消化力이 저하되어 있다. 泄瀉를 해도 腹部가 편하지 않고 오히려 단단해지면서 통증이 심한 것도 특징이다. 少陰人에서 腎受熱表熱病이지만 太陽病厥陰證은 手足厥冷이란 表寒證이 나타나고, 少陽人에서 脾受寒表寒病이지만 身熱이 위주인 身熱頭痛泄瀉病과 같이 肝受熱裏熱病인데 오히려 寒證에서 주로 나타나는 泄瀉가 나타나는 것이 특징이다. 素證이 裏熱病에서 출발하였기 때문에 치료는 升笭調胃湯이 아닌 葛根解肌湯으로 치료한다. 葛根解肌湯은 肝熱病에서 泄瀉가 나타날 때 폭넓게 활용하는 처방임을 알 수 있다.

燥熱病은 表裏俱病이며, 初證은 皮膚燥澁證이다. 裏熱病임에도 불구하고 오히려 表熱證이 더 두드러지며, 肝熱病과 달리 燥證이라는 체액 소모성양상이 나타나는 것이 太陰人 燥熱病의 특징이다. 太陰人의 체질적인 특징을 東武가 관찰하여 燥熱病이라고 명명한 것으로 보인다. 少陰人과 少陽人의 경우 脾와 腎이라는 水穀이라는 음식물의 섭취와 배설을 중심으로 한 病態가 주로 나타난다. 따라서 消化상태를 잘 유지시키거나, 大便의 배출을 원활하게 유지하는 것이 치료에 있어서 중요한 기준이 된다. 太陰人과 太陽人의 경우 肺와 肝이라는 氣液이라는 체액의 생성과 분포를 중심으로 한 病態가 주로 나타난다. 따라서 땀의 배출이 정상적으로 유지되는 지를 피부 상태를 통해 관찰하거나, 小便을 관찰하여 체액의 생성이 원활한지를 유지하는 것이 치료의 중요한 기준이 된다. 皮膚燥澁證은 肝局凉氣에 의해 肺局溫氣가 압박을 받아 呼散하는 氣運이 떨어져 피부까지 체액이 분포되지 않아 나타나는 증상이다. 이것을 東武는 肝熱肺燥라고 하였다. 이때 肝熱은 肝局凉氣의 과도한 울체에 의해 熱證이 나타나는 것을 의미하고, 肺燥는 肺局溫氣가 약화되어 체액이 表 부위까지 분포되지 못하여 말라가는 것을 의미한다. 치료는 熱多寒少湯을 활용한다.

燥熱病 中證은 手指焦黑癍瘡病이다. 皮膚燥澁證보다 더 심한 상태로 사지말단의 혈액순환에 심각한 장애로 인해 썩어가는 病態이다. 뿐만 아니라 전신에 癍瘡이 나타나는데 이 역시 表 부위까지 체액 충분히 분포되지 않아 나타나는 증상이다. 皮膚뿐만 아니라 筋肉도 말라가 실질적으로 체중이 감소하고, 컨디션도 떨어지고 근력도 감소한다. 裏熱證으로 인해 大便은 秘燥하고, 熱多寒少湯만으로는 大便이 풀리지 않을 정도로 小腸凉氣의 울체가 심하기 때문에 大黃을 추가해서 사용한다(清肺瀉肝湯).

燥熱病 末證은 飮一溲二病과 陰血耗竭病이다. 두 病證 모두 체액이 소모되는 양상이 더욱 더 심한 상태이다. 飮一溲二病은 飮水量에 비해 小便量이 많은 것이 주 증상이다. 裏熱證으로 인해 大便은 秘燥하고, 胃脘溫氣도 凉氣에 의해 압박을 받아 갈증이 심해 飮水量은 많다. 하지만 飮水量보다 小便으로 배출되는 체액의 양이 오히려 더 많고, 脈이 약하고 컨디션 또한 굉장히 떨어진 상태이다. 夢泄과 같이 精液이 저절로 배출되는 양상이 나타나기도 하고, 심리적으로 불안함과 갈등으로 인해 잠을 잘 자지 못한다. 즉 肺局溫氣의 약화가 심해져 表 부위로 체액을 분포시키지 못하는 것을 넘어서 逆으로 小便을 통해 체액이 과도하게 소모되는 증상이 나타나는 상태이다. 치료는 熱多寒少湯에 大黃뿐만 아니라 藁本의 양을 증량해서 사용하며, 치료기간 역시 수개월 이상으로 길며, 정신적인 안정과 조절이 반드시 동반되어야 한다.

陰血耗竭病은 燥熱病에서 나타나는 가장 심한 病態로 체액의 소모가 극심한 상태이다. 陰血이라는 신체를 구성하는 물질적인 기본단위 자체가 감소되는 병으로, 근육이 말라가고, 힘이 빠지며 상당한 피로감을 동반한다. 聽力 감소와 眩暈도 나타나며, 전신의 통증이 동반된다. 소화력 역시 약화되어 음식을 먹으면 그득하고 체하거나, 체액이 분포 되지 않아 小便을 잘 보지 못하여 浮腫이 생기기도 한다. 치료는 陰血을 보충해주는 鹿茸과 表 부위까지 體液을 강력히 분포시키는 麝香이 들어간 共振黑元丹을 사용하거나, 淸心蓮子湯을 활용한다.

☆燥熱病과 胃脘寒證 비교

太陰人 肝受熱裏熱病의 燥熱病과 太陰人 胃脘受寒表寒病의 胃脘寒證은 모두 表裏俱病의 逆證이다. 病의 素病은 각각 裏 부위와 表 부위에서 시작되지만 現病에서는 表裏俱病으로 발현되는 것이 특징이며, 모두 胃脘과 肺라는 偏小한 부위에서 病態가 주로 나타난다. 그 두 病態의 가장 큰 차이는 寒熱의 차이도 있지만 체액의 소모의 정도이다. 燥熱病은 胃脘寒證에 비해 체액의 분포 장애로 인한 소모성 양태가 훨씬 두드러짐을 알 수 있다. 胃脘寒證은 체액이 表 부위까지 분포되지 않아 땀이 나지 않거나, 가슴이 두근거리고, 마른기침을 하고, 피부가 건조한 정도이다. 피부 자체의 건조가 심해 쭈글쭈글 해지거나 인설이 심하게 날리면서 벗겨지지는 않는다. 그리고 手指焦黑癍瘡病과 같이 심각한 表 부위의 혈액순환장애도 나타나지는 않으며 肌肉자체가 말라가는 경우도 드물다. 飮一溲二病과 같이 小便을 통해 체액이 심각하게 소모되지는 않는다. 즉 胃脘寒證에서는 체액의 분포의 기능장애 정도라면 燥熱病은 기능장애를 넘어서 실질적인 表 부위 형태의 변화(피부의 변화, 괴사, 체중감소, 근육의 위축)가 나타난다. 즉 胃脘寒證보다는 燥熱病이 더 重한 病態가 나타난다.

표 40. 肝熱病 燥熱病 증상 비교

	肝熱病 (順證)	燥熱病 (逆證)
正氣 VS 邪氣	正邪壅錮之病 不可不大用藥 正邪相傾之病 不可不預用藥	以邪犯正之病 不可不急用藥
上下[133]	下+上	上
表裏	表裏兼病	表裏俱病
寒熱	裏熱證 + 表熱證 (惡寒을 동반한 高熱)	裏熱證 + 表熱證
氣力(컨디션)	强	弱
呼吸	別無異狀->喉痺(가래와 咽喉痛으 인해)	咳嗽(마른기침)
小便	別無異狀	小便頻數, 多尿
汗	多汗	無汗 → 自汗, 盜汗
大便	大便秘燥, 大便不通 or 泄瀉	大便秘燥, 大便不通
食慾	別無異狀 → 食慾低下	食慾低下 or 亢進
消化	別無異狀	消化不良
腹滿-腹痛	別無異狀 → 腹滿, 腹痛	痞滿 → 腹滿
飮水-口渴	口乾 → 口渴	口乾 → 口渴 → 多飮
睡眠	別無異狀 → 不眠	淺面 → 不眠, 多夢
脈	强 → 弱	弱
筋骨格系	別無異狀 → 全身 筋肉痛	關節痛, 無力感, 腰痛, 筋肉減少
頭面部	別無異狀 → 咽喉痛, 眼球乾燥, 鼻炎	眼球乾燥, 眩暈, 耳鳴, 耳聾, 頭痛, 鼻炎, 中風, 口眼喎斜
皮膚	濕疹, 搔痒證, 腫氣	搔痒證, 乾燥證 → 乾癬, 壞疽
性情	別無異狀	怯心, 勞心焦思, 恐慌障碍
生殖	別無異狀	月經痛 → 月經不順 → 難姙

133)上은 上焦를 하는 中下焦를 의미한다.

太陰人
泛論

12條

少陰人과 少陽人은 裡病의 病證論 뒤에 泛論을 따로 설정하여 病證論의 내용을 정리하거나 부연하고 雜病에 해당하는 病證을 추가하였다. 하지만 太陰人은 甲午本과 마찬가지로 泛論을 따로 설정하지 않았으며 肝受熱裡熱病論 후반부에 이어서 설명하였다. 13-29 이후를 太陰人 泛論이라고 보는 이유는 우선, 少陰人編 少陽人編에서 表病과 裏病의 病證論의 경우 歷代 醫家의 醫書 내용을 인용한 뒤 東武 자신의 견해를 論하였고, 泛論에서는 자신의 견해나 경험만을 서술하였다. 太陰人 13-29 이후의 조문들을 살펴보면 歷代 醫家의 醫書 내용을 인용한 뒤 자신의 견해를 論하는 부분이 없고, 주로 雜病에 해당하는 病證과 處方 및 자신의 견해를 위주로 서술하고 있다. 또한 13-29 이후의 조문을 보면 肝受熱裏熱病에 해당하는 病證만 있는 것이 아니라 表病에 해당하는 病證도 섞여 있다. 따라서 13-29이후는 太陰人 肝受熱裏熱病의 범주가 아니라 泛論으로 보는 게 더 타당하다.

13-29)
太陰人證 有食後痞滿 腿脚無力病 宜用拱辰黑元丹 鹿茸大補 湯 太陰調胃湯 調胃升清湯.

太陰人證에 음식을 먹은 후 막힌 듯 그득하고 다리에 힘이 없는 病이 있다. 마땅히 拱辰黑元丹 鹿茸大補湯 太陰調胃湯 調胃升清湯을 쓴다.

*우선, 食後痞滿 腿脚無力病은 表裏俱病이다. 즉 食後痞滿 또는 腿脚無力이 따로 나타나는 것이 아니라 食後痞滿(裏證)과 腿脚無力(表證)이 동시에 같이 나타나는 것이다. 처방을 보면 燥熱病 陰血耗竭病에 쓰는 拱辰黑元丹과 胃脘寒證 末證에 쓰는 鹿茸大補湯 및 胃脘寒證의 대표처방인 太陰調胃湯 調胃升清湯을 제시하였다. 즉 食後痞滿 腿脚無力病은 太陰人에게 있어 表裏病의 末證에서 모두 나타날 수 있는 병이다. 食後痞滿은 胃脘溫氣가 涼氣에 의해 손상되어 음식을 먹으면 답답하면서 더부룩한 느낌이 드는 것이고 腿脚無力은 體液이 表 부위까지 肺局溫氣에 의해 분포되어야 하는데 그렇지 못하여 表 부위의 筋肉量이 감소되어 나타나는 소모성 양태이다. 따라서 치료는 燥熱病은 拱辰黑元丹이나 鹿茸을 추가하여 체액을 보충하면서 麝香을 활용해 表 부위까지 소통시킨다. 胃脘寒證은 鹿茸大補湯, 太陰調胃湯이나 調胃升清湯으로 鹿茸, 麥門冬, 天門冬 등을 통해 體液을 보충하면서, 麻黃으로 表 부위까지 분포시키는 방법을 쓴다.

13-30)
**太陰人證 有泄瀉病 表寒證泄瀉 當用太陰調胃湯
表熱證泄瀉 當用葛根蘿葍子湯.**

太陰人證에 泄瀉하는 病이 있다. 表寒證 泄瀉에는 太陰調胃湯을 사용하고 表熱證 泄瀉에는 葛根蘿葍子湯을 사용한다.

*泄瀉라는 病態는 주로 寒證에서 나타나는 증상이다. 太陰人 胃脘受寒表寒病에서 주로 表寒證과 더불어 나타나는 大便양태는 泄瀉이다. 하지만 간혹 素證은 表寒病이지만 瘟病과 같은 열성전염성 질환에 걸렸을 경우에는 表熱證이 나타나면서 泄瀉가 나타날 수 있다. 이때도 東武는 이것을 裏熱病으로 보고 치료하는 것이 아니라 表寒病의 素證을 가지고 있기 때문에 기본적인 치료는 表寒病에 준해서 치료한다. 이때 兼하여 나타난 表熱證은 裏

熱病에 쓰는 약재를 활용하는 유연성을 보여주고 있다. 胃脘寒證 瘟病에서 瘟病으로 인해 熱證을 동반한 경우에는 주로 裏熱病에 쓰는 약재인 升摩와 黃芩을 추가해서 升笒調胃湯으로 치료하였는데, 위의 表熱證泄瀉 역시 같은 경우이다. 葛根蘿葍子湯[144]은 太陰調胃湯에 葛根과 黃芩을 추가한 처방인데, 升麻 대신 葛根을 활용한 것이다. 葛根이 3돈 들어가는 것으로 보아 升笒調胃湯보다 表熱證이 더욱 심한 상태임을 알 수 있다. 참고로 葛根解肌湯에도 葛根이 3돈 들어간다. 葛根은 表熱과 裏熱을 모두 해결해 주는 약재임을 유추할 수 있다.

③ 咳嗽病-胃脘寒證, 燥熱病 陰血耗竭病

13-31) 太陰人證 有咳嗽病 宜用太陰調胃湯 鹿茸大補湯 拱辰黑元丹.

太陰人證에 咳嗽病이 있다. 마땅히 太陰調胃湯 鹿茸大補湯 拱辰黑元丹을 쓴다.

*咳嗽病은 기침을 하는 病態를 말한다. 이때의 기침은 咽喉가 붓고, 가래가 심한 양태의 기침은 아니다. 만성적인 마른기침의 양상이다. 肺局溫氣의 약화로 인해 呼散이 되지 않아 咽喉部가 乾燥하면서 나타나는 기침이다. 表寒病뿐만 아니라 陰血耗竭病에서도 나타날 수 있다. 모두 肺局溫氣가 극도로 弱해진 상태이다. 치료는 表寒病의 素證이면 太陰調胃湯 鹿茸大補湯을 裏熱病의 素證이면 拱辰黑元丹을 쓴다.

④ 哮喘病-長感病 末證

13-32) 太陰人證 有哮喘病 重證也 當用麻黃定喘湯.

太陰人證에 哮喘病이 있다. 重證이다. 마땅히 麻黃定喘湯을 사용한다.

---

144) 葛根蘿葍子湯
葛根 薏苡仁 各三錢 麥門冬 一錢五分 蘿葍子 桔梗 五味子 黃芩 麻黃 石菖蒲 各一錢
太陰調胃湯
薏苡仁 乾栗 各三錢 蘿葍子 二錢 五味子 麥門冬 石菖蒲 桔梗 麻黃 各一錢

*長感病에서 나타나는 哮喘病이다. 胃脘寒證에 나타나는 만성적인 마른기침 양상의 咳嗽와는 달리 急性으로 나타나는 呼吸困難이다. 가래가 많아 咽喉를 막는 느낌이 들고 呼吸하는 힘이 떨어져 원활하게 밖으로 배출하지 못하여 숨이 찬다. 麻黃定喘湯으로 치료한다.

5 胸腹痛病-胃脘寒證 末證

13-33) 太陰人證 有胸腹痛病 危險證也 當用麻黃定痛湯.

太陰人證에 胸腹痛病이 있다. 위험한 증상이다. 麻黃定痛湯을 사용한다.

*胃脘寒證으로 裏寒證이 심한 상태이다. 麻黃定痛湯[145]은 太陰調胃湯에 杏仁, 龍眼肉, 四君子가 추가된 처방으로 呼吸이 곤란하면서 가슴이 답답하고, 食後痞滿을 넘어 腹滿, 腹痛까지 진행된 상태이다.

6 慢驚風-胃脘寒證 末證

13-34) 太陰人小兒 有泄瀉十餘次無度者 必發慢驚風 宜用補肺元湯 豫備慢風.

太陰人 小兒가 泄瀉를 10여 차례 하면 반드시 慢驚風이 발생한다. 마땅히 補肺元湯을 써서 慢風을 예방해야 한다.

*泄瀉를 심하게 해서 탈수가 된 뒤 痙攣을 일으키는 증상이 생길 수 있다. 痙攣은 간질성 발작을 의미한다. 다양한 원인들로 뇌세포들은 비정상적인 전기적 신호를 보내기도 하는데 이때 나타나는 비정상적인 움직임(痙攣)이나 감각이상 증상을 간질성 발작이라고 한다. 즉 뇌세포들의 기능이상이 간질발작의 원인인데, 이것을 유발하는 인자가 과도한 泄瀉인 것이다. 따라서 泄瀉를 심하게 하더라도 경련이 나타나지 않도록 하는 것이 치료의 목표이며,

---

145)麻黃定痛湯
薏苡仁 三錢 麻黃 蘿葍子 各二錢 杏仁 石菖蒲 桔梗 麥門冬 五味子 使君子 龍眼肉 柏子仁 各一錢 乾栗 七箇

補肺元湯¹⁴⁶⁾으로 泄瀉를 치료하는 것이 아니다. 즉 두뇌의 이상반응으로 나타나는 간질 발작을 東武는 肺元이 약한 것으로 보고 이것을 평소에 미리 보충해서 예방하고자 한 것이다. 頭腦는 肺局에 속하는 곳으로, 肺를 보충하여 충실하게 하면 泄瀉를 심하게 하더라도 경련발작이 나타나지 않을 수 있다. 麥門冬 桔梗 五味子를 통해 肺局溫氣를 보충하면 胃脘寒證으로 泄瀉를 심하게 하더라도 慢驚風이 발생하는 것은 막을 수 있으며, 만약 泄瀉를 할 때는 太陰調胃湯에 樗根皮를 추가해서 치료하는 것이 좋다. 즉 補肺元湯은 泄瀉할 때 쓰는 약이 아니라 평소 胃脘寒證의 素證을 가지고 있는 小兒에게 쓰는 예방약이다.

---

7 腹脹浮腫病-胃脘寒證 末證, 燥熱病 陰血耗竭病

¹³⁻³⁵⁾ 太陰人 有腹脹浮腫病 當用乾栗蠐螬湯
此病 極危險證 而十生九死之病也 雖用藥病愈 三年內 不再
發然後 方可論生
　　　　侈樂禁嗜慾 三年內 宜恭敬心身 調養愼攝 必在其人矣.

太陰人이 배가 脹滿하고 浮腫이 생기는 病이 있다. 마땅히 乾栗蠐螬湯¹⁴⁷⁾을 쓴다. 이 病은 극히 危險한 증상이니 10명 중 9명은 죽는 病이다. 비록 藥을 쓰면 病이 낫지만 3년 내 재발하지 않은 연후에야 바야흐로 가히 삶을 논할 수 있다. 奢侈와 享樂을 禁하고 慾心과 하고 싶은 것을 禁하며, 3년 동안 마땅히 몸과 마음을 공경하고 調養하고 삼가하며 攝生하는 것은 반드시 그 사람에게 달려있다.

*腹脹浮腫病은 胃脘寒證과 燥熱病에 모두 나타날 수 있는 病態이다. 위 조문에는 없지만 燥熱病 腹脹浮腫病에는 葛根浮萍湯¹⁴⁸⁾을 쓴다. 表裏病 모두 蠐螬를 활용하는 것이 浮腫 치료의 특징이다.

---

146) 補肺元湯
　　麥門冬 三錢 桔梗 二錢 五味子 一錢
　　加 山藥 薏苡仁 蘿葍子 各一錢 則尤妙
147) 乾栗蠐螬湯
　　乾栗 百箇 蠐螬 十箇.
　　湯服 或 灸食 黃栗 蠐螬 十箇 作末 別用 黃栗湯水 調下
　　○ 治浮腫表症寒多者 宜用者 宜用
148) 葛根浮萍湯
　　葛根 三錢 蘿葍子 黃芩 各二錢 紫背浮萍 大黃 各一錢 蠐螬 十箇
　　○ 治浮腫裏症熱多者 宜用

凡太陰人病 若待浮腫已發而 治之則 十病九死也
此病 不可以病論之而 以死論之可也.   然則如之何其可也.
凡太陰人 勞心焦思 屢謀不成者 或有久泄久痢 或麻病小便不
利 食後痞滿 腿脚無力病
    皆浮腫之漸 已爲重險病 而此時 以浮腫論 而蕩滌慾火 恭
敬其心 用藥治之 可也.

무릇 太陰人病에 만약 浮腫이 이미 발하길 기다린 후 그것을 치료하면 10명 중에 9명은 죽는
다. 이 病은 病으로 논해서는 안 되고 죽음으로 論하는 것은 옳다. 그렇다면 이렇게 危篤한 병
을 어찌하여야 좋겠는가?
무릇 太陰人이 勞心焦思하여 수차례 圖謀하였다가 이루지 못하거나 또는 泄瀉나 痢疾을 오래
하거나 혹은 淋病으로 小便이 不利하거나, 食後에 痞滿하고 다리가 無力한 병은 대게 浮腫이
되는 것이다. 이미 重하고 險한 病이니 이때부터 浮腫을 論해야 하며 慾心을 씻어내고 마음을
공경하며 藥을 쓰면서 치료하는 것이 옳다.

*浮腫病의 원인으로 勞心焦思를 들고 있다. 치료에 있어서도 약물치료만 제시하는 것이 아
니라 太陰人 燥熱病 치료와 마찬가지로 정신적인 修養을 강조한다. 腹脹浮腫病은 胃脘寒
證과 燥熱病에서 모두 올 수 있는 病態로, 浮腫이 나타나기 전에 泄瀉나 痢疾을 만성적으
로 하거나 小便이 不利하거나 食後痞滿하면서 腿脚이 無力한 증상이 나타날 수 있다. 즉
이러한 浮腫의 前兆증상이 나타날 때 拱辰黑元丹 鹿茸大補湯 太陰調胃湯 調胃升淸湯으
로 미리 치료하는 것이 더 중요하다.

⑧ 夢泄病-燥熱病, 胃脘寒證 末證

太陰人證 有夢泄病 一月內 三四發者 虛勞 重證也
    大便秘一日 則宜用熱多寒少湯 加大黃一錢
    大便每日不秘 則加龍骨 減大黃 或用拱辰黑元丹 鹿茸大補
湯.
此病 出於謀慮太多 思想無窮.

太陰人證에 夢泄病이 있다. 한 달에 3~4회 발생하면 虛勞 重證이다. 大便이 막히면 熱多寒少湯
에 大黃 1돈을 가하여 쓰고 大便이 매일 便秘가 아니면 龍骨를 가하거나 大黃을 줄인다. 혹은
拱辰黑元丹 鹿茸大補湯을 쓴다. 이 病은 圖謀하는 것이 많고 생각하는 것이 無窮하기 때문에

발생한다.

*夢泄病의 원인 역시 性情의 과도한 偏急이다. 1달에 여러 번 발생하면 虛勞로 빠지게 되며 치료는 大便의 상태에 따라 大便이 不通하면 熱多寒少湯에 大黃을 추가해서 쓰고, 大便이 不通하지 않으면 龍骨을 넣어서 쓴다. 만약 陰血이 耗竭의 증상이 보이면 拱辰黑元丹을 쓴다. 夢泄病은 주로 燥熱病에서 나타나는 病態이지만 鹿茸大補湯을 쓰는 것으로 보다 胃脘寒證에서도 나타날 수 있다.

9 卒中風病-胃脘寒證 末證, 燥熱病 末證

13-38)
太陰人證　有卒中風病
　　胸臆格格　有窒塞聲　而目瞪者　必用瓜蔕散
　手足拘攣　眼合者　當用牛黃淸心丸.
素面色黃赤黑者　多有目瞪者　素面色靑白者　多有眼合者
　　面色靑白而眼合者　手足拘攣　則其病急危也　不必待拘攣
但見眼合　而素面色靑白者　必急用淸心丸　古方淸心丸　每每神
效.
目瞪者　亦急發而稍緩死　眼合者　急發急死　然　目瞪者　亦不可
以緩論　而急治之.

太陰人證에 卒中風病이 있다. 가슴에서 '格格' 하는 숨 막히는 소리가 나고 눈을 부릅뜨는 자에게는 반드시 瓜蔕散을 쓴다.
손발이 굳어지고 눈을 감은 자는 牛黃淸心丸을 써야 한다.
평소에 얼굴색이 누렇고 붉고 검은자는 눈을 부릅뜨는 경우가 많고 평소에 얼굴색이 푸르거나 흰자는 눈을 감는 경우가 많다. 얼굴색이 푸르고 희며 눈을 감은 자는 손발이 굳어지면 그 病은 急하고 위험하니 굳어지기를 기다려서는 안 된다.
일단 눈을 감고 평소 얼굴색이 푸르고 흰 사람을 보면 반드시 급히 淸心丸을 써야 하며 古方淸心丸도 마찬가지로 神效하다.
눈을 부릅뜬 자 역시 급히 病이 발생하지만 약간 늦게 죽는다. 눈을 감은 자는 病이 급히 發해서 급히 죽는다. 그러나 눈을 부릅뜬 자도 緩慢하게 論해서는 안 된다. 급히 치료해야 한다.

*13-18^149)에서 面色을 통해 表裏病을 구분하였다. 面色靑白而眼合은 胃脘受寒表寒病에서 나타나는 卒中風을 의미하며, 面色黃赤黑而目瞪은 肝受熱裏熱病에서 나타나는 卒中風을

의미한다. 卒中風(卒中風 不省人事 痰涎壅塞 精神昏憒 言語蹇澁 口眼喎斜 手足不遂)은 현대에서는 뇌졸중 또는 실신 등을 의미하며 주로 表裏病의 逆證에서 모두 나타날 수 있다. 하지만 발현 양상이 다르다. 燥熱病의 경우에는 가슴이 막히는 느낌이 들면서 목소리가 잘 나오지 않으며, 눈을 감지 못하고 뜨고 있으며, 胃脘寒證의 경우에는 손발에 拘縮이 오면서 눈을 감고 있다. 燥熱病의 卒中風은 숨을 잘 쉬지 못하는 것이 특징으로 瓜蔕散으로 吐하는 방법을 쓴다. 하지만 胃脘寒證의 卒中風은 吐法을 쓰지 않고 熊膽散 牛黃淸心元과 같은 밖으로 氣運을 소통시켜주는 약으로 치료한다. 뇌졸중의 경우 급성기에 이러한 방식으로 치료하는 것 보다는 현대 의학적 치료가 더 우수하다고 사료된다. 뇌졸중 후유증 치료에는 太陰人 病證 구별을 바탕으로 재활치료를 하는 것은 의미가 있다.

표 41. 燥熱病 卒中風病과 胃脘寒證 卒中風病 비교

病證	燥熱病	胃脘寒證
證狀	胸膈格格 有窒塞聲	手足拘攣
面色	面色黃赤黑而目瞪	面色靑白而眼合
病態	急發而稍緩死	急發急死
處方	瓜蔕散	熊膽散 牛黃淸心元 石菖蒲遠志散

10 中風 초기대처법

13-39) 牛黃淸心丸 非家家必有之物 宜用遠志 石菖蒲末 各一錢 灌口 因以皂角末三分 吹鼻.
此證 手足拘攣而項直 則危也 傍人 以兩手 執病人兩手腕 左右撓動兩肩 或執病人足腕 屈伸兩脚
太陰人中風 撓動病人肩脚 好也
少陽人中風 大忌撓動病人手足 又不可抱人起坐
少陰人中風 傍人 抱病人起坐 則可也 而不可搖動兩肩 可以徐徐按摩手足.

牛黃淸心丸은 집집마다 반드시 가지고 있는 것이 아니다. 마땅히 遠志 石菖蒲 가루 각 1돈을 사용하여 입안으로 붓고 이어서 皂角가루 3푼은 코로 흡인시킨다. 이 증세에 손발이 굳어지고 목

149)13-18
論曰 太陰人 面色靑白者 多無燥證
面色黃赤黑者 多有燥證 蓋肝熱肺燥而然也.

460 • 東醫壽世保元

이 뻣뻣하면 위험하니 옆 사람이 양손으로 환자의 양쪽 손목을 잡고 좌우로 어깨를 흔들거나 혹은 환자의 발목을 잡고 양 다리를 굽혔다 폈다 한다.

太陰人中風에는 환자의 어깨나 다리를 搖動시키는 것은 좋다.

少陽人中風에는 환자의 손이나 발을 搖動시켜서는 절대 안 되며, 또 껴안아 일으켜서도 안 된다.

少陰人中風에는 환자를 껴안아 일으키는 것은 가능하지만 양 어깨를 搖動시키는 것은 안 되고 서서히 手足을 按摩하는 것은 좋다.

＊체질별로 中風에 대한 초기 대처법을 제시하였다. 위급한 상황에서 체질을 구별해서 대처하는 것이 쉽지 않으며, 이러한 대처법이 과연 의미가 있을지는 의심이 든다.

11 中毒吐瀉

13-40) **中毒吐瀉　宜用麝香.**

中毒되어 吐하거나 泄瀉할 때는 마땅히 麝香을 쓴다.

＊麝香은 中毒으로 인해 嘔吐하고 泄瀉할 때 쓴다. 麝香은 疏通시켜주는 힘이 강한 芳香性 약재이다.

張仲景 傷寒論 中에 太陰人病에 經驗한 處方으로 設定된 4방

麻黃湯　　　麻黃 三錢 桂枝 二錢 甘草 六分 杏仁 十枚 薑 三片 棗 二枚
桂麻各半湯　麻黃 一錢 五分 白芍藥 桂枝 杏仁 各一錢 甘草 七分 薑 三片 棗 二枚
調胃承氣湯　大黃 四錢 芒硝 二錢 甘草 一錢
大柴胡湯　　柴胡 四錢 黃芩 白芍藥 各二錢 五分 大黃 二錢 枳實 一錢 五分
• 治少陽轉屬陽明 身熱 不惡寒 反惡熱 大便硬 小便赤 譫語 腹脹 潮熱

少陽病에서 陽明病으로 轉變되어 몸에서 熱이 나고 惡寒은 없고 도리어 惡熱하며 大便이 단단
하고 小便은 붉고 헛소리를 하면서 배가 부르고 潮熱이 나는 것을 치료한다.

唐나라 宋나라 明나라 三代에 걸쳐서 醫家들이 著述한 醫書 中 太陰人病에 經驗한 要藥
9方

石菖蒲遠志散
石菖蒲 遠志 爲細末 每服一錢 酒飮任下 日三 令人 耳目聰明

술에 타 마시되 매일 3회씩 마시면 먹는 사람의 귀와 눈이 밝아진다.

• 此方 出於孫思邈千金方書中

調中湯
大黃 一錢 五分 黃芩 桔梗 葛根 白朮 白芍藥 赤茯苓 藁本 甘草 各一錢
• 治夏發燥疫 口乾咽塞

여름에 발생한 燥疫으로 입이 마르고 咽喉가 막힌 것을 치료한다.

• 今考更定 此方 當去 白朮 芍藥 茯苓 甘草

※瘟病에 藁本을 활용한 처방이다. 藁本은 草本卷에서 사용하다 甲午本에서 사용하지 않았다. 辛丑本으로 개초하면서 燥熱病에 적극적으로 활용하였다.

黑奴丸

麻黃 大黃 各二兩 黃芩 釜底煤 芒硝 竈突墨 樑上塵 小麥奴 各一兩
右爲末 蜜丸 彈子大 每 一丸 新汲水和服 須臾振寒 汗出而解

가루 내어 꿀로 丸을 만들어 탄알만 한 크기로 하고 매번 1환을 샘물에 먹는다. 잠깐 추위에 떨다가 땀이 나면서 풀린다.

• 陽毒及壞傷寒 醫所不治 精魄已竭 心下尙煖 斡開其口 灌藥下咽 卽活

陽毒과 傷寒壞證으로 의사가 치료하지 못하여 精神魂魄이 이미 고갈되었으나 명치 밑은 오히려 따뜻하면 입을 벌리고 藥을 넘겨 삼키게 하면 곧 낫는다.

• 右二方 出於朱肱活人書中
• 今考更定 此方 當去 芒硝.

生脈散

麥門冬 二錢 人蔘 五味子 各一錢 夏月 代熟水飮之 令人 氣力湧出

여름철에 숭늉을 대신하여 마시면 사람들로 하여금 기력이 솟아나게 한다.

• 今考更定 此方 當去 人蔘

樗根皮丸

樗根白皮 爲末 酒糊和丸
• 治夢遺 此藥性 涼而燥 不可單服

夢遺를 치료한다. 藥性이 차고 燥하기 때문에 單獨으로 복용해서는 안 된다.

• 右二方 出於李梴醫學入門書中

※樗根白皮는 性質이 차면서 燥하다고 하였다. 東武는 樗根白皮를 泄瀉와 痢疾에 활용하였다. 太陰人은 吸聚之氣의 過度로 인해 氣液의 생성이 過度하고, 呼散之氣의 不足으로 인해 氣液分布의 장애가 병리적인 시작이다. 따라서 인체의 裏 부위에는 氣液이 정체되기 쉽

고, 表 부위에는 氣液이 부족해지기 쉽다. 氣液의 정체가 過度하여 裏 부위에서 泄瀉나 痢疾이 나타날 때 樗根白皮를 쓴다.

二聖救苦丸

大黃 四兩 猪牙皂角 二兩 麵糊和丸 菉豆大 五七十丸 一服卽汗 一汗卽愈
- 此方 出於龔信萬病回春書中 治天行瘟疫

葛根解肌湯

葛根 升麻 黃芩 桔梗 白芷 柴胡 白芍藥 羌活 石膏 各一錢 甘草 五分
- 治陽明病 目疼 鼻乾 不得臥

陽明病으로 눈이 아프고 코가 乾燥하고 잠을 이루지 못하는 것을 치료한다.

- 今考更定 此方 當去 柴胡 芍藥 羌活 石膏 甘草

牛黃淸心丸

山藥 七錢 甘草炒 五錢 人蔘 蒲黃 神麴㕮炒 各二錢 五分 犀角 二錢 大豆黃卷炒 肉桂 阿膠炒 各一錢 七分 白芍藥 麥門冬 黃芩 當歸 白朮 防風 朱砂水飛 各一錢 五分 柴胡 桔梗 杏仁 白茯苓 川芎 各一錢 三分 牛黃 一錢 二分 羚羊角 龍腦 麝香 各一錢 雄黃 八分 白薟 乾薑炮 各七分 金箔 一百四十箔 內四十箔爲衣 大棗 二十 枚 蒸取肉 研爲膏
右爲末 棗膏入煉蜜和勻 每一兩 作十丸 金箔爲衣 每取 一丸 溫水和下

金箔 40箔은 겉에 입히는데 쓰고, 大棗 20개는 쪄서 씨를 빼고 살을 갈아 膏를 만들고 다른 약들은 가루로 만들어 大棗膏에 넣어 끓여 꿀로 반죽하여 丸을 만들되 매번 1냥을 10개로 하고 金箔을 입혀서 한 번에 한 개씩 따뜻한 물에 먹는다.

- 治卒中風 不省人事 痰涎壅塞 精神昏憒 言語蹇澁 口眼喎斜 手足不遂 等證

卒中風으로 人事不省되고 가래로 인해 목구멍이 막히고 精神은 昏迷하고 말은 어눌하고 입과 눈이 삐뚤어지고 손발이 마비되는 등의 증상을 치료한다.

- 右二方 出於龔信醫鑑書中
- 今考更定 此方 當去 白朮 人蔘 甘草 神麴 肉桂 阿膠 芍藥 當歸 川芎 乾薑 大棗 淸蜜 柴胡 茯苓 雄黃 朱砂

麻黃定喘湯

麻黃 三錢 杏仁 一錢 五分 黃芩 半夏 桑白皮 蘇子 款冬花 甘草 各一錢 白果去殼碎炒
二十一箇

銀杏은 껍질을 까서 불에 볶는다.

• 黃色歌曰 諸病 原來有藥方 惟 愁齁喘難當 病人遇此仙丹藥服後 方知定喘湯.

黃色歌에 이르길 모든 病에는 원래 藥方이 있을 것이다. 코를 골고 숨찬 증이 가장 어려우니 환
자가 이 같은 仙丹藥을 만나 복용한 연후에 바야흐로 定喘湯인 줄 알았다.

• 此方 出於龔信萬病回春書中 治哮喘神方.
• 今考更定 此方 當去 半夏 蘇子 甘草.

藥方 新定 太陰人病 應用要藥 二十四方

새로 設定한 太陰人病에 應用하는 要藥 24方

胃脘寒證 初證, 中證

• 太陰調胃湯
薏苡仁 乾栗 各三錢 蘿葍子 二錢 五味子 麥門冬 石菖蒲 桔梗 麻黃 各一錢

肝熱病 初證, 肝熱病 末證

• 葛根解肌湯
葛根 三錢 黃芩 藁本 各一錢五分 桔梗 升麻 白芷 各一錢

胃脘寒證 中證, 末證

• 調胃升淸湯
薏苡仁 乾栗 各三錢 蘿葍子 一錢五分 麻黃 桔梗 麥門冬 五味子 石菖蒲 遠志 天門冬 酸
棗仁 龍眼肉 各一錢

燥熱病 末證-陰血耗竭病

• 清心蓮子湯
蓮子肉 山藥 各二錢 天門冬 麥門冬 遠志 石菖蒲 酸棗仁 龍眼肉 柏子仁 黃芩 蘿蔔子 各一錢 甘菊花 三分

長感病 末證

• 麻黃定喘湯
麻黃 三錢 杏仁 一錢五分 黃芩 蘿蔔子 桑白皮 桔梗 麥門冬 款冬花 各一錢 白果炒黃色二一箇

胃脘寒證 末證

• 麻黃定痛湯
薏苡仁 三錢 麻黃 蘿蔔子 各二錢 杏仁 石菖蒲 桔梗 麥門冬 五味子 使君子 龍眼肉 柏子仁 各一錢 乾栗 七箇

燥熱病 初證, 中證, 末證

• 熱多寒少湯
葛根 四錢 黃芩 藁本 各二錢 蘿蔔子 桔梗 升麻 白芷 各一錢

長感病 中證

• 寒多熱少湯
薏苡仁 三錢 蘿蔔子 二錢 麥門冬 桔梗 黃芩 杏仁 麻黃 各一錢 乾栗 七箇

肝熱病 中證, 末證

• 葛根承氣湯
葛根 四錢 黃芩 大黃 各 二錢 桔梗 升麻 白芷 各一錢
本方 加大黃 二錢則 名曰 葛根大承氣湯
　　減大黃 一錢則 名曰 葛根小承氣湯

長感病 末證

- **調理肺元湯**
  麥門冬 桔梗 薏苡仁 各二錢 黃芩 麻黃 蘿葍子 各一錢

長感病 初證

- **麻黃發表湯**
  桔梗 三錢 麻黃 一錢五分 麥門冬 黃芩 杏仁 各一錢

胃脘寒證 末證

- **補肺元湯**
  麥門冬 三錢 桔梗 二錢 五味子 一錢
  加 山藥 薏苡仁 蘿葍子 各一錢 則尤妙

胃脘寒證 末證-陰血耗竭病

- **鹿茸大補湯**
  鹿茸 二三四錢 麥門冬 薏苡仁 各一錢五分 山藥 天門冬 五味子 杏仁 麻黃 各一錢
  ○ 虛弱人 表症寒證多者 宜用

燥熱病 末證-陰血耗竭病

- **拱辰黑元丹**
  鹿茸 四五六兩 山藥 天門冬 各四兩 蠐螬 一二兩 麝香 五錢
  煮烏梅肉爲膏 和丸梧子大 溫湯下五七十丸 或燒酒下. (燒酒랑 같이 먹는다.)

  ※虛弱人裏症多者 宜用

肝熱病 中證

- **皂角大黃湯**
升麻 葛根 各三錢 大黃 皂角 各一錢

*用之者 不可過三四貼 升麻三錢 大黃 皂角 同局藥力峻猛故也.

쓰는 사람은 3~4첩을 넘기지 마라. 升麻 3돈 大黃 皂角은 모두 局限된 藥으로 藥力이 峻猛하기 때문이다.

燥熱病 末證

- **葛根浮萍湯**
葛根 三錢 蘿葍子 黃芩 各二錢 紫背浮萍 大黃 各一錢 蟒蟲 十箇

*治浮腫裏症熱多者 宜用

胃脘寒證 末證

- **乾栗蟒蟲湯**
乾栗 百箇 蟒蟲 十箇.
湯服 或 灸食 黃栗 蟒蟲 十箇 作末 別用 黃栗湯水 調下

乾栗은 달여서 먹거나 혹 구워서 먹기도 한다. 굼벵이 10개를 가루로 만들어서 乾栗 달인 물에 같이 먹는다.

*治浮腫表症寒多者 宜用

胃脘寒證 中證

- **乾栗樗根皮湯**
乾栗 一兩 樗根白皮 三四五錢

*治痢疾 或湯服 或丸服而 丸服者 或單用樗根白皮 五錢

痢疾을 치료한다. 혹 湯으로 복용하거나 丸으로 복용한다. 丸으로 복용하는 자는 單方으로 혹

樗根白皮를 5돈을 복용한다.

• 瓜蔕散
瓜蔕 炒黃爲末 三五分 溫水調下 或 乾瓜蔕 一錢 急煎湯用

참외 꼭지를 노랗게 炒해서 가루를 만들어 3~5푼을 따뜻한 물에 복용한다. 혹 마른 참외 꼭지 1돈을 급히 달여서 먹기도 한다.

治卒中風 臆膈格格 有窒塞聲 及目瞪者 必可用.
此藥 此病此證 可用 他病他證 必不可用
胸腹痛 寒咳喘 尤忌用. 雖滯食物 不可用此藥 而用他藥

卒中風으로 가슴에서 格格한 소리가 나거나 눈을 부릅뜨는 자에게 반드시 써야한다. 이 藥은 이 病과 이 증상에만 가히 쓸 수 있고 다른 病과 다른 증상에는 반드시 쓸 수 없다. 胸腹痛이나 寒咳喘은 더욱 쓸 수 없다. 비록 음식물에 滯해도 이 藥은 쓸 수 없고 다른 藥을 써야 한다.

瓜蔕는 肝受熱裏熱病에서 卒中風에만 쓸 수 있는 특수한 약이다. 胸腹痛 寒咳喘과 같은 胃脘寒證이나 長感病의 胃脘受寒表寒病에는 쓸 수 없다. 食滯에도 瓜蔕로 토법을 써서는 안 된다.

面色靑白而素有寒證 表虛者 卒中風 則當用 熊膽散 牛黃淸心元 石菖蒲遠志散 而不可用 瓜蔕散.

얼굴색이 푸르고 희고 평소에 寒證이 있으면 表가 虛한 것이니 卒中風이면 마땅히 熊膽散 牛黃淸心元 石菖蒲遠志散을 써야하고 瓜蔕散을 써서는 안 된다.

• 熊膽散
熊膽 三五分
溫水調下.

- **麝香散**

麝香 三五分

溫水調下 或溫酒調下.

只擧三五紛則四分在其中

- **石菖蒲遠志散**

遠志 石菖蒲 各一錢 猪牙皂角 並末 三分

溫水調下 或 遠志菖蒲末 溫水調下 皂角末 吹鼻

- **麥門冬遠志散**

麥門冬 三錢 遠志 石菖蒲 各一錢 五味子 五分

- **牛黃淸心元**

山藥 七錢 蒲黃炒 二錢五分 犀角 二錢 大豆黃卷炒 一錢七分 麥門冬 黃芩 各一錢五分
桔梗 杏仁 各一錢三分 牛黃 一錢二分 羚羊角 龍腦 麝香 各一錢 白歛 七分 金箔七十箔
內二十箔爲衣 烏梅二十枚 蒸取肉硏爲膏 右爲末 烏梅膏和勻 每一兩 作二十丸 金箔爲衣
每取 一丸 溫水和下.

金箔 20개는 丸의 겉을 입히는 데 쓴다. 烏梅 20개를 삶아서 살을 발라내어 膏를 만든다. 위의
모든 약을 곱게 가루로 만들어 烏梅와 함께 반죽하여 매번 1냥으로 20환을 만들되 金箔으로
겉을 입힌다. 매번 1丸을 따뜻한 물에 먹는다.

○ 右太陰人藥 諸種 杏仁 去雙仁 去皮尖 麥門冬 遠志 去心 白果 黃栗 去殼 大黃 或酒蒸
或生用 鹿茸 皂角 酥炙 酸棗仁 杏仁 白果 炒用.

太陰人藥의 모든 종류 중 杏仁은 雙仁을 제거하고 皮尖도 제거한다. 麥門冬 遠志는 心을 제거한
다. 白果 黃栗은 껍질을 제거한다. 大黃은 酒蒸하거나 혹 生으로 쓴다. 鹿茸 皂角은 酥炙(졸인 젖
을 약재에 발라서 볶는 것). 酸棗仁 杏仁 白果는 炒해서 쓴다.

[附] 補遺方

• 葛根蘿蔔子湯

葛根 薏苡仁 各三錢 麥門冬 一錢五分 蘿蔔子 桔梗 五味子 黃芩 麻黃 石菖蒲 各一錢

표 42. 太陰人病 應用要藥 表病

長感病 (順證)	背傾表病輕證 (長感病初證)	麻黃發表湯(外感): 惡寒, 身體痛, 喘, 無汗
	長感病中證	寒多熱少湯: 惡寒, 面色清白, 大便滑 or 泄
	長感病末證	麻黃定喘湯: 哮喘 調理肺元湯: 呼吸短淺, 耳聾 熊膽散: 淡淵壅塞, 呼吸困難
胃脘寒證 (逆證)	胃脘寒證初證	太陰調胃湯: 惡寒, 怔忡, 無汗, 氣短, 結解, 大便滑 or 泄, 食後痞滿 腿脚無力 固氣調胃湯[150]: 惡寒, 怔忡, 無汗, 氣短, 結解, 大便滑 or 泄, 食後痞滿, 泄瀉甚 升笒調胃湯: 發熱>>惡寒, 怔忡, 無汗, 氣短, 結解, 大便泄, 食慾低下, 消化不良, 服滿
	胃脘寒證中證	調胃升清湯: 惡寒, 怔忡, 無汗, 氣短, 結解, 大便滑 or 泄, 不眠, 食慾低下 or 亢進, 消化不良, 腿脚無力, 浮腫, 恐慌障碍
	胃脘寒證末證	麻黃定痛湯: 胸腹痛 乾栗蠐螬湯: 腹脹, 浮腫 鹿茸大補湯: 食後痞滿 腿脚無力, 慢性咳嗽, 耳聾, 目暗, 腰痛, 浮腫, 虚勞

표 43. 太陰人病 應用要藥 裏病

肝熱病 (順證)	陽毒病 (肝熱病初證)	葛根解肌湯: 陽毒證, 惡寒發熱, 咽喉痛, 唾膿血, 目疼, 鼻乾, 不得眠, 潮汗
	增寒壯熱燥澁/ 頭面項頰赤腫 (肝熱病中證)	葛根承氣湯: 增寒, 壯熱, 大便燥澁, 頭面項頰赤腫, 咽喉腫痛, 喉痹, 頭疼身痛, 赤眼, 項强睛疼 皂角大黃湯: 增寒, 壯熱, 大便燥澁, 頭面項頰赤腫, 咽喉腫痛, 喉痹, 頭疼身痛, 赤眼, 項强睛疼
	體熱腹滿自利 (肝熱病末證)	葛根解肌湯: 體熱, 腹滿, 自利, 食慾低下, 嘔逆, 嘔吐
燥熱病 (逆證)	皮膚燥澁病 (初證)	熱多寒少湯: 皮膚乾燥, 鱗屑, 搔痒證, 面色黃赤黑, 大便秘燥
	手指焦黑癍瘡病 (中證)	清肺瀉肝湯: 手指焦黑, 癍瘡, 大便秘燥, 腿脚無力
	飲一溲二病 (末證)	藁本瀉肝湯[151]: 飲一溲二, 多尿, 大便秘燥, 컨디션저하 定神瀉肝湯: 虚勞, 夢泄 葛根浮萍湯: 腹脹, 浮腫
	陰血耗竭病 (末證)	共振黑元丹: 食後痞滿 腿脚無力, 慢性咳嗽, 耳聾, 目暗, 腰痛, 浮腫, 虚勞

150) 太陰調胃湯 加 欛根皮2돈
151) 熱多寒少湯에 藁本을 증량하고 大黃을 추가한 처방. 筆者가 作名한 처방이다.

十四. 太陽人
外感 腰脊病論

4條

☆ 編名의 의미

外感 腰脊病論: 甲午本의 編名을 개초하지 못하였다. 甲午本에서는 辛丑本의 表病, 裏病 대신 外感과 內觸으로 編名을 구성하였다. 즉 表病은 表 부위가 外部로부터 感觸되어서, 裏病은 裏 부위가 內部로 부터 感觸되어서 시작한다고 보았다. 여기서 內外는 신체에 속하는 부위가 아니다. 表 부위(頭腦背膂腰脊膀胱)를 감싸고 있는 공간이 外 이고, 裏 부위(胃脘胃小腸大腸)가 감싸고 있는 공간이 內이다. 辛丑 本에서는 表 부위와 裏 부위 자체에 病이 발현되는 것으로 編名을 바 꾸었다. 즉 內外로부터 病이 들어오는 것이 아니라, 表와 裏 부위에서 病이 발현되는 것이 더 중요함을 東武가 辛丑本으로 개초하면서 강 조한 것이다.

　太陽人의 경우 腰脊이라는 表 부위의 偏小한 부위가 外部로부터 감촉되어 病이 시작되는 것의 의미를 담아 甲午本에서는 外感 腰脊 病論 이란 編名을 명명하였다. 하지만 辛丑本이라면 太陽人 表病의 경우 腰脊을 중심으로 病態가 주로 발현되므로 肝으로 編名을 바꿔 야 한다. 太陽人의 경우 太陰人과 같이 表病이지만 裏證이 더 두드러 지게 나타나지는 않는다. 그리고 太陽人 表病의 경우 熱證이 주로 나 타나므로, 肝受熱表熱病이 적합하다. 즉 太陽人은 肺大肝小한 臟局 을 가지고 있다. 表病은 保命之主 즉 偏小한 부위의 氣運이 그래도 偏大한 부위의 氣運을 조절하는 形局에서 나타나는 病態이다. 따라 서 吸聚之氣라는 肝局凉氣 중심의 病態이다. 앞서 太陰人에서도 설 명했지만 凉氣의 寒熱 특성은 熱하다. 따라서 太陽人 表病의 경우 表 熱證이 나타난다.

14-1) 內經曰 尺脈緩澁 謂之解㑊.
釋曰 尺爲陰部 肝腎主之 緩爲熱中 澁爲亡血故 謂之解㑊.
解㑊者 寒不寒 熱不熱 弱不弱 壯不壯 獰不可名 謂之解㑊也.

內經에 이르길 尺脈이 緩하고 澁한 것을 解㑊이라고 이른다.
解釋하여 이르길 尺은 陰部이고 肝腎이 主한다. 緩은 熱中한 것이고 澁은 亡血을 이르는 까닭에 解㑊이라고 한다. 解㑊은 寒證 같아도 寒證이 아니고, 熱證 같아도 熱證이 아니고, 弱한듯하면서 弱하지 않으며, 壯한듯하면서 壯하지 않는다. 괴상하여 이름 지을 수 없으니 이를 이르러 解㑊(풀려서 나른함)이라고 할 수 있다.

*여기서 熱中과 亡血이 중요하다. 우선 解㑊病의 寒熱 특성이 熱證이라는 것과 병리적인 원인이 亡血이라는 것이다. 亡血은 체액의 생성이 부족한 것을 의미한다. 太陽人의 병리는 체액의 分布는 過度하고 체액의 生成이 부족한 病態이다. 체액의 生成기능의 저하로 인해 血液의 부족이 발생하고 그로 인해 근육량이 줄거나 약해지는 것이 특징이다. 東醫寶鑑에서 상기 조문은 虛勞편에 있다[152]. 解㑊은 太陰人의 陰血耗竭病에서 나타나는 腿脚無力證과 유사하게 보일 수도 있다. 하지만 解㑊病은 인체의 구성물질의 생성 부족에 의한 근육의 양이 줄거나 약해져서 나타나는 病態이고, 太陰人 陰血耗竭病의 腿脚無力證은 체액이 裏 부위에 鬱滯되어 表 부위로 分布가 되지 않아 나타나는 근육양이 줄거나 약해지는 것이다. 즉 太陽人처럼 生成이 부족하지 않다. 亡血은 肝局凉氣가 肺局溫氣를 조절하지 못하고, 결국 압박을 받아 손상되어 나타나는 증상이다.

*解㑊病의 寒熱 특성을 寒證이 있는듯하면서도 없는 것 같고, 熱證이 있는 듯하면서도 없는 것 같고, 弱한 듯하면서도 弱하지 않고, 힘이 健壯한 듯하면서도 健壯하지 않는다고 하였다. 증상 자체의 특성을 명확히 규정하기 어렵다. 少陰人과 少陽人의 경우 寒熱의 특성이 명확한 편이지만, 太陰人과 太陽人의 경우 寒熱의 특성이 명확하지 않다. 이것은 太陰人 太陽人의 체질적인 특성으로 사료된다. 그래도 太陽人 表病의 경우 寒熱 특성을 나누자면 保命之主의 특성을 고려할 때 寒證보다는 熱證 위주의 病態로 사료된다.

152) 東醫寶鑑 雜病 虛勞 解㑊證
經曰尺脉緩澁 謂之解㑊 釋曰尺爲陰部 肝腎主之 緩爲熱中 澁爲無血 故 謂之解㑊 解㑊者寒不寒 熱不熱 弱不弱 壯不壯 儜不可名 謂之解㑊也

¹⁴⁻²⁾ 靈樞曰　髓傷則消爍　胻痠　體解㑊然　不去矣　不去　謂不能行去也.

靈樞에 이르길 骨髓가 傷하면 消耗되고 뜨거워지고 정강이가 시큰거리며 몸이 풀어져 나른해 가질 못하고, 가지 못하는 것은 걸어서 가지 못하는 것을 이른다.

*解㑊은 肺局溫氣에 의해 肝局涼氣가 압박을 받아 손상되어 고갈되어 나타나는 증상이다. 즉, 肝局涼氣가 손상되어 吸聚를 통해 氣液이 생성되지 않아 결국 骨髓가 마르고 정강이가 시큰거리고 筋肉이 약화되어 제대로 힘을 쓰거나 몸을 지탱하지 못해 잘 걷지 못한다.

---

② 解㑊病의 치료 및 처방

¹⁴⁻³⁾ 論曰　此證　卽太陽人　腰脊病　太重證也　必戒深哀　遠嗔怒　修清定然後　其病可愈
　　　　　此證　當用五加皮壯脊湯.

論하여 이르길 이 證은 즉 太陽人 腰脊病으로 매우 重한 증상이다. 깊이 슬퍼함을 경계하고 성내는 것을 멀리하며 修養하여 맑은 마음을 지키고 안정된 연후에 그 病이 가히 나을 수 있다. 이 증상에는 마땅히 五加皮壯脊湯을 쓴다.

*腰脊病이 심해지면 하체가 풀려 잘 걷지 못한다. 치료는 哀性이 深着되는 것을 警戒하고 怒情이 暴發하는 것을 멀리하고, 修養을 통해 몸과 마음을 맑고 바르게 해야 나을 수 있다. 그리고 약물치료 방법은 五加皮壯脊湯을 쓴다. 表病은 性이 深着되어 시작되며, 심해지면 情이 暴發이 되므로 太陽人 表病은 性深着과 情暴發을 모두다 修養을 통해 경계해야 한다. 哀性이 深着한다는 것은 太陽人이 哀性의 방식으로 不能한 人倫을 살피기 때문이며, 怒情이 暴發한다는 것은 太陽人의 怒情의 방식으로 不能한 黨與를 하기 때문이다. 인간은 자기가 잘하는 방식으로 문제를 해결하는 경향이 있다. 이것이 모든 病의 근원이며, 인간사 다양한 문제의 원인이다. 東武는 해결책으로 學不厭敎不倦을 제시하였다. 자신이 잘하는 것은 남에게 가르쳐주고, 자기가 못하는 것은 남에게 배워서 조심스럽게 하는 것이 바로 性命을 기르고 세우는 것이다.

14-4) 解㑊者 上體完健 而下體解㑊然 脚力不能行去也而 其脚自無 痲痺腫痛之證 脚力亦不甚弱

풀려서 나른하다는 것(解㑊)은 上體는 完健하나 下體가 풀려서 나른하여 다리 힘으로 능히 걷지 못하는 것이다. 그렇다고 다리 자체가 마비되거나 붓고 아픈 증상이 없으며 다리 힘 또한 심하게 弱하지도 않다.

解㑊病은 上體는 오히려 完健해 보인다. 하지만 下體가 감각이 없거나 붓거나 아픈 것도 아닌데 걷기에는 힘이 부족하다. 그렇다고 심하게 약한 것은 아니다. 解㑊病은 결국 정신적인 스트레스에 의해 육체적으로도 체액 生成 부족으로 인한 虛勞가 발생하여 下體 쪽으로 근육양이 줄면서 잘 걷지 못한다. 그렇다고 마비증상이나 염증으로 인한 痛證이 있지는 않다.

此 所以弱不弱 壯不壯 寒不寒 熱不熱 而其病 爲腰脊病也.
有解㑊證者 必無大惡寒發熱 身體疼痛之證也
太陽人 若有大惡寒發熱 身體疼痛之證則 腰脊表氣 充實也 其
病易治 其人 亦完健.

弱한 듯하면서 弱하지 않고 健壯한 듯하면서 健壯하지 않고 寒證 같으면서도 寒證은 아니고 熱證 같으면서도 熱證은 아닌 까닭은 이 病이 腰脊에 생긴 病이기 때문이다. 㑊 證이 있는 사람은 반드시 심한 惡寒發熱이 없고 身體疼痛의 증상도 없다. 太陽人이 만약 심한 惡寒發熱과 身體疼痛의 증상이 있으면 腰脊의 表氣가 충실한 것이니 그 病은 쉽게 치료할 수 있고 그 사람 또한 完健 한 것이다.

惡寒發熱이나 身體疼痛과 같은 表證이 있는 것은 肝局凉氣가 肺局溫氣를 적극적으로 對敵할 때 나타나는 증상이다. 하지만 肝局凉氣가 肺局溫氣에 의해 압박을 받게 되면 체액 생성이 부족하게 되어 결국 解㑊病이 발생한다.

太陽人 解㑊病의 발생과정을 추론하면 정신적으로 忿怒가 심하고 勞心焦思하여 지속적인 스트레스에 노출되어 결국 육체적으로 虛勞에 이르게 되어 나타나는 病態로 볼 수 있다. 극도로 虛弱해지기 전까지는 飮食起居는 평소와 같으며, 虛해서 발생하는 病態이지 感染이나 炎症에 의해 나타나는 病態가 아니다.

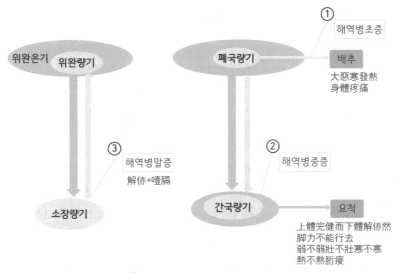

① 해역병초증

폐국량기 → 배추

大惡寒發熱
身體疼痛

위완온기 위완량기

③ 해역병말증

解㑊+噎膈

소장량기

② 해역병중증

간국량기 → 요척

上體完健而下體解㑊然
脚力不能行去
弱不弱壯不壯寒不寒
熱不熱衃瘀

그림 20. 解㑊病의 初中末證

☆太陽人 外感腰脊病論 解㑊病

太陽人 外感腰脊病論은 肝受熱表熱病으로 새로이 偏名을 바꾸는 것이 타당하다.
실제적으로 肝 부위를 중심으로 表 부위(腰脊)의 熱證이 나타나는 病態이기 때문이
다. 肝局凉氣가 肺局溫氣에 의해 압박을 받아 체액의 생성이 떨어져 肌肉이 말라가
면서 특히 下體 쪽으로 힘이 빠지고 잘 걷지 못하는 病態가 太陽人 肝受熱表熱病이
다. 다른 체질의 病態와는 달리 表熱證으로 정의했지만 寒熱이 뚜렷하게 구별되지는
않는 경향이 있다. 하지만 전반적은 病態는 熱證으로 나타난다.

　肝受熱表熱病의 初證은 病位가 上焦인 肺局이다. 肺局凉氣가 溫氣와 서로 對
敵하면서 大惡寒發熱 身體疼痛과 같은 表證이 나타난다. 아직 肝局凉氣까지는 압
박을 받지 않기 때문에 解㑊證은 나타나지 않는다. 中證은 病位가 中下焦인 肝局이
다. 肝局凉氣가 溫氣에 의해 압박을 받아 체액의 생성이 감소된다. 그로 인해 근육이
가늘어지면서 특히 허리와 하체 쪽이 약해진다. 잘 걷지 못하지만, 감각이 없거나, 염
증으로 붓거나 통증이 있는 양상은 아니다. 근력 자체도 전혀 힘을 못 쓸 정도로 弱
하지는 않다. 末證에 이르면 解㑊證 뿐만 아니라 噎膈證이 같이 나타난다. 체액의
생성 부족뿐만 아니라 외부로 分布가 과도하여 裏 부위인 胃脘과 小腸 부위를 포함
한 소화관이 전반적으로 乾燥해지면서 기능이 저하되어 음식을 섭취를 잘 하지 못하
고 먹어도 吐한다.

肝受熱表熱病의 치료는 五加皮壯脊湯을 쓰면서 특히 哀性의 深着과 怒情의 暴發을 警戒하는 것이 가장 중요하다. 太陽人은 解㑊病이 심해지기 전까지는 飮食과 起居에 특별한 이상이 없다. 하지만 평소 과도하게 애달파하거나 분노를 밖으로 표출하는 경향이 많고 그러면서 술만 찾고 飮食과 起居가 불량해지면서 갑자기 몸이 마르면서 쇠약해지며 결국 解㑊病이 발생하는 것이다. 즉 정신적인 분노를 조절하지 못하고 술에 빠져 영양상태가 불량해지면서 表 부위의 皮筋肉骨이 弱해지는 病態가 바로 解㑊病이다.

표 44. 解㑊病의 증상

	解㑊病 (逆證)
正氣VS邪氣	以邪犯正之病 不可不急用藥
上下	下
表裏	表裏俱病
寒熱	表熱證+裏熱證 寒熱이 명확히 구별되지는 않는다. 燥證의 정도를 파악하는 게 더 중요
氣力(컨디션)	弱
呼吸	別無異狀
小便	小便旺多 → 小便不利, 浮腫
汗	無汗 → 自汗, 盜汗
大便	滑便 또는 大便의 형태가 크고 양이 많다 → 大便秘燥, 便秘
食慾	別無異狀 → 食慾低下
消化	別無異狀 → 消化不良 → 嘔吐
腹滿-腹痛	別無異狀 → 痞滿
飮水-口渴	口乾, 口渴
睡眠	淺眠 → 不眠
脈	弱
筋骨格系	下體小力感, 無力感, 萎證
頭面部	頭痛, 眩暈, 耳鳴
皮膚	搔痒證, 乾燥證
性情	忿怒調節障碍
生殖	月經痛 → 月經不順 → 難姙

十五. 太陽人
內觸 小腸病論

11條

☆編名의 의미

內觸小腸病論: 甲午本의 編名을 개초하지 못하였다. 甲午本에서는
辛丑本의 表病, 裏病 대신 外感과 內觸으로 編名을 구성하였다. 즉
表病은 表 부위가 外部로부터 感觸되어서, 裏病은 裏 부위가 內部로
부터 感觸되어서 시작한다고 보았다. 여기서 內外는 신체에 속하는
부위가 아니다. 表 부위(頭腦背膂腰脊膀胱)를 감싸고 있는 공간이
外이고, 裏 부위(胃脘胃小腸大腸)가 감싸고 있는 공간이 內이다. 辛
丑本에서는 表 부위와 裏 부위 자체에 病이 발현되는 것으로 編名을
바꾸었다. 즉 內外로부터 病이 들어오는 것이 아니라, 表와 裏 부위
에서 病이 발현되는 것이 더 중요함을 東武가 辛丑本으로 개초하면
서 강조한 것이다.

　太陽人의 경우 小腸이라는 裏 부위의 偏小한 부위가 內部로부터
感觸되어 病이 시작되는 의미를 담아 甲午本에는 內觸 小腸病論으로
編名을 명명하였다. 하지만 辛丑本이라면 太陽人 裏病의 경우 胃脘
을 중심으로 病態가 주로 病態가 발현되므로 胃脘으로 編名을 바꿔
야 한다. 그리고 太陽人 裏病의 경우 寒證이 주로 나타나므로, 胃脘
受寒裏寒病이 적합하다. 즉 太陽人은 肺大肝小한 臟局을 가지고 있
다. 裏病의 경우 偏大한 부위의 氣運이 偏小한 부위의 氣運 즉 保命
之主를 압박하는 形局의 病態이다. 따라서 呼散之氣라는 胃脘溫氣
중심의 病態이다. 앞서 太陰人에서도 설명했지만 溫氣의 寒熱 특성
은 寒하다. 따라서 太陽人 裏病의 경우 裏寒證이 나타난다.

15-1) 朱震亨曰　噎膈反胃之病　血液俱耗　胃脘乾枯
　　　其枯　在上近咽　則水飮可行　食物難入　入亦不多　名之曰噎
　　　其枯　在下近胃　則食雖可入　難盡入胃　良久復出　名之曰膈
亦曰反胃.
　　　大便秘少　若羊屎然　名雖不同　病出一體.

朱震亨이 이르길 噎隔 反胃의 病은 血液이 모두 消耗되어 胃脘이 乾燥해지는 것이다. 그 마름이 위로 목구멍 근처에 있으면 물은 넘길 수 있어도 음식물은 넘기기 어렵고 혹 넘어가도 많지 않다. 명명하길 噎이라고 이른다.

그 마름이 아래로 胃 근처에 있으면 음식이 비록 넘어갈 수 있어도 胃로 들어가기 어려우므로 얼마 후에 다시 吐한다. 명명하길 膈이라 이른다. 또는 反胃라고 한다.

大便이 딱딱하고 적어 마치 羊의 똥 같다. 이름은 비록 다르지만 病은 한 몸에서 나온 것이다.

*朱震亨은 血液이 모두 소모되어 胃脘이 말라서 噎膈反胃가 발생한다고 하였다. 앞서 解㑊病의 원인인 亡血과 유사한 병리적 원인이다. 太陽人은 吸聚之氣의 부족으로 인해 體液의 生成이 不足하고, 呼散之氣의 過度로 인해 分布가 過度한 病態이다. 체액 생성의 장애로 인해 裏 부위 즉 소화관이 乾燥해지는 것이 噎膈病의 원인이다. 解㑊病은 체액 생성의 부족으로 인해 表 부위가 말라가는 病態라면, 噎膈病은 裏 부위가 말라가는 것이 차이이다.

*咽喉部 즉 胃脘部가 말라가면 噎이고, 胃 부위가 말라가면 膈 또는 反胃라고 한다. 또한 大腸 부위가 말라가면 大便을 羊의 똥같이 동글동글하고 힘들게 본다. 즉 噎膈病은 소화관 전체가 乾燥해지면서 연하운동, 연동운동, 배출기능이 모두 저하되는 양태를 보인다. 太陰人과의 차이점은 太陰人은 呼散之氣 不足으로 인해 체액의 分布의 저하로 인해 表 부위는 乾燥지고, 裏부위는 吸聚之氣 過度로 인해 體液의 과도한 蓄積이 문제가 되는 양상이지만, 太陽人은 體液의 過度한 分布와 生成의 부족으로 인해 表 부위도 乾燥해지면서 말라가고, 裏부위도 乾燥해지면서 말라가는 양상이다. 즉 太陽人은 表裏가 모두 燥한 양상을 보인다.

표 45. 太陰人 太陽人 病證 비교

	太陰人	太陽人
表	燥(體液 分布 不足) *皮膚燥澁證, 手指焦黑斑瘡, 腿脚無力	燥(體液의 生成 不足) *解㑊
裏	濕(體液 生成 過度+體液 分布 不足) *食後痞滿, 泄瀉, 浮腫	燥(體液의 生成 不足+體液 分布 過多) *噎膈, 反胃, 羊屎

又曰　上焦噎膈　食下則胃脘當心而痛　須臾吐出　食出痛乃止
　　中焦噎膈　食物可下　難盡入胃　良久復出
　　下焦噎膈　朝食暮吐　暮食朝吐

또 이르길 上焦의 噎膈은 음식이 들어가면 胃脘의 心下部가 아프다가 잠시 후에 吐하고 음식
이 나오면 통증이 이내 그친다.
中焦의 噎膈은 음식물이 내려갈 수 있으나 胃에 들어가기는 어렵고 얼마 후에 다시 나온다.
下焦의 噎膈은 아침에 먹은 것을 저녁에 吐하고 저녁에 먹은 것은 아침에 吐한다.

*腸기능이 심각하게 떨어져서 음식물이 胃脘, 胃, 小腸, 大腸을 거쳐서 소화된 뒤 배출이
되어야 하는데, 胃속에 머물러 있다가 다시 나온다.

氣血俱虛者　口中多出沫.　但見沫多出者　必死　大便如羊屎者　難
治　　不淡飮食者　難治.

氣血이 모두 虛한 자는 입에서 거품을 많이 吐한다. 보건대 거품을 많이 吐하는 자는 반드시
죽는다. 大便이 羊의 똥 같으면 치료하기 어려우며 담담한 음식을 먹지 않는 자도 치료하기 어
렵다.

*氣血俱虛는 噎膈病 역시 解㑊病과 마찬가지로 虛勞의 양상임을 의미한다. 음식을 계속 섭
취하지 못하여, 신체적으로 굉장히 쇠약해진 상태이며, 口中多出沫은 입안에 계속 가래가
많이 생기는 것을 의미한다. 소화관 자체의 기능저하로 인해 점액분비가 줄면서 굉장히 건
조하기 때문에 오히려 가래가 없어야 할 것 같지만, 噎膈末證에 이르러서는 오히려 가래가
많아지는 양상이 나타난다. 또한 소화관의 기능이 저하된 상태에서 자극성이 약하고 소화
되기 쉬운 담담한 음식을 먹어야하는데, 부담을 주는 膏粱珍味를 먹는 사람은 치료가 어
렵다.

15-2) 張鷄峯曰　噎當是神思間病　惟內觀自養　可以治之.

張鷄峯이 이르길 噎은 마땅히 精神과 思考 間의 病으로 오직 안을 살펴 스스로를 길러야 가히
치료할 수 있다.

*噎膈病은 정신적인 원인에 의한 病이다. 怒情이 暴發해서 발현되는 병이 噎膈病이기 때문
에 東武는 어떠한 치료법보다 性情을 조절하는 것을 太陽人 치료에 있어 최우선으로 두었

다. 상기 조문은 그러한 의도를 담고 인용한 조문이다.

15-3) 龔信 醫鑑曰 反胃也 膈也 噎也 受病皆同 噎膈之證 不屬虛
不屬實 不屬冷 不屬熱 乃神氣中一點病耳.

龔信의 醫鑑에 이르길 反胃 膈 噎은 病을 받은 원인이 모두 같으니 噎膈의 증세는 虛에도 實에
도 冷에도 熱에도 屬하지 않는다. 神氣 中에 속한 한 가지 병일 따름이다.

＊噎膈病 역시 解㑊病과 마찬가지로 寒熱虛實로 명확히 규정하기 어려운 病이고 정신적인
원인에 의한 병이다. 太陽人의 病態는 정신적인 것과 연관이 많음을 계속 강조하여 인용하
고 있다.

& 膈病의 치료 및 처방

15-4) 論曰 此證 卽太陽人 小腸病太重證也 必遠嗔怒 斷厚味然後
其病可愈
此證 當用獼猴藤植腸湯.

論하여 말하길 이 證은 太陽人 小腸病의 매우 重證이다. 반드시 성내는 것을 멀리하고 기름진
음식을 끊은 연후에 그 병이 가히 낫는다. 이 증상에는 마땅히 獼猴藤植腸湯을 쓴다.

＊噎膈病의 치료에 있어 哀性의 深着을 경계하는 내용은 없다. 이는 噎膈病이 처음부터 情
暴發에 의해 나타나는 病態이기 때문이다. 表病은 性深着이 1차적인 원인이 되고 2차적으
로 情暴發이 나타나는 病態이지만, 裏病은 처음부터 情暴發이 병의 원인이 된다.

15-5)
食物　自外入　而有所妨碍　曰噎
　　　自內受　而有所拒格　曰膈
　　　朝食暮吐　暮食朝吐　曰反胃.

음식물이 밖으로부터 들어오는 것에 妨害가 되는 바가 있으면 噎이고, 안으로부터 받아들이는 데 막히는 바가 있으면 膈이다. 아침에 먹은 것을 저녁에 吐하고, 저녁에 먹은 것을 아침에 吐하는 것을 이르러 反胃라 한다.

※여기서 東武의 內外에 대한 개념을 알 수 있다. 外는 表 부위를 둘러싸고 있는 공간이기 때문에 噎의 경우에는 입 밖에서 입안으로 음식이 들어가는 것을 힘들어 하기 때문에 自外入而有所妨碍이라는 표현을 썼다. 內는 裏 부위가 둘러싸고 있는 공간이므로 膈의 경우 위장 안에 있는 음식을 흡수하거나 小腸으로 보내야 하는데 그렇기 못하고 다시 吐하기 때문에 自內受而有所拒格라는 표현을 썼다.

　然　朝食而暮吐　暮食而朝吐者　非全食皆吐也
　　　有所妨碍而拒格於胃之上口者　經宿而自吐也　則反胃　亦噎
膈也.
蓋噎膈者　胃脘之噎膈也　反胃者　胃口之噎膈也　同是一證也.
有噎膈證者　必無腹痛　腸鳴　泄瀉　痢疾之證也
太陽人　若有腹痛　腸鳴　泄瀉　痢疾之證　則小腸裏氣　充實也　其
病易治　其人　亦完健.

그러나 아침에 먹은 것을 저녁에 吐하고 저녁에 먹은 것을 아침에 吐하는 것은 먹은 것을 전부 다 吐하는 것은 아니다. 妨害 하는 바가 있고, 胃의 上口에서 막아 체류되어 있다가 저절로 吐하는 것이니 反胃 역시 噎膈과 같다.
대개 噎膈은 胃脘의 噎膈이고 反胃는 胃口의 噎膈이다. 동일한 하나의 증상이다. 噎膈病이 있으면 반드시 腹痛 腸鳴 泄瀉 痢疾의 증상이 없다. 太陽人이 만약 腹痛 腸鳴 泄瀉 痢疾의 증상이 있으면, 小腸의 裏氣가 충실한 것이다. 그 病은 쉽게 치료할 수 있고 그 사람 역시 完健한 것이다.

※噎膈과 反胃를 東武는 病位에 따라 胃脘部의 噎膈과, 胃 부위의 噎膈으로 정리하였다. 즉 噎膈反胃를 모두 噎膈으로 통합하였으며, 胃脘 부위에서 噎膈이 생길 수도 있고, 胃口 부

위에서 噎膈이 생길 수 있으나 서로 다른 病이 아니라 동일한 病證이다.

*病態가 口吐를 주 증상으로 나타나는 이유는 太陽人의 裏病은 胃脘溫氣의 過度에 의한 病態이기 때문이다. 胃脘溫氣가 小腸涼氣를 압박하며, 小腸의 기능인 체액흡수를 통한 생성이 부족해지고, 胃脘溫氣의 過度에 의해 체액의 외부로의 分布 및 消耗가 過度해진다. 또한 胃脘의 上升之氣의 過度로 인해 嘔吐가 발생하고, 小便量이 감소되며, 大便을 보기 힘들어한다. 그리고 肌肉이 점점 건조해지면서 말라가는 증상도 발생한다.

③ 解㑊과 膈의 輕重 및 東武의 체질

15-6) 解㑊噎膈 俱是重證 而重證之中 有輕重之等級焉
　　解㑊而無噎膈 則解㑊之輕證也
　　噎膈而無解㑊 則噎膈之輕證也.
若解㑊兼噎膈 噎膈兼解㑊則 其爲重險之證 不可勝言 而重險中 又有輕重也
太陽人 解㑊噎膈 不至死境之前 起居飮食如常 人必易之 視以例病故 入於危境 而莫可挽回也.
余稟賦太陽人 嘗得此病 六七年 嘔吐涎沫 數十年攝身 倖而免夭
　　錄此 以爲太陽人有病者戒
若論治法 一言蔽曰 遠嗔怒而已矣.

解㑊과 噎膈은 모두 重證이지만 重證 중에서도 輕重의 등급이 있다. 解㑊이 있으나 噎膈이 없으면 解㑊의 輕證이고, 噎膈이 있으나 解㑊이 없으면 噎膈의 輕證이다. 만약 解㑊에 噎膈이 兼하거나 噎膈에 解㑊이 兼하면 重하고 險한 증상임을 이루 말할 수 없다. 그리고 重하고 險한 증세 중에서도 역시 輕重이 있다. 太陽人 解㑊噎膈이 死境에 이르기 전에는 起居나 飮食이 평소와 같으므로 사람들이 쉽게 여겨 普通의 病으로 보는 까닭에 위험한 지경에 이르러 만회할 수 없게 되는 것이다.
나는 太陽人으로 일찍이 이 病을 얻었다. 6~7년 동안 거품을 嘔吐하였고 수십 년 攝生하여 다행히 夭折을 면했다. 이를 기록하여 만일 太陽人으로 病이 있는 자가 있다면 警戒하도록 한 것이다. 만약 治療法을 論한다면 한마디로 분노를 멀리해야 할 따름이다.

*解㑊과 噎膈은 모두 重證이고 輕重에 등급이 있다고 하였다. 解㑊이라는 表病과 噎膈이라는 裏病이 表裏兼病의 형태로 같이 나타날 수 있으며, 나타나면 重하고 險한 증상이다. 太陽人의 解㑊噎膈은 죽음에 이르기 전까지 음식을 섭취하고 일상 생활하는 것에 지장이 없다. 그래서 가볍게 보는 경향이 있는데 만약 病態가 확실히 드러나면 치료하기가 어렵다. 東武는 자신을 太陽人으로 진단하였으며, 噎膈病으로 嘔吐와 가래가 많아 수십 년 동안 攝身을 해서 夭折하는 것을 면했다고 기술하였다. 치료에 있어 가장 중요한 것으로 遠嗔怒라고 하여 怒情이 暴發하는 것을 反省을 통해 節制하는 것을 제시하였다.

4 膈病의 병리

15-7)

太陽人　意强而操弱
　　　　意强則胃脘之氣　上達而呼散者　太過而越也
　　　　操弱則小腸之氣　中執而吸聚者　不支而餒也
　　所以其病　爲噎膈反胃也.

太陽人은 의지가 강하고 지조는 약하다. 의지가 强하면 胃脘의 氣運이 위로 올라가서 呼散하는 것이 過多하여 넘치게 되고, 지조가 弱하면 小腸의 氣運이 가운데서 지켜 吸聚하는 것이 지탱하지 못하고 주리게 된다. 그리하여 그 病이 噎膈反胃가 되는 것이다.

*東武는 噎膈病은 精神이 원인이 되는 병이라는 조문들을 인용하였다(15-2,15-3). 또한 치료에 있어서 가장 중요한 것은 遠嗔怒라고 하였다. 그래서 噎膈病의 병리는 意와 操라는 정신적 행위를 통해 설명하고 있다. 臟腑論에서 意慮操志는 津膏油液의 바다에 貯藏되어 있는 것이다[153]. 또한 津膏油液은 胃脘 胃 小腸 大腸이라는 裏 부위에서 생성되는 것이다. 胃脘은 肺黨에 속하고 小腸은 肝黨에 속한다. 따라서 肺大肝小한 臟局大小를 지닌 太陽人은 하고자 하는 뜻은 强하지만 잡아두는 지조는 弱하다. 이러한 정신적인 특성에 의해 裏 부위인 胃脘 小腸의 기능이 영향을 받아 병리적 상황이 발생한다. 胃脘의 氣運은 위쪽 나와 밖으로 흩어지는 氣運인데 이것이 太過되고, 小腸의 氣運은 가운데에서 지켜 안으로 모이는 氣運인데 이것이 지탱하지 못하고 약해지는 것이 噎膈反胃의 원인이다. 또한, 裏病이기 때문에 肺와 肝으로 설명하지 않고 胃脘과 小腸이란 裏 부위로 설명함을 알 수 있다.

---

153)4-14
　津海藏意　膏海藏慮　油海藏操　液海藏志.

15-8) 問 朱震亨論噎膈反胃曰 血液俱耗 胃脘乾枯 食物難入 其說如何.

曰水穀 納於胃 而脾衛之 出於大腸 而腎衛之 脾腎者 出納水穀之府庫 而迭爲補瀉者也

氣液 呼於胃脘 而肺衛之 吸於小腸 而肝衛之 肺肝者 呼吸氣液之門戶 而迭爲進退者也.

是故 少陽人 大腸出水穀陰寒之氣 不足 則胃中納水穀陽熱之氣 必盛也

太陽人 小腸吸氣液陰凉之氣 不足 則胃脘呼氣液陽溫之氣 必盛也

물기를 朱震亨이 噎膈反胃를 이르길 血液이 모두 消耗되고 胃脘이 乾燥하여 마르게 되고 음식물이 들어가기 어렵다고 하였다. 그의 학설이 어떠합니까?

이르길 水穀은 胃에서 들어가고 脾가 이를 榮衛하며, 大腸에서 나오는데 腎이 이를 榮衛하니 脾와 腎은 水穀이 出納하는 창고로 번갈아 補하거나 瀉하는 자이다.

氣液은 胃脘에서 呼散하는데 肺가 이를 榮衛하며, 小腸에서 吸聚되는데 肝이 이를 榮衛하니 肺와 肝은 氣液을 呼吸하는 門戶로 번갈아 나아가고 물러나게 하는 자이다.

이런 까닭에 少陽人은 大腸이 水穀陰寒之氣를 내보내는 것이 부족하면 胃속에 들어 있는 水穀陽熱之氣가 반드시 盛하고, 太陽人은 小腸이 吸聚하는 氣液陰凉之氣가 不足하면 胃脘에서 呼散하는 氣液陽溫之氣가 반드시 盛하게 된다.

＊실질적인 水穀의 出納은 胃와 大腸이 담당하고, 이것을 조절하는 것이 脾와 腎이다. 실질적인 氣液의 呼吸은 胃脘과 小腸이 담당하고, 이것을 조절하는 것이 肺와 肝이다. 여기서 臟腑관계가 나온다. 腑는 臟의 조절을 받는다. 臟腑論에서 臟은 津膏油液海를 擁護하고 그 津膏油液이 凝聚되도록 鼓動시킨다. 腑는 津膏油液解로 들어가는 水穀之氣를 溫熱凉寒한 氣運으로 변화시키며, 이러한 溫熱凉寒한 氣運을 津膏油液으로 변화시키는 것이 臟의 역할이다. 즉 腑는 외부로부터 水穀과 氣液을 吸收하여 溫熱凉寒이라는 氣運으로의 1차 변환을 담당하고, 臟은 1차 변환된 溫熱凉寒한 氣運을 津膏油液으로 2차 변환시킨다. 이때 津膏油液은 淸氣와 濁滓로 나뉘는데, 濁滓는 腑가 다시 上升, 停畜, 消導, 下降하는 氣運으로 스스로를 補益하고, 淸氣는 耳目鼻口를 통해 神氣血精으로 3차 변환된다. 이때 神氣血精 역시 淸氣와 濁滓로 나뉘며, 淸氣는 臟의 근원은 自益하고, 濁滓는 頭手腰足의 기능에 의해 皮筋肉骨이 되어 表 부위를 형성한다. 耳目鼻口는 性力을 가지고 있는데, 만약 性이 深着되면 表 부위에 해당하는 皮筋肉骨(頭腦背膂腰脊膀胱)에 문제가 발생하게 되는데 이것이 表病이고, 肺脾肝腎은 情力을 가지고 있는데, 만약 情이 暴發하면 裏 부위

에 해당하는 胃脘胃小腸大腸에 문제가 발생하는데, 이것이 裏病이다.

辛丑本에서는 臟腑로 編名을 새로이 명명한다. 表病은 臟의 기능이상으로, 裏病은 腑의 기능이상으로 설명한다. 그 까닭은 頭腦背膂腰脊膀胱은 생리대사 물질 중 가장 마지막 대사물의 축적으로 발생 및 유지되는 곳이다. 表 부위는 병의 발현에 있어 시작점이 아니라 병이 나타난 결과점이다. 따라서 병리적인 설명을 할 때 頭腦背膂腰脊膀胱의 기능이상이 근본적 원인이 되지 않는다. 東武는 辛丑本에서 頭腦背膂腰脊膀胱이라는 表 부위에 나타나는 病態의 원인을 臟에 있다고 東武는 판단한 것이다. 甲午本의 관점에서 보면 表 부위는 耳目鼻口를 통해 설명하는 것이 맞다. 하지만 耳目鼻口는 관찰행위를 할 때 느껴지는 감정인 性이 발현되는 신체적인 감각기관일 뿐 臟과 같이 실제적인 생리적인 기능을 하는 장기는 아니다. 따라서 東武는 耳目鼻口대신 실질적인 생리기능을 하는 四臟으로 병리적인 설명을 辛丑本에서 제시한 것이다. 臟은 津膏油液의 生成뿐만 아니라 神氣血精의 순환에도 관여를 한다. 그리고 인간의 생리대사에 있어 가장 중요한 呼吸과 出納의 기능을 조절하는 기관이다. 따라서 인체 내부의 생리적 순환의 가장 근본적인 기관이기 때문에 인체 내부 생리대사의 최종 산물인 皮筋肉骨로 이루어진 頭腦背膂腰脊膀胱에 病이 나타나는 원인을 臟을 통해 설명하고 있는 것이다.

腑는 水穀과 氣液을 받아들이는 1차적인 역할을 한다. 臟이 있어도 腑가 없다면 津膏油液이나 神氣血精과 같은 대사물질의 생성 자체가 불가능하다. 즉 腑는 皮筋肉骨로 이루어진 頭腦背膂腰脊膀胱과는 달리 그 자체로서의 기능을 가지고 있다. 그래서 裏 부위이자 병리적인 출발점이 되기 때문에 編名을 통해 병리적 설명을 한 것이다. 결국 東武는 인간의 생리대사의 가장 큰 축을 臟腑로 보았으며, 腑를 통한 1차적인 水穀과 氣液의 吸收와 排出, 臟을 통한 흡수된 물질의 循環 및 代謝를 중심으로 인간의 病證을 論하고자 한 것이다.

15-8) 胃脘陽溫之氣 太盛則 胃脘血液 乾枯 其勢固然也.   然 非但乾枯而然也
　　　上呼之氣 太過而 中吸之氣 太不支故 食物不吸入 而還呼出也.

胃脘의 陽溫之氣가 크게 盛하면 胃脘의 血液이 乾燥해 마르게 되는 것은 그 形勢가 당연하다. 그러나 비단 乾燥해서 마르는 것만이 아니라 위로 呼散되는 氣運이 過하고 가운데서 吸聚되는 氣運이 크게 지탱하지 못하는 까닭에 음식이 吸入되지 못하고 다시 나오는 것이다.

＊胃脘溫氣에 의해 體液이 외부로 分布가 과도해져 裏 부위인 胃脘은 결국 마르게 된다. 胃脘陽溫之氣의 특성이 熱하기 때문에 건조해지고 마르는 것은 아니다. 또한 胃脘의 呼散之氣가 過度하고 小腸의 吸聚之氣가 약해 음식이 들어와도 吸聚되지 못하고 吐하게 되는 것이다.

⑥ 噎膈反胃와 解㑊이 太陽人 病인 이유

15-9) 或曰 朱震亨所論 噎膈反胃者 安知非少陰少陽太陰人病而 吾子
必名目 曰太陽人病
內經所論 解㑊者 安知非少陰少陽太陰人病 而吾子必名目 曰太
陽人病 莫非牽强附會耶 願問其說.

혹 이르길 朱震亨이 논한 噎膈反胃는 어찌 少陰少陽太陰人病이 아님을 알았고, 그대는 반드시 太陽人病이라 이르며, 內經이 논한 解㑊은 어찌 少陰少陽太陰人病이 아님을 알았고 그대는 반드시 太陽人病이라 이르니 억지로 꾸며진 이론이 아닐 수 없으니 자세한 내용을 알고 싶다.

曰少陽人 有嘔吐則 必有大熱也
少陰人 有嘔吐則 必有大寒也
太陰人 有嘔吐則 必病愈也
今此噎膈反胃 不寒不熱 非實非虛 則此非太陽人病 而何也.
解㑊者 上體完健而下體解 然 胻痠 不能行去之謂也
少陰少陽太陰人 有此證則他證疊出 而亦必無 寒不寒 熱不熱
弱不弱 壯不壯之理矣.

이르길 少陽人이 嘔吐가 있으면 반드시 熱이 많고, 少陰人이 嘔吐가 있으면 반드시 寒이 많고, 太陰人이 嘔吐가 있으면 반드시 病이 낫는다. 지금 이 噎膈反胃는 寒證도 아니고 熱證도 아니고 實하지도 않고 虛하지도 않으니 이 어찌 太陽人病이 아니고 무엇이겠는가?
解㑊은 上體가 完健하고 下體가 풀어져 나른하여 정강이가 시큰하고 능히 걷지 못하는 것을 이른다. 少陰少陽太陰人은 이 증상이 있다면 반드시 다른 증상이 겹치고, 寒證 같으면서도 寒證이 아니고 熱證 같으면서도 熱證이 아니고 弱할 것 같으면서도 弱하지 않고 健壯할 것 같으면서도 健壯하지 않을 이치가 없을 것이다.

*東武가 太陽人病으로 噎膈反胃와 解㑊을 규정하는 이유에 대해 論하고 있다. 하지만 논리적으로는 적절하지 않아 보인다. 噎膈反胃와 解㑊이 다른 체질에서도 증상이 유사하게 나타날 수 는 있지만, 寒熱과 虛實로 규정할 수 없는 것이 太陽人의 특징이라는 근거로 설명하는데, 좀 애매한 설명이라고 판단된다. 이것보다는 怒情暴發이라는 太陽人의 정신적 특성을 통해 구별할 수 있다는 것이 더 타당할 것으로 보인다.

7 性情에 따른 表裏病의 발현과 輕重차이

15-10) 或曰 吾子論 太陽人解㑊病治法 曰戒深哀 遠嗔怒 修淸定
論噎膈病治法 曰遠嗔怒 斷厚味 意者
太陽人解㑊病 重於噎膈病而 哀心所傷者 重於
怒心所傷乎.

혹 이르길 그대가 論한 太陽人 解㑊病 治法에 깊이 슬퍼함을 경계하고 분노를 멀리하며 마음을 맑고 안정되게 수양해야 한다고 하였고, 噎膈病 治法으로 분노를 멀리하고 기름진 음식을 끊어야 한다고 했는데, 생각건대 太陽人의 解㑊病이 噎膈病보다 重하며 哀心에 傷하는 것이 怒心에 傷하는 것보다 重한 것인가?

曰否. 太陽人噎膈病 太重於解㑊病而 怒心所傷者 太重於哀心所傷也
太陽人哀心深着則 傷表氣 怒心暴發則 傷裏氣故 解㑊表證 以戒哀遠怒 兼言之也.

이르길 아니다. 太陽人 噎膈病이 解㑊病보다 훨씬 重하고, 怒心에 傷한 것이 哀心에 傷한 것 보다 훨씬 重하다. 太陽人의 哀心이 深着되면 表氣를 傷하고 怒心이 暴發하면 裏氣를 傷하는 까닭에 解㑊表證은 哀心을 警戒하고 怒心을 멀리하라고 아울러 말해둔 것이다.

曰然則　少陽人怒性　傷口膀胱氣　哀情　傷腎大腸氣
　　　　少陰人樂性　傷目膂氣　　　喜情　傷脾胃氣
　　　　太陰人喜性　傷耳腦顀氣　樂情　傷肺胃脘氣乎.
曰然.

이르길 그렇다면 少陽人 怒性은 입과 방광의 氣를 傷하고 哀情은 腎과 大腸의 氣를 傷하고, 少陰人 樂性은 눈과 背膂의 氣를 傷하고, 喜情은 脾胃의 氣를 傷하고, 太陰人 喜性은 귀와 腦顀의 氣를 傷하고 樂情은 肺와 胃脘의 氣를 傷하는가? 이르길 그렇다.

＊잘 걷지 못하는 解㑊病이 嘔吐하는 噎膈病보다 더 重하게 보이지만, 噎膈病이 훨씬 重하다. 그리고 東武는 表 부위를 耳目鼻口와 腦顀背膂腰脊膀胱으로 설정하였고, 裏 부위는 四臟과 四腑로 설정하였다. 裏 부위가 傷하는 것을 表 부위가 傷하는 것보다 훨씬 重한 病態로 보았으며, 解㑊의 경우 단지 哀心만 조절해서 表 부위가 傷하는 것뿐만 아니라 怒心까지도 미리 조절하여 裏 부위도 病이 드는 것을 예방하고자 한 것이다.

＊性이 深着되면 表氣가 傷하고, 情이 暴發하면 裏氣가 傷한다고 하였다. 우선 性情 모두 心이다. 性은 내가 耳目鼻口를 통해 관찰할 때 느껴지는 마음이고, 情은 내가 肺脾肝腎을 통해 行할 때 느껴지는 마음이다. 이러한 마음이 表裏의 氣를 傷하게 할 수 있다. 이때 表氣는 耳目鼻俱와 頭腦背膂腰脊膀胱의 氣運을 의미하고, 裏氣는 肺脾肝腎과 胃脘胃小腸大腸의 氣運을 의미한다고 하였다. 耳目鼻口는 性力을 가지고 있는 데 이것이 深着되면 津膏油液을 膩膜血精으로 변환시킬 수 없다. 그렇게 되면 頭腦背膂腰脊膀胱은 膩膜血精의 濁滓를 바탕으로 皮筋肉骨을 생성하여 형성되는데, 性이 深着되어 膩膜血精이 형성이 부족해져 결국 頭腦背膂腰脊膀胱이 傷하게 된다. 肺脾肝腎은 情力을 가지고 있다. 이것이 暴發하면 水穀之氣를 津膏油液으로 변환하지 못하게 되는데, 津膏油液의 濁滓를 통해 補益하는 胃脘, 胃, 小腸, 大腸은 情이 暴發하게 되면 傷하게 된다.

甲午本에서는 겉에서 관찰이 가능한 耳目鼻口와 頭腦背膂腰脊膀胱은 表라고 하였으며, 안에 있어 관찰이 불가능한 肺脾肝腎과 胃脘胃小腸大腸은 裏라고 하였다. 하지만 辛丑本에서는 表裏病의 병리적 상황을 설명할 때 臟은 表裏에 국한하지 않았다. 오히려 甲午本에서 裏로 설정한 臟을 表病의 병리를 설명할 때 臟을 중심으로 설명하였으며, 裏病의 병리를 설명할 때도 臟을 활용하였다. 즉 辛丑本에서 臟은 表나 裏 어느 한 곳에 한정된 것이 아니라 表裏를 榮衛하는 역할로 설정하였고, 인간의 가장 근원적인 생리적 대사를 조절하는 기관으로 보았다.

☆表病보다 裏病이 더 심한 病態인가?

　　甲午本의 관점에서는 裏病은 裏氣가 傷하는 病態이다. 즉 인체의 생리대사의 가장 큰 축인 臟腑가 傷하는 것이기 때문에 더 심하다고 보았다. 辛丑本에서도 表病보다 裏病이 더 심한 病態임을 알 수 있다. 그 이유는 우선 表病은 裏病에 비해 保命之主가 偏大한 氣運을 조절할 수 있는 生理力이 더 강한 形局에서 주로 발현되기 때문이다. 이에 비해 裏病은 保命之主가 偏大한 氣運을 조절하지 못하고 압박을 받아 偏大한 氣運 위주로 病態가 나타난다. 이러한 양태를 반영하여 表裏病의 寒熱을 編名에 반영하였다. 이러한 차이가 나타나는 원인이 바로 性情에 있다. 情에 비해 性深着은 관찰자적인 입장에서 간접 경험을 통해 느껴지는 감정양태이기 때문에 신체적으로 미치는 영향이 행위자적인 입장에서 직접 경험을 통해 느껴지는 情이라는 감정양태에 비해 작다. 따라서 性深着이 자주 일어나는 사람보다 情暴發이 자주 일어나는 사람이 생리적으로 약해질 위험성이 높다. 이러한 性情의 차이에 의해 表裏病의 生理力 차이가 발생하는 것이다.

---

8 太陽人의 素證

[15-11] 太陽人　大便　一則宜滑也　二則宜體大而多也
　　　　　小便　一則宜多也　二則宜數也

太陽人은 大便은 첫째 무르게 나와야 하고, 둘째 덩어리가 크고 양이 많아야 한다. 小便은 첫째 양이 많아야 하고 둘째 자주 보아야 한다.

＊小便量이 많고 자주 본다는 것은 체액의 吸聚와 생성이 잘 유지되고 있다는 것이다. 만약 체액이 부족해지면 小便量이 감소된다. 大便이 무르고 모양이 크고 많다는 것 역시 체액의 생성이 충분히 유지된다는 것이다. 만약 체액의 생성이 떨어지고, 분포가 과다하면 大便이 건조해지고 羊의 똥같이 보게 된다.

　　　　　面色　宜白不宜黑

얼굴색은 마땅히 희어야 하고 검어서는 안 된다.

---

*얼굴이 하얗다는 것은 체액이 충분히 생성되고 적당하게 분포되어 피부가 촉촉하다는 것이고, 만약 검다는 것은 건조하고 초췌하다는 것이다.

肌肉　宜瘦不宜肥

肌肉은 마땅히 말라야하고 살이 쪄서는 안 된다.

*太陽人이 肌肉이 말랐다는 것은 체액의 생성이 부족하고 외부로의 分布가 과도한 특성으로 인해 나타나는 자연스러운 신체모습이지만, 만약에 뚱뚱하다는 것은 이러한 기본적인 생리적 특성에 어긋나는 것이다. 하지만 너무 마르게 되면 解㑊이 나타날 수도 있다.

鳩尾下　不宜有塊　塊小則病輕　而其塊　易消　塊大則病重　而其塊　難消.

명치 밑에 딴딴한 덩어리가 있으면 안 된다. 덩어리가 작으면 병이 가볍고 그 덩어리는 잘 풀리고, 덩어리가 크면 病이 중하고 그 덩어리는 풀리기 어렵다.

*검상돌기 아래에 塊가 있으면 病이 심하다. 胃脘 부위가 기능이 떨어져 복진 상 딱딱하게 굳어있는 것이다. 胃와 食道의 경계인 噴門(胃之上口) 부위가 딱딱하게 변해서 굳어진 것을 의미한다.

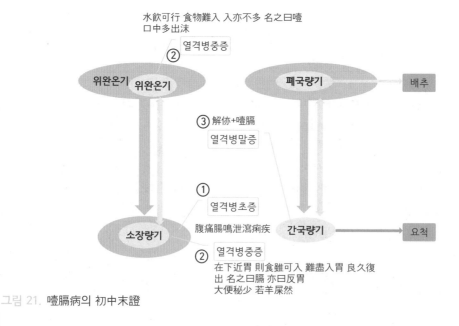

그림 21. 噎膈病의 初中末證

☆太陽人 外感腰脊病論 解㑊病

太陽人 內觸小腸病論은 胃脘受寒裏寒病으로 새로 編名을 바꾸는 것이 타당하다.
실제적으로 胃脘 부위를 중심으로 裏 부위의 寒證이 나타나는 病態이기 때문이다.
胃脘凉氣와 小腸凉氣가 溫氣에 의해 압박을 받아 체액의 생성이 떨어져 裏 부위가
乾燥해지면서 기능이 떨어지고 과도한 胃脘溫氣에 의해 체액의 분포가 과도해 밖으
로 배출되는 양상인 嘔吐가 주 증상이 噎膈病이 나타난다. 肌肉이 말라가면서 특히
下體쪽으로 힘이 빠지고 잘 걷지 못하는 病態는 太陽人 肝受熱表熱病이다. 다른 체
질의 病態와는 달리 裏寒證으로 정의했지만 寒熱이 뚜렷하게 구별되지는 않는 경향
이 있다. 하지만 전반적은 病態는 寒證으로 나타난다.

胃脘受寒裏寒病의 初證은 病位가 오히려 偏小之臟局 中下焦인 小腸이다. 小腸
凉氣가 溫氣와 서로 對敵하면서 腹痛 腸鳴 泄瀉 痢疾과 같은 裏證이 나타난다. 아
직 胃脘凉氣까지는 압박을 받지 않기 때문에 噎膈病은 나타나지 않는다. 中證은 病
位가 中下焦와 上焦이다. 胃脘은 溫氣로 가득차 呼散之氣의 過度에 의해 음식을 잘
넘기지 못하고 吐하며, 小腸凉氣는 溫氣에 의해 압박을 받아 체액의 생성이 감소되
어 소화관이 전체적으로 乾燥해지면서 기능이 떨어진다. 大便은 羊의 똥처럼 굳어져
보기 힘들어진다. 이때 裏熱이 발생해서 굳어지기보다는 장이 마비된 것처럼 기능이
떨어져 大便이 오랜 시간 대장 속에 머물다가 조금씩 단단하게 나오는 것이다. 裏부
위의 燥證이 심한 상태가 噎膈病 中證이다. 末證에 이르면 噎膈病뿐만 아니라 解㑊
病도 같이 나타난다.

胃脘受寒裏寒病의 치료는 獼猴藤植腸湯을 쓰면서 특히 怒情의 暴發을 警戒하
는 것이 가장 중요하다. 太陽人은 噎膈病이 심해지기 전까지는 飮食과 起居에 특별
한 이상이 없다. 하지만 평소 과도한 분노를 밖으로 표출하는 경향이 많고 그러면서
술만 찾고 飮食과 寄居가 불량해지면서 갑자기 음식을 먹으면 토하거나 입안에 가래
가 끓는 噎膈病이 생기는 것이다. 즉 정신적인 분노를 조절하지 못하고 술에 빠져 영
양상태가 불량해지면서 裏 부위가 약해지는 病態가 바로 噎膈病이다.

표 46. 噎膈病의 증상

	噎膈病 (逆證)
正氣VS邪氣	以邪犯正之病 不可不急用藥
上下[154]	上+下
表裏	表裏俱病
寒熱	裏寒證 + 表寒證 寒熱이 명확히 구별되지는 않는다. 燥證의 정도를 파악하는 게 더 중요
氣力(컨디션)	弱
呼吸	別無異狀 → 가래多
小便	小便旺多 → 小便不利, 浮腫
汗	無汗 → 自汗, 盜汗
大便	滑便 또는 변의 형태 크고 양이 많다 → 泄瀉, 痢疾 → 大便秘燥, 便秘
食慾	別無異狀 → 食慾低下
消化	別無異狀 → 消化不良 → 嘔吐
腹滿-腹痛	別無異狀 → 痞滿 → 腹痛, 腹脹滿
飮水-口渴	別無異狀 → 口乾, 口渴
睡眠	淺眠 → 不眠
脈	弱
筋骨格系	下體小力感, 無力感
頭面部	眩暈, 耳鳴, 頭痛
皮膚	搔痒證, 乾燥證
性情	忿怒調節障碍
生殖	月經痛 → 月經不順 → 難姙

154) 上은 上焦를 下는 中下焦를 의미한다.

本草에 실려 있는 太陽人病에 經驗한 要藥 중에 單方 10種과 李梴 龔信이 經驗한 要藥 중에 單方 2種

本草曰

本草에 이르길

五加皮　　治兩脚疼痺 骨節攣急 痿躄　　小兒三歲 不能行 服此 便行走

五加皮는 두 다리가 아프고 저리며 뼈마디가 굽고 뻣뻣하고 걷지 못하는데 쓴다. 3살 어린아이가 걷지 못하였는데 五加皮를 먹고 달렸다.

松節　　　療脚軟弱

松節은 다리가 연약한 것을 치료한다.

木瓜　　　止嘔逆　　煮汁飮之 最佳

木瓜는 嘔逆을 멎게 한다. 달여서 먹거나 즙을 내서 먹는 게 가장 좋다.

葡萄根　　止嘔噦　　濃煎取汁 細細飮之 佳

葡萄根은 嘔噦을 멎게 한다. 진하게 달여서 조금씩 마시는 것이 좋다.

獼猴桃　　治熱壅 反胃　　取汁服之 藤汁 至滑 主胃閉吐逆 取汁服之 甚佳

獼猴桃는 熱이 壅滯되어 생긴 反胃를 치료한다. 즙을 내서 먹는다. 다래 덩굴은 즙을 내면 미끄럽고 부드러우니 胃가 막혀서 吐하는 것을 치료한다. 즙을 내서 먹는 것이 가장 좋다.

蘆根　　　治乾嘔噎 及五噎 煩悶　　蘆根 五兩 水煎 頓服 一升 不過三升 卽差

蘆根은 乾嘔와 噎膈證 및 다섯 가지 噎證 煩悶을 치료한다. 蘆根 5냥을 달여서 물 1升이 되면 단번에 마신다. 3升을 넘기지 않고 즉시 낫는다.

*오열(五噎) － 우열(憂噎), 사열(思噎), 노열(勞噎), 식열(食噎), 기열(氣噎)

蚌蛤　　　治反胃吐食

모시조개는 反胃로 음식을 吐하는 것을 치료한다.

鯽魚　　　治反胃

붕어는 反胃를 치료한다.

蓴　和鯽魚 作羹食之　主反胃 食不下 止嘔

순나물은 붕어와 국으로 끓여 먹으면 음식이 내려가지 않는 것을 치료하며 嘔逆도 그치게 한다.

蕎麥　　　實腸胃 益氣力

메밀은 腸胃을 튼튼히 하고 氣力을 補益한다.

• 李梴曰　杵頭糠　　主噎 食不下 咽喉塞　細糠 一 兩 白粥淸調服

李梴이 이르길 杵頭糠(방아공이에 묻은 겨)은 噎膈病으로 음식이 안 내려가는 證과 咽喉가 막힌 것을 주로 치료하니 곱게 가루 내어 1냥을 흰죽에 타서 먹는다.

• 龔信曰　螃蛤　　　治反胃

龔信이 이르길 螃蛤(모시조개)은 反胃를 치료한다.

새로 設定한 太陽人病에 應用하는 處方 2방

五加皮壯脊湯

五加皮 四錢 木瓜 靑松節 各二錢 葡萄根 蘆根 櫻桃肉 各一錢 蕎麥米 半匙
靑松節 闕材則 以好松葉代之.
右方治表證.

獼猴藤植腸湯

獼猴桃 四錢 木瓜 葡萄根 各二錢 蘆根 櫻桃肉 五加皮 松花 各一錢 杵頭糠 半匙
獼猴桃 闕材則 以藤代之.
右方治裏證.

• 凡菜果之屬 淸平疏淡之藥 皆爲肝藥 蛤屬 亦補肝

채소나 과일은 맑고 고르고 소통이 되고 담담한 약으로 대개 肝藥이다. 조개류도 역시 肝을 補充한다.

*太陽人 表病의 君藥은 五加皮이고, 裏病의 君藥은 獼猴桃이다. 五加皮는 解㑊病으로 다리가 가늘어지면서 힘이 약해졌을 때 사용하고, 獼猴桃는 소화관이 乾燥해지면서 기능이 떨어져 움직임이 감소될 때 사용한다.

*太陽人 처방을 보면 과일을 약을 사용한다. 獼猴桃, 木瓜, 櫻桃肉이 그 대표적인 약이다. 특히 獼猴桃, 木瓜, 葡萄根을 單方으로 쓸 때 즙을 내거나 진하게 달여서 복용한다. 太陽人은 吸聚之氣의 부족으로 인해 체액 생성이 부족한데 獼猴桃, 木瓜, 葡萄根을 즙을 내거나 진하게 달여 복용함으로써 부족한 체액을 보충해주고, 건조해진 소화관의 기능 개선을 목표로 한 것으로 보인다. 조개의 경우도 부족한 체액을 보충해주는 목적으로 사용한 것으로 보인다.

- 論曰 藥驗 不廣者 病驗 不廣故也

　　太陽人數 從古稀少 故古方書中 所載證藥 亦稀少也

　　今 此五加皮壯脊湯 獼猴藤植腸湯 立方 草草 雖欠不博而

　　若使太陽人 有病者 因是二方 詳究其理而 又變通置方則 何患乎無好藥哉

論하여 이르길 藥의 經驗이 넓지 못함은 病의 경험이 넓지 못하기 때문이다. 太陽人數가 예로부터 稀少하여 옛 醫書에도 證과 藥을 기재한 것이 역시 稀少하다. 오늘날 五加皮壯脊湯과 獼猴藤植腸湯을 만들었으나 너무 簡略하고 충분하지 못한 줄 안다. 만약 太陽人이 病이 생기면 이 2가지 처방으로 그 理致를 자세히 窮究하고 또한 變通하여 새로운 處方을 만들면 어찌 좋은 약이 없다고 걱정할 필요가 있겠는가?

표 47. 太陽人 表病 裏病 處方

解㑊病	解㑊病初證	五加皮壯脊湯(外感): 大惡寒發熱 身體疼痛
	解㑊病中證	五加皮壯脊湯: 上體完健 而下體解㑊然 脚力不能行去 胻痠, 小便不利, 大便秘燥
	解㑊病末證	五加皮壯脊湯: 解㑊+噎膈, 大便秘燥, 嘔吐, 嘔逆, 小便不利, 浮腫, 忿怒調節障碍
噎膈病	噎膈病初證	獼猴藤植腸湯: 腹痛 腸鳴 泄瀉 痢疾
	噎膈病中證	獼猴藤植腸湯: 水飲可行 食物難入 入亦不多 名之曰噎 口中多出沫 在下近胃 則食雖可入 難盡入胃 良久復出 名之曰膈 亦曰反胃 大便秘少 若羊屎然, 小便不利, 浮腫, 忿怒調節障碍
	噎膈病末證	猴藤植腸湯: 解㑊+噎膈, 大便秘燥, 嘔吐, 嘔逆, 小便不利, 浮腫, 忿怒調節障碍

十六. 廣濟說

23條

☆들어가기

廣濟는 널리 세상을 救濟한다는 뜻이다. 廣濟說에서는 인간을 救濟하기 위해 時期, 社會, 環境 등으로 나누어 서술하고 있다. 체질적 분류 이전에 시기적, 사회적, 환경적 상황에 따라 보편적으로 발현되는 道德的 요소들이 있음을 東武가 말하고 있는 것이다. 즉 너무 체질적인 특성만으로 사람을 나누어 보려고 하지 말고 인간의 보편적인 특성도 살펴야 함을 이야기 하고 있는 것이 바로 廣濟說이다.

① 人生을 네 時期로 구별

16-1)
初一歲至十六歲　　　曰幼
十七歲至三十二歲　　曰少
三十三歲至四十八歲　曰壯
四十九歲至六十四歲　曰老.

1세부터 16세까지를 幼年이라 하고, 17세에서 32세까지를 少年이라 하고, 33세에서 48세까지를 壯年이라 하고, 49세에서 64세까지를 老年이라 한다.

* 草本卷에서 東武는 命脈은 비록 간간히 손상이 있으나, 64세 전에 대개 生하고 쉬고 채우고 더하는 길이 있다고 하였다. 또한 보통 사람은 40세 때 命脈을 保存하는 바로서 병의 吉凶을 점칠 수 있고, 64세에는 혈기의 命脈을 補充하는 것이 완전히 감소한다고 하였다[155]. 즉 64세까지를 보통의 인간이 命脈이 유지되는 기간으로 보았다. 그것을 16년 단위로 나누어 幼年期, 少年期, 壯年期, 老年期로 인생을 구분하였다.

② 時期別 좋아하는 것과 잘 하는 것

16-2)
凡人　幼年　好聞見而能愛敬　如春生之芽
　　　少年　好勇猛而能騰捷　如夏長之苗
　　　壯年　好交結而能修飭　如秋斂之實
　　　老年　好計策而能秘密　如冬藏之根.

무릇 사람은 幼年期에는 듣고 보기를 좋아하고 능히 사랑하고 공경하니, 마치 봄에 돋아나는 싹과 같다.
少年期에는 勇猛을 좋아하고 능히 오르고 이기니, 마치 여름에 자라나는 苗木과 같다.
壯年期에는 交友하고 관계 맺기를 좋아하고 능히 닦고 삼가니, 가을에 수확하는 열매와 같다.
老年期에는 계산하고 책략하기를 좋아하고 능히 비밀을 감추니, 겨울에 숨어 있는 뿌리와 같다.

---

155) 草本卷 7-4
命脈 雖間有損傷 六十四歲前 皆有生息充補之道
平人 以四十歲所存命脈 占病之吉凶 六十四歲 血氣之充補命脈者 全減也

*각 時期別로 좋아하는 것과 잘하는 것을 기술하였다. 여기서 특이점은 시기별로 인간의 특성을 분류한다는 점이다. 즉 각 시기에 하기 좋아하는 것과 잘하는 것이 있고 이것이 인간의 본성임을 설명한 것이다. 체질적 차이 이전에 인간이 가지고 있는 공통점에 대한 기술이다.

③ 時期別 豪傑의 조건

16-3) 幼年好文字者　幼年之豪傑也
少年敬長老者　少年之豪傑也
壯年能汎愛者　壯年之豪傑也
老年保可人者　老年之豪傑也
有好才能而又有十分快足於好心術者　眞豪傑也
有好才能而終不十分快足於好心術者　才能而已.

幼年期에 文字를 좋아하는 자가 幼年의 豪傑이다.
少年期에 어른과 노인을 공경하는 자가 少年의 豪傑이다.
壯年期에 널리 사랑할 수 있는 자가 壯年의 豪傑이다.
老年期에 올바른 사람을 保護하는 자가 老年의 豪傑이다.
좋은 재능을 가지고 있고 또한 좋은 마음 씀의 충분함이 있으면 진정한 豪傑이다.
좋은 재능이 있으나 끝내 좋은 心術이 충분하지 않으면 재능만 있을 뿐이다.

*각 시기별로 豪傑이라는 君子가 되는 조건을 기술하였다. 東武는 각 시기별로 꼭 해야만 하는 체질을 초월한 보편적 조건이 있음을 말하고 있는 것이다. 그리고 이러한 조건을 충족시키는 바탕은 좋은 재능에 있는 것이 아니라 좋은 마음에 있다. 즉 각 시기별로 좋아하고 잘하는 재주가 있지만 그것만으로 豪傑이 되는 것이 아니라 善한 마음을 바탕으로 豪傑이 되는 조건을 충족하는 노력이 필요하다.

¹⁶⁻⁴⁾ 幼年七八歲前　聞見未及　而喜怒哀樂膠着則成病也　慈母宜保護
之也
少年二十四五歲前　勇猛未及　而喜怒哀樂膠着則成病也　智父能
兄宜保護之也
壯年三十八九歲前　則賢弟良朋可以助之也
老年五十六七歲前　則孝子孝孫可以扶之也

幼年 7, 8세 전에 듣고 보는 것이 아직 미치지 못하여, 喜怒哀樂이 膠着되어 病이 생기니 慈愛로운 어머니가 마땅히 保護해 줘야 한다.
少年 24, 25세 전에 勇猛이 미치지 못하여, 喜怒哀樂이 膠着되어 病이 생기니 지혜로운 아버지와 유능한 형이 마땅히 保護해 줘야 한다.
壯年 38, 39세 전에는 현명한 아우나 선량한 친구가 도와주는 것이 좋다.
老年 56, 57세 전에는 孝子나 孝孫이 북돋아 주는 것이 좋다.

*幼年과 少年은 아직 인간적으로 미숙한 상태이다. 그래서 聞見과 勇猛을 좋아하지만 미치지 못하는 경우가 자주 생겨 그 상황에서 喜怒哀樂이라는 감정이 交着되고 이것이 병을 일으킨다. 이때 부모와 형의 도움으로 극복할 수 있다. 즉 幼年과 少年은 가족 구성원의 保護를 받아야 할 시기이며 감정의 조절이 쉽지 않은 시기임을 알 수 있다.

　壯年과 老年은 성숙한 상태이다. 하지만 幼年과 少年에 비해 喜怒哀樂의 감정의 조절은 잘 하지만 육체적인 능력이 떨어진 상태이다. 따라서 子孫이나 친구 또는 동생에게 도움을 받아야 한다.

16-5) 善人之家　善人必聚　惡人之家　惡人必聚
善人多聚　則善人之臟氣　活動　惡人多聚　則惡人之心氣　强旺
酒色財權之家　惡人多聚　故其家孝男孝婦受病.

善한 사람의 집에는 善한 사람이 반드시 모이고, 惡한 사람의 집에는 惡한 사람이 반드시 모인다.
善한 사람이 많이 모이면 善한 사람의 臟氣가 활동하고, 惡한 사람이 많이 모이면 惡한 사람의 心氣가 왕성해진다. 酒色財權을 좋아하는 집안에 惡한 사람이 많이 모이는 까닭에 그 집의 孝男 孝婦는 病을 얻게 된다.

*善人之臟氣: 仁義禮智 四臟之氣
　惡人之心氣: 鄙薄貪懦 一心之慾

*善한 사람들이 모이면 仁義禮智가 四臟에서 擴充되어 활동하고, 惡한 사람들이 모이면 鄙薄貪懦한 마음의 慾心이 왕성해진다[156]. 善人의 臟氣는 仁義禮智라는 도덕적 능력에 의한 발현되는 氣運이고, 惡人의 心氣는 鄙薄貪懦한 마음의 慾心에 의해 발현되는 氣運이다. 心慾에 빠지는 원인을 廣濟說에서는 酒色財權을 제시하고 있다. 즉 酒色財權은 인간이 仁義禮智를 버리고 鄙薄貪懦에 빠지게 되는 1차적 원인이다[157]. 酒色財權는 인간이 빠지기 쉬운 쾌락이자 본능이며 이것을 어떻게 조절하는가가 壽世保元에 있어 중요한 요소 중 하나이다.

156) 2-8 浩然之氣 出於肺脾肝腎也 浩然之理 出於心也
　　　仁義禮智 四臟之氣 擴而充之 則浩然之氣 出於此也
　　　鄙薄貪懦 一心之慾 明而辨之 則浩然之理 出於此也.
157) 草本卷 7-1
　　　太陽人　財權酒色 凡百內傷外觸 皆損肝 故太陽人 以肝臟剩削 爲命脉長短
　　　太陰人　財權酒色 凡百內傷外觸 皆損肺 故太陰人 以肺臟剩削 爲命脉長短
　　　少陽人　財權酒色 凡百內傷外觸 皆損腎 故少陽人 以腎臟剩削 爲命脉長短
　　　少陰人　財權酒色 凡百內傷外觸 皆損脾 故少陰人 以脾臟剩削 爲命脉長短

6 權勢와 財貨가 미치는 악영향

¹⁶⁻⁶⁾ 好權之家 朋黨比周 敗其家者 朋黨也
好貨之家 子孫驕愚 敗其家者 子孫也.

權勢를 좋아하는 집은 朋黨을 쫓아 두루 미치고, 그 집을 망하게 하는 것은 朋黨이다.
財貨를 좋아하는 집은 子孫이 교만하고 어리석으니, 그 집을 망하게 하는 것은 子孫이다.

*權勢를 좋아하면 편을 가르게 되고, 결국 그것이 집안을 망하게 한다. 財物에 빠져 자손을
지혜롭게 기르지 않으면 子孫은 교만하고 어리석게 되어 결국 그 집안이 망하게 된다.

7 집안이 망해가는 과정과 극복법

¹⁶⁻⁷⁾ 人家 凡事不成 疾病連綿 善惡相持 其家將敗之地 惟明哲之慈
父孝子 處之有術也.

어느 사람의 집에 每事가 이루어 지지 않고, 疾病이 연이어 나타나고, 善한 사람과 惡한 사람
이 서로 맞서면, 그 집이 장차 망할 지경이다. 오직 明哲하고 慈愛로운 아버지나 孝子라야 그것
을 처리할 재주가 있다.

*酒色財權에 빠지면 결국 일이 잘 이루어 지지 않고, 집안에 환자도 많아지고, 다툼도 많아
져 결국 亡하게 된다. 즉 개인의 건강뿐만 아니라 酒色財權은 한 집안 더 나아가 나라까지
도 망하게 할 수 있는 요소이다.

16-8) 嬌奢減壽 懶怠減壽 偏急減壽 貪慾減壽.
    爲人嬌奢 必耽侈色 爲人懶怠 必嗜酒食酒色財權
    爲人偏急 必爭權勢 爲人貪慾 必殉貨財.

嬌奢스러우면 壽命이 감소하고, 懶怠하면 壽命이 감소하고, 偏急하면 壽命이 감소하고 貪慾스러우면 壽命이 감소한다.

사람됨이 嬌奢스러우면 반드시 사치와 여자를 탐하고, 사람됨이 懶怠하면 반드시 술과 먹는 것을 즐기고, 사람됨이 偏急하면 반드시 權勢를 다투고, 사람됨이 貪慾스러우면 財貨 때문에 목숨을 잃는다.

*嬌奢, 懶怠, 偏急, 貪慾은 酒色財權에 빠지는 관문이다. 嬌奢, 懶怠, 偏急, 貪慾이 바로 邪心과 怠心이다. 앞에서 酒色財權으로 인해 惡人들이 모이고 집안이 망해간다고 하였다. 그러한 酒色財權에 빠지는 원인이 바로 嬌奢, 懶怠, 偏急, 貪慾이다. 이것은 한 단어로 요약하면 心慾이다. 인간은 四端(惻隱之心, 辭讓之心, 是非之心, 羞惡之心)라는 도덕적 본능도 있지만 嬌奢, 懶怠, 偏急, 貪慾와 같은 본능도 있다. 만약 이러한 心慾에 빠지게 되면 결국 仁義禮智를 쫓기보다는 酒色財權을 쫓게 되고 그 결과 鄙薄貪懦가 되어 長壽할 수 없게 된다. 嬌奢, 懶怠, 偏急, 貪慾은 性命論의 邪心과 怠心이다. 現在의 인간의 항상 邪心과 怠心이 無雙한 존재이다. 邪心과 怠心에 빠지게 되면 결국 命數가 짧아진다[158].

---

158) 1-35 或曰 擧知而論性 可也 而擧行而論命 何義耶
  曰 命者 命數也 善行 則命數 自美也 惡行 則命數 自惡也 不待卜筮 而可知也
  詩云 永言配命 自求多福 卽此義也.

16-9) 簡約得壽　勤幹得壽　警戒得壽　聞見得壽.
　　　爲人簡約　必遠侈色　爲人勤幹　必潔酒食
　　　爲人警戒　必避權勢　爲人聞見　必淸貨財.

번거롭지 않으면 壽命을 얻고, 부지런하고 幹能(재주가 있고 능란함)하면 壽命을 얻고, 警戒하면 壽命을 얻고, 듣고 보면 壽命을 얻는다.

사람됨이 번거롭지 않으면 반드시 사치와 여자를 멀리하고, 사람됨이 부지런하고 幹能하면 반드시 술과 음식을 깨끗이 하고, 사람됨이 警戒할 줄 알면 반드시 權勢를 피하고, 사람됨이 보고 들음이 있으면 財貨에 淸廉하다.

＊嬌奢〈→〉簡約　懶怠〈→〉勤幹　偏急〈→〉警戒　貪慾〈→〉聞見

＊簡約, 勤幹, 警戒, 聞見은 博通과 獨行이다. 現在의 인간은 항상 邪心과 怠心이 無雙하다. 하지만 동시에 博通과 獨行할 수 있는 自有不息之知와 自有不息之行을 가지고 있다[159]. 이러한 知行을 博通하고 獨行하여 邪心과 怠心에 빠지지 않도록 노력해야 하며 性命으로 기르고 세워야 한다. 이러한 知行을 실천할 수 있는 바탕이 바로 好善之心과 惡惡之心이다. 이것은 바로 性情이며 性情이 偏急되지 않도록 조절하는 것이 1차적인 것이고, 그것을 바탕으로 다른 사람과의 관계를 통해 배우고 가르치면서 자신의 부족한 性을 기르고 命을 세워 나가는 것이 東武가 생각하는 도덕적 인간관이다. 이때 酒色財權은 邪心과 怠心에 빠짐으로써 추구하게 되는 仁義禮智에 반대되는 가치이며, 이것을 결국 鄙薄貪懦가 되게 된다. 東武는 廣濟說에서 일반인들이 이해하기 어려운 性命이나 性情 邪心 怠心 심지어 체질까지도 배제하고 가장 이해하기 쉬운 心慾의 종류와 이를 극복하는 방법에 대해 설명하고 있다.

---

[159] 1-27
耳目鼻口之情 行路之人 大同於協義故 好善也 好善之實 極公也 極公 則亦極無私也
肺脾肝腎之情 同室之人 各立於擅利故 惡惡也 惡惡之實 極無私也 極無私 則亦極公也
頷臆臍腹之中 自有不息之知 如切如磋 而驕矜伐夸之私心 卒然敗之 則自棄其知 而不能博通也
頭肩腰臀之下 自有不息之行 赫兮喧兮 而奪侈懶竊之慾心 卒然陷之 則自棄其行 而不能正行也.

16-10) 居處荒凉　色之故也　行身闒茸　酒之故也　用心煩亂　權之故也
事務錯亂　貨之故也.

居處라 荒凉(거칠고 싸늘함)한 것은 色에 빠지기 때문이고, 行身이 용렬하고 우둔하며 비루한 것은 술에 빠지기 때문이고, 마음을 씀이 煩亂한 것은 權勢에 빠지기 때문이고 事務가 착란한 것은 財貨에 빠지기 때문이다.

*居處, 行身, 用心, 事務는 人事(事務 交遇 黨與 居處)에 해당된다. 인간이 마땅히 해야 할 일을 酒色財權으로 인해 하지 못하게 되는 것이다. 그 결과 사회적으로 문제가 발생하게 된다. 즉 사람들이 仁義禮智를 버리고 鄙薄貪懦한 인간이 되는 것이다.

廣濟說에서는 체질별로 분류해서 설명하지 않는다. 하지만 草本卷에서는 체질별로 酒色財權에 빠지는 차이가 있음을 설명하였다.

草本卷 11-20
少陽人　一偏哀心　輕銳事務而忘却居處　故少陽人尤不可好色
太陰人　一偏樂心　輕銳居處而忘却事務　故太陰人尤不可好貨
太陽人　一偏怒心　輕銳交遇而忘却黨與　故太陽人尤不可好酒
少陰人　一偏喜心　輕銳黨與而忘却交遇　故少陰人尤不可好權

廣濟設은 인간의 시기적, 사회적, 환경적 상황에 따른 보편적인 도덕적 인간관에 대한 설명이기 때문에 체질별로 나눠서 설명하지는 않았다. 그 이면에는 草本卷에 비추어 볼 때 체질적 편차가 있음을 알 수 있고, 또한 廣濟說에서는 酒色財權은 체질을 떠나 보편적으로 모든 인간에 적용되는 도덕적 문제임을 동시에 말하고 있는 것이다.

체질적으로 설명하면 少陽人은 嬌奢스러우면 色에 빠지게 되고 色에 빠지면 결국 哀心이 偏急해지고 그 결과 본인이 능히 할 수 있는 人事인 事務를 가볍게 보고, 또한 본인이 잘 못하기 때문에 배우고 노력해서 추구해야할 人事인 居處를 忘却하게 된다.

즉 여기서 邪心과 怠心에 해당하는 嬌奢스러움에 의해 侈色을 추구하게 되고, 결국 이 것은 好善之心과 惡惡之心에 해당하는 性情을 擴充하지 못하게 하여 결국 人事를 達合立定하지 못하게 되는 것이다. 東武는 廣濟說에서 知行 해당하는 簡約을 통해 극복할 것을 제시하고 있다. 인간은 仁義禮智라는 도덕적 가치를 추구하기도 하지만, 酒色財權이라는 쾌락적 가치(心慾)를 추구하기도 한다. 酒色財權이라는 쾌락적 가치 즉 慾心이 무조건 악한 가치는 아니지만 中道를 벗어난 경우에는 仁義禮智라는 도덕적 가치를 버리게 되기 때문에 中庸에 맞게 추구해야 한다. 그래야 人事을 세울 수 있다[160].

표 48. 廣濟說 내용의 체질에 따른 분류

체질	酒色財權	心慾	知行	士農工商
太陽人	酒	懶怠	勤幹	農(鄕野)
少陽人	色	嬌奢	簡約	商(市井)
太陰人	財	貪慾	聞見	工(山谷)
少陰人	權	偏急	警戒	士(士林)

11 酒色財權에 빠지지 않은 사회적 방법

[16-11] 若敬淑女 色得中道 若愛良朋 酒得明德 若尙賢人 權得正術 若保窮民 貨得全功.

만약 淑女를 공경하면 女色에도 中道를 얻고, 만약 좋은 친구를 사랑하면 술에도 밝은 德을 얻고, 만약 어진 이를 숭상다면 權勢에도 바른 術策을 얻고, 만약 窮民을 保護해준다면 財物에도 완전한 功績을 얻는다.

酒色財權이라는 쾌락적 가치를 中庸에 맞게 추구하는 법을 설명하고 있다. 이것은 바로 사회적인 방법으로 學不厭敎不倦을 통해 극복해야 한다. 즉 淑女, 良朋, 賢人, 窮民은 모두 사회생활을 통해 관계를 맺는 사람들이다. 이러한 사람들에게 배우고 가르침으로써 酒色財權이라는 쾌락적 가치 즉 慾心에 빠지지 않고 좋은 방향으로 발현할 수 있다.

---

160) 1-11 耳目鼻口 觀於天也 肺脾肝腎 立於人也 頷臆臍腹 行其知也 頭肩腰臀 行其行也.
161) 周召南: 周公 旦과 召公 奭(文王의 아들)이 다스리던 남방 제후지국

16-12)
酒色財權　自古所戒　謂之四堵墙而比之牢獄
　　非但一身壽夭　一家禍福之所繫也　天下治亂　亦在於此
　　若使一天下酒色財權　無乖戾之氣則　庶幾近於堯舜周召南世
矣.

酒色財權은 예로부터 경계하는 바이니 네 개의 담장이라고 하며 牢獄에 비유하였다. 비단 一身
의 長壽와 夭折이나 한 집안의 禍福에만 관계하는 것이 아니라 天下의 어지러움을 다스리는 것
또한 여기에 있다. 만약 한 번이라도 천하의 酒色財權으로 하여금 괴이한 氣運에 쓸리지 않게
한다면 거의 堯舜周召南[161]의 세상에 근접할 것이다.

*酒色財權이라는 쾌락적 가치는 개인적 가정적 사회적으로 문제를 일으키는 근본적인 원인
이다. 만약 이러한 酒色財權을 극복할 수 있다면 도덕적으로 이상적 사회를 만들 수 있다.
東武는 酒色財權을 극복하는 것에 결국 廣濟의 근본임을 이야기하고 있는 것이다.

16-13)
凡人簡約而勤幹　警戒而聞見　四材圓全者　自然上壽　　簡約勤
幹而警戒　或聞見警戒而勤幹　三材全者　次壽
　　嬌奢而勤幹　警戒而貪慾　或簡約而懶怠　偏急而聞見　二材全
者　恭敬則壽　怠慢則夭.

무릇 인간은 簡約하면서 勤幹하고, 警戒하면서 聞見이 있어야 한다. 네 가지 자질이 고루 갖춘
자는 자연스레 가장 長壽한다. 簡約하고 勤幹하면서 警戒하거나 혹 聞見이 있고 경계하고 勤幹
하여 3가지 자질을 갖춘 자는 다음으로 長壽한다.
嬌奢하면서 勤幹하거나 警戒하면서 貪慾스럽거나 혹 簡約하면서 懶怠하거나 偏急하면서 聞見
이 있어 2가지 자질을 갖춘 자는 恭敬하면 長壽하고 怠慢하면 夭折한다.

*인간이 오래 살기 위해서 東武는 도덕적 가치를 실천하여 갖추는 것을 제시하였다. 簡約
勤幹 警戒 聞見은 인간이 酒色財權에 빠지지 않기 위한 知와 行이다. 이것을 바탕으로 性
命으로 기르고 세운다면 인간은 長壽하는 것이다. 하지만 嬌奢, 貪慾, 懶怠, 偏急이라는
心慾에 빠진다면 결국 酒色財權에 치우쳐 夭折하게 된다.

16-14) 凡人恭敬則必壽　怠慢則必夭
謹勤則必壽　虛貪則必夭
飢者之腸　急於得食　則腸氣蕩矣　貧者之骨　急於得財　則骨力竭
矣
飢而安飢　則腸氣有守　貧而安貧　則骨力有立
是故　飮食　以能忍飢而不貪飽　　爲恭敬
　　　衣服　以能耐寒而不貪溫　　　爲恭敬
　　　筋力　以能勤勞而不貪安逸　爲恭敬
　　　財物　以能謹實而不貪苟得　爲恭敬.

무릇 인간은 恭敬하면 반드시 長壽하고, 怠慢하면 반드시 夭折한다. 勤幹하면 반드시 長壽하고 헛되이 貪하면 반드시 夭折한다. 주린 자의 腸이 갑자기 음식을 얻으면 腸의 氣運이 흐트러지고, 가난한 자의 骨에 갑자기 재물이 생기면 骨力이 枯渴될 것이다.

주린 자가 편안히 주리면 腸의 氣運이 지켜짐이 있고, 가난한 자가 편안히 가난하면 骨力도 세움이 있다.

이와 같은 까닭에 飮食은 능히 주림을 참아내고, 배부름을 탐하지 않는 것으로써 恭敬을 삼는다.

衣服은 능히 추위를 견디고, 따뜻함을 貪하지 않는 것으로써 恭敬을 삼는다.

筋力은 능히 勤勉히 노동하고, 安逸함을 탐하지 않는 것으로써 恭敬을 삼는다.

財物은 능히 삼가며 결실을 얻고, 구차하게 얻는 것을 貪하지 않는 것으로써 恭敬을 삼는다.

*酒色財權이 무조건 나쁜 것은 아니다. 인간 생활에 필수적인 것이다. 삼가 절제하며 사용해야한다. 廣濟說에서는 인간이 嬌奢, 懶怠, 偏急, 貪慾이라는 心慾에 빠지면 일찍 죽고, 簡約 勤幹 警戒 聞見이라는 知行이 있으면 오래 산다고 말하고 있다. 酒色財權에 빠지지 않는 방법을 한 단어로 요약하면 恭敬이다. 즉 怠慢하게 헛되이 貪하지 말고 恭敬하는 마음으로 삼가며 취해야 한다.

16-15) 山谷之人　沒聞見而禍夭　市井之人　沒簡約而禍夭　　農畝之人
沒勤幹而禍夭　讀書之人　沒警戒而禍夭

산골짜기 사람들은 聞見이 없으면 夭折의 禍를 당하고, 市井 사람들은 簡約하지 않으면 夭折의 禍를 당하고, 농사짓는 사람은 勤幹하지 않으면 夭折의 禍를 당하고, 讀書하는 사람들은 警戒하지 않으면 夭折의 禍를 당한다.

*각각의 사회적 환경에 따라 부족해지기 쉬운 도덕적 가치를 설명하고 있다. 산골짜기에 머물러 사는 사람은 聞見이 좁아지기 쉽고, 시장에서 여러 사람들을 상대하며 사는 사람들은 사치에 빠지기 쉽다. 농사짓는 사람들은 매일 매일 근면해야 농사가 결실을 맺을 수 있지만 하루라도 근면하지 하지 않으면 농사가 망하기 때문에 항상 근면해야 하며, 책을 읽는 선비들은 한쪽으로 뜻이 치우칠 수 있기 때문에 그것을 항상 경계하여 中庸을 지키는 것이 필요하다.

16-16) 山谷之人　宜有聞見　有聞見則福壽　市井之人　宜有簡約　有簡約
則福壽
鄕野之人　宜有勤幹　有勤幹則福壽　士林之人　宜有警戒　有警戒
則福壽.

산골짜기 사람들은 마땅히 聞見이 있어야 하며 聞見이 있으면 長壽의 福을 누리고, 市井의 사람들은 마땅히 簡約해야 하고 簡約하면 長壽의 福을 누리고, 鄕野의 사람들은 마땅히 勤幹해야 하고 勤幹함이 있으면 長壽의 福을 누리고 士林의 사람들은 마땅히 警戒함이 있어야 하는데 警戒함이 있으면 長壽의 福을 누린다.

*산골사람들은 산골에 매몰되어 살지 말고 聞見을 닦기 위해 노력해야 하고, 市井의 사람들은 嬌奢에 빠지지 말고 簡約하도록 노력해야 하고, 들에서 농사짓는 사람들은 하루라도 懶怠하지 말고 勤勉해야 본분을 다하는 것이고, 선비들은 權勢를 쫓지 말고 警戒하는 삶을 살아야 한다.

山谷之人　若有聞見　非但福壽也　此人卽　山谷之傑也
市井之人　若有簡約　非但福壽也　此人卽　市井之傑也
鄕野之人　若有勤幹　非但福壽也　此人卽　鄕野之傑也
士林之人　若有警戒　非但福壽也　此人卽　士林之傑也.

산골짜기 사람들이 만약 聞見이 있으면 非但 長壽하는 福일 뿐만 아니라, 이는 산골짜기의 뛰어난 사람이다.

市井 사람들이 만약 簡約하다면 非但 長壽하는 福일 뿐만 아니라, 이는 市井의 뛰어난 사람이다.

鄕野의 사람들이 勤幹하다면 非但 長壽하는 福일 뿐만 아니라, 이는 鄕野의 뛰어난 사람이다.

士林의 사람들이 만약 警戒한다면 非但 長壽하는 福일 뿐만 아니라, 이는 士林의 뛰어난 사람이다.

※각자 처한 사회적 위치에서 하기 어려운 도덕적 실천을 할 때 英雄豪傑이 될 수 있다.

16 농부와 선비의 비교

或曰　農夫　元來力作　最是勤幹者也而　何謂沒勤幹　士人　元
來讀書　最是警戒者也而　何謂沒警戒耶.
曰　以百畝之不治　爲己憂者　農夫之任也　農夫而比之士人　則眞
是懶怠者也
　　士人　頗讀書故　心恒妄矜　農夫　目不識字故　心恒佩銘　士人
而擬之農夫　則眞不警戒者也.
　　若農夫勤於識字　士人習於力作　則才性調密　臟氣堅痼.

或 이르길 농부는 원래 힘으로 농사를 지으니 가장 勤勉하고 幹能한 자인데 어찌 勤幹하지 않다고 이르며, 선비는 원래 讀書를 하니 가장 警戒하는 자들인데 왜 警戒하지 않는다고 하였는가?

답하길 百畝의 땅이 다스려지지 않음을 자기의 걱정으로 여기는 것은 농부의 책임이다. 농부는 선비와 비교한다면 진실로 懶怠한 것이다. 선비는 무던히 讀書를 하기 때문에 마음은 항상 妄靈되이 뽐내고, 농부는 눈으로 글자를 알지 못하는 까닭에 마음은 항상 몸에 지니듯 기억하고 있으니 선비는 농부와 비교하면 진실로 警戒하지 않는 자이다. 만약 농부가 글자를 아는 것에 힘쓰고, 선비가 힘써 일하는 습관을 들인다면 즉 재주와 성품이 調密해지고 臟氣가 견고해진다.

16-19＊농부가 勤幹하지 않다고 하는 이유는 선비는 나라가 다스려지지 않음을 걱정하는데, 농부이 이에 비해 작은 면적인 백 마지기 정도의 땅이 다스려지지 않음만 걱정하지 더 큰 범위는 걱정하지 않기 때문에 勤幹하지 않다고 하였다. 선비가 警戒하지 않는다고 하는 것은 책을 많이 읽는데, 그로 인해 망령된 자긍심이 쌓여 그것을 警戒하며 실천하기보다는 자랑만 하기 때문이다. 이에 반해 농부는 글자는 모르지만 자기가 알고 있는 도덕적 가치를 항상 마음속에 품고 경계하며 살기 때문에 선비가 농부보다 警戒하지 않는다고 하였다. 결국 농부가 더욱더 勤幹하고 선비가 더욱더 警戒하기 위해서는 농부도 글자를 배워 단지 자기의 경작지만 돌보는 게 아니라 온 나라를 勤勉하게 耕作하는 것으로 실천의 범위를 넓히고, 선비도 단순히 책만 읽고 자긍심만 부릴 것이 아니라 농부처럼 실제적으로 몸으로 실천하여 진실로 警戒하는 삶을 살아야 한다. 그래야만 타고난 재주와 성품이 주밀해지고 그로인해 臟의 氣運이 견고해져 長壽의 복을 누릴 수 있다. 이것이 바로 學不厭敎不倦의 자세이다. 東武는 농부와 선비를 비교함에 있어 자신이 잘하는 것만 하는 것의 한계와 그것의 문제점을 제시하고 있으며, 이것을 극복하는 방법으로 잘하는 사람의 방식을 배울 것을 주장하였다. 농부는 앞에서 論한 廣濟說의 체질분류에 따르면 太陽人이고, 선비는 少陰人이다. 擴充論에서 人事를 행함에 있어 太陽人과 少陰人은 서로 짝이 되어 설명되어진다. 그러한 구조를 廣濟說에서도 확인할 수 있다.

17 嬌奢스런 사람의 마음

嬌奢者之心 藐視閭閻生活 輕易天下室家 眼界驕豪 全昧産業
之艱難
 甚劣財力之方略 每爲女色所陷 終身不悔.

嬌奢스러운 자의 마음은 여염집 살림살이를 깔보고, 天下의 가정생활을 가벼이 여기며, 보는 것이 교활하고 방탕하여 産業의 어려움은 까맣게 모르고, 財力를 마련하는 方略에 심히 유약하니, 매번 女色에 빠져 끝내 後悔할 줄 모른다.

＊嬌奢스러운 사람은 가정을 경시하고 가장으로서 집안을 부양해야 할 책무는 하지 않고 女色에만 빠져 산다. 결국 居處가 荒凉해진다. 少陽人이 만약에 嬌奢스러운 마음에 빠져 智를 버리게 되면 결국 薄人이 된다. 16-19는 薄人의 모습을 잘 보여주고 있다.

18 懶怠한 사람의 마음

16-20) 懶怠者之心 極其麤猛 不欲積工之寸累[162] 每有虛大之甕算[163] 蓋其心 甚憚勤幹故 欲逃其身於酒國 以姑避勤幹之計也.
凡懶怠者 無不縱酒 但見縱者 則必知其爲懶怠人心 麤猛也.

懶怠한 사람의 마음은 극히 사납고 맹렬하여 조금씩 工을 쌓기를 원치 않으며 매번 헛되이 큰 꿈만 꾸려 하며, 대게 그 마음은 심히 勤幹하기를 꺼리는 까닭에 자신은 술의 세계로 도망치려고 하는 것이다. 이는 勤幹하기를 피하려는 일시적인 계책이다.
무릇 懶怠한 사람은 술을 쫓지 않음이 없다. 단지 술을 쫓는 사람만 봐도 반드시 懶怠한 사람의 마음이 거칠고 사납다는 것을 알 수 있다.

*懶怠한 사람은 술에 빠져 폭력적이고, 노력하지 않으며 한탕만 노리는 삶을 추구한다. 그러면 行身이 闒茸하게 된다. 太陽人이 나태해져 술에 빠져 禮를 버리면 결국 鄙人이 된다. 16-20은 鄙人의 모습을 잘 보여주고 있다.

19 술과 여색이 사람을 해치는 이유

16-21) 酒色之殺人者 人皆曰 酒毒枯腸 色勞竭精云 此 知其一 未知其二也.
縱酒者 厭勤其身 憂患如山 惑色者 深愛其女 憂患如刀 萬端心曲 與酒毒色勞幷力攻之而 殺人[164]也.

술과 여색이 사람을 죽이는 것은 사람들이 대게 酒毒이 腸을 마르게 하고 色勞가 精을 枯渴시키기 때문이라고 이른다. 이는 하나만 알고 둘은 모르는 것이다. 술주정뱅이는 그 몸을 부지런히 하기 싫어하기 때문에 憂患이 산과 같고, 色에 迷惑한 자는 그 여자를 심하게 사랑하여 憂患이 마치 칼과 같다. (마음이) 만 갈래로 찢어지고 마음이 바르지 않게 된다. 술독과 色勞가 더불어 힘써 공격하므로 사람을 죽게 한다.

162) 寸累: 잔돈 부스러기
163) 甕算: 옹기 장사
164) 『東醫壽世保元』7판본에 '殺大'로 되어 있다.
165) 여자에게 일곱 가지 내칠 수 있는 것이 있으니 시부모에게 순종하지 않으면 내치고, 아들이 없으면 내치며, 음행을 하면 내치고, 투기를 하면 내치며, 나쁜 질병이 있으면 내치고, 말이 많으면 내치며, 도둑질을 하면 내친다.(婦有七去, 不順父母去, 無子去, 淫去, 妬去, 有惡疾去, 多言去, 竊盜去.) 大戴禮記 本命

*酒色을 통해 본능적 욕구를 추구하여 감정의 해소됨을 느낄 수 있지만, 酒色만을 추구하게 되면 결국 진정으로 감정의 고통들이 해소되는 것이 아니라 憂患이라는 스트레스가 지속적으로 쌓이게 된다. 결국 酒色이 육체적인 측면에서만 사람을 죽이는 것이 아니라, 정신적으로 더 큰 타격을 준다. 결국 이것을 극복하기 위해서는 勤幹하고 簡約하도록 노력해야 한다.

20 가정 윤리

16-22) 狂童必愛淫女　淫女亦愛狂童　愚夫必愛妬婦　妬婦必愛愚夫
　　以物理觀之　則淫女斷合　狂童之配也　愚夫亦宜妬婦之匹也.

狂童은 반드시 淫女를 사랑하고, 淫女는 역시 狂童을 사랑한다. 어리석은 남편은 반드시 질투심 많은 부인을 사랑하고, 질투심 많은 부인은 반드시 어리석은 남편을 사랑한다. 만물의 이치로 살펴보면 淫女는 단연코 狂童의 配匹이고 어리석은 남편은 역시 마땅히 질투심 많은 부인의 配匹이다.

蓋淫女妬婦　可以爲惡人賤人之配匹也　不可爲君子貴人之配匹也

대개 淫女나 妬婦는 惡人이나 賤人의 配匹이 될 수 있으나 君子나 貴人의 配匹은 될 수 없다.

七去惡中[165]　淫去妬去　爲首惡　而世俗　不知妬字之義　但以憎疾
衆妾爲言

七去之惡 중 淫亂한 것과 嫉妬하는 것이 으뜸이 되는 惡함이지만 세속의 사람들은 '妬'자의 의미를 알지 못하고, 단지 많은 妾들을 미워하는 것만을 이야기 한다.

貴人之繼嗣　最重　則婦人　必不可憎疾貴人之有妾　而亂家之本
未嘗不在於衆妾
　　則婦人之憎疾衆妾之邪媚者　猶爲婦人之賢德也
　　何所當於妬字之義乎.

貴人이 後嗣를 잇는 것은 가장 중요하니 婦人은 반드시 貴人이 妾을 갖는 것을 미워해서는 안 된다. 그러나 집을 어지럽히는 근본은 많은 妾에 있지 않음이 없으니 婦人이 많은 妾들의 阿諂하고 간교함을 미워하는 것은 오히려 현명한 德이 될 수 있다. 어찌 '妬'자의 뜻과 일치한다고 할 수 있겠는가?

*妬忌하는 것은 상황에 맞는 경우에는 惡한 것이 아니라 현명한 德이 될 수도 있다. 惡惡하는 마음의 嫉妬는 善한 것이다.

詩云 桃之夭夭 其葉蓁蓁 之子于歸 宜其家人

詩經에 이르기를 복숭아나무의 앳 되고 예쁨이여 그 잎이 짙게 푸르도다. 이 아가씨가 시집감이여 그 집안사람들을 和睦케하느니라.

宜其家人者 好賢樂善 而宜於家人之謂也
不宜其家人者 妬賢嫉能 而不宜於家人之謂也.

그 집안사람들을 和睦하게 하는 것은 賢人을 좋아하고 善함을 즐기면서 그 집안사람들과 和睦하다는 것을 이름이다. 그 집안사람들을 和睦하게 하지 못한다는 것은 賢人을 미워하며 才能을 妬忌하면서 그 집안사람들을 和睦하게 하지 못한다는 것을 이름이다.

凡人家 疾病連綿 死亡相隨 子孫愚蚩 資産零落者 莫非愚夫妬婦 妬賢嫉能之所做出也.

대체로 어느 사람의 집안에서 질병이 이어지고, 사망이 뒤따르며, 子孫은 夭痴가 되고, 資産은 몰락하여 없어지는 것은 愚夫나 妬婦가 賢人을 妬忌하며 才能을 嫉視하는 데에서 만들어지지 않는 경우란 없는 것이다.

*狂童이나 淫女, 愚夫와 妬婦는 惡人이다. 앞에서 16-15[166]의 내용처럼 惡人은 惡人끼리 配匹이 된다. 그리고 七去之惡의 의미에 대해 東武는 다른 견해를 제시한다. 妬의 대상이 단순히 妾에 대한 미움이 아니라 妾의 惡行에 대한 미움이면 이것은 賢德이 된다. 즉 악은 미워하는 것은 선함이다. 性命論의 惡惡之心을 바탕으로 발현되는 妬는 惡이라고 볼 수 없다. 그리고 가정을 화목하게 하는 방법을 妬賢嫉能과 好賢樂善을 통해 설명하고 있다. 賢人과 才能에 대해 嫉妬하지 말고, 그 현명함과 선함을 좋아하고 즐길 줄 아는 것이 바로 가정을 화목하게 만드는 핵심이다. 이것을 다르게 설명하면 惡惡之心으로 惡人을 미워하고 그렇게 되지 않도록 노력하면서, 好善之心으로 善人을 좋아하고 따르는 것이 가정을 화목하게 하는 근본이다.

---

166)16-15 善人之家 善人必聚 惡人之家 惡人必聚
善人多聚 則善人之臟氣 活動 惡人多聚 則惡人之心氣 强旺
酒色財權之家 惡人多聚 故其家孝男孝婦受病.

16-23)
天下之惡　莫多於妬賢嫉能
天下之善　莫大於好賢樂善

天下의 惡은 妬賢嫉能보다 더 많은 것은 없다. 天下의 善은 好賢樂善보다 더 큰 것은 없다.

不妬賢嫉能而爲惡　則惡必不多也
不好賢樂善而爲善　則善必不大也.

妬賢嫉能 함이 아닌데도 惡이라 이른다면 그 惡함은 반드시 많지는 않다. 好賢樂善 함이 아닌데도 善이라 이른다면 그 善은 반드시 크지 않다.

歷稽往牒[167]　天下之受病　都出於妬賢嫉能
　　　　　　天下之救病　都出於好賢樂善

더듬더듬 더듬어서 생각해본다면, 天下에 病에 걸린다는 것은 모두 妬賢嫉能에서 나오고 天下에 病을 구원한다는 것은 모두 好賢樂善에서 나온다.

故曰　妬賢嫉能　天下之多病也
　　　好賢樂善　天下之大藥也.

고로 이르길 妬賢嫉能은 천하의 많은 病이고, 好賢樂善은 천하의 큰 藥이다.

＊東武는 好賢樂善과 妬賢嫉能의 의미를 善惡과 病藥으로 설명하고 있다. 우선 東武가 생각하는 가장 큰 惡이 바로 妬賢嫉能이다. 惡하다고 판단할 있더라도 妬賢嫉能하는 것이 아니라면 아주 악한 것은 아니다. 선함의 기준 역시 好賢樂善 이상의 善은 없다고 이야기하고 있다. 이 두 가지를 의학적으로 접근하면 모든 병의 근원은 妬賢嫉能이고, 모든 치료의 근본은 好賢樂善이다.

---

167) 歷稽: 차례차례로 상고함 往牒: 지나간 기록

東武는 廣濟說에서 시기별, 사회별, 환경별로 세상을 구제하는 방법을 보편적인 인간관으로 설명하였다. 그리고 그 廣濟의 방법의 결론을 好賢樂善으로 요약하였다. 好賢樂善은 善함을 정의하는 東武의 결론이고, 妬賢嫉能은 惡함을 정의하는 東武의 결론이다. 인간은 이 두 가지 도덕적 善惡의 행위를 통해 질병에 걸리기도 하고 낫기도 함을 東武가 제시하고 있는 것이다. 결국 東武는 널리 세상 사람을 구제하는 방법으로 好賢樂善을 실천하고 妬賢嫉能을 멀리할 것으로 결론을 내린다. 본인이 타고난 好善하고 惡惡하는 마음인 性情을을 擴充하는 것이 바로 好賢樂善이고, 心慾에 빠져 知行하지 못하여 결국 性命을 기르고 세우지 못하는 것이 바로 妬賢嫉能이다.

十七. 四象人

辨證論

28條

[17-1)] 太少陰陽人　以今時目見　一縣萬人數　大略論之　則太陰人　五千人也

少陽人　三千人也
少陰人　二千人也
太陽人數　絶少　一縣中　或三四人　十餘人而已.

太少陰陽人을 지금까지 눈으로 보건대 한 고을의 만 명 중에 대략 論하면 太陰人은 5천 명이고 少陽人은 3천 명이고 少陰人은 2천 명이고 太陽人數는 극히 적어 한 고을에 혹 3~4인 또는 십여 명에 불과하다.

*辛丑本의 체질분포는 草本卷의 비율[168]과 유사하다. 하지만 甲午本에서는 南北으로 산골짜기와 평야로 나눠 설명한다[169]. 북쪽 산골짜기 마을에는 少陽人이 가장 많고, 太陰人, 少陰人, 太陽人 순서로 많으며, 남쪽 평야에는 少陽人 太陰人은 비슷하고 少陰人 太陽人 순서로 많다고 한 점이 차이이다. 甲午本을 기준으로 南北을 합치면 오히려 少陽人이 가장 많고 太陰人 少陰人 太陽人 순서로 辛丑本과는 차이가 발생한다. 실제로 筆者가 임상에서 보면 太陰人 少陽人 少陰人 太陽人 순서로 체질이 진단되는 경우가 더 많았다.

---

168) 草本卷
　9-3 太少陰陽稟賦之人 以今時一縣萬人數斟酌之則 太陰人 五千人也
　　　少陽人 三千人也
　　　少陰人 二千人也
　　　太陽人數 不過四五人已
169) 甲午本
　17-1 太少陰陽人 以今時目見 北道山谷一縣萬人數大略論之 則少陽人 五千人也
　　　　　　太陰人 三千人也
　　　　　　少陰人 二千人也
　　　　　　太陽人數 絶少一縣中 或三四人 十餘人而已.
　　　以南中原野一縣萬人數大略論之 則少陽太陰人 各四千人也
　　　　　　少陰人 二千人也
　　　　　　太陽人數 亦絶少一縣中 或三四人 十餘人而已.
170) 氣像: 사람이 타고난 마음씨와 겉으로 들어난 몸가짐
171) 『東醫壽世保元』7판본에는 '氣勢'로 되어 있음.
172) 膀胱: 오줌보를 말하는 게 아니라 엉덩이 골반 전체를 의미

17-2) 太陽人 體形氣像[170] 腦顀之起勢[171] 盛壯 而腰圍之立勢 孤弱
少陽人 體形氣像 胸襟之包勢 盛壯 而膀胱之坐勢 孤弱
太陰人 體形氣像 腰圍之立勢 盛壯 而腦顀之起勢 孤弱
少陰人 體形氣像 膀胱[172]之坐勢 盛壯 而胸襟之包勢 孤弱.

太陽人의 體形과 氣像은 목덜미의 일어난 형세가 旺盛하고, 허리둘레의 서있는 형세가 외롭고 약하다.

少陽人의 體形과 氣像은 가슴둘레의 싸고 있는 형세가 旺盛하고, 膀胱의 앉아있는 형세가 외롭고 약하다.

太陰人의 體形과 氣像은 허리둘레의 서 있는 형세가 旺盛하고, 목덜미의 일어난 형세가 외롭고 약하다.

少陰人의 體形과 氣像은 膀胱의 앉아 있는 형세가 旺盛하고, 가슴둘레의 싸고 있는 형세가 외롭고 약하다.

* 東武가 體質을 판별하는 1차적인 기준이 바로 體形과 氣像임을 알 수 있다. 각각 체질별로 哀怒喜樂의 性情의 편차에 氣運의 方向性이 결정된다. 예를 들어 太陽人의 경우 哀性이 遠散하여 上升하는 氣運으로 인해 肺局이 커지고, 怒情 促急으로 인해 橫升하는 氣運의 과다로 인해 상대되는 肝局이 작아진다. 그렇기 때문에 肺局에 속하는 腦椎 부위의 형세가 强하게 보이고, 肝局에 속하는 腰圍의 서 있는 형세가 弱하게 보인다. 즉 體形을 통해 氣像을 파악하여 그 사람의 체질을 구별하는 것이 東武의 방법인 것이다. 性情의 편차로 인해 外形이 결정됨을 구체적으로 설명하고 있다.

17-3) 太陽人 性質 長於疏通 而材幹 能於交遇
少陽人 性質 長於剛武 而材幹 能於事務
太陰人 性質 長於成就 而材幹 能於居處
少陰人 性質 長於端重 而材幹 能於黨與.

太陽人의 性質은 疏通하는데 장점이 있고, 材幹은 交遇에 能하다.

少陽人의 性質은 굳세고 날랜 데 장점이 있고 材幹은 事務에 能하다.

太陰人의 性質은 成就하는데 장점이 있고, 材幹은 居處에 能하다.
少陰人의 性質은 端正하고 침착한 데 장점이 있고, 材幹은 黨與에 능하다.

*體形과 氣像이 외형적인 모습을 통한 체질 판단의 기준이라면, 性質과 材幹은 그 사람의 내면적인 장점을 파악하여 체질을 판단하는 것을 의미한다. 性質과 材幹 모두 그 사람이 잘하는 능력을 의미한다. 구체적으로 설명하면 性質은 天機를 살피는 능력이 발현되는 것을 의미하고, 材幹은 人事를 행위하는 능력이 발현되는 것을 의미한다. 두 가지 모두 체질별로 타고난 바가 다른 好善이 無雙하고 惡惡이 無雙한 善한 능력이다. 少陽人을 예로 들어 설명하면 少陽人은 世會를 잘 살핀다. 세상의 모이고 흩어짐을 살필 때 중요한 점은 예에 맞게 대쪽같이 곧고 단단하게 실천해야 한다. 또한 少陽人은 事務에 능하다. 지혜롭게 일을 처리하는 것이 재주이다. 太陽人은 天時를 잘 살핀다. 하늘의 때를 잘 살펴 시의 적절하게 소통한다. 또한 太陽人은 交遇에 능하다. 太陰人은 人倫을 잘 살핀다. 사람들 사이의 윤리적인 관계를 잘 살펴 이것을 바탕으로 成就를 잘한다. 즉 인간관계를 파악해서 義롭게 성취되게 한다. 또한 太陰人은 居處에 능하다. 少陰人은 地方을 잘 살핀다. 그 지역에 이로운 점을 잘 살펴 端正하고 安定되게 하는 장점이 있다. 또한 少陰人은 黨與에 능하다.

---

(4) 太陽人의 종합적 특징

(17-4) 太陽人 體形 元不難辨 而人數稀罕故 最爲難辨也
其體形 腦顀之起勢强旺 性質疏通 又有果斷
其病 噎膈 反胃 解㑊證 亦自易辨 而病未至重險之前 別無
大證 完若無病壯健人也.

太陽人 체형은 원래 구별하기 어렵지 않으나, 사람 수가 적어 가장 구별하기 어렵다. 그 체형은 腦顀(목덜미)의 기세가 强하고 旺盛하고, 성질은 疏通하고 또 果斷性이 있다. 그 病인 噎膈 反胃 解㑊證 역시 자체로는 구별하기 쉬우나, 病이 重險證에 이르기 전에 별다른 큰 증상이 없고 完健하여 마치 病이 없는 건강한 사람 같다.

*太陽人은 체질 진단이 어려운 체질이 아니지만 經驗하기가 쉽지 않아 어렵다. 실제 임상에서 타 체질에 비해 만나는 비중이 굉장히 낮다. 하지만 실제로 太陽人으로 진단하는 경우를 보면 다른 체질과는 외형뿐만 아니라 내면적인 특성이 뚜렷이 다름을 알 수 있다. 太陽人에게 나타나는 噎膈證과 解㑊證 역시 일반적으로 흔히 볼 수 있는 病態는 아니기 때문에 의사가 그러한 환자와 만나는 경우가 많지 않다.

17-5) **少陰人 老人 亦有噎證 不可誤作太陽人治.**

少陰人 노인 또한 噎膈證이 있는데 太陽人으로 誤治하면 안 된다.

*噎膈證이 무조건 太陽人에게만 나타나는 것이 아니라 다른 체질에도 있을 수 있음을 알 수 있다. 少陰人이라면 少陰人 有嘔吐則 必有大寒也 즉 嘔吐뿐만 아니라 寒證이 뚜렷하게 동반되어 나타나므로 이것을 기준으로 太陽人과 구별해야 한다.

17-6) **太陽女 體形 壯實 而肝小脇窄 子宮不足故 不[173]能生産 以六畜玩理 而太陽牝牛馬 體形壯實 而亦不生産者 其理可推.**

太陽人 여자의 체형은 健壯하고 實하고, 肝이 작고 옆구리가 좁으며, 子宮은 不足한 까닭에, 아이를 능히 낳지 못한다. 여섯 가지 가축(소, 말, 양, 닭, 돼지, 개)으로 吟味하여 말하면 太陽의 특성을 지닌 암소와 말은 체형은 健壯하고 實하나 역시 낳지 못하니 그 이치를 가히 추측 할 수 있다.

*太陽人의 경우 臟局大小가 肺大肝小이다. 우선 東武는 子宮은 肝局에 속한 것으로 판단하였다. 따라서 太陽人의 경우 子宮이 弱하기 때문에 임신과 출산을 많이 하지 못한다고 판단하였다. 소와 말의 체형기상을 보면 목덜미가 크고 허리가 잘록하다. 太陽人과 유사하다. 두 가지 가축 모두 다른 가축에 비해 새끼를 낳는 수가 부족하다. 이러한 가축의 體形氣像과 太陽人을 비유해서 설명하고 있다.

---

173) 『東醫壽世保元』初版本에는 '鮮' 字로 되어 있음.

¹⁷⁻⁷ 少陽人 體形 上盛下虛 胸實足輕 剽銳好勇 而人數亦多 四象人 中 最爲易辨.

少陽人 體形은 上部가 盛하고 下部가 虛하니, 가슴은 實하고 발은 가볍다. 사납고 예민하며 勇 猛함을 좋아한다. 그 數가 역시 많으므로, 四象人 중에는 가장 판별하기 쉽다.

*少陽人은 상체가 발달하고 가슴이 발달해 있고 걸음이 빠르다. 또한 다른 체질에 비해 용 맹함을 좋아하고 사납고 예민한 편이다. 사람의 數 역시 太陰人 다음으로 많아 太陽人과 달리 접하기가 쉬워 구별하기가 쉽다.

¹⁷⁻⁸ 少陽人 或有短小靜雅 外形 恰似少陰人者 觀其病勢寒熱 仔細 執證 不可誤作少陰人治.

少陽人도 혹 짧고 작으면서 조용하고 아담하면 外形이 흡사 少陰人 같다. 그 病勢의 寒熱을 보 고 證을 자세히 찾아 少陰人으로 잘못 치료해서는 안 된다.

*少陽人 중에서도 少陰人처럼 外形이 작고 아담한 사람이 있다. 즉 體形氣像만 가지고 체 질진단을 해서는 안 된다는 것을 말하고 있다. 인물 관찰만을 통해 체질을 斷定하지 말고 꼭 病勢를 살펴 더욱 정밀하게 체질을 진단해야 한다.

17-9 太陰少陰人　體形　或略相彷佛　難辨疑似　而觀其病證　則必無不辨

太陰人과 少陰人은 體形이 或 서로 비슷한 데가 있어 구별하기 어렵고 의심이 들면, 病證을 관찰하면 분별하지 못할 리가 없다.

太陰人　虛汗　則完實也　　　　　　　少陰人　虛汗　則大病也

太陰人이 虛汗이 있으면 完全하고 健實한 것이고, 少陰人이 虛汗이 있으면 큰 病이다.

*太陰人이 특별히 이유 없이 평소 송골송골 피부에 땀이 잘 나는 경우는 汗液通暢이라는 完實無病의 조건에 부합하는 것이다. 이에 반해 少陰人이 이유 없이 땀이 나는 경우는 陽氣가 밖으로 亡하는 것이므로 큰 病이다.

太陰人　陽剛堅密　則大病也　　　　　少陰人　陽剛堅密　則完實也

太陰人이 피부가 굳세고 단단하고 치밀하면 큰 病이다. 少陰人이 피부가 굳세고 단단하고 치밀하면 完全하고 健實한 것이다.

*陽剛堅密에서 陽은 겉 즉 피부를 의미한다. 太陰人이 피부가 촉촉하지 않고 건조하면 呼散之氣가 약해져 燥證이 발현된 것을 의미한다. 少陰人의 경우에는 부족한 陽煖之氣가 과도한 陰淸之氣를 잘 조절하는 경우에 피부가 堅實하고 땀이 없다.

太陰人　有胸膈怔忡證也　　　　　　　少陰人　有手足悗亂證也

太陰人은 가슴이 뛰고 울렁거리는 증상이 있다. 少陰人은 손발이 떨리는 증상이 있다.

*이 두 가지 증상은 정신적으로 극도로 스트레스 받았을 때 나타나는 신체적 증상이다. 太陰人은 항상 怯내는 마음이 있는데 이러한 겁내는 마음이 두려워하는 마음 즉 怕心에 이르면 怔忡證이 생긴다. 이때 겁내는 것은 바로 재물에 대한 성취가 이루어지지 않는 것을 겁내는 것이다. 즉 貪慾에 빠져 자신의 재물이 모이지 않을까 없어지지 않을까 두려워하고 겁내는 것이다.

少陰人은 항상 불안한 마음이 있는데, 이것이 심해지면 손발이 떨리는 증상이 나타난다. 이때 불안한 이유는 權勢를 쫓는 과정에서 항상 불안하고 초조한 마음이 들고 그로 인해 손발을 안절부절 하지 못하고 떨게 된다.

太陰人　有目眥上引證　又有目睛內疼證也　少陰人　則無此證也

太陰人은 눈꺼풀이 위로 당겨지는 증상과 또 눈망울이 쏘고 아픈 증상이 있다. 少陰人은 이러한 증상이 없다.

少陰人　平時呼吸　平均　而間有一太息呼吸也　　太陰人　則無此太息呼吸也

少陰人은 평상시에 호흡이 고르다가 가끔 한숨을 쉬는 일이 있다. 太陰人은 이러한 한숨을 쉬는 일이 없다.

*太陰人이 呼散之氣가 부족해져 表 부위의 燥證이 나타나면 눈꺼풀이 위로 말리고, 眼痛이 발생한다. 앞에서 이러한 증상에 熱多寒少湯을 사용하였다. 少陰人은 눈이 부셔 햇빛을 잘 보지 못하는 증상이 있지만, 太陰人 같은 증상은 나타나지 않는다. 少陰人이 陽煖之氣가 부족하여 上焦 부위로 氣運을 소통시키지 못하면, 가끔 한숨을 쉬어 정체된 氣運을 풀어주는 행위를 하게 된다. 太陰人은 겉으로 소통이 되지 않으면 피부나 눈 쪽으로 燥證이 나타나는 양태의 증상이 나타나지 少陰人처럼 한숨을 쉬지는 않는다.

太陰人　瘧疾惡寒中　能飮冷水　　少陰人　瘧疾惡寒中　不飮冷水

太陰人은 瘧疾에 걸려 惡寒이 있는 중에도 冷水를 마실 수 있고, 少陰人은 瘧疾에 걸려 惡寒이 있는 중에는 冷水를 마시지 못한다.

*少陰人은 瘧疾에 걸리면 주로 위장이 약해지기 때문에 찬물을 부담스러워 한다. 太陰人은 瘧疾에 걸리더라도 위장이 튼튼한 편이기 때문에 음식이나 起居는 영향을 받지 않는다. 하지만 胃脘寒證이나 燥熱病과 같은 逆證이 발하면 太陰人도 冷水를 부담스러워 한다.

太陰人脈　長而緊　　　　　　　　　　少陰人脈　緩而弱
太陰人肌肉　堅實　　　　　　　　　　少陰人肌肉　浮軟

太陰人 脈은 길고 긴장되고, 少陰人 脈은 부드럽고 약하다. 太陰人 살갗은 堅實하고 少陰人 살갗은 부드럽다.

太陰人　容貌詞氣起居有儀　而修整正大　　　少陰人　容貌詞氣　體任自然　而簡易小巧.

太陰人의 容貌(얼굴 모양)와 말하는 氣運(말 솜씨)은 起居함에 의젓함이 있고 무슨 일에도 잘 가다듬으며 公明正大한 태도를 갖는다. 少陰人의 容貌와 말하는 氣運은 자연스럽고 간단하고 쉽고 잔재주가 있다.

*容貌는 얼굴 모습 즉 전체적인 인상을 의미하고, 詞氣는 말하는 태도나 몸가짐을 의미한다. 이를 바탕으로 보면, 太陰人은 사는 모습에 위엄이 있고, 일처리가 가지런하고 바르다. 少陰人은 행동거지가 어색하지 않고 자연스러우며 간단하고 쉽게 하는 것처럼 보인다.

10 少陰人 太陰人 體形의 예외

17-10) 少陰人　體形　矮短　而亦多有長大者　或有八九尺長大者
太陰人　體形　長大　而亦或有六尺矮短者.

少陰人 體形은 작고 矮小한 것이 보통이지만 또한 길고 큰 사람도 많다. 혹 8, 9척의 장대한 사람도 있다.
太陰人 體形은 長大한 것이 보통이지만 역시 6척으로 왜소한 사람도 있다.

*少陰人이라고 해서 무조건 작고 왜소한 것은 아니다. 9척이면 206 cm 정도 되는데 이러한 少陰人도 있다. 太陰人이라고 무조건 長大한 것은 아니다. 6척이면 142 cm정도 인대 이렇게 왜소한 太陰人도 있다. 즉 體形에만 근거해서 체질진단을 해서는 안 되고 17-9에서 자세히 설명한 것처럼 病證을 반드시 살펴야 한다.

17-11) **太陰人 恒有怯心 怯心寧靜 則居之安 資之深 而造於道也**[174]
怯心益多 則放心桎梏 而物化之也
若怯心 至於怕心 則大病 作而怔忡也 怔忡者 太陰人病之 重證也.

太陰人은 항상 겁내는 마음이 있다. 怯心이 가라앉으면 居處함이 편안하고 바탕이 깊어져 道에 이른다. 怯心이 더욱 많아지면 마음을 놓게 되고 속박되니 죽게 된다.
만약 怯心이 두려워하는 마음에 이르면, 큰 病이 생겨 怔忡證이 된다. 怔忡證은 太陰人病의 重 證이다.

＊太陰人은 재물에 대한 慾心으로 인해 재물의 有無에 대한 怯내는 마음이 있다. 이것이 지나치면 결국 樂情이 促急하여 인자함(仁)을 버리고 貪人이 된다. 이때 放心이라는 것이 바로 性情을 擴充하지 못하고 心慾에 빠져 놓아버린 인자함을 의미한다. 그 결과 겁내는 마음은 두려움으로 발전하고 그로 인해 항상 가슴이 울렁거리고 두근거리는 증상이 나타난다.

17-12) **少陽人 恒有懼心 懼心寧靜 則居之安 資之深 而造於道也**
懼心益多 則放心桎梏 而物化之也
若懼心 至於恐心 則大病 作而健忘也 健忘者 少陽人病之 險證也.

少陽人은 항상 두려워하는 마음이 있다. 懼心이 가라앉으면 居處가 편안하고 바탕이 깊어져 道에 이른다. 懼心이 더욱 많아지면 마음을 놓게 되고 속박되니 죽게 된다. 만약 懼心이 공포에 이르면 큰 病이 되어 健忘이 생긴다. 健忘은 少陽人病의 위험한 증상이다.

---

174)離婁章句下 十四章
孟子 曰君子 **深造之以道는 欲其自得之也니** 自得之則居之安하고 居之安則資之深하고 資之深則取之左右에 逢其原이니 故로 君子는 欲其自得之也니라 孟子 曰博學而詳說之는 將以反說約也니

*少陽人은 嬌奢스러운 色에 빠져 그것을 취하지 못할까 두려워하는 마음이 있다. 이러한 마음이 지나치면 결국 哀情이 促急하여 지혜로움을 버리고 輕薄한 사람이 된다. 이때 放心이라는 것이 바로 性情을 擴充하지 못하고 거짓으로 지어냄에 빠져 놓아버린 지혜로움을 의미한다. 그 결과 두려워하는 마음은 공포심으로 발전하고 결국 지혜로움을 잃고 기억을 점점 못하게 된다.

⑬ 少陰人과 太陽人의 恒心

17-13) 少陰人 恒有不安定之心　不安定之心寧靜　則脾氣　卽活也
太陽人 恒有急迫之心　　急迫之心寧靜　　則肝血　卽和也.

少陰人은 항상 不安定한 마음이 있고 不安定한 마음이 가라앉으면 脾氣가 곧 살아난다. 太陽人은 항상 急迫한 마음이 있고 急迫한 마음이 가라앉으면 肝血이 곧 조화롭게 된다.

*少陰人의 不安定한 마음이 지나치면 手足을 떠는 증상이 생긴다. 즉 權勢를 쫓는 과정에서 불안한 마음이 생기게 되는데 그 결과 樂情이 促急하게 되고 결국 의로움을 버리고 나태하게 되니 불안하고 초조한 마음이 더욱 심해져 손발을 떨며 스스로 어찌할 줄 모르는 것이다.

太陽人은 술에 빠져 헛된 꿈만 꾸면서 거칠고 급박한 마음이 생긴다. 그 결과 怒情이 促急하게 되고 결국 禮를 버리고 放縱하게 되어 비루한 사람이 된다. 마치 알코올 중독자처럼 정신이 흐리고 얼떨떨한 증상이 나타난다.

175)草本卷 10-4
肺意阻則怔忡作也
脾魄蕩則恍亂作也
肝魂淫則恍惚作也
腎志促則健忘作也

17-14) 少陰人 有咽喉證 其病太重 而爲緩病也 不可等閒任置 當用蔘桂八物湯 或用獐肝 金蛇酒.

少陰人은 咽喉證이 있다. 그 病은 아주 重하면서도 緩慢한 병이다. 그대로 等閒視해서 방치해서는 안 되고, 마땅히 蔘桂八物湯 또는 노루간이나 金蛇酒를 쓴다.

*少陰人 咽喉痛에는 甲午本의 少陰人腎胃病篇尾泛論에서는 獨蔘官桂理中湯[176], 金蛇酒[177]를 사용하였다. 그리고 甲午本의 少陽人膀胱大腸病篇尾泛論 咽喉痛을 少陰病으로 분류[178]하였다. 獐肝은 少陰人의 虛勞 浮腫[179]에 사용하였다. 여기서 咽喉證이 甲午本의 少陰人腎胃病篇尾泛論의 咽喉痛과 일치하는 病證이라고 단정할 수는 없지만, 人蔘과 官桂를 君藥으로 구성한 처방을 통해 해결하고자 함을 알 수 있다. 甲午本의 咽喉痛에 활용한 獨蔘官桂理中湯도 人蔘과 官桂가 君藥이다.

---

176) 甲午本 8-11
　　少陰人 吐血　當用 獨蔘八物湯
　　　　咽喉痛 當用 獨蔘官桂理中湯.
177) 甲午本 8-18
　　嘗見 少陰人 咽喉痛 經年不愈 有醫 敎以服金蛇酒 卽效. 金蛇酒 卽 金色黃章蛇釀酒者也.
178) 甲午本 11-8
　　少陰人 瘧疾亦熱畜膀胱之屬也.
　　　　吐血亦脾約之屬也.
　　　　咽喉痛亦少陰證之屬也.
179) 甲午本 8-16
　　嘗見 少陰人浮腫 獐肝一部 切片作膾 一服盡 連用五部 其病 卽效.
　　又有 少陰人 服獐肝一部 眼力倍常 眞氣湧出.
　　　少陽人虛勞病 服獐肝一部 其人 吐血而死.

17-15) **太陽人 有八九日 大便不通證 其病 非殆證也 不必疑惑 而亦 不可無藥 當用獼猴藤五加皮湯.**

太陽人 8~9일 동안 大便을 보지 못하는 증상이 있다. 그 病은 위태로운 증상은 아니다. 의심할 필요는 없지만 역시 藥이 필요 없다고 해서도 안 되니 獼猴藤五加皮湯을 쓴다.

* 太陽人이 만약 大便을 염소 똥처럼 보면 위험한 증상이며, 또한 大便은 모양이 크고 무르게 보는 게 좋은 大便이라고 하였다. 그런데 太陽人이 만약 大便을 8~9일간 보지 못한다면 이러한 증상 자체가 위험한 증상은 아니지만 염소 똥처럼 변이 굳어지기 전에 미리 藥을 써서 관리하는 것이 낫다. 獼猴藤五加皮湯은 정확히 어떠한 처방 인지는 알 수 없다.

17-16) **太陽人 小便旺多 則完實而無病**
太陰人 汗液通暢 則完實而無病
少陽人 大便善通 則完實而無病
少陰人 飮食善化 則完實而無病.

太陽人은 小便이 旺盛하고 많으면 完實하여 病이 없다.
太陰人은 땀이 잘 소통되어 펼쳐지면 完實하여 病이 없다.
少陽人은 大便이 잘 통하면 完實하여 病이 없다.
少陰人은 음식이 잘 소화되면 完實하여 病이 없다.

* 체질별로 完實無病의 조건이 제시된다. 太陽人은 偏小한 肝局의 기능이 잘 유지되면 체액이 소화관을 통해 잘 흡수 생성되어 몸에서 충분히 대사된 뒤 小便으로 배출되는 양이 많다. 太陰人은 偏小한 肺局의 기능이 잘 유지되면 체액이 表 부위까지 분포되어 피부가 건조하지 않고 땀이 송골송골하게 난다. 少陽人은 偏小한 腎局의 기능이 잘 유지되면 大腸을 통해 大便을 시원하게 본다. 少陰人은 偏小한 脾局의 기능이 잘 유지되면 위장에서 음식이 편안하게 소화된다. 즉 東武는 偏小한 臟局의 기능이 유지되고 있는지 판단할 때 어떠한 증상을 통해 살펴야 하는지를 체질별로 제시하고 있다.

17-17)
太陽人　噎膈　則胃脘之上焦　散豁如風
太陰人　痢病　則小腸之中焦　窒塞如霧
少陽人　大便不通　則胸膈　必如烈火
少陰人　泄瀉不止　則臍下　必如冰冷.

太陽人이 噎膈이 생기면, 胃脘의 上焦가 넓게 열려서 마치 바람이 나오는 것 같다.
太陰人이 痢疾病이 생기면, 小腸의 中焦가 꽉 막혀서 마치 안개가 낀 것 같다.
少陽人이 大便이 不通되면, 가슴이 이글이글 타는 불과 같다.
少陰人 泄瀉가 멎지 않으면, 아랫배가 반드시 얼음장과 같다.

※ 체질별로 裏 부위에서 병이 발현될 때도 차이가 있다. 太陽人이 噎膈證이 있는 경우에 上焦의 裏 부위인 胃脘을 통해 마치 바람이 나오는 것처럼 음식물을 토하게 된다. 太陰人이 痢疾病이 있는 경우 中下焦의 裏 부위인 小腸이 꽉 막힌 것처럼 답답하면서 裏急後重을 동반한 시원하지 못한 便을 본다. 痢疾病은 肝熱病의 體熱腹滿自利에 해당한다. 이 경우에 葛根解肌湯을 제시하였다. 少陽人이 大便不通이 있으면 中上焦의 裏 부위인 胸膈에서 마치 이글거리는 불덩어리가 있는 것처럼 煩躁證을 느끼며 답답해 한다. 大便不通은 少陽人 胸膈熱證의 대표 病態로 地黃白虎湯을 쓴다. 少陰人이 泄瀉가 그치지 않으면 下焦의 裏 부위인 大腸이 얼음장처럼 찬 느낌이 든다. 泄瀉는 少陰人 太陰病 腹痛泄瀉病의 대표 증상으로 白何烏理中湯을 쓴다.

18 知人 知證 用藥

17-18) 明知其人　而又明知其證　則應用之藥　必無可疑.

그 사람을 밝게 알고, 또 그 증상을 밝게 알면, 應用하는 藥은 반드시 의심할 것이 없을 것이다.

※ 사람의 體形氣像 性質才幹 容貌詞氣를 파악해야 하며, 증상의 寒熱表裏虛實을 명확히 안 후에 약을 써야 한다.

(17-19) 人物形容 仔細商量 再三推移 如有迷惑 則參互病證 明見無疑
然後 可以用藥
最不可輕忽 而一貼藥 誤投重病險證 一貼藥 必殺人.

인물의 형태와 얼굴을 자세히 헤아리고, 두 번 세 번 추리하고 만약 의혹됨이 있으면 病證을
참고하고, 밝혀 의심이 없는 然後에야 藥을 쓸 수 있다. 가볍고 소홀하게 약을 쓰는 것은 가장
不可하니, 한 貼의 약이라도 重病 險證에 잘못 투여하면 한 貼의 藥이 반드시 사람을 죽인다.

*인물을 형태와 용모를 자세히 살펴 체질을 진단해야 하며 만약 미혹이 있으면 病證도 참고
한다. 그 후에 藥을 써야 바르게 쓸 수 있다.

(17-20) 華佗 曰 養生之術 每欲小勞 但莫大疲.

華佗가 이르길 養生의 방법은 매번 조금씩 힘을 쓰되, 크게 피로할 정도는 피하는 것이다.

*적절한 노동은 養生의 기본이다. 하지만 너무 열심히 일하여 큰 피로감을 느끼게 되면 이것
은 건강을 해칠 수 있다.

(17-21) 有一老人 曰 人可日再食 而不四五食也 又不可旣食後添食 如
此 則必無不壽.

한 노인은 이르길 사람은 하루에 두번 먹는 것은 좋은데 4, 5회 먹는 것은 좋지 않다. 또 이미
먹고 난 후에 添食하는 것도 좋지 않다. 이와 같다면 반드시 長壽하지 못할 리가 없다.

*절제된 식습관은 長壽의 기본이다.

22 **東武의 양생법**

17-22)
余足之　曰　太陰人　察於外　而恒寧靜怯心
　　　　　少陽人　察於內　而恒寧靜懼心
　　　　　太陽人　退一步　而恒寧靜急迫之心
　　　　　少陰人　進一步　而恒寧靜不安定之心
如此　則必無不壽.

내가 덧붙여 이르길 太陰人은 밖을 살피면서 항상 怯心을 안정시켜야 한다.
少陽人은 안을 살피면서 항상 懼心을 안정시켜야 한다.
太陽人은 한 걸음 물러서며 항상 급박한 마음을 안정시켜야 한다.
少陰人은 한 걸음 나아가며 불안정한 마음을 안정시켜야 한다.
이와 같으면 반드시 長壽하지 못할 리 없다.

*太陰人 少陽人을 대비해서 설명하고 太陽人과 少陰人을 대비해서 설명하였다. 太陰人은 항상 안을 지키려 하는 情氣가 있는데 이것이 과하면 喜情이 促急하여 결국 貪人이 된다. 怯心은 재물에 대한 추구로 인해 드는 마음이므로 財物을 안으로 지키려는 마음말고 밖을 살펴 어려운 사람들에게 베푸는 노력을 해야 한다.

少陽人은 항상 밖으로 나서 이기려하는 情氣가 있는데 이것이 과하면 거짓을 지어내어 결국 薄人이 된다. 少陽人의 懼心은 嬌奢스러운 마음으로 色에 빠질 때 나타나는데 밖으로 사치스럽고 예쁜 여자들에게만 신경 쓸 게 아니라 가정에 있는 정숙한 여자를 돌보는 노력을 해야 한다.

太陽人은 항상 수컷처럼 행동하려는 情氣가 있다. 이것이 과하면 멋대로 행동하는 鄙人이 된다. 太陽人의 급박한 마음은 바로 이러한 情氣에 의해 술에 빠져 급하게 하고자 하는 마음이므로, 한 걸음 물러서서 좋은 친구들의 조언을 들어가며 행동하는 노력을 해야 한다.

534　•　東醫壽世保元

少陰人은 항상 암컷처럼 행동하려는 情氣가 있다. 이것이 과하면 안일하게 아무것도 하지 않고 도움만 받으려하는 懦人이 된다. 少陰人의 불안한 마음은 본인이 적극적으로 노력하지 않고 눈치만 보면서 權勢를 쫓는 과정에서 생겨나는 마음이므로, 현명한 스승을 만나 도덕적으로 의로운 일에 스스로 앞장서는 노력을 해야 한다.

17-23)
又曰　太陽人　恒戒怒心哀心
　　　　少陽人　恒戒哀心怒心
　　　　太陰人　恒戒樂心喜心
　　　　少陰人　恒戒喜心樂心
如此　則必無不壽.

또 이르길 太陽人은 항상 怒心과 哀心을 경계해야 한다.
少陽人은 항상 哀心과 怒心을 경계해야 한다.
太陰人은 항상 樂心과 喜心을 경계해야 한다.
少陰人은 항상 喜心과 樂心을 경계해야 한다.
이와 같으면 반드시 長壽하지 못할 리 없다.

＊性의 마음과 情의 마음을 모두 항상 경계해야 한다. 순서를 보면 情에 해당하는 마음을 먼저 제시하였다. 즉 情의 暴動浪動을 경계하는 것이 性의 深着을 경계하는 것보다 더 중요하게 보았다. 東武는 화타나 세속에서 말하는 양생법에서 제시된 육체적 노동이나 식습관의 조절과 달리 性情의 조절을 양생법으로 제시하였다.

17-24)
大舜　自耕稼陶漁　無非取諸人以爲善
夫子　曰　三人行　必有我師
以此觀之　則天下衆人之才能　聖人　必博學審問　而兼之故　大而化也.
太少陰陽人　識見才局　各有所長　文筆射御歌舞揖讓　以至於博弈小技　細鎖動作
　凡百做造　面面不同　皆異其妙　盡乎衆人才能之浩多於造化中也.

大舜이 스스로 밭을 갈고, 심고, 질그릇을 굽고, 고기를 잡고 모든 사람을 취하여 善함을 삼지 않음이 없다. 공자께서 이르길 세 사람이 길을 갈 때 반드시 나의 스승이 있다고 하였다. 이를 바탕으로 보건대, 天下 衆人의 才能을 聖人이 반드시 널리 배우고 자세히 물어 그것을 兼한 까닭에 크게 造化를 이루었다. 太少陰陽人의 識見과 才局(재능)은 각각 장점이 있어 글짓기 서예 활쏘기 짐승 길들이기, 노래하기, 춤추기, 공경하기, 辭讓하기(예절다루기)로부터 나아가서는 장기와 바둑 작은 기술과 세세한 동작까지 온갖 재주가 사람의 얼굴이 같지 않은 것처럼 대개 그 묘함(妙理)이 다르니, 많은 사람들의 才能이 造花를 이룬 가운데 전부 펼쳐 있는 것이다.

＊舜임금과 공자와 같은 聖人도 본인이 부족한 면에 대해서는 열심히 배웠다. 각 체질별로 識見과 才能은 각각 장점이 있고 차이가 있다. 따라서 끊임없이 배워야 聖人의 경지에 이를 수 있다. 즉 東武는 체질이라는 것은 인간이 가지고 있는 長點을 구별해서 보는 하나의 인간관으로 보았으며, 이것을 통해 더욱 더 자기가 부족한 점은 무엇인지? 남이 가지고 있는 장점은 무엇인지를 잘 알 수 있고, 단순히 아는 것에 그치지 말고 열심히 배워 자기 것으로 만들어야 함을 강조하였다.

[17-25] 靈樞書中　有太少陰陽五行人論　而略得外形　未得臟理　蓋太少
陰陽人　早有古昔之見　而未盡精究也.

靈樞에 太少陰陽五行人論이 있는데, 대략 外形은 얻었지만 아직 臟理를 얻지 못하였다. 대개 太
少陰陽人은 일찍이 예로부터의 견해가 있었으나 정밀하게 연구하지 못한 것이다.

*東武는 靈樞에서 太少陰陽人의 아이디어를 얻었음을 밝히고 있다. 하지만 靈樞는 外形만
얻었을 뿐 臟腑性理는 얻지 못하였다. 東武는 예로부터 太少陰陽人으로 나누는 견해는 있
었지만 본인이 기존 관점과 다른 점은 체질별 臟腑性理를 알아냈다는 점을 강조하고 있다.

[17-26] 此書　自癸巳　七月十三日　始作　晝思夜度　無頃刻休息　至于翌
年　甲午　四月十三日　少陰少陽人論
則略得詳備　太陰太陽人論　則僅成簡約　蓋經驗　未遍而精力
已憊故也.
記曰　開而不達　則思　若太陰太陽人　思而得之　則亦何損乎簡約
哉.

이 책은 癸巳年(1893) 7월 13일부터 시작하여 낮으로 밤으로 연구하여 잠시도 휴식 없이 다음
해 甲午年(1894) 4월 13일까지 少陰少陽人論을 대략 상세히 갖추었고, 太陰太陽人論은 겨우 簡
約하게 되었으니 대개 經驗이 두루 하지 못하고 精力이 이미 고달프게 되어 그렇다.
禮記에 이르길 보고서 이르지 못하면 즉 생각하라 하였다. 만약 太陰太陽人에 대해 생각하면
얻을 것이니 또한 어찌 간략하다해서 손실이 있겠는가.

*東武는 少陰人少陽人論은 상세히 기술하였지만, 太陰人太陽人論은 자세히 기술하지 못하
였다. 太陰人 太陽人의 病理 病證 치료는 東武가 기존 의가와 달리 새로이 제시하는 것이
기 때문에 경험도 부족하고 그 당시 나이가 예순이 넘어 체력적으로 힘들어 자세히 기술하
지 못하였다고 하였다. 이에 대해 독자 스스로 간략히 적었지만 원리를 생각하여 보충할 것
을 제시하였다. 東武는 甲午年 이후에 乙未年(1895년)부터 更子年(1900년)까지 醫源論부
터 太陰人論까지 다시 고쳤다. 즉 四象人辨證論 역시 甲午本의 저술이며 개초되지 않은

것으로 사료된다.

17-27 萬室之邑　一人　陶則器不足也　百家之村　一人　醫則活人　不足也
必廣明醫學　家家知醫　人人知病然後　可以壽世保元.

萬戶가 사는 邑에 한 사람이 그릇을 만들면 그릇이 부족하고, 百戶가 사는 村에 한 사람의 의
사가 있으면 사람을 살리는 일이 부족할 것이다. 반드시 의학을 넓게 밝혀 집집마다 의술을 알
고 사람마다 病을 안 연후 세상에서 長壽하고 元氣를 보전할 것이다.

*東武는 모든 사람이 자신의 체질을 알고 그것을 바탕으로 병과 치료법을 알게 하여 원기를
보전하여 건강하고 오래 살기 바라여 이 책을 저술하였다.

17-28 光緒甲午四月十三日　咸興李濟馬畢書于漢南山中

光緒 甲午(1894) 4월 13일 함흥 이제마가 漢南山에서 썼다.

17-29 甲午畢書後　乙未下鄕　至于庚子　因本改抄
自醫源論　至太陰人諸論　各有增刪而　其餘諸論　未有增刪故　並
依新舊本　刊行.

甲午年(1894)에 글을 쓴 후 乙未年(1895)에 고향에 돌아왔어 更子年(1900년)까지 改抄하였
다. 醫源論부터 太陰人諸論까지 각각 더하고 깎아냈으며, 나머지 諸論은 아직 정정하지 못한
까닭에 新舊本을 함께 인쇄 발행한다.

*現在 우리가 보고 있는 판본은 辛丑本이다. 東武의 제자들이 辛丑年에 간행한 것으로 更
子本은 발견되지 않았다. 東武는 甲午本에서 更子本으로 개초하는 과정에서 상당한 생각
의 변화가 있었다. 제자들은 辛丑本을 통해 甲午本에서 개초된 부분과 개초되지 않은 부
분을 합쳐서 간행하였는데, 甲午本의 원본과 개초된 부분을 명확히 구분해서 간행했으면
어땠을까 하는 아쉬움이 남는다.